Dienstleistungsarbeit in der Palliative Care

Sabine H. Krauss

Dienstleistungsarbeit in der Palliative Care

Eine soziologische Analyse und konzeptionelle Erweiterung am Beispiel der spezialisierten ambulanten Palliativversorgung (SAPV)

Springer VS

Sabine H. Krauss
München, Deutschland

Zugleich Dissertation an der Philosophisch-Sozialwissenschaftlichen Fakultät der Universität Augsburg

ISBN 978-3-658-49652-4 ISBN 978-3-658-49653-1 (eBook)
https://doi.org/10.1007/978-3-658-49653-1

Die Deutsche Nationalbibliothek verzeichnet diese Publikation in der Deutschen Nationalbibliografie; detaillierte bibliografische Daten sind im Internet über https://portal.dnb.de abrufbar.

Planung/Lektorat: Carina Reibold
Springer VS ist ein Imprint der eingetragenen Gesellschaft Springer Fachmedien Wiesbaden GmbH und ist ein Teil von Springer Nature.
Die Anschrift der Gesellschaft ist: Abraham-Lincoln-Str. 46, 65189 Wiesbaden, Germany

Vorwort und Danksagung

Dahoim sterbat d'Leit.

(Daheim sterben die Leute)

Meine Oma Mathilde Stifter * 1915 – † 2006

Die hier vorliegende Arbeit ist die leicht überarbeitete Version meiner 2024 angenommenen Dissertation im Fach Soziologie an der Universität Augsburg. Ich stelle dieser Arbeit den Spruch meiner Großmutter voran, die ihn wohl öfter gesagt haben muss, sonst wäre er mir nicht so gut in Erinnerung. Unter dem Blickwinkel der Diskussionen um Sterben und Tod der letzten Jahrzehnte irritiert der Spruch: Dann nämlich behauptet der Spruch etwas, was bekanntlich nicht die Regel ist – das Versterben in der vertrauten Umgebung. Er passt dennoch gut zur Palliative Care und darüber hinaus zum wissenschaftlichen Forschen: Der Spruch soll dazu auffordern, nicht zu Hause zu bleiben, sondern ‚raus' zu gehen. Im übertragenen Sinne also, sich lieber den Herausforderungen in der Welt zu stellen, als aus einem Sicherheitsbedürfnis heraus beim Altbewährten zu bleiben. Denn das Verharren im Gewohnten und der damit einhergehenden Unlebendigkeit bringt ganz sicher den ‚Tod', indem der Austausch mit anderen und der Welt eingeschränkt ist. Es ist also ein Plädoyer für das Leben und die Lebendigkeit.

Forschen und Schreiben bedeutete für mich dennoch oft eine eher einsame Angelegenheit. Es ist eine besondere Form von Arbeit, mit wenig körperlicher Bewegung bei gleichzeitiger ‚Hochleistung' der Augen und vor allem hoher geistiger Konzentration. Ich danke daher allen, die mich bei dieser Arbeit unterstützt haben:

An erster Stelle danke ich Prof. Dr. Werner Schneider für die Betreuung meiner Dissertation. Ich danke ihm außerdem für meine Beschäftigung als wissenschaftliche Mitarbeiterin an seiner Professur, u. a. für das Forschungsprojekt, aus dem die empirischen Daten für die hier vorliegende Arbeit stammen. Mein Dank geht auch an alle Teilnehmenden der Forschungswerkstatt von Prof. Dr. Schneider, der fachliche Austausch dort war sehr wertvoll. Ich danke außerdem Prof. Dr. Fritz Böhle für die Übernahme der Aufgabe als Zweitgutachter. Von ihm ist ein nicht geringer Teil der Literatur, die für meine Forschung im Bereich Dienstleistungsarbeit zentral ist und die mich inspirierte.

Außerdem danke ich Prof. Dr. Helga Bilden und den Teilnehmenden der von ihr geleiteten Promotionsgruppe an der Frauenakademie München e. V. (FAM) sowie den Teilnehmenden einer kleinen, privat organisierten Promotionsgruppe mit der nicht sehr eng gefassten thematischen Ausrichtung ‚Grounded Theory'. Die beiden außeruniversitären Gruppen waren besonders wichtig für einen offenen Austausch zu allen denkbaren Belangen. Ebenfalls bedanke ich mich bei meinen Vorgesetzten und Projektleiterinnen am Klinikum der Ludwig-Maximilians-Universität München (LMU Klinikum), Prof. Dr. Claudia Bausewein und Prof. Dr. Eva Schildmann, für ihr Verständnis, dass ich außerhalb meiner Arbeitszeit ein weiteres, eigenes Projekt von nicht unerheblichem Umfang bearbeitet habe.

Weiteren Dank aussprechen möchte ich meinem Mann Ralf und meinen Freundinnen Bettina, Frauke, Irena, Ronja und Susanne, die gegen Ende des langen Arbeitsprozesses jeweils Teile der Arbeit Korrektur gelesen haben. Ich danke für die Zeit und Mühe, die sie auf sich genommen haben, obwohl sie alle beruflich stark beansprucht sind, davon die meisten weit entfernt von sozialwissenschaftlichen Bereichen.

Mein ganz besonderer Dank gilt darüber hinaus den Interviewpartner:innen, deren Interviews ich verwendet habe und die mit großer Lebendigkeit von ihrer Arbeit erzählt haben.

München
im Juli 2025

Sabine H. Krauss

Interessenkonflikt Der/die Autor*in hat keine für den Inhalt dieses Manuskripts relevanten Interessenkonflikte.

Inhaltsverzeichnis

Abkürzungsverzeichnis

3sR	‚social science service Research‘
DLG	Dienstleistungsgeber:innen bzw. Dienstleistungsgebende
DLN	Dienstleistungsnehmer:innen bzw. Dienstleistungsnehmende
G-BA	Gemeinsamer Bundesausschuss
SAPV	Spezialisierte ambulante Palliativversorgung

Abbildungsverzeichnis

Tabellenverzeichnis

1 Einleitung

Ich räume Ihnen die Steine aus dem Weg

Ärztin SAPV

Es erscheint zunächst ungewöhnlich, dass eine Ärztin von Steinen spricht, die sie aus dem Weg räumen will. Worin bestehen diese Steine und wohin soll der Weg führen? Muss der steinige Weg überhaupt gegangen werden? Wieso? Für wen räumt sie die Steine aus dem Weg? Jedenfalls nicht für sich selbst, sondern für eine andere Person, die sie mit „Ihnen" anspricht, also im ärztlichen Kontext sicher ein Patient, eine Patientin. Das Zitat drückt außerdem Mühe aus, denn Steine wegzuräumen ist üblicherweise eine schwere, anstrengende Arbeit. Das Zitat betont somit den starken Willen der Ärztin, der angesprochenen Person zu helfen, und wirkt wie ein Versprechen, das gegeben wird, bevor die „Steine aus dem Weg" geräumt werden (müssen). Wenn der Satz wörtlich verstanden wird, handelt es sich um eine Tätigkeit, die außerhalb der ärztlichen Tätigkeit steht. Daraus können zwei Vermutungen abgeleitet werden: Die Ärztin leistet etwas, was über eine ärztliche Tätigkeit hinausgeht und was gar nicht so klar benannt werden kann – die „Steine" sind also möglicherweise noch nicht klar sichtbar. Vor dem geistigen Auge tauchen unförmige Brocken auf, Hindernisse, die die Sicht versperren, die den Weg nicht begehbar oder unendlich mühevoll erscheinen lassen. Die Ärztin räumt die Brocken beiseite und macht den Weg damit sichtbar und begehbar. Der zuvor so beschwerliche Weg wird zu einem leichten Weg.

S. H. Krauss, *Dienstleistungsarbeit in der Palliative Care*,
https://doi.org/10.1007/978-3-658-49653-1_1

Das Zitat stammt von einer Ärztin, mit der im Rahmen des Projekts SAVOIR ein Interview geführt wurde.[1] Sie berät, versorgt und begleitet Schwerstkranke und Sterbende sowie ihre Angehörigen[2] im Rahmen der spezialisierten ambulanten Palliativversorgung (SAPV) in Deutschland. Die mit „Ihnen" von der Ärztin angesprochenen Patient:innen sind somit Schwerstkranke und Sterbende – sie müssen den „Weg" also gehen, er ist nicht frei gewählt, und eine Umkehr oder einfacher zu gehende Abzweigungen sind kaum denkbar.[3] Ebenfalls muss vermutet werden, dass die Patient:innen kaum in der Lage sind, die „Steine" selbst aus dem Weg zu räumen. Die Ärztin verdeutlicht darüber hinaus, dass es bei ihrer Tätigkeit im Rahmen der SAPV ums Helfen geht und dass dies eine schwere Arbeit sein kann. Es ist somit ein ‚Dienst' am Nächsten und eine ‚Leistung', die unter Aufwand von großer Kraft erfolgt und zu einem für die betroffene Person sehr hilfreichen Ergebnis führen kann. Das Zitat veranschaulicht damit besonders gut, was die Palliative Care, also die Beratung, Versorgung und Begleitung Schwer- und Schwerstkranker sowie Sterbender unter Einbeziehung ihrer Angehörigen, ausmacht (vgl. auch WHO World Health Organization 2002, S. 83–91)[4] und wieso es eine *besondere Dienstleistung* ist. Dabei mag es kritikwürdig sein, eine Tätigkeit als Dienstleistung zu bezeichnen, bei der am Ende durchaus typischerweise der Tod stehen kann und die insbesondere von Ärzt:innen und Pflegefachkräften in einem sozialrechtlichen Kontext erbracht wird – da der Dienstleistungsbegriff nicht zuletzt auch mit der Autonomie von ‚Kund:innen' und mit ökonomischen Zielsetzungen verbunden ist (vgl. z. B. Senghaas-Knobloch 2008; Bauer 2001; Klinke und Kadmon 2018). Vielleicht könnte der Satz darüber hinaus jedoch auch provokant sein, weil es gar keine

---

[1] Interview FA011/44 (siehe dazu auch Abschn. 5.3; für eine ausführlichere Analyse im Interviewkontext des Zitats siehe auch Abschnitt „Der Patient muss für sich entscheiden" in Abschn. 6.3.2). Das Verbundprojekt SAVOIR zur Evaluierung der Richtline zur Verordnung von spezialisierter ambulanter Palliativversorgung (SAVOIR – Evaluierung der SAPV-Richtlinie: Outcomes, Interaktionen, Regionale Unterschiede) wurde vom 1. Juli 2017–31. Oktober 2019 durch den Innovationsfonds und den Innovationsausschuss beim Gemeinsamen Bundesausschuss (G-BA) unter dem Kennzeichen 01VSF16005 gefördert (Meißner et al. 2020, S. 1; siehe auch Abschn. 5.2).

[2] Als Angehörige werden in dieser Arbeit sowohl verwandte als auch vertraute, nahestehende Personen bezeichnet, also z. B. Freund:innen (vgl. dazu Seeger 2018, S. 19).

[3] Im Kontrast dazu stünden z. B. Personen, die an einer Schönheitsoperation interessiert sind und die eine Vielzahl an Optionen haben, insbesondere die (vermutlich nicht sehr folgenreiche) Möglichkeit, sich (ggf. auch nur vorläufig) gegen die Durchführung zu entscheiden.

[4] Eine umfassende praxisorientierte Beschreibung des Feldes aus deutscher Sicht findet sich im von Kränzle, Schmid und Seeger in bereits mehrfacher Ausgabe herausgegeben Werk „Palliative Care" (u. a. 2018).

so *‚besondere'* Aufgabe sein sollte, Menschen an ihrem Lebensende zu versorgen und zu begleiten. Denn in einer alternden Gesellschaft erlangt die Frage des Umgangs mit hilfsbedürftigen, kranken und sterbenden Menschen immer größere Bedeutung. Dabei sind Überlegungen des „Wie“ und „Wer“, also wie dieser Umgang aussehen soll und wer dafür zuständig ist, besonders relevant. Im Fall schwerer Erkrankungen mit komplexen multiplen Symptomen stellen sich solche Fragen in verschärfter Weise, denn sie stellen eine besondere Form des Leidens und Sterbens dar und für diese Krankheiten ist typischerweise die Arbeit hoch spezialisierter Expert:innen notwendig, insbesondere von Ärzt:innen und Pflegefachkräften, um die unterschiedlichen Beschwerden zu lindern.

Soziologisch gesehen ist das Sterben ein sozialer Prozess, ein „Sterben-Machen“ (Schneider 2014, S. 62; Schneider 2020, S. 421–424; vgl. auch Feldmann 2010a, S. 576–580).[5] Der Tod gilt dennoch als Phänomen, das nur begrenzt beeinflusst werden kann, es bleibt ein „unbearbeitbarer Rest“ (Salis Gross 2005, S. 172). Sterben und Tod sind damit einerseits zwar durchaus beeinflussbare Phänomene, aber sie verdeutlichen auch Grenzen menschlicher Gestaltbarkeit. Als Grenzsituation bzw. existenzielle Grenzerfahrung ist der Tod mit einer grundsätzlichen Konflikt- und Krisenhaftigkeit in Form einer basalen Erschütterung der Gewissheiten und des Alltags verbunden, das Sterben und der Tod[6] gehen deshalb mit erheblicher (Handlungs-)Unsicherheit einher. Um den weiterhin lebenden Gesellschaftsmitgliedern das Weiterleben zu ermöglichen, werden Sterben und Tod daher symbolisch aufgeladen und mit Sinn versehen. Diese Aufgabe hatte in traditionalen Gesellschaften die Religion inne, in der Moderne übernahm zunehmend die Naturwissenschaft und Medizin diese Rolle (vgl. Berger und Luckmann 1972, S. 108; Berger 1973, S. 42–44; Schneider 1999, S. 57; Schneider 2014, S. 60–63; Schneider 2020, S. 421–424). Die Religion und später die Naturwissenschaften bzw. die Medizin helfen jedoch nicht nur dabei, das Sterben als etwas Unvermeidliches zu akzeptieren, sondern sie beanspruchen die Hoheit über den gesellschaftlichen Prozess einer aktiven und organisierten Ausgliederung von Gesellschaftsmitgliedern. In den letzten Jahrzehnten, in der Zweiten Moderne[7], pluralisierte sich die Versorgung und

---

[5] Zum sozialen Tod siehe insbes. Sudnow (1973, S. 98–102).

[6] In Bezug auf Sterben und Tod stellt Streeck eine gewisse „semantische Unschärfe“ fest; sie definiert Sterben als „einen mehr oder minder langen Prozess, der den Übergang vom Leben zum Tod umfasst“, beim Tod dagegen richtet sich „der Fokus sich auf den Augenblick des Ablebens“ und das dem Tod Vorausgehende ist „allenfalls in zweiter Linie mitgemeint“ (2017, S. 31).

[7] Zweitmoderne Gesellschaften, also Gesellschaften in der reflexiven bzw. fortgeschrittenen Moderne, unterscheiden sich in wesentlichen Punkten von erstmodernen Gesellschaften. Zu

Begleitung von Schwerstkranken und Sterbenden. Durch die Schaffung unterschiedlicher (institutioneller) Settings soll ein möglichst individuell passendes und damit ‚gutes Sterben' ermöglicht werden (Schneider 2014, S. 128–129; Schneider 2020, S. 424–426). Es entstanden so jeweils unterschiedliche Welten des Sterbens, Schneider bezeichnet sie als „Sterbewelten" oder „Sterbenswelten" (2014, S. 66)[8]. Die Sterbephase kann damit eine möglichst individuell geformte eigene *Lebens*phase werden (vgl. Streeck 2017, S. 32–39).[9] Eine ‚gute' Versorgung sollte also nicht nur in Krankenhäusern möglich sein, wo durch das Zusammenwirken mehrerer Berufsgruppen und das Zusammenspiel unterschiedlicher weiterer Faktoren größtmögliche Kontrolle über das Symptomgeschehen erlangt werden kann.[10]

Mit der Einführung der spezialisierten ambulanten Palliativversorgung (SAPV) wird in Deutschland ab dem Jahr 2007 eine hoch spezialisierte palliative Versorgung ins Private gebracht und ein Verbleib in den eigenen vier Wänden auch für ganz besonders belastete Patient:innen ermöglicht. Die SAPV stellt eine interdisziplinäre Leistung dar, die mindestens ärztliche und pflegerische Elemente beinhaltet und die Inanspruchnahme ist an rechtliche Vorgaben gebunden. Mit der Einführung der SAPV werden somit Forderungen, die aus der Hospizbewegung[11] heraus erfolgt sind, weiter umgesetzt, denn eine Begleitung und Versorgung von Schwerstkranken und Sterbenden soll an den Orten möglich sein, die sich die

---

nennen sind hier insbesondere das Brüchigwerden von (erst-)modernen Gewissheiten, Veränderungen des Geschlechterverhältnisses und die fortschreitende Individualisierung, die sich unter anderem in der Auflösung der Normalbiographie zeigt. Es entstehen jedoch andere Formen der sozialen Einbettung (vgl. u. a. Beck 1986; Beck und Beck-Gernsheim 1990; Beck und Beck-Gernsheim 1994; Beck und Bonß 2001; Schneider 2009; Böhle et al. 2016).

[8] Schneider lehnt sich an Anne Honer und Ronald Hitzler an, die sich wiederum anlehnen an Alfred Schütz' und Benita Luckmanns „kleinen (sozialen) Lebenswelten", vgl. ebenfalls Schneider (2014, S. 66).

[9] Zimmermann-Acklin spricht von der „Entstehung einer neuen biographischen Phase am Lebensende", die aus seiner Sicht jedoch „in der Regel von Abhängigkeit, Autonomieverlust, Depressivität, Schmerzen und Leiden geprägt ist und entsprechend negativ bewertet wird" (2012, S. 1544). Streeck dagegen spricht vom „Paradigma der Optimierung" des Sterbens, sie verdeutlicht jedoch ebenfalls, dass ein so definiertes ‚gutes Sterben' nicht immer den realen Gegebenheiten entspricht (und nur selten den Wünschen), es handelt sich also um eine Idealvorstellung (2017, S. 45).

[10] Das Krankenhaus erscheint durch seine Routinen am besten geeignet, das Sterben zu kontrollieren (vgl. auch Glaser und Strauss 2007, S. 2–33). Der Extremfall der Kontrolle wäre die ‚totale Institution' (vgl. Goffman 1973a).

[11] Zur Hospizbewegung siehe ebenfalls u. a. Kränzle, Schmid und Seeger (2018), die sie als Teil der Palliative Care beschreiben; zur Geschichte der Hospizbewegung in Deutschland siehe außerdem Heller und Pleschberger (2015).

Adressat:innen wünschen. Damit findet eine hoch professionalisierte Versorgung in einem originär nicht dafür geschaffenen Umfeld statt (vgl. Stadelbacher 2021, S. 355–357; Schneider et al. 2015a; Nauck und Jansky 2018; Krauss 2020; Krauss et al. 2022).

Aus Sicht der Arbeitssoziologie und der Dienstleistungsforschung handelt es sich bei der SAPV um eine soziale personenbezogene Dienstleistung. Typischerweise zielen solche Dienstleistungen auf das „Wohlergehen der Klienten" (Klatetzki 2010b, S. 9), werden in Kopräsenz koproduktiv erbracht und ihre Finanzierung erfolgt nicht (direkt) durch die Adressat:innen selbst (Badura und Gross 1976; Klatetzki 2010b; Böhle und Weihrich 2020). Die SAPV kann somit als Dienstleistung angesehen und unter diesem Blickwinkel analysiert werden. Soziale personenbezogene Dienstleistungen sind im Zentrum gesellschaftlicher Wandlungsprozesse und von großer Bedeutung für fortschreitend moderne Gesellschaften.[12] Es handelt sich dabei um widersprüchliche und keineswegs lineare Prozesse, die eine große Relevanz für soziale Ungleichheit und den gesellschaftlichen Zusammenhalt haben.[13] Dienstleistungen sind daher ohne Zweifel ein klassisches Thema für die Soziologie. In der Hochphase der sozialwissenschaftlichen Diskussionen um die Tertiarisierung, mit prominenten Vertretern wie Jean Fourastié und Daniel Bell, stand die größer werdende Bedeutung von Dienstleistungen sowie ihre Ursachen und Folgen im Fokus (vgl. dazu u. a. Fourastié 1989; Bell 1973; Badura und Gross 1976; Baethge 2001). Der Blick richtete sich dabei vorwiegend auf die *Makroebene*. Eng damit verbunden war die Frage, wie Sorgetätigkeiten (Care) für davon abhängige Kranke und Ältere gesamtgesellschaftlich organisiert und den Bedürfnissen angemessen geleistet werden können, also mit einem Schwerpunkt darauf, ob solche Tätigkeiten innerhalb familiärer Strukturen bzw. innerhalb anderer informeller Netze geleistet werden sollten, oder genauso gut – oder sogar besser – staatlich gesteuert oder unter marktlichen Rahmenbedingungen erbracht werden können (vgl. insbesondere Badura und Gross 1976; Gross und Badura 1977). Mit dem makrosoziologischen Blick auf Dienstleistungen sind daher in hohem Maße sozialpolitische Fragen verbunden. Die konkrete Umsetzung und Art und Weise des Arbeitens, also *wie* gearbeitet wird oder werden sollte, blieb in den makrosoziologischen Betrachtungen jedoch eher randständig. Diese Fragen sind Teil mikrosoziologischer Betrachtungen. Die *Mikroebene* der Forschung zu Dienstleistungen erlangte bisher nicht

[12] Dienstleistungen werden dennoch nur vereinzelt explizit mit der Theorie der Zweiten bzw. reflexiven oder auch fortgeschrittenen Moderne in einen Zusammenhang gebracht (vgl. jedoch Böhle und Weihrich 2009; Schaarschuch 1996; Hartmann 2011).

[13] Dies betrifft unter anderem die Arbeitsbedingungen in unterschiedlichen Bereichen des Dienstleistungssektors (siehe auch Abschn. 2.2.4.1).

dieselbe Prominenz und blieb meist dem engeren Fachdiskurs vorbehalten, trotz sehr zentraler soziologischer Forschungsarbeiten wie z. B. durch Erving Goffmann, Barney G. Glaser und Anselm L. Strauss sowie Arlie Russel Hochschild (vgl. u. a. Goffman 1973a; Glaser und Strauss 2007; Hochschild 2006; dazu auch Dunkel und Rieder 2003a; Böhle und Weihrich 2020). Es gibt daher eine ebenfalls lange Tradition von Untersuchungen zu *Interaktionen* im Rahmen von Dienstleistungen, insbesondere zu den sozialen personenbezogenen Dienstleistungen im Gesundheitsbereich. Die aktuelle arbeitssoziologische Forschung in Deutschland greift diese unterschiedlichen Traditionslinien zur Erforschung von Dienstleistungen teilweise auf und knüpft vor allem an die mikrosoziologischen Forschungen an. So entstanden verschiedene Konzepte zur Interaktionsarbeit bzw. interaktiven Arbeit. Dennoch bestehen weiterhin erhebliche Lücken, so ist es insbesondere notwendig, zusätzliche Felder empirisch zu erforschen, um die bisherigen Konzepte weiterzuentwickeln (vgl. Böhle und Weihrich 2020).

Es gibt vielfältige Schnittstellen und Gemeinsamkeiten, die sowohl im Zusammenhang mit Palliative Care als auch im Kontext von (insbesondere sozialen personenbezogenen) Dienstleistungen diskutiert werden, die zudem große aktuelle gesellschaftliche Relevanz haben. Die vorliegende Arbeit berührt daher gesellschaftliche und soziologisch-theoretische Problemstellungen. Sie soll einerseits die Praxis des Umgangs mit Sterbenden weiter erhellen sowie andererseits – ausgehend von diesen Befunden – theoretisch-begriffliche Lücken der arbeitssoziologischen Dienstleistungsforschung adressieren. Die *erste* Überschneidung betrifft den Aspekt der steigenden Nachfrage. Ein hoher und wachsender Bedarf an Pflege- und Sorgetätigkeiten ist für Deutschland als Land mit einer steigenden Zahl hoch betagter Menschen unbestritten. *Zweitens* ist für beide Bereiche die Frage zentral, wer die Leistungen erbringen soll und *drittens*, welche Qualität der Leistung damit einhergeht. *Viertens* unterliegen beide Bereiche großen Veränderungen im Zuge der Modernisierung. Diese vier Überschneidungen hängen eng zusammen. Generell ist von verschiedenen gesellschaftlichen Elementen der sozialen Sicherung auszugehen: Dem Staat, der Familie und Zivilgesellschaft sowie dem Markt (vgl. z. B. Nullmeier 2007, S. 97). Die Hospizbewegung entstand aus der Kritik am Umgang mit Sterbenden heraus, wie sie insbesondere in Krankenhäusern der Ersten Moderne stattfand. Im Vergleich zu vormodernen Gesellschaften fand Sterben immer öfter in einem außerfamiliären Setting statt, beeinflusst durch professionelle Akteur:innen. In Bezug auf das Sterben führte die Umwandlung der Versorgung in eine soziale personenbezogene Dienstleistung zunächst allerdings *nicht* zu einer Verbesserung (vgl. Schneider und Stadelbacher 2020). Dies änderte sich in der Zweiten Moderne. Als Ausgangspunkt für die Veränderungen können zwei gesellschaftliche Phänomene angesehen werden: die für zweitmoderne Gesellschaften typische Individualisierung (vgl. insbes. Beck und Beck-Gernsheim 1994) und die in Deutschland insgesamt hohe gesellschaftliche Heterogenität und Pluralität (vgl. Klie 2020, S. 325). Einer solchen Entwicklung wird aus Sicht der Dienstleistungsforschung mit zunehmend differenzierten Dienstleistungen begegnet (vgl. Rastetter 2008, S. 116–117). Auch die Hospizbewegung forciert einen individuellen (und zudem ganzheitlichen) Ansatz für die Begleitung und Versorgung von Sterbenden. Sie kann daher als typisch zweitmoderne Lösung angesehen werden. Parallel zu den Entwicklungen einer stärkeren Beteiligung verschiedener Professionen und Organisationen am Sterbeprozess wird von einem Teil der Forschenden – also sowohl von denjenigen, die zu Dienstleistungen, als auch denjenigen, die zu Palliative Care forschen – eine unbezahlte Tätigkeit in diesen Bereichen favorisiert, da so aus Sicht der Forschenden eine höhere Qualität der Leistung erreicht werden könne (siehe Badura und Gross 1976, S. 294–299; Dörner 2007; 2012). Die Erforschung des für diese Arbeit gewählten Feldes, die spezialisierte ambulante Palliativversorgung (SAPV) als Teil der Palliative Care, also der Versorgung und Begleitung Schwerstkranker und Sterbender sowie ihrer Angehörigen, hat daher in mehrfacher Hinsicht eine hohe Relevanz für die Forschung zu Dienstleistungsarbeit, denn sie befindet sich genau an den verschiedenen Schnittstellen, die von grundlegender Bedeutung sowohl für unterschiedliche Thematiken der ‚Dienstleistung' als auch für die Palliative Care sind. Die SAPV ist also besonders geeignet, die Bedeutsamkeit eines Zusammendenkens beider Bereiche und der Forschung dazu hervorzuheben. Sie stellt zunächst ein weiteres, bisher nicht systematisch mittels arbeitssoziologischer Konzepte erkundetes Feld dar. Wesentlicher ist jedoch, dass sie Besonderheiten aufweist, die in erheblichem Maße geeignet sind, zur theoretisch-begrifflichen Weiterentwicklung sowie der Ausdifferenzierung bestehender Konzepte beizutragen und somit das Wissen über Dienstleistungen und Dienstleistungsarbeit zu erweitern. Die SAPV als eine (immer noch relativ neue) gesetzliche Leistung berührt verschiedene Fragen: Wie kann hoch qualifizierte professionelle Arbeit erfolgen, die gleichzeitig in höchstem Maße den Wünschen und Bedürfnissen der Adressat:innen bzw. Patient:innen entspricht? Wie kann eine solche berufsförmige Tätigkeit im informellen Raum des Privaten, also mit nicht-professionellen Akteur:innen stattfinden? Wie kann Arbeit unter höchst unsicheren Bedingungen stattfinden, d. h. unter der Bedingung, dass sich die Situation der Adressat:innen deutlich verschlechtern kann und diese somit gegebenenfalls nur noch bedingt selbst mitwirken können? Mit welchen Folgen geht eine Rückverlagerung von Tätigkeiten in die Haushalte, also die eigenen vier Wände der Patient:innen, einher? Wie sieht Dienstleistungsarbeit unter solchen Bedingungen aus? Daraus leiten sich verschiedene Erkenntnisinteressen für diese Arbeit ab.

Erkenntnisinteresse und Forschungsfragen
Die Ausgangsthese für diese Arbeit ist, dass im Rahmen der SAPV arbeitsbezogene Interaktionen in einem besonderen Umfeld stattfinden und sich so die Konturen von Dienstleistungsarbeit und sozialen personenbezogenen Dienstleistungen gut schärfen lassen. Drei Aspekte sind dafür relevant: Erstens gibt es Spezifika, die mit der Situation des Lebensendes als Grenzsituation zu tun haben. Zweitens wird mit der SAPV eine hoch professionelle Leistung in einer nicht dafür ausgelegten Umgebung erbracht, den eigenen vier Wänden der Patient:innen. Drittens spielt der hospizliche Grundsatz, sich an den Bedürfnissen und Wünschen der Patient:innen auszurichten, eine große Rolle. Arbeit wird daher unter besonders herausfordernden Bedingungen geleistet. Das hier für diese Arbeit gewählte Erkenntnisinteresse besteht in der Frage des ‚*Wie*' der Arbeit der professionellen Akteur:innen bzw. *worin* die Arbeit der spezialisierten ambulanten Palliativversorgung besteht: Wie wird die Arbeit geleistet, damit ein Ergebnis entsteht, das ‚SAPV' benannt werden kann? Wie kann eine Interaktion stattfinden, wenn Patient:innen nicht mehr in der Lage sind zu agieren? Es wird dabei von der Prämisse ausgegangen, dass es sich bei SAPV um Dienstleistungsarbeit handelt und damit um Tätigkeiten, die von Arbeitgeberseite nur begrenzt festgelegt und in ihrem Ablauf nicht präzise definiert werden können (vgl. dazu Böhle und Weihrich 2020, S. 15). Für die Erforschung wird daher die ‚Brille' der deutschsprachigen arbeitssoziologischen Dienstleistungsforschung gewählt. Ziel der Arbeit ist die empirisch fundierte Erweiterung und Schärfung der Konzepte von Dienstleistungsarbeit für das Feld der Palliative Care am Beispiel der SAPV.

Folgende zentrale Forschungsfragen werden bearbeitet (für eine detailliertere Darstellung siehe Abschn. 4.2):

- Wie kommt es zu Zielen der SAPV und wie werden Ziele realisiert?
- Wie wird mit Hilfsbedürftigkeit und Asymmetrie umgegangen?
- Wie werden Angehörige adressiert und eingebunden?
- Wie wird Interaktionsarbeit eingesetzt (in Form von Kooperationsarbeit, subjektivierendem Arbeitshandeln, Emotions- und Gefühlsarbeit)?
- Wie kann die Dienstleistungsbeziehung für eine Dienstleistung als Umgang mit und in einer Grenzsituation konzipiert werden?

Hinzu kommen zwei weitere Fragestellungen, für die erste Ansätze und Versuche einer Erforschung erfolgen sollen. Die erste Frage betrifft die Sicht der Beschäftigten auf den Dienstleistungsbegriff. Grund hierfür ist zunächst die Kontroverse um den Dienstleistungsbegriff im Zusammenhang mit dem Gesundheitsbereich, insbesondere auch der Palliative Care (vgl. Fink 2012)[14]. Wenn der Dienstleistungsbegriff also, wenn auch unter einem arbeitssoziologischen Blickwinkel, eine so zentrale Bedeutung für diese Arbeit hat, sollte nicht außen vor bleiben, wie die Befragten selbst diesen Begriff verwenden. Im Rahmen der Forschung zeigte sich zudem, dass sich daraus Erkenntnisse in Bezug auf das Selbstverständnis der Akteur:innen gewinnen lassen. Die zweite weitere Frage betrifft den Makro-Aspekt einer ‚Dienstleistung SAPV'. Wie bereits weiter oben gezeigt, wurden *Dienstleistungen* als solche zwar vor allem auf der Makroebene analysiert. Bei der Forschung zu Interaktions- bzw. Dienstleistungs*arbeit* gibt es jedoch nur vereinzelte Anknüpfungspunkte zu Makro-Sichtweisen und daher deutliche Lücken. Für diese Arbeit sind somit die beiden folgenden zusätzlichen Fragestellungen relevant, für die zumindest Wege aufgezeigt werden sollen, wie diese Fragen weitergedacht werden könnten:

- Wie verwenden die professionellen Akteur:innen den Begriff der ‚Dienstleistung' und welches berufliche Selbstverständnis wird dabei sichtbar?
- Was können die Ergebnisse der vorliegenden Arbeit in Bezug auf die Entwicklung der Dienstleistungsgesellschaft aussagen, vor allem in Hinblick auf die gesellschaftliche Organisation der Sorge (Care) für Hilfsbedürftige wie Schwerstkranke und Sterbende?

Darüber hinaus soll diese Arbeit nicht zuletzt ein Beitrag zur Thanatosoziologie bzw. Thanatoforschung sein, d. h. Relevanz haben für die Forschung zum gesellschaftlichen Umgang mit Sterben und Tod, auch wenn die hier vorliegende Untersuchung vorwiegend im Bereich der Arbeitssoziologie verortet ist.

Aufbau der Arbeit

Das bisher Dargestellte könnte möglicherweise so wirken, als wären dies alles bereits Überlegungen vorab gewesen, weit vor Beginn einer ‚eigentlichen' Analyse. Dagegen haben die *Ergebnisse* der an die Grounded Theory (nach Glaser und Strauss 2010; Strauss und Corbin 1996) angelehnten Erforschung der

[14] Fink (2012) veranschaulicht die negative Konnotation des Dienstleistungsbegriffs in ihrem Untertitel: „Die Hospizbewegung zwischen lebendiger Begegnung und standardisierter Dienstleistung".

Dienstleistungsarbeit am Beispiel der SAPV den Aufbau dieser Arbeit, die Fragestellungen und Inhalte ganz wesentlich beeinflusst. Der hier vorliegenden Arbeit liegt also kein linearer Prozess zugrunde, auch wenn der Aufbau der Arbeit dies suggeriert.[15]

Die Darstellung beginnt mit der theoretischen Einbettung der Arbeit in die Forschung zu Dienstleistungen und Dienstleistungsarbeit (Kap. 2). Dabei wird im ersten Unterkapitel (Abschn. 2.1) zunächst auf den Dienstleistungsbegriff, Definitionen, Kennzeichen und Systematisierungen unterschiedlicher Formen von Dienstleistung eingegangen (Abschn. 2.1.1) sowie auf die sozialwissenschaftliche Forschung zu Dienstleistungen, die Kritik am Dienstleistungsbegriff und Besonderheiten sozialer personenbezogener Dienstleistungen (Abschn. 2.1.2). Im Anschluss wird der Forschungsstand zum Thema Dienstleistungsarbeit dargelegt (Abschn. 2.2). Hierbei erfolgt eine Auseinandersetzung mit dem Arbeitsbegriff (Abschn. 2.2.1), dem Verhältnis von Interaktion und Dienstleistung (Abschn. 2.2.2), der Forschung zu Interaktions- bzw. interaktiver Arbeit (Abschn. 2.2.3) sowie weiteren Aspekten von Dienstleistungsarbeit (Abschn. 2.2.4). Danach beginnt das Oberkapitel zur (vorwiegend) thematischen Verortung der Forschung (Kap. 3). Darunter fallen verschiedene Themengebiete: Das ist die – insbesondere soziologische – Forschung zu Sterben und Tod (Abschn. 3.1), das Gesundheitssystem als Teil wohlfahrtsstaatlicher Maßnahmen in Deutschland (Abschn. 3.2), die Palliative Care (Abschn. 3.3) mit ihrer historischen Entwicklung (Abschn. 3.3.1) und zwei ausgewählten kontrastierenden Sterbesettings (das Krankenhaus und der ambulante Hospizdienst, Abschn. 3.3.2). Es schließt sich eine Darstellung der SAPV an (Abschn. 3.4), mit ihren allgemeinen Rahmenbedingungen (Abschn. 3.4.1), ihren Versorgungskulturen und Versorgungsstrukturen (Abschn. 3.4.2), den Wirkfaktoren der SAPV (Abschn. 3.4.3) und Besonderheiten ihrer Arbeit (Abschn. 3.4.4). Darauf folgt ein Zwischenfazit und eine Darstellung der Fragestellung (Kap. 4), mit einzelnen Unterkapiteln: So enthält das Kapitel eine Zusammenfassung der bis dahin erarbeiteten Erkenntnisse (Abschn. 4.1) und die Forschungsfragen (Abschn. 4. 2). Auf dieses Kapitel folgt das methodische Vorgehen (Kap. 5) mit dem Forschungsdesign (Abschn. 5.1), der Darstellung der Datenquelle (Abschn. 5.2) und der Datenauswertung (Abschn. 5.3) sowie eine Reflexion des Forschungsprozesses (Abschn. 5.4). Daran schließt sich das Kapitel zu den Ergebnissen (Kap. 6) an. Die Ergebnisse werden im Wesentlichen in vier zentralen Kapiteln

[15] Es besteht ein grundsätzliches Dilemma bei der Darstellung qualitativer Forschung, insbes. einer Grounded Theory, also wie eine solche Forschung Leser:innen adäquat vermittelt werden kann (vgl. Kruse 2015, S. 628–631).

veranschaulicht. Davon geht das erste Unterkapitel auf das Selbstverständnis der Akteur:innen ein, ausgehend von ihrer Verwendung des Dienstleistungsbegriffs (Abschn. 6.1), das zweite auf Voraussetzungen für die Dienstleistungsbeziehung (Abschn. 6.2), das dritte auf die Bestimmung von Zielen und Strategien der Zielerreichung (Abschn. 6.3) und das vierte Unterkapitel auf Rollenambivalenzen (Abschn. 6.4). Im Anschluss erfolgt eine vertiefende Diskussion und Einordnung der Ergebnisse (Kap. 7). Das Ende der Arbeit bildet das kurze abschließende Fazit (Kap. 8).

Anmerkung zur geschlechtergerechten Sprache
Die Umsetzung einer geschlechtergerechten Schreibweise ist weiterhin ein mühevolles Unterfangen. Der Aufwand erschien für die hier vorliegende Arbeit jedoch besonders relevant, da es sich bei der Gesundheitsversorgung, insbesondere der Medizin, um ein in hohem Maße vergeschlechtlichtes Feld handelt (vgl. Gassner et al. 2018). Das generische Maskulinum ist daher kaum geeignet (vgl. Degele 2020, S. 94–99). In dieser Arbeit erfolgt das sogenannte ‚Gendern' primär über den Doppelpunkt (Patient:innen, Mitarbeiter:innen). Alternativ wird als neutrale Form die Substantivierung genutzt (Dienstleistende, Dienstleistungsgebende, Mitarbeitende). Die Verwendung erfolgt je nach (durchaus subjektiv empfundener) besserer Lesbarkeit. Für zusammengesetzte Begriffe wird jedoch vom generischen Maskulinum Gebrauch gemacht (Patientenverfügung, Patientenorientierung).

Theoretische Einbettung 2

2.1 Dienstleistungen

2.1.1 Der Dienstleistungsbegriff

2.1.1.1 Begriffsbestimmung

In der Fachliteratur findet sich keine übereinstimmende Definition von ‚Dienstleistung', weder disziplinübergreifend noch innerhalb einzelner Disziplinen wie der Soziologie, den Wirtschaftswissenschaften oder der Rechtswissenschaft. Zudem gibt es keine präzise Definition, welche die Spezifika trennscharf benennt (Burr und Stephan 2019, S. 21–38; Dunkel et al. 2004b, S. 11–13; Böhle und Glaser 2006b, S. 12–14; Rastetter 2008, S. 117–121). Oftmals wird der Begriff in der Fachliteratur verwendet, ohne dass er thematisiert oder definiert wird (so z. B. bei Kleemann und Matuschek 2003; Bruhn und Hadwich 2019; Klinke und Kadmon 2018).[1] Dagegen wird die große Breite des Begriffshorizonts bereits bei der Analyse der beiden Bestandteile ‚Dienst' und ‚Leistung' deutlich.

Der Begriff ‚Dienst' – also der erste Bestandteil des Begriffs ‚Dienstleistung' – ist mehrdimensional. Nach Voswinkel können „vier idealtypische[n] Bedeutungsdimensionen" des Begriffs unterschieden werden: Einerseits zwischen Sache und Person, denen gedient werden kann, andererseits zwischen Pflicht und Tauschbeziehung, also zwei Modalitäten, unter denen ein Dienst idealtypisch stattfindet (2005, S. 26; siehe Tabelle 2.1).

[1] Hier ist zu vermuten, dass die Autor:innen entweder von entsprechendem (Vor-)Wissen der Leser:innen ausgehen oder der Auffassung sind, dass der Begriff leicht verständlich ist und seine Bedeutung daher nicht problematisiert werden muss.

S. H. Krauss, *Dienstleistungsarbeit in der Palliative Care*,
https://doi.org/10.1007/978-3-658-49653-1_2

Tabelle 2.1 Bedeutungsdimensionen des „Dienstes“

	Pflicht	*Tausch*
Sache	Dienst als Ehre	Dienst als Basis der Alimentierung
Person	Dienst aus Abhängigkeit	Dienst als Ware
	Dienst als moralische Aufgabe	

Quelle: Voswinkel 2005, S. 26; Eigene Nachbildung

Der Begriff ‚Dienst‘ kann mit Hochachtung und Ehre verbunden sein, z. B. ‚der Wahrheit dienen‘ oder ‚Gott dienen‘ – aber insbesondere im Zusammenhang mit dem Dienst an Personen ist der Begriff mit mangelnder Wertschätzung verbunden, z. B. mit Knechten oder Mägden in geringer Stellung oder mit sklavenähnlicher Abhängigkeit. Eine Ausnahme davon bildet der Dienst an Personen, wenn dieser moralisch aufgeladen ist, also gewissermaßen als ‚Liebesdienst‘ stattfindet (Voswinkel 2005, S. 25–27; Rastetter 2008, S. 116; Bauer 2001, S. 49–58; Geiger 2014a, S. 52–54). Im Zuge der Modernisierung werden vor allem die Bedeutungsdimensionen des Tausches und des Personenbezuges zentral. Die Betonung auf Tausch bewirkt dabei einen Bedeutungswandel des ‚Dienens‘: Es ist nicht nur ein ‚Bedienen‘, sondern auch ein ‚Verdienen‘ (Voswinkel 2005, S. 27–28). Die „Dienstarbeit“ wird nach Voswinkel so Teil der „Ökonomie der Erwerbsarbeit“ (2005, S. 28).

Ähnlich vielschichtig ist der Leistungsbegriff. Voswinkel unterscheidet hier zwischen dem Einsatz, also z. B. der aufgewendeten Mühe, Arbeitszeit oder den angewendeten Fähigkeiten und dem Ergebnis, also der Wirkung.[2] Der Einsatz wiederum kann ressourcenbezogen (z. B. Qualifikation) oder aufwandsbezogen (z. B. Belastung) sein und auf ein sachliches, soziales oder ökonomisches Ergebnis zielen (Voswinkel 2005, S. 28–29; siehe Tabelle 2.2).

[2] Die ursprüngliche Bedeutung des Begriffs ‚Leisten‘ war „weitgehend identisch“ (Bauer 2001, S. 56) mit derjenigen des Begriffs ‚Dienst‘; Bauer geht jedoch zugleich auf eine zweite Bedeutung ein, nämlich das Messgerät *der* Leisten und dass der Begriff ‚Leisten‘ später einen „Bedeutungszusatz erhalten“ habe, nämlich nun „die besondere Eigenschaft oder Fähigkeit einer Person“ (2001, S. 57) mit enthalten sei. Ähnlich wie Voswinkel betont Reindl dagegen, dass der „traditionelle Leistungsbegriff […] seinen Bezugspunkt in der menschlichen Arbeitskraft [hatte], in dem, was sie zu leisten imstande war“ (2012, S. 20), der „moderne Leistungsbegriff“ sich nun jedoch „für die Output-Seite, das Ergebnis, den Erfolg der Arbeit“ interessiere (2012, S. 21).

Tabelle 2.2 Dimensionen des Leistungsbegriffs

Einsatz		*Ergebnis*		
Ressource	*Aufwand*	*sachlich*	*sozial*	*ökonomisch*
Talent Qualifikation	Anstrengung Belastung	Menge Qualität	Problemlösung gesellschaftliches Verdienst	Ertrag Gewinn

Quelle: Voswinkel 2005, S. 29; Eigene Nachbildung

Mit dem – nun aus den beiden Wörtern ‚Dienst' und ‚Leistung' zusammengesetzten – Begriff der ‚Dienstleistung' sind weitere Bedeutungsverschiebungen verbunden. Nach Voswinkel erhält die Betonung auf die Personen- und Tauschorientierung eine (noch) stärkere Gewichtung und die Orientierung am Ergebnis rückt in den Vordergrund (2005, S. 30). Auch Rastetter konstatiert eine Bedeutungsverschiebung. Sie erklärt diese mit der Vermarktlichung[3] personenbezogener Tätigkeiten: Während die gesellschaftlich notwendigen Tätigkeiten schon immer existierten (z. B. könnte nach Rastetter die Pflege von Kindern durch ihre Eltern als ‚Dienst' bezeichnet werden), aber als unproduktiv galten (z. B. bei Adam Smith und Karl Marx; vgl. auch Abschn. 2.1.2.1), entstanden mit der bürgerlichen Gesellschaft Dienstleistungen mit zunehmender wirtschaftlicher Bedeutung und ganz unterschiedlichen Aufgabenbereichen, u. a. soziale Einrichtungen, der öffentliche Transport und die Rechtsberatung. Dienstleistungen wurden so zu einem ganz zentralen Merkmal unserer Gesellschaft (Rastetter 2008, S. 116–117). Die Bedeutungsverschiebung hin zur Bezahlung und Marktförmigkeit enthält zumindest potentiell eine Aufwertung: Kein unterwürfiges ‚Dienen', sondern eine Tauschbeziehung. Diese Konnotation ist jedoch nur dann positiv besetzt, wenn der ökonomische Erfolg als wünschenswert angesehen wird. Alternativ muss der gesellschaftliche Wert betont werden (Voswinkel 2005, S. 31–32). Dies ist der Fall „bei Professionen […], die unter Latentsetzung der Marktorientierung ihren sozialen, gesellschaftlichen Wert betonen und hierauf ihre Anerkennung und Selbstachtung gründen" (Voswinkel 2005, S. 32). Schon der Begriff der Dienstleistung selbst umfasst also eine Vielzahl unterschiedlicher Bedeutungszusammenhänge und weist auf sehr verschiedene Formen von Tätigkeiten und Tätigkeitsbereichen hin. Der Warencharakter von Dienstleistungen ist darunter nur ein Aspekt, der jedoch für die Entwicklung von Definitionen zu Dienstleistungen eine erhebliche Rolle spielt.

[3] Eine eingehende Auseinandersetzung mit dem Phänomen der Vermarktlichung findet sich bei u. a. bei Ebner (2014) und Kratzer (2006).

2.1.1.2 Allgemeine Kennzeichen von Dienstleistungen

Es gibt ganz unterschiedliche Annäherungen an eine Definition von Dienstleistungen. Häufig wird die Dienstleistung vom Sachgut abgegrenzt. Während früher eine Negativdefinition üblich war und alles als Dienstleistung galt, was nicht Sachgut ist, wird diese Vorgehensweise in der Zwischenzeit kritisiert[4], allerdings auch nicht ganz verworfen. Insbesondere für die Makroebene, also die volkswirtschaftliche Einteilung in Sektoren (Dienstleistungssektor bzw. tertiärer Sektor im Unterschied zum primären und sekundären Sektor), ist diese Vorgehensweise weiterhin relevant (Burr und Stephan 2019, S. 22; Rastetter 2008, S. 118–122; Bieber und Geiger 2014b, S. 13). Eng mit der Negativdefinition verbunden sind Definitionen mittels konstitutiver Merkmale, denn auch diese beziehen sich meist auf den Unterschied zwischen Sachgut und Dienstleistung. Dies trifft vor allem auf die Eigenschaften ‚Immaterialität' und ‚Nichtlagerbarkeit' zu. Diese Merkmale resultieren aus dem Uno-actu-Prinzip: Die Leistung wird im selben Moment erstellt, in welchem sie konsumiert wird. Dienstleistungsnehmer:innen sind Teil des Prozesses der Leistungserstellung, sie müssen sich oder ein anderes Objekt als externen Faktor einbringen, und es entsteht kein bleibender Wert. Außerdem gelten Dienstleistungen als sehr heterogen, sie decken eine Vielzahl unterschiedlicher Bedürfnisse ab und umfassen eine große Bandbreite an Tätigkeiten. Diese Merkmale werden in der angelsächsischen Literatur als IHIP-Modell bezeichnet: ‚immateriality', ‚heterogenity', ‚inseperability' und ‚perishability'[5] (Bieber und Geiger 2014b, S. 13; Burr und Stephan 2019, S. 23–27; Vargo und Lusch 2004b).

Darüber hinaus gibt es sehr unspezifisch gehaltene Definitionen. So die Definition der Dienstleistung als Lösung bzw. Lösungsversuch von Problemen, was mit beinhalten kann, dass die *Erbringer:innen* der Leistung gegenüber den potentiellen Dienstleistungsnehmer:innen erst verdeutlichen müssen, dass diese ein Problem haben (Rastetter 2008, S. 117, mit Verweis auf Friedemann W. Nerdinger 1994; vgl. auch Nerdinger 2011, S. 27–28) und – durchaus ähnlich – Dienstleistungen als

[4] Bieber und Geiger konstatieren einen „Trend zu Positivdefinitionen" (2014b, S. 16).

[5] Birken und Dunkel erläutern die Begriffe wie folgt: „IHIP – intangibility: das Produkt von Dienstleistungsarbeit ist nicht stofflicher Natur, heterogeneity: das Produkt ist nicht homogen, da es mit den beteiligten Personen variiert, inseparability: das Produkt wird von Leistungsgeber und Leistungsnehmer gemeinsam hergestellt, perishability: das Produkt ist flüchtig und damit auch nicht lagerfähig" (2013, S. 14).

> „öffentlich oder privatwirtschaftlich erbrachte Leistungen, die darauf abzielen, an Menschen (z. B. Kunden) oder Objekten (z. B. Autos) Nutzen stiftende Wirkungen zu erzielen" (Bienzeisler et al. 2014, S. 90).

An dieser Definition von Bienzeisler, Klemisch und Gahle ist kein Primat des Personenbezugs erkennbar, Menschen und Objekte haben die gleiche Gewichtung. Insbesondere aber wäre die Frage zu klären, ob Sachgüter nicht genauso Nutzen stiften oder zur Lösung von Problemen beitragen, beide Definitionen tragen somit kaum zur Klärung bei, was Dienstleistungen sind. Außerdem entstehen Fragen nach der Bestimmbarkeit des Nutzens. Voswinkel (2005, S. 30) argumentiert, dass bei der Dienstleistung das sachliche, soziale und ökonomische Ergebnis – und somit der Nutzen – meist zusammenfalle. Während aber soziale und ökonomische Ergebnisse noch relativ gut gemessen werden können, z. B. über Kundenzufriedenheit oder den Geschäftserfolg, sei die Qualität oft unsichtbar und nicht bewertbar.[6] Und genauso wenig quantifizierbar könne die Leistung sein, vor allem, wenn sie sich auf den Aufwand einer Leistungsbereitschaft beziehe, z. B. bei der notärztlichen Einsatzbereitschaft. Der Blick auf den Nutzen ist für die Definition von Dienstleistungen somit nur eingeschränkt brauchbar, allerdings kann gerade die Problematik der Nicht-Quantifizierbarkeit wiederum als Merkmal von Dienstleistungen gedeutet werden – eine rein ökonomische Betrachtung ist für Dienstleistungen ungeeignet (vgl. dazu auch bereits Gross und Badura 1977, S. 364; Rastetter 2008, S. 121).[7] Ein neuerer betriebswirtschaftlicher Ansatz, den Burr und Stephan beschreiben, greift diese Aspekte dennoch auf und benennt weitere wichtige Kennzeichen von Dienstleistungen. Entscheidungsfragen und die Bewertung von Qualität durch die Kund:innen bilden dabei die Ausgangspunkte und es wird auf eine Unterscheidung zwischen Sachgut und Dienstleistung verzichtet. Güter können demnach in Such-, Erfahrungs- und Vertrauensgüter eingeteilt werden. Bei einem Suchgut kann vor dem Kauf relativ einfach bestimmt werden, ob ein Gut die gewünschten Eigenschaften aufweist, bei einem Erfahrungsgut kann erst nach dem Kauf bzw. Konsum die Qualität beurteilt werden und

---

[6] Dieses Problem ist vor der Leistungserstellung noch größer: Dienstleistungen können als „Leistungs*versprechen*" in „Form eines *unvollständigen Vertrags*" (Weihrich und Dunkel 2003, S. 762, Herv. i. Orig.) gesehen werden. Voswinkel macht jedoch deutlich, dass das Problem, Qualität nicht bewerten zu können, nicht nur vor der Leistungserstellung besteht.

[7] Daneben gibt es noch weitere Ansätze zur Definition von Dienstleistungen. Diese sind einerseits die Betrachtung in Hinblick darauf, wer welche Rechte am Gut hat – die Dienstleistung ist in diesem Verständnis ein „Gut mit unscharf definierten Property Rights" (Burr und Stephan 2019, S. 31) – sowie andererseits die enumerative Definition, bei der Dienstleistungen über die Nennung von Beispielen (z. B. der Auflistung von Wirtschaftszweigen) eingegrenzt werden (Burr und Stephan 2019, S. 22–23).

bei einem Vertrauensgut müssen sich Nachfrager:innen auf die hohe Qualität verlassen. Güter zeichnen sich meist nicht nur durch ein Merkmal aus, sondern haben Such-, Erfahrungs- und Vertrauensanteile. Bei Dienstleistungen sind jedoch typischerweise Erfahrungs- und Vertrauensmerkmale bestimmend und im Fall von komplexen, in hohem Grad individualisierten Dienstleistungen überwiegen die Vertrauenseigenschaften:

> „Der Kunde wird bei ärztlichen Operationen oder komplexen Steuerberaterdienstleistungen im Regelfall nie verifizieren können, ob der Dienstleister sich optimal angestrengt oder für den Kunden das auch in langfristiger Betrachtung maximale Ergebnis erzielt hat" (Burr und Stephan 2019, S. 28–29).

Burr und Stephan erklären die Dominanz der Vertrauens- und Erfahrungsmerkmale mit der Immaterialität und dem externen Faktor, also letztlich den Nutzer:innen, der im Prozess eine wesentliche Rolle spiele:

> „Dienstleistungen, die in starkem Maße durch Wissensarbeit und Expertentum gekennzeichnet sind (Immaterialität) oder bei denen der Kunde entscheidend zur Leistungserstellung beiträgt (Integration des externen Faktors, z. B. bei individuellen Dienstleistungen), weisen überwiegende Erfahrungs- und Vertrauenseigenschaften auf. Dann wird es für den Kunden sehr schwer, wenn nicht sogar unmöglich, die angebotenen Leistungen mit Leistungsangeboten anderer Anbieter zu vergleichen und die Qualität der Leistungsausführung vor und insbesondere nach der Leistungsinanspruchnahme zu beurteilen (Burr und Stephan 2019, S. 29–30).

Die Schwierigkeit einer allgemeinen Definition wird hier somit umgangen, indem Dienstleistungen als Kombination unterschiedlicher Merkmale dargestellt werden, deren Anteile je nach Art der Dienstleistung variieren. Dabei bleibt der grundsätzlich ökonomische Blick weitgehend erhalten, wie es für einen betriebswirtschaftlichen Ansatz erwartbar ist. Auch dieser Ansatz stellt also keine grundsätzliche Lösung dar und verdeutlicht nochmals die Problematik einer allgemeingültigen Definition.

Angesichts der dargestellten Schwierigkeiten ist nicht überraschend, dass explizit soziologische Betrachtungen, die den Anspruch haben, *alle* Dienstleistungen zu umfassen, eher selten sind. Claus Offes Arbeiten in den 1980er Jahren sind daher weiterhin ein zentraler Beitrag. Für ihn ist die Dienstleistung gekennzeichnet durch ein „doppeltes Spannungsverhältnis bzw. dem Dauerproblem der Balancierung dieser Spannungsverhältnisse" (Offe 2018, S. 288)[8].

[8] Der Text wurde im Jahr 1984 erstmals als überarbeitete Fassung eines Vortrags in Form eines Forschungsbericht veröffentlicht (vgl. Offe 1984).

Das erste Spannungsverhältnis resultiert aus den Logiken der Organisationen und der Erwerbsarbeit. Diese sind vielfach an Rationalitätskriterien industrieller Arbeit orientiert und stehen im Widerspruch zur „immanenten Rationalität von Dienstleistungen“ (Offe 2018, S. 288). Diese spezifische Rationalität von Dienstleistungen bedeutet folgendes:

> „Hier wird das gedachte Ergebnis des Handlungsablaufes umso besser erreicht, je weniger schematisch Ziele und Mittel vorgeschrieben sind, je größere Dispositions- und Interpretationsspielräume offengehalten werden, je weniger die Eigenmotivation des Dienstleistenden unter äußere Kontrolle gestellt wird und je größer daher die Möglichkeit ist, auf die Besonderheiten eines prinzipiell nicht völlig (d. h. dann nur mit widersinnigen Folgen) standardisierbaren Umweltausschnittes ad hoc einzugehen“ (Offe 2018, S. 288).

Für Offe wurde dieses Problem bereits vielfach erforscht als „strukturelle[s] Dilemma zwischen bürokratischen und professionellen Orientierungen und Arrangements“ (Offe 2018, S. 289), es wird „im Vollzug der Dienstleistungstätigkeit akut und muss dort unter Rückgriff auf normative Orientierungen, Erfahrungen, professionelle Ethik und spezifische Interaktionskompetenzen bewältigt werden“ (Offe 2018, S. 289). Das zweite Spannungsverhältnis entsteht durch das „Problem der ‚Normalität', mit deren Erzeugung Dienstleistungsarbeit beschäftigt ist“ (Offe 2018, S. 287) und das beinhaltet, dass

> „einerseits die Besonderheit, Individualität, Kontingenz, Variabilität (der Lagen und Bedürfnisse von Kunden, Schülern, Patienten, Passagieren usw.) gewahrt, respektiert und bestätigt werden muss, während andererseits doch im Ergebnis ein Zustand herbeizuführen ist, der bestimmten allgemeinen Regeln und Kriterien, Ordnungs- und Wertvorstellungen entspricht“ (Offe 2018, S. 287).

Er führt weiter aus:

> „Demgemäß ist es ein Gütekriterium aller Dienstleistungsarbeit, dass weder die Individualität und *situative Besonderheit* des ‚Falles‘ zugunsten einer allgemeinen Bezugsnorm des Handelns wegschematisiert werden dürfen, noch umgekehrt die Besonderheiten so maßgeblich werden können, dass auch von Dritten erwartete *Normalzustände* nicht zustande kommen“ (Offe 2018, S. 287, Hervorhebung im Original).

Es muss also „zugleich der ‚Fall‘ normalisiert und die Norm individualisiert werden“ (Offe 2018, S. 287). Diese Sichtweise steht im Zusammenhang mit dem funktionalistischen Ansatz der Bestimmung von Dienstleistungen, wie sie Berger und Offe vertreten. Sie sehen die Aufgabe von Dienstleistungen in der

> „Sicherung, Bewahrung, Verteidigung, Überwachung, Gewährleistung usw. der historischen Verkehrsformen und Funktionsbedingungen einer Gesellschaft und ihrer Teilsysteme" (Berger und Offe 1980, S. 46).

Auch dieser Ansatz wird kritisiert. Schaarschuch führt aus, dass es eine „Ironie der Geschichte" (1996, S. 88) sei, dass eine solche – wissenschaftlich bedeutsame – Definition zu einem Zeitpunkt entstand, als Vorstellungen dessen, was überhaupt normal sei, immer weniger bestimmbar waren.[9] Er bringt dies in Zusammenhang mit den Veränderungen durch die Prozesse reflexiver Modernisierung (Schaarschuch 1996, S. 88). Bei Rastetter – die sich dabei nicht ausdrücklich auf Offe bezieht – findet sich eine verkürzte Darstellung dieses Merkmals von Dienstleistungen. Das „*Spannungsverhältnis* zwischen Norm und ‚Fall'" (Rastetter 2008, S. 121, Hervorhebung im Original) ist bei ihr die

> „Mischung von Standardisierung und Besonderung bzw. Spannung zwischen Rationalitätskriterien wie Effektivität und Kontrolle auf der einen Seite und der personalen Ebene auf der anderen Seite" (Rastetter 2008, S. 121)

Sie benennt damit den weniger umstrittenen Aspekt von Offes Argumentation. Auch hier ist jedoch die Frage zu stellen, ob dieses Kriterium für alle Dienstleistungen Gültigkeit besitzt oder doch eher für diejenigen mit einem relativ starken Personenbezug. Beispielsweise sind Wartungsaufgaben, z. B. von Rechnern oder Autos, damit kaum eingeschlossen, ebenso wenig wie Bereitschaftsdienste, solange es gar keinen ‚Fall' gibt. Zudem könnte das Beispiel von Fast Food-Restaurants wie McDonald's möglicherweise zeigen, dass eine erhebliche, in tayloristisch-fordistischer Tradition erfolgte Rationalisierung der Bedienung von Kund:innen in einem Restaurant durchaus im Sinne der Kund:innen sein kann und nicht notwendigerweise konflikthaft sein muss.[10] Rastetter benennt außerdem als weiteres Merkmal von Dienstleistungen die Vermischung der „eigentlichen an Personen vollzogenen Handlungen" (Rastetter 2008, S. 121) mit anderen Tätigkeiten wie dem „Organisieren, Verwalten, Dokumentieren, Buchhalten, Dateneingabe etc." als Merkmal (Rastetter 2008, S. 121).

---

[9] Schaarschuch formuliert diese Einschätzungen für die Soziale Arbeit.

[10] Die Fast Food-Restaurantkette McDonald's war Namensgeberin für Ritzers (2015) Analyse der „McDonaldisierung", er unterlässt es jedoch, die Vorteile für die Kund:innen und Beschäftigten auf der Mikroebene empirisch zu untersuchen. Es handelt sich bei Ritzers Forschung vielmehr um eine Kulturkritik unter normativen Annahmen dessen, was ‚gute Dienstleistung' ist (vgl. dazu auch Birken und Dunkel 2013, S. 38).

Definitionen mittels konstitutiver Merkmale erlauben somit keine eindeutige Bestimmung dessen, was Dienstleistungen sind.

2.1.1.3 Die Systematisierung von Dienstleistungen

Einfacher wird die Bestimmung typischer Eigenschaften, wenn die große Heterogenität von Dienstleistungen aufgebrochen wird, indem weiter systematisiert wird, also Arten von Dienstleistungen voneinander unterschieden werden. Auch hierbei gibt es eine Vielzahl an Herangehensweisen – ganz unterschiedliche Merkmale werden herangezogen, um Dienstleistungen zu kategorisieren (Bieber und Geiger 2014b, S. 14; Böhle und Glaser 2006b, S. 12–14; Berger und Offe 1980, S. 53):

- nach den Adressat:innen der Dienstleistung in produktions- bzw. unternehmensbezogene (und somit B2B, Business-to-Business-Services) versus konsum- bzw. haushaltsbezogene Dienstleistungen (also für Endkunden und somit B2C); soziale Dienste erhalten jedoch üblicherweise eine separate Kategorie, da diese meist staatlich reguliert sind oder sogar staatlich erbracht werden (dies sind die G2C, Government-to-Consumer-Services);
- nach der Organisationsform in organisationsinterne, kommerzielle und staatlich-öffentliche Dienstleistungen;
- nach dem Qualifikationsprofil als wissensintensive oder einfache Dienstleistung;
- nach unmittelbaren und technisch vermittelten Dienstleistungen und somit also danach, ob für die Dienstleistung Technik, z. B. Informations- und Kommunikationstechnologien, zum Einsatz kommt oder nicht;
- nach sach- und personenbezogenen Dienstleistungen; z. B. gelten die Leistungen einer Bank oder Versicherung als sachbezogen und die Pflege als personenbezogen.

Jedoch erlauben auch diese Merkmale keine trennscharfe Kategorisierung von Dienstleistungen. So kommt es z. B. bei Finanzdienstleistungen, die als sachbezogen gelten, auch zu „direkten personenbezogenen Kontakten mit Kunden“ (Böhle und Glaser 2006b, S. 12). Bieber und Geiger argumentieren dennoch, dass es zumindest im Fall der personenbezogenen Dienstleistungen einfacher sei:

> „Hier ist man sich weitgehend einig und verweist darauf, dass sich diese vor allem durch den engen, unauflösbaren Bezug zu einer Person auszeichnen, der durch eine Person wahrgenommen wird, dass es sich hier mithin um eine Beziehung zwischen

> Subjekten handelt, die miteinander in Interaktion treten müssen, was die Planbarkeit reduziert und die Unsicherheit in den entsprechenden Arbeitsprozessen steigert" (Bieber und Geiger 2014b, S. 16).

Böhle und Glaser präzisieren weiter und schlagen vor, „nach sachbezogenen Prozessen und Tätigkeiten einerseits und personenbezogenen Prozessen und Tätigkeiten andererseits" (Böhle und Glaser 2006b, S. 12–13) zu unterscheiden. Sie weisen damit auch auf organisatorische Aspekte hin: Personenbezogene Prozesse bzw. Tätigkeiten umfassen den direkten Kontakt und sind „front-line-work", sachbezogene Prozesse finden dagegen im „back-office-Bereich" statt (Böhle und Glaser 2006b, S. 13; Böhle und Weihrich 2020, S. 13, jeweils mit Bezug auf Frenkel et al. 1999).[11]

Personenbezogene Dienstleistungen haben nach Böhle folgende Merkmale, das wesentlichste dabei ist die Interaktion mit Kund:innen bzw. Klient:innen:

- es findet ein „unmittelbarer oder technisch vermittelter personeller Kontakt zwischen Dienstleistendem und Dienstleistungsempfänger" statt;[12]
- die Interaktion zielt auf einen Zweck außerhalb ihrer selbst, ist also „eine zweckgerichtete arbeitsbezogene Interaktion";
- die Interaktion ist damit in „organisatorisch-institutionelle Zusammenhänge" eingebettet und umfasst
- „auf materielle und immaterielle Objekte gerichtete (Arbeits-) Handlungen" (2006, S. 327).

Weiteres Merkmal ist die Koproduktion, denn eine Interaktion ist nur möglich, wenn mindestens zwei Akteur:innen sich daran beteiligen, d. h.:

> „Dienstleistungen kommen demnach nur zustande, wenn nicht nur der Dienstleistende bestimmte Leistungen erbringt, sondern umgekehrt auch der Dienstleistungsempfänger sich hieran beteiligt, mitwirkt und entsprechend kooperiert" (Böhle 2006, S. 328, dazu auch Gross und Badura 1977, S. 366, sowie Weihrich und Dunkel 2003).

Die personenbezogenen Dienstleistungen wiederum können unterteilt werden in (Böhle 2006; Böhle und Glaser 2006b, S. 13–14; Bieber und Geiger 2014b, S. 15–18):

[11] Die Begrifflichkeiten zeugen von der durchaus üblichen Verwendung militärischer Begriffe und Denkmuster für nicht-militärische Organisationen und in der Wirtschaftslehre (vgl. dazu auch Schössler 2013, S. 290).

[12] Vgl. dazu auch Becke (2023, S. 38–39).

- direkte und indirekte Dienstleistungen und somit danach, ob die Person selbst Ziel der Leistung ist (z. B. bei der Pflege einer Person) oder eher indirekt (z. B. Verkauf oder Verköstigung);
- einmalige, punktuelle oder kontinuierliche Begegnungen innerhalb einer Dienstleistung (was Einfluss auf die Dienstleistungsbeziehung haben kann, vgl. den nächsten Punkt);
- intensive und wenig intensive Beziehungen;
- sowie nach der Art der Beziehung – also der Begegnung der Interaktionspartern:innen in spezifischen Rollen – in Tausch-, Dispositions- oder Bearbeitungsbeziehungen: In der Tauschbeziehung treffen demnach Anbieter und Nachfrager aufeinander, in einer Dispositionsbeziehung hat eine Partei ein Direktionsrecht[13] und bei einer Bearbeitungsbeziehung handelt es sich um „eine unmittelbare, auf ständige Rückkopplung angewiesene Arbeit am und mit dem Dienstleistungsnehmer" (Bieber und Geiger 2014b, S. 16).

Neuere Ansätze zur Definition und Systematisierung von Dienstleistungen sind somit nicht auf eine Abgrenzung zwischen Sachgut und Dienstleistung angewiesen, stattdessen werden konkrete Handlungsabläufe, also Prozesse und Interaktionen, sowie die Beziehung zwischen Dienstleistungsgeber:in und Dienstleistungsnehmer:in in den Mittelpunkt gerückt (vgl. z. B. Rastetter 2008, S. 116–126; Burr und Stephan 2019, S. 27–28).

2.1.1.4 Die Dienstleistungsgesellschaft

Auch wenn es verkürzte Definitionen einer ‚Dienstleistungsgesellschaft' gibt, in welchen der Begriff nur auf die Verschiebung der Wertschöpfung weg vom Industrie- auf den Dienstleistungssektor bezogen wird[14], verbinden die Sozialwissenschaften mit der ‚Dienstleistungsgesellschaft' einen tiefgreifenden und

[13] Bieber und Geiger (2014b, S. 16) sprechen nur von einem Direktionsrecht für Dienstleistungsnehmer:innen, sie gehen nicht auf ein mögliches Direktionsrecht für Dienstleistungsgeber:innen ein. Böhle (2006, S. 330–340) dagegen erläutert, dass das Direktions- und Dispositionsrecht sowohl auf Seiten der Dienstleistungsnehmer:innen als auch auf Seiten der Dienstleistenden liegen kann. Kontrastierende Beispiele dafür sind die Gastronomie versus die Arbeitsagentur (Böhle und Weihrich 2020, S. 16). Siehe dazu auch Abschn. 2.2.3 und Abschn. 2.2.4.2.

[14] So z. B. die Bundeszentrale für politische Bildung in ihrem online verfügbaren „Lexikon der Wirtschaft": „Dienstleistungsgesellschaft" ist demnach definiert als „eine Volkswirtschaft, in der von Wirtschaftsbereichen wie Handel, Verkehr, Telekommunikationsdienstleistung oder Banken und Versicherungen, die insgesamt den Dienstleistungssektor […] bilden, der größte Beitrag zur Wertschöpfung […] erbracht wird" (Bundeszentrale für politische Bildung o. J.).

anhaltenden gesellschaftlichen Wandel moderner Gesellschaften, eine Entwicklung weg von der „alt-industriellen Verfassung" (Dunkel et al. 2004b, S. 11) bzw. einen „Abschied vom Industrialismus" (Baethge 2001). Damit gehören „Analysen des Tertiarisierungsprozesses [...] zum Grundbestand sozialwissenschaftlicher Gesellschaftsdiagnosen und -prognosen" (Jacobsen 2005, S. 15). Eng damit verbunden sind große Hoffnungen auf eine gesellschaftliche Entwicklung hin zu besseren Lebensbedingungen, einer höheren Lebensqualität für alle und einer Abkehr von materialistischen Einstellungen (exemplarisch Fourastié 1989; vgl. auch Offe 2018, S. 283–284; Jacobsen 2005, S. 15). Obwohl die Bedeutung des dritten Sektors in den letzten Jahrzehnten erheblich wuchs und infolgedessen – im Anschluss an Fourastié – von verschiedenen Forscher:innen die Entwicklung hin zu einer postindustriellen Dienstleistungsgesellschaft konstatiert wurde (vgl. u. a. Bieber und Geiger 2014b, S. 11–13; Birken und Dunkel 2013, S. 7), ist die Vorstellung problematisch, diese Entwicklung als „einen quasi-natürlichen evolutionären Prozess" (Birken und Dunkel 2013, S. 7) zu sehen. Denn es gibt sowohl Warnungen vor problematischen Entwicklungen, wie z. B. der technisch unterstützten (Rück-)Verlagerung der Erstellung von Dienstleistungen in die Privathaushalte (u. a. Voß und Rieder 2005)[15], als auch optimistische Visionen einer unentgeltlichen Erbringung von sozialen personenbezogenen Dienstleistungen durch Laien im Rahmen „kleiner Netze", um die Qualität zu erhöhen und die Kosten für die Allgemeinheit zu senken (Badura und Gross 1976, S. 294–299).

Ein solcher Wandel kann mit dem Blick auf makroökonomische Statistiken nur eingeschränkt nachvollzogen werden, also inwieweit tatsächlich neue Tätigkeitsbereiche entstanden sind oder inwieweit bisher unbezahlte Tätigkeiten nun bezahlt erfolgen und daher in volkswirtschaftliche Daten miteinbezogen werden. Badura und Gross kritisieren infolgedessen auch die „Verengung des Wohlfahrtsbegriffs auf die ökonomische Dimension" (Badura und Gross 1976, S. 65), es zählt also nur, was berechnet wird. Dabei besteht unter den Forscher:innen keine Einigkeit darüber, ob der Begriff der Dienstleistung ausschließlich für bezahlte Tätigkeiten verwendet werden sollte (vgl. z. B. Badura und Gross 1976, S. 64 versus Burr und Stephan 2019, S. 32). Unbestritten ist jedoch, dass der Dienstleistungssektor nun in den Ländern des globalen Nordens, so auch in Deutschland, den wirtschaftlich bedeutendsten Sektor darstellt und die Ursachen dafür in einem grundlegenden gesellschaftlichen Wandel zu suchen sind:

---

[15] Jonathan Gershuny spricht daher von der ‚Selbstbedienungsgesellschaft' als Gegenbegriff zum Begriff der ‚Dienstleistungsgesellschaft', der Daniel Bell zugeschrieben wird, wobei Bell sich vom Begriff der Dienstleistungsgesellschaft ebenfalls distanziert hat und lieber von einer nachindustriellen Gesellschaft bzw. postindustriellen Wertschöpfung spricht (vgl. Jacobsen 2005, S. 15; Reckwitz 2020, S. 167).

> „Die modernen industriell-kapitalistischen Gesellschaften unterliegen einem nachhaltigen Strukturwandel – das wird aller Orten gesehen. Kaum jemand bestreitet die tiefgreifenden sozialen und wirtschaftlichen Veränderungen im Übergang vom 20. zum 21. Jahrhundert. Strittig ist schon eher, was die Auslöser der Veränderungen sind und vor allem, wie die Dynamik zu deuten ist“ (Dunkel et al. 2004b, S. 11).

Dienstleistungen stehen also in einem Zusammenhang mit Modernisierungstheorien. Badura und Gross sehen die Ursache für den wachsenden Dienstleistungssektor weniger darin, dass es sich um wirklich neue Bedürfnisse handelt, sondern dass diese

> „nicht oder kaum mehr in den Primärgruppen der Familie, der Verwandtschaften, der Freundschaften oder Nachbarschaften gedeckt werden können, daß ihre Erbringung mehr und mehr durch Spezialisten erfolgt“ (Badura und Gross 1976, S. 65).

Insbesondere in Bezug auf die sozialen Dienstleistungen[16] sehen sie große Veränderungen bereits im Übergang zur Moderne:

> „Der Übergang von der naturalen Bedarfsdeckungswirtschaft zur Geld- bzw. Erwerbswirtschaft, das hohe Bevölkerungswachstum, die räumliche, soziale und psychische Mobilisierung weiter Teile der Bevölkerung, die Desintegration des ‚ganzen Hauses‘, Funktions- und Arbeitsteilung und daraus folgend Freisetzung von Arbeitskräften, Überangebot an solchen, Ausdifferenzierung auf allen Ebenen, kurz: die Loslösung weiter Teile der Bevölkerung aus ihren ‚natürlichen‘ Lebensformen setzte auch elementare Risiken und Notlagen frei. Diese waren weder in den Haus- und Dorfgemeinschaften regional oder korporativ aufzufangen noch in der privatisierten Familie, noch auch von den nach erwerbswirtschaftlichen Prinzipien verfahrenden wirtschaftlichen Unternehmen“ (Badura und Gross 1976, S. 95).

Ähnlich argumentiert auch Rastetter und führt zusätzlich die zunehmende Arbeitsteilung als Ursache an (Rastetter 2008, S. 116).

Die bisherige Entwicklung wird ambivalent bewertet. Hoffnungen, dass es sich bei den Dienstleistungsberufen um gut bezahlte, hoch qualifizierte, akademisch geprägte (Wissens-)Berufe handelt (Bell 1973), haben sich nur teilweise bestätigt. Stattdessen finden sich im Dienstleistungssektor vielfach äußerst prekäre Beschäftigungsverhältnisse, vereinfacht gesprochen teilt sich der Sektor auf in einen Niedriglohnbereich und gut entlohnte Tätigkeiten, für die Expertenwissen

---

[16] Soziale Dienstleistungen bieten Hilfe für Gruppen oder Personen mit entsprechendem Bedarf und unterliegen als Teil der Sozialpolitik moderner Wohlfahrtsstaaten einer sozialstaatlichen Steuerung, die auch ihre Finanzierung betrifft (Hielscher et al. 2013, S. 11–12; ergänzend vgl. auch die Diskussion von Badura und Gross 1976, S. 73–95).

gebraucht wird. Die personenbezogenen Dienstleistungen zählen dabei tendenziell zu den schlecht bezahlten und wenig anerkannten Tätigkeiten (Voswinkel 2005, S. 287–326; Dunkel und Weihrich 2018, 220–221; Autor und Dorn 2013). Dies gilt vor allem für den Fall, dass sie „nicht als ‚Dienst für eine Sache‘ oder als ‚Wissensarbeit‘ geadelt werden“ (Voswinkel 2005, S. 311). Die (sozialen) personenbezogenen Dienstleistungen gelten zudem weiterhin als potentiell innerhalb privater Strukturen leistbar, insbesondere innerhalb von Familien[17], auch wenn sich im Zuge der reflexiven Modernisierung bzw. der zweiten Moderne (u. a. Beck et al. 1996) die Familie von einer „scheinbar naturgegebenen Ressource zu einer zunehmend anspruchsvollen Herstellungsleistung ihrer Mitglieder“ (Jurczyk et al. 2009, S. 65) wandelt und damit nicht (mehr) davon ausgegangen werden kann, dass Kapazitäten zur Verfügung stehen, insbesondere die Ressource Zeit der weiblichen Angehörigen (vgl. auch Nickel 2007, S. 32–33).[18] Hinzu kommt, dass mit der Herauslösung der Individuen aus Familien und anderen Strukturen der gegenseitigen Unterstützung ein Angewiesensein auf Hilfe durch Fremde entsteht und dass es bei sozialstaatlichen Maßnahmen nicht zuletzt um den (sozial-)politischen Einfluss auf die Art und Weise des Helfens geht (Bommes und Scherr 2012, S. 24–25). Dabei ist die Frage umstritten, ob die Leistungen als solche im Rahmen persönlicher Beziehungen und damit in nichtprofessioneller Art und Weise in besserer Form erfolgen, oder – im Gegenteil – die Leistungen so nicht in der gesellschaftlich gewünschten Qualität erbracht werden (vgl. u. a. Badura und Gross 1976, S. 294–299 versus Waerness 1984, S. 203–205). Damit ergibt sich erstens das Paradox, dass, wie Gartner und Riessman bereits ausführten, Dienstleistungen – und darunter die personenbezogenen Dienstleistungen als „deren ursprüngliche Form“ – „durch Individualisierung gekennzeichnet“ (1978, S. 42) sind, aber, wie wiederum Nickel betont, weder die „individuelle noch gesellschaftliche Reproduktion […] allein durch Erwerbsarbeit zu gewährleisten“ (2007, S. 32) ist. Zweitens ergibt sich als weiteres Paradox, dass in modernen Gesellschaften hohe Ansprüche an die Sorge für sich und vor allem für andere bestehen, diese Tätigkeiten (auch benannt als Care bzw. Care Work) aber zum großen Teil unter immer problematischer erscheinenden Bedingungen erbracht

[17] Familie soll hier verstanden werden als „ein – häufig – haushaltsübergreifendes Netzwerk besonderer Art, das zentriert ist um verlässliche persönliche Fürsorgebeziehungen zwischen unterschiedlichen Generationen und Geschlechtern“ und ist „damit weder auf verheiratete Eltern und ihre Kinder noch auf das Zusammenleben in einem Haushalt“ beschränkt (Jurczyk et al. 2009, S. 65).

[18] Hier soll nicht diskutiert werden, inwiefern diese Annahmen ohnehin schon immer wenig mit den realen Verhältnissen, z. B. in der Arbeiterklasse, übereinstimmten (vgl. hierzu exemplarisch Becker-Schmidt et al. 1984).

werden (Aulenbacher und Dammayr 2014, S. 9–10). Es wird also deutlich, dass insbesondere die (sozialen) personenbezogenen Dienstleistungen im Zentrum gesellschaftlicher Wandlungsprozesse stehen und es ist davon auszugehen, dass gerade diese Dienstleistungen weiterhin als wenig voraussetzungsvoll gelten und wenig anerkannt sind, solange die Besonderheiten dieser Tätigkeiten und die spezifischen Erfordernisse an die ausführenden Personen nicht erkannt werden. Der Begriff der Dienstleistungsgesellschaft weist damit sowohl auf die hohe gesellschaftliche Bedeutung von Dienstleistungen in modernen – insbesondere zweitmodernen – Gesellschaften hin, als auch auf die mit der Dienstleistungsgesellschaft und somit dem Dienstleistungsbegriff selbst verbundene Vielzahl an tiefgreifenden, widersprüchlichen Prozessen des gesellschaftlichen Wandels und der sozialen Ungleichheit.

2.1.2 Die wissenschaftliche Auseinandersetzung mit Dienstleistungen

2.1.2.1 Sozialwissenschaftliche Forschung zu Dienstleistungen

Ebenso vielfältig wie der Begriff der Dienstleistung ist die Forschung zu Dienstleistungen. Sie kann als zentral für die Sozialwissenschaften bewertet werden, denn sie ist verknüpft mit Fragen nach grundlegenden gesellschaftlichen Veränderungen und dem Zusammenhalt. Neben der umfangreichen betriebswirtschaftlichen Literatur, deren Fokus die für Unternehmen gewinnmaximierende Optimierung betrieblicher Prozesse ist, werden innerhalb der Sozialwissenschaften vor allem die gesellschaftlichen Auswirkungen einer Zunahme von Dienstleistungen und die Arbeitsbedingungen thematisiert. Insgesamt spielen dabei Überlegungen, wie Dienstleistungen ‚erstellt' werden, was das Ergebnis der Dienstleistung ist und wer was dazu beiträgt, eine wichtige Rolle.

Adam Smith prägte Ende des 18. Jahrhunderts die Vorstellung, dass Dienstleistungen unproduktiv seien und begründete dies damit, dass kein Wert erschaffen werde und Dienstleistungen somit den Wohlstand nicht vermehren (Smith 1976, S. 273).[19] Diese Vorstellung verweist auf das Uno-actu-Prinzip als „Einheit von

[19] In der englischsprachigen Ausgabe wird von ‚services' gesprochen (Smith 1976, S. 352, Vol. I), in der deutschen Ausgabe wird dies mit ‚Dienst' übersetzt (Smith 1988, S. 273). Smiths Sichtweise wurde allerdings auch schon Mitte des 19. Jahrhunderts durch Friedrich List kritisiert: „Wer Schweine erzieht, ist nach ihr ein produktives, wer Menschen erzieht, ein unproduktives Mitglied der Gesellschaft" (List 1959, zitiert nach Senghaas-Knobloch 2013, S. 224).

Produktion und Konsumtion" (Rastetter 2008, S. 120). Mitte des 20. Jahrhunderts, als die Einteilung in Sektoren entwickelt wurde, war der dritte bzw. tertiäre Sektor und damit der Dienstleistungssektor eine Residualkategorie, zu welcher alle wirtschaftlichen Aktivitäten und Bereiche gruppiert wurden, welche nicht den ersten beiden Kategorien zugeordnet werden konnten. Hier gibt es also eine enge Verbindung zur Negativdefinition (Bieber und Geiger 2014b, S. 11–13). Später, ab der zweiten Hälfte des 20. Jahrhunderts, galten Dienstleistungen als „große Hoffnung" (Fourastié 1989).[20] Sowohl Fourastié als fast zeitgleich auch Bell verbanden mit ihren Prognosen einer Gesellschaft, in der Dienstleistungen den größten Wirtschaftssektor bilden, überwiegend positive Auswirkungen (vgl. dazu auch Gross und Badura 1977, S. 369, die diese positive Sicht jedoch nicht teilten, siehe weiter unten in diesem Kapitel).

Inzwischen sind die Konsument:innen von Dienstleistungen als (Ko-) Produzent:innen in den Blick gekommen. In der deutschsprachigen Forschung wiesen zuerst Gross und Badura auf die Mitwirkung der Dienstleistungsnehmer:innen hin:

> „Inanspruchnahme und Qualität der produzierten Dienstleistungen hängen nicht nur ab vom Geschick, dem Wissensstand, den Erfahrungen und der Motivation der Produzenten und von der Menge des eingesetzten Kapitals, sie hängen darüber hinaus zu einem nicht unerheblichen Teil ab vom Geschick, vom Wissensstand, den vergangenen Erfahrungen und der Motivation der Klienten" (Badura und Gross 1976, S. 12).

Im englischsprachigen Raum hatten Gartner und Riesman (1978)[21] bereits explizit die Produktivkraft der Konsument:innen benannt.[22] Der Blick auf Dienstleistungen hat sich also deutlich gewandelt.

[20] „Ce phénomène du transfert de population du primaire vers le tertiaire qui est si heureux et si favorable pour l'humanité" (Fourastié 1989, S. 330).

[21] Das Original erschien 1974 unter dem Titel „The Service Society and the Consumer Vanguard".

[22] Schaarschuch (1996, S. 89–90) sieht nur bei Gartner und Riessman die Rolle von Konsument:innen als Produzent:innen explizit benannt, während er bei Badura und Gross „die Grundstruktur des Erbringungsverhältnisses […] nach dem Muster: hier der aktiv-produzierende Professionelle, dort der rezeptive, konsumierende Klient" (Schaarschuch 1996, S. 89) nicht in Frage gestellt sieht. Im Gegensatz dazu stehen für Böhle und Weihrich (2020, S. 10) die beiden Forscher Gross und Badura durchaus für die Entdeckung der Konsument:innen als zentrale Akteur:innen für die Koproduktion der Dienstleistung innerhalb der deutschsprachigen Forschung.

Eine wichtige Rolle für die Kritik an der Negativdefinition von Dienstleistungen, also über Kriterien, die sie nicht aufweisen, und am Erkennen der Bedeutung der Konsument:innen spielten Unternehmen wie z. B. IBM und IKEA, welche die Dienstleistungen im Zusammenhang mit ihren Produkten erforschen ließen. Eine wesentliche Erkenntnis war, dass es auch bei materiellen Gütern innerhalb des Prozesses bis zum Verbrauch eines Gutes verschiedene notwendige Dienstleistungen gibt, die erbracht werden müssen. Ausgehend von dieser Überlegung konnten Leistungen, welche Konsument:innen erbringen (sollen), genauer definiert und im Rahmen der Wertschöpfungskette mit einkalkuliert werden. Der Blick richtete sich dabei zunehmend weg von einer rein unternehmenszentrierten Sicht hin zur Leistungserbringung aus Sicht der Kund:innen, z. B. wenn es um Wartezeiten beim Anruf in einem Call-Center geht oder die Auslagerung von ehemals direkten Kundenkontakten ins Internet (Birken und Dunkel 2013, S. 13–25).

Heute können vier Forschungszweige zu Dienstleistungen identifiziert werden, die für die sozialwissenschaftliche deutschsprachige Forschungslandschaft Relevanz haben: Dies sind erstens die sogenannten ‚service sciences', zweitens die Forschung zu ‚service work' und drittens die aus der Initiative ‚3sR – social science service Research' entstandene deutschsprachige Forschung zu Dienstleistungs- bzw. Interaktionsarbeit (vgl. Birken und Dunkel 2013). Als vierter Strang, der teilweise enge Verbindungen mit der ‚service work'-Forschung und der deutschsprachigen Dienstleistungsforschung aufweist, kann darüber hinaus die Forschung zur Dienstleistungspolitik gewertet werden.[23]

Die ‚service sciences' wurden von den amerikanischen Forschern Vargo und Lusch innerhalb der betriebswirtschaftlichen Marketinglehre Anfang der 2000er begründet. Demnach sind Kund:innen immer involviert in die Prozesse der Wertschöpfung, auch bei materiellen Gütern (Vargo und Lusch 2004a; Birken und Dunkel 2013, S. 13–25).[24] Zudem können Dienstleistungen ebenfalls „materielle Resultate erzeugen" und „standardisiert werden" (Birken und Dunkel 2013, S. 14). Die grundlegende Unterscheidung zwischen materiellen Produkten bzw. Sachgütern und Dienstleistungen wird somit flüssig. Als für die ‚service science' zentrale Dienstleistungsperspektive stellen Vargo und Lusch folgendes heraus: „Interactivity, integration, customization, and coproduction are the hallmarks of a service-centered view and its inherent focus on the customer and the relationship" (Vargo und Lusch 2004a, S. 11). Dies erfordert einen anderen Blickwinkel:

[23] Birken und Dunkel (2013) benennen die Dienstleistungspolitik nicht als eigenständigen Forschungsstrang, sondern sie benennen nur die Erträge der Dienstleistungsforschung für eine Dienstleistungspolitik, für die sie „mindestens drei Gestaltungsdimensionen unterscheiden" (2013, S. 59), nämlich die Wirtschafts-, Arbeits- und Gesellschaftspolitik.

[24] Vargo und Lusch (2004a, S. 10) sprechen daher von einer „service-dominant logic".

> „The focus is shifting away from tangibles and toward intangibles, such as skills, information, and knowledge, and toward interactivity and connectivity and ongoing relationships. The orientation has shifted from the producer to the consumer“ (Vargo und Lusch 2004a, S. 15).

Vargo und Lusch definieren Dienstleistungen daher wie folgt:

> „We define *services* as the application of specialized competences (knowledge and skills) through deeds, processes, and performances for the benefit of another entity or the entity itself“ (Vargo und Lusch 2004a, S. 2; Herv. i. Orig.)[25].

Beziehungen, Interaktionen, das Wissen und die Fähigkeiten der an der Dienstleistung Mitwirkenden sind also in den Vordergrund gerückt. Das betriebswirtschaftliche Dienstleistungsmanagement bzw. Dienstleistungsmarketing hat sich damit von früheren, in den 1970er und 1980er Jahren dominierenden Vorstellungen einer Rationalisierung von Dienstleistungen nach dem Vorbild tayloristischer oder anderer industrieller Formen gelöst, zentral wurde die Kundenzufriedenheit. Dennoch ist der Blickwinkel einseitig, denn es wird erstens unterstellt, dass alle Beteiligten Vorteile haben können (also eine ‚win-win'-Situation erreichbar sei) und zweitens ist diese Art von Forschung darauf gerichtet, Idealvorstellungen zu entwerfen und nicht darauf, Dienstleistungen empirisch zu untersuchen. Die ‚service sciences' blenden also die Beschäftigten und ihre Arbeit weitgehend aus, der Fokus richtet sich auf betriebswirtschaftliche Fragen, das Marketing und die Technik, v. a. die Informationstechnologie (Weihrich und Dunkel 2003, S. 760; Dunkel et al. 2004b, S. 13; Birken und Dunkel 2013, S. 22–25). Dunkel und Weihrich kritisieren daher:

> „Während der Nutzen für den Kunden in den Mittelpunkt des Interesses rückt, spielen die Beschäftigten, die Dienstleistungsarbeit erbringen, die Bedingungen, unter denen sie dies tun, und der Arbeitsprozess selbst so gut wie keine Rolle“ (Dunkel und Weihrich 2014, S. 247).

Hierzu ist zu ergänzen, dass erstens der Nutzen für die Kund:innen und ihre Zufriedenheit für den Großteil der Unternehmen nur insofern relevant sein dürften, als dass davon das Überleben und vor allem der Erfolg des Unternehmens abhängt, und zweitens, dass auch Kund:innen mit an der Erbringung der

---

[25] Vgl. auch einen zweiten Beitrag von Vargo und Lusch aus demselben Jahr, dort ergänzen sie die Definition um den Begriff 'self-service': „[…] *for the benefit of another entity or the entity itself (self-service)*“ (Vargo und Lusch 2004b, S. 326, Hervorhebung im Original).

Dienstleistung beteiligt sind und diese Mitwirkung ebenfalls als Arbeit gewertet und untersucht werden kann. Gerade die gezielte, instrumentelle Nutzung der Kund:innen für die Erstellung von Dienstleistungen muss als wesentlicher Paradigmenwechsel gewertet werden, für den die ‚service sciences' Ausdruck sind. In jedem Fall wird jedoch deutlich, dass die betriebswirtschaftliche Dienstleistungsforschung erhebliche Lücken aufweist und eine eigenständige soziologische Forschung keinesfalls ersetzen kann.

Der zweite Forschungsstrang setzt sich gemäß Birken und Dunkel (2013, S. 27–49) mit ‚service work' auseinander. Er füllt die Lücken der ‚service sciences' zumindest zum Teil. Im Rahmen der Forschung zu ‚service work' werden vorwiegend niedrig entlohnte Beschäftigte mit Kundenkontakt in den Blick genommen. Ausgegangen wird typischerweise von einer Machtasymmetrie zugunsten der Kund:innen. Fokussiert werden die Kommodifizierung, Widerstandspotentiale und soziale Ungleichheit. Eine Rolle spielen Ressourcen der Beschäftigten, die in der Produktionsarbeit nicht verwendet werden können oder sogar störend sind, z. B. Emotionen. Beispielhaft für diese Forschung ist Hochschilds wegweisende Arbeit zu Flugbegleiterinnen (Hochschild 2006). Forschung zu prekärer Care-Arbeit (für den deutschsprachigen Raum z. B. Lutz 2010) kann ebenfalls unter diesen Forschungsstrang subsummiert werden, auch wenn durchaus diskutiert wird, ob es sich bei Care bzw. der ‚Reproduktion' in jedem Fall immer um Arbeit handelt, wie Birken und Dunkel erläutern (dazu ebenfalls Lutz 2010). Unter der ‚service work'-Forschung ist also eine Vielzahl meist empirisch fundierter Forschung innerhalb verschiedener Subdisziplinen der Sozialwissenschaften versammelt.

In Deutschland hat sich in den letzten beiden Jahrzehnten, seit Anfang der 2000er Jahre, ein dritter Strang entwickelt, ausgehend von einer Vernetzung von Forschenden im Rahmen der Initiative ‚3sR – social science service Research'. Ziel ist, die „soziale Seite von Dienstleistungen" (Birken und Dunkel 2013, S. 51) zu analysieren und auszuarbeiten. Im Zentrum der Arbeiten steht die Interaktion bei Dienstleistungen (hier insbesondere und aktuell vertreten von Fritz Böhle, Wolfgang Dunkel, Margit Weihrich), aber auch die arbeitenden Kunden (exemplarisch Voß und Rieder 2005). Eher Randbereiche stellen organisationale Rahmenbedingungen und die Koordination von Dienstleistungen dar. Dieser dritte Forschungsstrang der in Deutschland relevanten sozialwissenschaftlichen Dienstleistungsforschung will eine Verbindung zwischen den ‚service sciences' und der ‚service work'-Forschung herstellen (Birken und Dunkel 2013, S. 51–68), ist jedoch vorwiegend innerhalb der Arbeitssoziologie verortet. Er erweitert damit die soziologische Forschung zu Dienstleistungen bzw. genauer zur Dienstleistungsarbeit wesentlich, die sich bis dahin innerhalb der Industriesoziologie vor allem mit den Beschäftigten und ihrer Rolle in betrieblichen Rationalisierungsprozessen beschäftigt hatte und große Forschungslücken aufwies, während andere spezielle Soziologien nur Teilbereiche erforschten. Die neuere soziologische Dienstleistungsforschung erweitert damit auch die traditionell auf die Industrie fokussierte Arbeitssoziologie und ist anschlussfähig an organisationssoziologische Forschung (Böhle und Glaser 2006b; Weihrich und Dunkel 2003, S. 759; Dunkel et al. 2004b, S. 13). Dieser dritte Strang kann jedoch auf ältere Forschungstraditionen aufbauen, die von Birken und Dunkel (2013) weitgehend ausgeblendet werden. So kamen die „interaktive[n] Besonderheiten“ von Dienstleistungen in den USA durch Forschende wie Goffman und Strauss deutlich früher als im deutschsprachigem Raum in den Blick (Böhle und Weihrich 2020, S. 10). Wegweisend in der deutschsprachigen Forschung zu Dienstleistungen und damit wichtige Ausgangspunkte sind zudem die Arbeiten von Offe (u. a. 1984) sowie von Badura und Gross (u. a. 1976). Sie bilden eine Brücke zwischen genuin soziologischen und sozialpolitischen Blickwinkeln und geben weiterhin relevante Hinweise zu makrosoziologischen und politischen Aspekten einer Dienstleistungsforschung. Offes funktionalistischer Blickwinkel und seine Fragestellung nach der Ursache der Zunahme von Dienstleistungen zeigen seine makrosoziologische Verortung und er schließt damit an die ökonomischen und politischen Ursprünge der Dienstleistungsforschung an. Seine Arbeit stellt dennoch einen Meilenstein dar in ihrem Versuch, eine eigenständige soziologische Sicht auf Dienstleistungen zu formulieren, indem er die für die Dienstleistungsarbeit handlungstheoretisch relevante Eigenheit herausarbeitet, dass es ein Spannungsverhältnis gibt zwischen der Berücksichtigung der Spezifika des jeweils zu bearbeitenden Themas bzw. des ‚Falls‘ und den gesellschaftlichen Erwartungen an die Erfüllung normativ geprägter Ziele durch die Dienstleistenden (Offe 2018, S. 287, siehe auch Abschn. 2.1.1.2). Baduras und Gross‘ Sicht dagegen ist explizit auf die Sozialpolitik gerichtet. Ähnlich wie Offe gehen auch sie davon aus, dass Dienstleistungen grundsätzlich bezahlt und unbezahlt – also durch die Haushalte selbst – erbracht werden können.[26] Ihre Forschung ist jedoch von einer stark normativen Haltung geprägt, denn sie problematisieren eine marktförmige und bürokratische Leistungserbringung (vgl. Gross und Badura 1977, S. 365–369; Badura und Gross 1976, S. 294–298; siehe auch Abschn. 2.2.4.1). Dies ist für ihren Forschungsbereich, die sozialen personenbezogenen Dienstleistungen, jedoch plausibler als für Dienstleistungen

[26] Offe unterscheidet zwischen „Haus- und Eigenarbeit“ versus „kontraktueller Erwerbsarbeit“ (2018, S. 285).

insgesamt (siehe Abschn. 2.1.1.4). Die aktuelle arbeitssoziologische Dienstleistungsforschung in Deutschland stellt daher auch eine Weiterführung der in den 70er und 80er Jahren des letzten Jahrhunderts begonnenen deutschsprachigen soziologischen Forschung zu Dienstleistungen dar (vgl. dazu auch Dunkel 2002, S. 1–2; Dunkel und Weihrich 2018, 202; Böhle und Weihrich 2020, S. 10–11).

Die Forschung der 1970er/1980er Jahre mit einem Fokus auf die Sozialpolitik bildet zudem eine Schnittstelle zu einem vierten Strang der sozialwissenschaftlichen Auseinandersetzung mit Dienstleistungen, nämlich der Erforschung der Dienstleistungspolitik. Sie umfasst die Forschung zu den relevanten unterschiedlichen Feldern der Politik, die Einfluss auf Dienstleistungen haben. Zu diesem Strang können daher Untersuchungen zu wohlfahrtsstaatlichen Modellen, sozialer Ungleichheit und Erwerbsarbeit subsumiert werden. Hierzu können zudem Diskussionen zu den verschiedenen Formen der staatlichen Einflussnahme gerechnet werden, z. B. der Sozialen Arbeit. Bei den vier identifizierten Forschungssträngen zu Dienstleistungen innerhalb der Sozialwissenschaften ergeben sich somit vielfältige Überschneidungen und sie befruchten sich gegenseitig (vgl. auch Birken und Dunkel 2013, S. 59–69; Schaarschuch 1996, S. 88).

Trotz der Wichtigkeit und Stärken der seit etwa 20 Jahren existierenden neueren arbeitssoziologischen Forschung zu Dienstleistungen bleiben erhebliche Lücken. Der handlungstheoretisch fundierte Kern wurde zwar in den letzten Jahren erweitert um (arbeits-)organisatorische Fragen (Böhle und Glaser 2006a) und makrosoziologische Überlegungen in Verbindung mit der Gesellschaftstheorie der reflexiven Modernisierung (Böhle und Weihrich 2009). Die Forschung zur Dienstleistungsarbeit ist damit nicht nur ein wichtiger Beitrag für die Arbeitssoziologie, sondern ebenfalls für die Organisationssoziologie sowie für die Theorie der Zweiten Moderne, bei der eine handlungstheoretische Leerstelle konstatiert wird (Böhle und Weihrich 2020, S. 10). Allerdings sind die Verbindungen bisher noch relativ unsystematisch und nur in Ansätzen empirisch erforscht. Die Forschung zur Dienstleistungsarbeit schafft daher kaum, an die makrosoziologischen Theorien zu Beginn der Dienstleistungsforschung anzuschließen und die Frage zu beantworten, welche Bedeutung die Forschung zur Dienstleistungsarbeit für eine Dienstleistungsgesellschaft hat.[27] Auch Böhle und Weihrich (2020, S. 20) benennen eine Vielzahl von Forschungslücken, so z. B. zu Fragen institutionell-organisatorischer Rahmenbedingungen und humaner Arbeitsgestaltung, zu hemmenden und förderlichen Faktoren für Interaktionsarbeit und zur Auswirkung von Technik (zu den Forschungslücken ausführlicher weiter unten,

[27] Diese in hohem Maße politischen Fragen bilden dagegen einen zentralen Bestandteil der Forschung zu Care und Care-Arbeit (vgl. exemplarisch z. B. Mader 2013).

Abschn. 2.2.3 und Abschn. 4.2). Zentral bleibt jedoch ebenso die Frage, welche Tätigkeiten überhaupt unter dem Dienstleistungsbegriff gefasst werden sollten. Während in der Dienstleistungsforschung übereinstimmend der Personenbezug als wesentlichstes Merkmal gilt, gibt es gerade bei personenbezogenen Dienstleistungen und hier wiederum insbesondere bei den sozialen Dienstleistungen, die zumeist staatlich gesteuert Hilfe für Hilfsbedürftige bieten, sowohl Ablehnung als auch Zustimmung, den Begriff der ‚Dienstleistung' im jeweils relevanten Feld zu verwenden. Im nächsten Abschnitt erfolgt daher eine Auseinandersetzung mit der Kritik am Dienstleistungsbegriff.

2.1.2.2 Kritik an der Verwendung des Dienstleistungsbegriffs

Bereits anhand der beiden Begriffe „Dienst" und „Leistung" wird die Ambivalenz des Dienstleistungsbegriffs deutlich (siehe weiter oben, Abschn. 2.1.1.1). Im Fall der Dienstleistungen, die einen besonderen Bedarf an Unterstützung und Hilfe abdecken, ist die Verwendung des Dienstleistungsbegriffs regelrecht umstritten und die in der Begriffsbestimmung dargestellten Spannungen kommen ausgesprochen deutlich zum Vorschein. Die Kritik am Dienstleistungsbegriff weist deutlich über eine Diskussion der Begriffsdefinition hinaus, stattdessen zeigt die Kritik durchaus politische Standpunkte innerhalb der sozialwissenschaftlichen Forschungslandschaft auf.[28] Die Debatten hängen auch mit der bereits von Badura und Gross (u. a. 1976, S. 294–298) aufgeworfenen Frage zusammen, ob eine marktförmige bzw. bürokratische Erbringung für soziale Dienstleistungen angemessen ist. In der Literatur ist nicht festgelegt, dass Dienstleistungen prinzipiell nur gegen Entgelt erbracht werden. Stattdessen werden auch Tätigkeiten unter dem Begriff ‚Dienstleistungen' subsummiert, die unentgeltlich erbracht werden, sei es ehrenamtlich oder als Arbeit von Angehörigen bzw. Haushaltsmitgliedern selbst (vgl. Burr und Stephan 2019, S. 32; Conradi 2001, S. 42–43). Die folgenden Sichtweisen stellen daher auch für die jeweiligen Forschungsgebiete keinen Konsens dar.[29] Es wurden drei Ansätze für Kritik an der Verwendung des Dienstleistungsbegriffs identifiziert:

---

[28] Im Sinne, dass deutlich über die Forschung hinaus gesellschaftspolitische Implikationen und Forderungen damit verbunden sind.

[29] Die Darstellung hat nicht den Anspruch, auch nur annähernd vollständig zu sein. Dies würde den Rahmen dieser Arbeit sprengen und könnte Gegenstand einer Diskursanalyse sein. Es soll hier vielmehr exemplarisch aufgezeigt werden, dass gerade bei den personenbezogenen Dienstleistungen – und noch mehr bei den sozialen personenbezogenen Dienstleistungen – die Verwendung des Dienstleistungsbegriffs nicht selbstverständlich ist, sondern ganz im Gegenteil Gegenstand wissenschaftlicher und politischer Auseinandersetzungen.

Eine erste Kritiklinie betrifft die Abgrenzung von ‚Care'. So werden ‚Dienstleistungen' von Tätigkeiten abgegrenzt, die Forscher:innen als „Care" oder „care for others" bezeichnen. Kriterium für die Unterscheidung ist der Status des Angewiesenseins auf die sorgende Person, also ein grundsätzlich asymmetrisches Verhältnis:

> „*Much* of the caring that women do for their husbands, older children and for other adult members of the family, does not imply this kind of reciprocity and should therefore, in terms of activities, be defined rather as *personal services*. [...] When providing help and services to persons who cannot perform these activities themselves – children, the ill, the disabled, the frail elderly – the situation is different. In such relations, the receiver of care is the subordinate in relation to the caregiver. These groups are dependent on some people who feel an obligation or desire to *care for others*" (Waerness 1984, S. 189; Hervorh. im Orig.).[30]

Tätigkeiten können demnach nur als (persönliche) Dienstleistungen bezeichnet werden, wenn Reziprozität gegeben ist und sie grundsätzlich von der Person selbst geleistet werden könnten. Sie sind dagegen keine Dienstleistung, wenn es sich um Personen handelt, die abhängig von denjenigen sind, die Care leisten. ‚Care' ist also ebenfalls relativ eng definiert. Diese Sichtweise ist innerhalb der Care-Forschung kein Konsens (vgl. u. a. Ostner 2011, S. 465–466). Auffallend ist außerdem, dass ‚Dienstleistungen' in den Definitionen der Care-Forscherinnen Waerness (1984) und Conradi (2001) keine negative Konnotation haben bzw. eine Hierarchisierung nur vermutet werden kann[31]. Dies ist beim folgenden Ansatz für Kritik ganz anders.

Ein zweiter wichtiger Kritikpunkt ist die Nähe des Dienstleistungsbegriffs zur Ökonomie. Kritisiert wird, dass die Verwendung des Dienstleistungsbegriffs selbst bereits für einen ökonomischen Blickwinkel stehe. Dieser gilt für die jeweiligen Autor:innen als unpassend für die relevante Tätigkeit oder das Tätigkeitsfeld, zu der sie Forschung betreiben. Die Erziehungswissenschaftler Meder und Vogel führen aus:

[30] Ähnlich folgende Definition: „Es handelt sich dann um Dienstleistungen, wenn die Bedürfnisse oder auch Wünsche, Begehren und Interessen, denen die Dienstleistungen entsprechen, wenigstens prinzipiell von der bedürftigen Person selbst befriedigt werden könnten" (Conradi 2001, S. 42–43, bezugnehmend auf Diemut Elisabet Bubeck 1995). Conradi übersetzt „service" in Bubecks englischsprachigem Original mit „Dienstleistung".

[31] In dem Sinne, dass der Tätigkeit ‚Care' als Sorge für besonders hilfsbedürftige Gruppen bzw. denjenigen, die diese Tätigkeiten übernehmen, eine besondere Wertschätzung entgegengebracht werden sollte.

> „Dienstleistung wird landläufig als eine Interaktion bestimmt, in der gemeinsam das Produkt erstellt wird, das der Klient wünscht. […] Aber der kritische Punkt liegt nicht in der losgelösten Begriffsbestimmung, sondern darin, in welchem Horizont sie gemacht wird. Und der Horizont von ‚Dienstleistung' ist der der Ökonomie" (Meder und Vogel 2008, S. 78).

Im Bereich der Gesundheit wurde der Dienstleistungsbegriff regelrecht zu einem Gegenbegriff, der negative Entwicklungen in der Medizin und der Pflege bezeichnet. Er steht dann in einem engen Zusammenhang mit der Kritik an einer konstatierten Ökonomisierung und Vermarktlichung und somit den mit diesen Entwicklungen einhergehenden Befürchtungen einer Deprofessionalisierung (vgl. dazu Klinke und Kadmon 2018; Senghaas-Knobloch 2008, S. 231–232; Krauss 2020, S. 179–184; Fink 2012). Die Reihenherausgeber der Schriftenreihe „Organisation und Medizin", erkennen dagegen in der „*Dienstleistungsidee*" (Hoefert et al. 2003, S. 7, Herv. i. Orig.) eine mögliche Vereinbarkeit ökonomischer und therapeutischer bzw. sozialer Werte – ohne dass sie diese Idee in ihrem Vorwort näher konturieren. Dem Begriff ‚Dienstleistung' wird von ihnen also Potential bescheinigt, unterschiedliche Zielrichtungen zu versöhnen.[32]

Eine dritte Kritiklinie bezieht sich auf den Kundenbegriff, der eng verbunden ist mit dem Dienstleistungsbegriff und seinen Widersprüchlichkeiten. Dem Begriff ‚Kund:in' stehen je nach professionellem Feld verschiedene andere Bezeichnungen gegenüber, so der / die ‚Patient:in', ‚Klient:in' oder ‚Adressat:in' (vgl. z. B. Duttweiler 2007; Senghaas-Knobloch 2008, S. 230–232; Bitzan und Bolay 2013; Hielscher und Ochs 2009, S. 183). Zunächst ist der Kundenbegriff durchaus positiv konnotiert, denn er betont die Handlungsfähigkeit der Subjekte und verweist auf ein symmetrisches Verhältnis zu denjenigen, welche die Leistung erbringen. Dies entspricht vielfach einem neuen, aktuellen Rollenverständnis der Empfänger:innen und der (Dienst-)Leistenden für eine Reihe von Berufsfeldern und staatlichen Angeboten (vgl. Bauer 2001, S. 114–134). Es gibt für den

[32] Im selben Herausgeberband von Büssing und Glaser (2003a) schreibt Kühn: „Ökonomisierung ist keineswegs identisch mit Wirtschaftlichkeit, sondern meint die tendenzielle Überformung der professionellen (fachlich-medizinischen und ethischen) Entscheidungen und Handlungen durch wirtschaftliche Kalküle und Ziele" (2003, S. 78). Damit klingt an, dass *Wirtschaftlichkeit* im Feld der Pflege und Medizin durchaus eine Berechtigung hat. Verdeutlicht wird zudem, dass die Unterscheidung zwischen ‚Ökonomisierung' und ‚Ökonomie' teilweise wenig trennscharf ist. Nach einer Definition von Reckwitz kann Ökonomisierung auch bedeuten: „Die Logik des Marktes dringt in Bereiche der Gesellschaft ein, die zuvor nicht oder kaum marktförmig organisiert waren" (2020, S. 194). Ökonomisierung ist daher ein uneindeutiger Begriff, mit dem unterschiedliche Prozesse problematisiert werden.

Kundenbegriff also ähnliche Argumente, wie sie Schaarschuch für die Verwendung des Dienstleistungsbegriffs für die Soziale Arbeit verdeutlicht, denn er sieht ein gewichtiges Argument für den Dienstleistungsbegriff darin, dass er

> „das nachfragende Subjekt zum Ausgangspunkt macht, […] [und] die im Kontext gesellschaftlicher Strukturen vermittelte produktive Potenz des Subjekts in der Konstitution seiner lebensweltlichen Zusammenhänge hervorgehoben hat" (Schaarschuch 1996, S. 94).[33]

Argumente gegen die Verwendung des Dienstleistungs- und Kundenbegriffs betonen dagegen die faktische Asymmetrie zwischen Leistungsgeber:innen und Leistungsnehmer:innen. Pflegekräfte in einem Hospiz lehnen den Kundenbegriff daher ab, wie Senghaas-Knobloch (2008, S. 230–231) zeigt. Auch Bauer kritisiert, dass der Kundenbegriff sich „als Ideologie" herausstellen kann, welche die „faktische Abhängigkeit verschleiert" (2001, S. 124).[34] Für Bereiche dagegen, in denen die Dienstleistungsnehmer:innen, also die Empfänger:innen der Leistung, diejenigen sind, die Anweisungen geben, wie im Gastgewerbe, beim Friseur oder im Einzelhandel, kann der Kundenbegriff eine als von den Beschäftigten passend empfundene Lösung sein. Denn in diesen Feldern kann der Anspruch an die Beschäftigten darin bestehen, dass sie den bzw. die Kund:in als „Gast" oder gar „König" behandeln, umgekehrt können Kund:innen als „Käufer" instrumentalisiert werden (Voswinkel 2005, S. 314). Durch den Kundenbegriff wird dagegen eine Begegnung „auf gleicher Augenhöhe" möglich (Voswinkel 2005, S. 314).[35]

Zusammenfassend lässt sich sagen, dass Dienstleistungen von den Kritiker:innen tendenziell als marktförmige und nach einem Nutzenkalkül erbrachte Leistungen gesehen werden oder eine Beziehung gemeint ist, bei dem die Dienstleistungsnehmenden in einem mindestens als gleichrangig gearteten Verhältnis zu den Dienstleistungsgebenden stehen. Insbesondere für soziale personenbezogene Dienstleistung wird jedoch die Notwendigkeit einer ‚anderen' Erbringung

[33] Schaarschuch wendet sich damit auch dagegen, den Dienstleistungsbegriff nur als Synonym für die „ökonomistischen Strategien der Modernisierung der Administration" (1996, S. 93) zu sehen.

[34] Selbst im Fall seltener Krankheiten, bei denen die Patient:innen zu Expert:innen ihrer Krankheit werden, sind diese auf die Offenheit von Ärzt:innen für eine Veränderung der Rollen angewiesen (Budych und Helms 2014, S. 178–181). Die Machtasymmetrie wird also durch ihren Expertenstatus nicht quasi automatisch aufgehoben.

[35] Allerdings ist auch für diese Dienstleistungsfelder eine asymmetrische Situation zugunsten der Kund:innen nicht selbstverständlich, wie die Analyse eines Films von einem Friseurbesuch und die anschließende Diskussion der Wissenschaftler:innen, u. a. Fritz Böhle, Wolfgang Dunkel und Kerstin Rieder dazu zeigt (Sieben 2004).

betont und die (potentielle) Asymmetrie der Beziehung hervorgehoben. Im folgenden Abschnitt werden daher die sozialen personenbezogenen Dienstleistungen genauer in den Blick genommen.

2.1.2.3 Besonderheiten sozialer personenbezogener Dienstleistungen

Dieser Abschnitt fokussiert die sozialen personenbezogenen Dienstleistungen, denn bei diesen Dienstleistungen kommen die Besonderheiten von Dienstleistungen einerseits äußerst deutlich zum Ausdruck, andererseits ist die spezialisierte ambulante Palliativversorgung (SAPV), die als empirisches Beispiel in dieser Arbeit im Zentrum steht, eine solche Form der Dienstleistung. Soziale personenbezogene Dienstleistungen sollen „das Wohlergehen der Klienten wie auch das der Gemeinschaft [...] gewährleisten und / oder (wieder) her[zu]stellen" (Klatetzki 2010b, S. 9). Was bedeutet das und wie soll dies erreicht werden? Zunächst ist dafür ein Blick auf die Begriffe ‚personenbezogen' und ‚sozial" sinnvoll. Die ‚personenbezogene Dienstleistung', Badura und Gross (1976) bezeichnen sie auch als „persönliche Dienstleistung", kann aufgrund der Zusammensetzung der Wörter ‚personenbezogen' und ‚Dienstleistung' als „weißer Schimmel" (Bieber und Geiger 2014b, S. 9) gelten, denn der Personenbezug gilt als genuines Merkmal von Dienstleistungen und ist selbst bei sachbezogenen Dienstleistungen wichtiger Bestandteil. Dennoch muss der Personenbezug als Besonderheit hervorgehoben werden, denn er wurde in der Forschung vernachlässigt und ist erst die letzten Jahre wieder im Fokus (Bieber und Geiger 2014b, S. 9–13). Charakteristika personenbezogener Dienstleistungen sind typischerweise die Kopräsenz (auch am Telefon), die Koproduktion und die auf das einzelne Individuum gerichtete Arbeitshandlung (Badura und Gross 1976, S. 67; Klatetzki 2010b, S. 8). Zum Begriff ‚sozial' führt Klatetzki aus:

> „Das Adjektiv ‚sozial' [soll] zum einen darauf hinweisen, dass die Empfänger der Dienstleistungen für die Arbeit der Organisationen kein Geld bezahlen, sondern dass die Einrichtungen und Dienste durch dritte Instanzen – vor allem durch die Verwaltungen des Staates und die Träger der Sozialversicherungen – finanziert werden. Zum anderen verweist das Wort ‚sozial' darauf, dass die Organisationen häufig (aber in einigen Bereichen wie z. B. dem Gesundheitswesen zunehmend weniger) gemeinnützig sind, also mit ihren Aktivitäten dem Wohl der Allgemeinheit dienen" (Klatetzki 2010b, S. 8).

Zu ergänzen ist, dass die Bezahlung nicht immer (komplett) durch dritte Instanzen übernommen wird, die Leistungen sind jedoch überwiegend „sozialstaatlich reguliert und finanziert" (Hielscher et al. 2013, S. 12). Die sozialen Dienste bzw. Dienstleistungen stellen neben finanziellen Mitteln wie den Transferleistungen und der Sozialversicherung eine zweite wichtige Säule der Sozialpolitik von Wohlfahrtsstaaten dar und zeichnen sich in Deutschland durch ihre enge Verbindung mit der sozialen Marktwirtschaft aus (vgl. u. a. Badura und Gross 1976; Gross und Badura 1977; Hielscher et al. 2013; Schramm 2007). Soziale Dienstleistungen unterscheiden sich daher wesentlich von Dienstleistungen im privaten Sektor, denn es gibt eine erhebliche Abhängigkeit dieser Form der Dienstleistungen von staatlichen Entscheidungen und Einflüssen, die sich auf die Strukturen und Finanzierungsformen auswirken. Sie werden „vom Staat, juristischen Personen des öffentlichen Rechts oder gemeinnützigen Trägern bereitgestellt oder mindestens mitfinanziert" und von speziell ausgebildeten Personen erbracht (Badura und Gross 1976, S. 77–78). Ziel ist die Hilfe für besondere Gruppen bzw. Personen (Hielscher et al. 2013, S. 11–12). Badura und Gross sprechen bei den „sozialpolitisch relevanten Dienstleistungen innerhalb der gesundheitlichen Versorgung, der Betreuung der Betagten und der Bildung und Beratung" von „höchst elementare[n] Formen der Hilfe" (1976, S. 64).

Als erster Schritt in der Betrachtung, wie Tätigkeiten erbracht werden, die heute als soziale personenbezogene Dienstleistungen bezeichnet werden, steht die Überlegung, von wem die Tätigkeiten erbracht werden (sollten) und ob dies gegen Entgelt geschehen soll. Es geht also um die Frage der gesamtgesellschaftlichen Organisation dieser notwendigen Leistungen. Idealisierungen einer unentgeltlichen Leistungserbringung im familiären Kontext stehen den angeblich nur auf egoistische Zwecke und Ziele gerichteten marktförmig oder kalt-bürokratisch erbrachten Dienstleistungen gegenüber (siehe u. a. Badura und Gross 1976, S. 294–298). Adam Smith, der Mitte des 18. Jahrhundert noch von einer ständischen Gesellschaft ausgehen konnte und somit davon, dass wesentliche Tätigkeiten wie die Erstellung von Gütern und Leistungen innerhalb des ‚Ganzen Hauses‘[36] erfolgten, unterschied bereits zwischen „Beistand aus wechselseitiger Liebe, aus Dankbarkeit, aus Freundschaft und Achtung" und „eine[r] Art kaufmännischen Austausches guter Dienste, die gleichsam nach einer vereinbarten Wertbestimmung geschätzt werden" (1977, S. 128)[37]. Durch beide Modi kann aus Smiths Sicht die Gesellschaft aufrechterhalten werden. Deutlich wird

[36] Dörr kontextualisiert den Begriff wie folgt: „Die ‚Ökonomie des Ganzen Hauses‘ war bis zur Industrialisierung die dominante und vorherrschende Wirtschaftsform in West- und Mitteleuropa" (1996, S. 21). Die Vorstellung des ‚Ganzen Hauses‘ ist jedoch umstritten (vgl. z. B. Opitz 1994; Funcke und Hildenbrand 2018, S. 27).

[37] Smith selbst verwendet im englischsprachigen Original (1759) an dieser Stelle das Wort ‚offices‘, das mit ‚Dienste‘ übersetzt werden kann (er verwendet also nicht den Begriff ‚services‘).

jedoch, dass er den kaufmännischen Austausch für weniger geeignet hält: „mag auch zwischen den Gliedern der Gesellschaft keine wechselseitige Liebe und Zuneigung herrschen, so wird die Gesellschaft zwar weniger glücklich und harmonisch sein, wird sich aber deshalb doch nicht auflösen müssen“ (Smith 1977, S. 127). Er nahm an, dass alle Gesellschaftsmitglieder gegenseitigen Beistand benötigen (Smith 1977, S. 127). Senghaas-Knobloch spricht daher in Bezug auf Smith von der

> „existenzielle[n] Angewiesenheit als anthropologische Basis für das seelische Vermögen der ‚Sympathie‘, die den unabdingbar notwendigen sozialen Zusammenhalt einer Gesellschaft herstellt, aber auch als Grundlage für Arbeitsteilung und Wohlstandsbildung“ (Senghaas-Knobloch 2008, S. 222).

Sie schlussfolgert:

> „Beides, die gefühlsmäßige Sympathie – wir würden heute von Empathie und sozialer Integration sprechen – und die Arbeitsteilung und Marktbeziehungen halten die Gesellschaft auf Basis der existenziellen Angewiesenheit zusammen“ (Senghaas-Knobloch 2008, S. 223).

Ähnlich kritisch wie Smith sehen Gross und Badura rund 200 Jahre später, in den 1970ern, eine Erbringung von Hilfeleistungen mittels sozialpolitischer Maßnahmen, sie sind der Auffassung, dass diese „naturgemäß die traditionellen gemeinschaftlichen Hilfeformen“ schwäche, wobei sie gleichzeitig „Ausdruck der Zerstörung traditioneller Kooperations- und Hilfeformen“ sei (1977, S. 368). Sie machen jedoch auch deutlich, dass

> „die überkommenen ‚vorstaatlichen‘ Sicherungsformen und Hilfen nicht mehr ausreichen. Ob Unfall, Krankheit, Arbeitslosigkeit, Alter, ob soziale Isolation, Unkenntnis und Desorientierung, hier versagen die natürlichen Sicherungsformen häufig. Familie, Verwandtschaft, Freundschaft, Nachbarschaft, ja die Gemeinde sind nicht mehr oder nur mehr sehr unvollkommen in der Lage, die genannten Risiken zu decken, in den genannten Notlagen zu helfen“ (Badura und Gross 1976, S. 90).

Badura und Gross favorisieren neue Formen der Erbringung, nämlich eine „Laisierung und ehrenamtliche Mitarbeit“ (1976, S. 294).

Gleichwohl sollten soziale Dienstleistungen nicht gleichgesetzt werden mit am Markt angebotenen Dienstleistungen, auch wenn für staatlich finanzierte Dienste zunehmend ökonomische und marktliche Prinzipien gelten oder zumindest politisch forciert werden. Schaarchuch stellt die unterschiedlichen Logiken des idealtypisch wie folgt dar:

> „Das zentrale *Referenzsystem* des Kunden ist der *Markt,* das des Nutzers der *Staat.* Hier im *Markt* herrscht das *Privatrecht,* dort im Staat das *öffentliche Recht.* Ist der Konsument mit einer Leistung unzufrieden oder will er auf die Leistungserbringung *Einfluß* nehmen, so hat er hier die Möglichkeit der *Abwanderung (‚exit'),* dort nur die Möglichkeit *der politischen Artikulation (‚voice').* Hier ist das *Geld* das *Steuerungsmedium,* dort das *Recht.* Kommerziell operierende Unternehmen sind durch eine am ökonomischen Prozeß ausgerichtete *managerielle Organisationsstruktur* gekennzeichnet, während (sozial-)staatliche Einrichtungen nach Maßgabe *politischer* Entscheidungen *administrativ organisiert* sind. Auf dem Markt geht der *Ausgleich des Bedarfs* des Konsumenten vom *Angebot* aus, dessen Basis das *Produkt* oder die *vorgehaltene Leistung* ist. Auf Seite des Staates bezieht sich der Bedarfsausgleich auf die angemeldete oder professionell unterstellte *Nachfrage,* deren Basis die *Bedürfnisse* des Nutzers sind. Hier ist die Dienstleistung eine *Ware,* bei der der *Tauschwert* dominiert, dort ist sie ein *Gut,* im Vordergrund steht der *Gebrauchswert.* Betrachten wir den *Vergesellschaftungsmodus,* so besteht dieser im Kontext des Marktes im *Warentausch* – auch der Arbeitsware – der den gesellschaftlichen Zusammenhang der *bourgeois* mit *‚unsichtbarer Hand'* stiftet. Im staatlichen Kontext geschieht dies auf der Basis der Übertragung von Rechten und Pflichten als *‚Staatsbürger',* Ziel ist der *(bewußte) Bezug auf das Gemeinwesen* durch den *citoyen*" (Schaarschuch 1996, S. 91, Herv. i. Orig.).

Schaarschuch schlussfolgert daraus, dass „die sozialstaatlichen Elemente nicht die gleiche Formstruktur wie diejenigen des Marktes haben [können], weil ihre Funktion eine *systematisch* andere ist" (Schaarschuch 1996, S. 91, Herv. i. Orig.). Sie sind damit grundsätzlich eher nicht marktförmig und unterliegen nicht der Logik von Nachfrage und Angebot. Schaarschuch macht darüber hinaus deutlich, dass der „Gebrauchswert, demokratische Mitbestimmungsrechte, die Bedürfnisse, de[r] öffentliche[n] Charakter etc." (Schaarschuch 1996, S. 93) den Ausgangspunkt bilden. Es bestehen also grundsätzliche Gegensätze zu anderen Dienstleistungen. Badura und Gross sprechen daher vom „Versorgungsprinzip" und „Fürsorgeprinzip", die Betroffenen erhalten Leistungen unabhängig von der Höhe ihres eigenen finanziellen Beitrags (1976, S. 77). Bei staatlichen Maßnahmen der Sozialpolitik unterscheiden sie zwischen der „Dienstleistungsstrategie" und der „Einkommensstrategie": Während finanzielle Hilfen „Ausdruck staatlicher oder vorstaatlicher Vergesellschaftungsbemühungen" sind, richten sich Dienstleistungen auf die Vergemeinschaftung, indem sie

> „der Herstellung, der Erhaltung oder Wiederherstellung der physischen, psychischen und der sozialen Existenz des einzelnen oder ganzer Gruppen oder sozialer Kategorien sowie ihrer Ausstattung mit Wissen, Fertigkeiten, Motiven und Einstellungen [dienen]" (Badura und Gross 1976, S. 13).

Die nun im Folgenden darzustellende neuere deutschsprachige soziologische Forschung zu Dienstleistungsarbeit weitet und verengt den Blick zugleich. Sie nimmt vorwiegend die Perspektive der bezahlt Beschäftigten ein und fragt nach den Besonderheiten ihrer Arbeit. Diese Arbeit ist vor allem durch Interaktion mit den Dienstleistungsnehmer:innen gekennzeichnet und als solche „interaktive Arbeit" (u. a. Dunkel 2002; Dunkel und Rieder 2004a; Dunkel und Weihrich 2012a)[38] bzw. „Interaktionsarbeit" (u. a. Büssing und Glaser 2003b; Dunkel und Rieder 2003a; Böhle und Weihrich 2020). Ältere Versionen der Konzepte der Interaktionsarbeit und der interaktiven Arbeit wurden nach und nach überführt in ein „integriertes Konzept der Interaktionsarbeit" (Böhle und Weihrich 2020, S. 13). Die Bezeichnung „Interaktionsarbeit" kann daher als die aktuell gebräuchlichere Variante angesehen werden.[39] Mit der Interaktionsarbeit kommen alle Formen von Dienstleistungen in den Blick, in denen Interaktionen als Teil des Arbeitshandelns eine Rolle spielen, und verdeutlicht werden die übergreifenden Spezifika von Dienstleistungsarbeit bzw. einer „Dienstleistung als Interaktion" (so der Titel eines Buches, siehe Dunkel und Voß 2004). Der Blick weitet sich damit hin zu einer Vielfalt an Tätigkeiten, in denen Interaktionsarbeit relevant ist. Die praktische Relevanz wird explizit ausgewiesen: Die Forschung soll „wichtige Grundlagen für eine Gestaltung der Arbeit" aufzeigen, damit die „Belastungen der Beschäftigten reduziert und gute Dienstleistung ermöglicht wird" (Böhle und Weihrich 2020, S. 9). Da vorwiegend die Mikroebene betrachtet wird, geraten sozialpolitische Implikationen und Machtverhältnisse dennoch aus dem Blick, sobald es nicht um die Interessen der Arbeitnehmer:innen geht, also ihr Bedürfnis bzw. eine politisch relevante Forderung nach ‚guter Arbeit'[40]. Beim Konzept der ‚interaktiven Arbeit' spielen die Leistungen von Seiten der Kund:innen noch eine etwas größere Rolle, dies wird bei der Interaktionsarbeit weitgehend ausgeblendet: „Im Konzept der Interaktionsarbeit [steht] alleine der Dienstleister im Fokus, auch wenn Interaktionsarbeit mit all ihren Elementen auch auf der Seite der Kunden geleistet wird" (Böhle und Weihrich 2020, S. 13, die sich damit ausdrücklich auf einen Unterschied zur „interaktiven Arbeit" beziehen). Insofern ist der Blick also absichtlich verengt, auch wenn es im Laufe der Entwicklung

[38] Weihrich und Dunkel (2003, S. 761) erwähnen in einem gemeinsamen Beitrag die US-amerikanische Forscherin Robin Leidner und ihre Arbeiten zu ‚interactive service work' Mitte der 1990er Jahre. Auch begrifflich gibt es also im englischsprachigen Raum Vorbilder.

[39] Dies bestätigen auch laufende Forschungsprojekte, Tagungen und eine kurze unsystematische Internetrecherche (die aus Platzgründen hier nicht darstellt werden können) sowie neuere Veröffentlichungen (Betzelt et al. 2023; Hielscher 2023; Hiestand 2023; Wehrmann 2023).

[40] Zur ‚guten Arbeit' siehe z. B. Jürgens (2018, S. 119) und Kleemann und Voß (2018, S. 41).

der Konzepte immer wieder Versuche gibt, weitere Aspekte in die Analysen miteinzubeziehen[41].

Die durchaus mühevolle Auseinandersetzung der Forscher:innen mit dem Arbeitsbegriff innerhalb der Arbeitssoziologie zeigt, welch weiter Weg zurückzulegen war und wie die Konzepte zu Interaktionen im Rahmen von Dienstleistungen die (deutsche) Arbeitssoziologie herausfordern. Das nächste Unterkapitel beginnt daher mit einer kurzen, überblicksartigen Darstellung dieser Kontroverse.

2.2 Dienstleistungsarbeit

2.2.1 Arbeit und Dienstleistung

Der Begriff der Arbeit wurde von der Forschung lange Zeit sehr eng eingegrenzt, auf bestimmte, relativ wenige, Formen von Tätigkeiten. In der Literatur wird daher vielfach kritisiert, dass personenbezogene Dienstleistungen nicht als Arbeit wahrgenommen wurden. Dies hatte Folgen für die Erforschung von Dienstleistungen, denn insbesondere die deutschsprachige Arbeitssoziologie klammerte diese Tätigkeiten aus, die blinden Flecken und Forschungslücken werden erst nach und nach bearbeitet (Böhle 2018; Weihrich und Dunkel 2003, S. 759–760; Dunkel und Weihrich 2018, 220–224; Böhle und Weihrich 2020, S. 10–14). Die Kritik an der ‚klassischen' Arbeitssoziologie spielt daher eine wichtige Rolle für die aktuelle Forschung und ist ein ganz zentraler Verdienst der arbeitssoziologischen Dienstleistungsforschung. Außerdem war und ist eine eingeschränkte Sichtweise folgenreich für die Praxis der im Dienstleistungsbereich Beschäftigten. So stellen Böhle und Glaser fest:

> „In der Vergangenheit waren die Besonderheiten personenbezogener Dienstleistungen unter anderem ein Grund dafür, dass sie nicht als ‚eigentliche' Arbeit betrachtet und aus der arbeitswissenschaftlichen und arbeitspolitischen Diskussion weitgehend ausgegrenzt wurden. Dementsprechend werden nun umgekehrt in dem Maße, wie personenbezogene Dienstleistungen stärker ökonomischen Zwängen unterliegen und die Forderungen nach ihrer Effektivierung und Rationalisierung entsteht, diese Besonderheiten weitgehend negiert und Prinzipien der Organisierung und Technisierung aus der industriellen Produktion und Verwaltung übernommen. Damit […] besteht jedoch Gefahr, dass die Qualität wie auch die Effizienz personenbezogener Dienstleistungen

[41] Hier sind exemplarisch zu nennen die Forschung zum „arbeitenden Kunden" (Voß und Rieder 2005), zum Verhältnis von „Kundenorientierung" und „Kundenkontrolle" (Dunkel et al. 2004a), zu „Konflikt und Kooperation" (Dunkel und Rieder 2003a; Dunkel und Rieder 2004b) und zu Geschlecht (Dunkel und Weihrich 2007).

nicht gesteigert, sondern nachhaltig beeinträchtigt und gefährdet wird“ (Böhle und Glaser 2006b, S. 13).

Nicht einfacher macht es die Diagnose, dass es kaum allgemeingültige Definitionen des Arbeitsbegriffs gibt (Voß 2018; Mikl-Horke 2000, S. 3–6). Parallelen werden daher erkennbar mit der viel früher beginnenden Auseinandersetzung der Frauen- und Geschlechterforschung mit dem Arbeitsbegriff und damit vor allem mit den Tätigkeiten, die heute als ‚Care‘ bezeichnet werden und die wiederum Überschneidungen mit den personenbezogenen Dienstleistungen aufweisen (vgl. Winker 2015, S. 17–27). Die Arbeitssoziologie setzt sich erst seit vergleichsweise wenigen Jahren mit der in der feministischen und der Geschlechtersoziologie verorteten Forschung zum Thema ‚Arbeit‘ auseinander, frühe Studien zum Thema ‚Frauenarbeit‘ fanden wenig Anerkennung (Aulenbacher et al. 2007).[42] Insbesondere die unbezahlte Arbeit wurde aus der arbeitssoziologischen Forschung ausgeklammert. Vielfach galt nur Lohnarbeit überhaupt als Arbeit (Voß 2018; Mikl-Horke 2000, S. 3–6). Ein zentraler Aspekt für die Fokussierung auf Lohnarbeit war, dass

> „Fragen nach dem Verhältnis von Arbeit und Gesellschaft und damit zugleich nach dem Verhältnis von Arbeitssoziologie und Gesellschaftstheorie dadurch beantwortet zu sein [schienen], dass sich die Disziplin auf die Diagnose der kapitalistischen Gesellschaftsform und somit den Grundwiderspruch von Kapital und Arbeit bezog“ (Voswinkel 2021, S. 3).

Dies hat weitreichende Folgen für die Erforschung sozialer Ungleichheit, wie Amacker betont:

> „Die vor allem in der europäischen Arbeitssoziologie thematisch eng geführte Debatte um die Prekarisierung von Erwerbsarbeit und den Abbau wohlfahrtsstaatlicher Sicherung muss – so die zentrale Forderung – um die Dimension unbezahlter Care-Arbeit ergänzt werden, um unsichere Lebenskonstellationen erfassen zu können“ (Amacker 2013, S. 44).

Dunkel und Weihrich plädieren daher, dass auch Arbeit außerhalb von entlohnten Arbeitsverhältnissen stärker zu berücksichtigt werden müsse:

---

[42] Als aktuelleres Beispiel für eine enge Verbindung der Arbeitssoziologie mit der Frauen- und Geschlechterforschung kann Haubners (2017) mit mehreren Preisen ausgezeichnete Dissertation zur Laienpflege in Deutschland gelten.

„Nicht zuletzt bringt die Tatsache, dass im Rahmen interaktiver Arbeit auch Kunden und damit Personen Arbeit leisten, die nicht in einem entlohnten Arbeitsverhältnis stehen, einen weiteren Punkt auf die Agenda der Arbeits- und Industriesoziologie" (Dunkel und Weihrich 2018, 222).

Der geringe Status der Beschäftigten in einer Vielzahl an Dienstleistungsberufen spiegelt diese Befunde, obwohl es sich zumeist durchaus um Lohnarbeitsverhältnisse handelt. Es ist zudem plausibel, die mangelnde Sichtbarkeit und Anerkennung der Tätigkeiten im Dienstleistungsbereich in Zusammenhang zu bringen mit der Feststellung, dass ein großer Teil der Dienstleistungsberufe als weiblich konnotiert gelten: Voswinkel führt verschiedene Aspekte als Ursache für ein geringes Sozialprestige und mangelnde Anerkennung auf, so die Hausarbeitsnähe, die Definition als „unproduktive" Arbeit und den großen Anteil Teilzeitbeschäftigter. Während außerdem der Aspekt des „Dienens", als „Dasein für andere" im familiären Umfeld eine spezifische Form der Anerkennung – allerdings eine durchaus asymmetrisch geprägte – erfährt, ist die Gefahr der Abwertung bei der Leistungserbringung in Form bezahlter Berufsarbeit groß (Voswinkel 2005, S. 32–37).

Was sind bzw. waren also die Kennzeichen einer typischen Lohnarbeit? Nach Baethge (2001, S. 30–32) hat die für Deutschland lange Zeit prägende „institutionelle Verfasstheit von Arbeit" (2001, S. 30), der Industrialismus, unter anderem folgende Merkmale: Eine hierarchisch geordnete Organisationsstruktur, klare Kompetenzabgrenzungen, weitgehende Unabhängigkeit von anderen Organisationen, laufende Standardisierung und Rationalisierung der Prozesse, die Standardisierung der Produkte und ein Arbeitszeit-Regime entsprechend des Normalarbeitsverhältnisses. Die Arbeitssoziologie blieb „lange Zeit dem tayloristischen Organisationsmuster verhaftet (was angesichts eines fordistischen Produktionsregimes durchaus plausibel schien)", wie Bieber und Geiger (2014b, S. 31) ausführen. Mit einher ging die Vorstellung, dass „Arbeitsschritte [...] ingenieurartig geplant, zerlegt und in einer von oben vorgegebenen Weise wieder zusammengefügt" werden (Bieber und Geiger 2014b, S. 31). Im Gegensatz dazu wirkt Dienstleistungsarbeit weitaus unbestimmter, vielseitiger und unübersichtlicher. Klinger schreibt daher:

„Lange wird in der sozialwissenschaftlichen Beobachtung der diffuse Charakter des tertiären Sektors beklagt, obgleich dieser Eindruck lediglich auf die mangelnde Fokussierung der Aufmerksamkeit auf diesen Bereich zurückzuführen ist" (Klinger 2014, S. 93).

Die neuere arbeitssoziologische Forschung zu Dienstleistungen kann in Deutschland daher als Paradigmenwechsel der Arbeitssoziologie gesehen werden. Durch die Forschung zur Interaktionsarbeit kommen Arbeitsaspekte in den Blick, die sowohl innerhalb der deutschsprachigen Arbeitssoziologie ausgeblendet wurden, als auch in der Praxis der Organisationen.

2.2.2 Interaktion und Dienstleistung

Die Interaktion ist das Kernelement bei personenbezogener Dienstleistungsarbeit. Der Fokus liegt somit auf der Mikroebene. Interaktionen haben dennoch unbestritten eine enge Verbindung mit der Meso- und Makroebene. So verweisen Nadai und Maeder auf Strauss‘ Konzept des „negotiated order“, das die Verbindung zwischen Interaktion und Struktur sowie damit zwischen Mikro-, Meso- und Makroebene verdeutliche: Demnach sind „negotiations between units of any potential scale, from small groups to nation states, [...] at the heart of social order and social change“ (Nadai und Maeder 2008, o.S.). Wegbereiter der Forschung zu Interaktionen ist Max Weber mit seiner Theorie sozialen Handelns, die zur „Vorgeschichte der eigentlichen Interaktionstheorien“ (Abels 2020, S. VII) zählt. Nach Weber können Individuen ihr Handeln „am vergangenen, gegenwärtigen oder für künftig erwarteten Verhalten anderer“ orientieren, ein solches Handeln nennt Weber „soziales Handeln“ (1980, S. 11). Ein „seinem Sinngehalt aufeinander gegenseitig eingestelltes und dadurch orientiertes Sichverhalten mehrerer“ definiert er als soziale Beziehung (Weber 1980, S. 13).[43] Wesentlich sind also Erwartungen an andere, welche das eigene Verhalten orientieren, und die soziale Beziehung, die durch eine wechselseitige Bezugnahme aufeinander entsteht. Daraus ist abzuleiten, dass eine soziale Beziehung nur möglich ist, wenn Erwartungen an das Gegenüber gewissermaßen erwartbar sind oder erwartbar gemacht werden können.[44] Viele Forschenden haben sich mit ähnlichen und weiterführenden Fragestellungen zu Interaktionen intensiv auseinandergesetzt, so unter anderem

[43] Abels (2020, S. VII) ergänzt Webers Definition noch durch das Wort „fortlaufendes“ und damit eine Zeitdimension, während Weber ausführt, dass eine „soziale Beziehung [...] ganz vorübergehenden Charakters sein“ kann (Weber 1980, S. 14). Es kann bei sozialen Beziehungen also um relativ kurze Zeiträume gehen.

[44] Siehe auch Luhmanns Ausführungen zu Erwartungserwartungen (2008, S. 31–32).

George Herbert Mead, Herbert Blumer, Alfred Schütz Peter L. Berger und Thomas Luckmann und Pierre Bourdieu (vgl. Abels 2020).[45] Die explizite Forschung zu ‚Dienstleistungen' hat innerhalb der Forschung zu Interaktionen keinen besonders großen Anteil[46], auch wenn bedeutsame Erkenntnisse anhand empirischer Daten gewonnen wurden, die mit Dienstleistungen zusammenhängen, so Glasers und Strauss' empirische Studien im Krankenhaus (u. a. 1974b). Eine prominente Ausnahme ist Goffman. Als wichtigen Ausgangspunkt für ihre Forschung zur „Dienstleistung als Interaktion" (Dunkel et al. 2004b) und der „Dienstleistungsbeziehung" (Weihrich und Dunkel 2003) beziehen sich die Forscher:innen der aktuelleren deutschsprachigen arbeitssoziologischen Forschung insbesondere auf sein Werk „Asyle", in welchem er in einem Aufsatz die „persönlichen Dienstleistungsberufe" analysiert (Goffman 1973a, 308–333; vgl. auch Dunkel et al. 2004b, S. 17; Dunkel und Weihrich 2018, S. 206). Die persönlichen Dienstleistungsberufe untersucht Goffman als einen bestimmten „Typus der Sozialbeziehung" (1973a, S. 310), der sich für ihn als Dreieck darstellt aus „Praktiker, Objekt, Eigentümer" und sich auf die „Experten-Dienstleistung" bezieht, „in welcher der Dienende ein komplexes physisches System zu reparieren, aufzubauen oder helfend an ihm einzugreifen hat" (1973a, S. 309). Die stattfindende Interaktion hat typischerweise folgende Komponenten: Erstens eine Art Diagnose, bei der es physisch darum geht, etwas festzustellen oder zu verändern und zweitens die sprachliche Kommunikation, die er wiederum in drei Bestandteile unterteilt, die jeweils in Form eines Austausches stattfinden – von Informationen zum Inhalt der Leistung, zu vertraglichen Bedingungen und von Höflichkeiten (Goffman 1973a, S. 312). Goffman bezeichnet das „Verhältnis von Dienendem und Bedientem" als „wichtigste Form, in der zwei Individuen in unserer Gesellschaft miteinander verkehren können" (Goffman 1973a, S. 307) und verdeutlicht die Modellhaftigkeit dieser und anderer Formen, die darin bestehe, dass das Funktionieren auf Annahmen beruhe.[47]

[45] Seyfert kritisiert jedoch, dass bei der Entwicklung von Interaktionstheorien soziale Beziehungen, die nicht auf Handlungen beruhen, die „in Richtung einer reflexiven, d. h. sinnbesetzenden Subjektivität orientiert sind" weitgehend ausgeschlossen werden, während sie bei Weber immerhin noch erwähnt werden (Seyfert 2019, S. 143).

[46] Beispielhaft dafür ist Abels (2020) Lehrbuch „Soziale Interaktion", das den Begriff ‚Dienstleistung' kein einziges Mal enthält.

[47] Allerdings, stellt Goffman fest, gebe es „charakteristische Zwänge", welche „die Menschen davon abhalten, das Ideal zu verwirklichen", wobei „die daraus resultierenden Abweichungen charakteristische Auswirkungen haben" (Goffman 1973a, S. 307). Er bezieht sich zudem auf einen Beitrag Parsons (vgl. Goffman 1973a, S. 310, Fußnote), in welchem Parsons die Bedeutung von Professionen für die Gesellschaft und innerhalb der Sozialstruktur

Im Forschungsumfeld der Initiative 3sR[48] entstanden verschiedene Modelle, mit welchen die Interaktion graphisch dargestellt wird (vgl. z. B. Weihrich und Dunkel 2003, S. 763–764; Dunkel und Rieder 2003a, S. 167–171; 2004b, 215–219). Besonders nah an Goffmans Idee ist das Modell von Dunkel, Szymenderski und Voß (2004b, S. 17): „Die gegenstandsbezogene Dienstleistungsbeziehung“ (siehe Abbildung 2.1).[49]

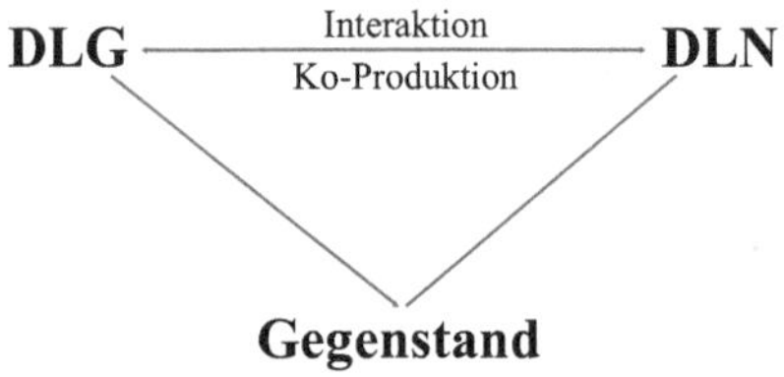

Abbildung 2.1 Die gegenstandsbezogene Dienstleistungsbeziehung. (Dunkel et al. 2004b, S. 17; Eigene Nachbildung)

Im Schaubild ist das Dreieck aus Dienstleistungsgeber:in (DLG; bei Goffman der „Praktiker“), Dienstleistungsnehmer:in (DLN; bei Goffman der „Eigentümer“) und Gegenstand (bei Goffman das „Objekt“) dargestellt. Pfeile und Verbindungslinien markieren Verbindungen: So sind die Dienstleistungsnehmer:innen mit dem Gegenstand eng verbunden, mitunter auch körperlich (z. B. im Fall von Haaren). Dennoch wird der Gegenstand bzw. die Sache oder das zu lösende Problem von der Person gewissermaßen getrennt, denn nur so können sich sowohl Dienstleistungsgeber:innen als auch Dienstleistungsnehmer:innen darüber austauschen und es kann daran gearbeitet werden. Es ist sicher kein Zufall, dass nur ein Pfeil vom / von der „DLG“ zum Gegenstand verläuft und keiner vom / von der „DLN“ zum Gegenstand: Die Dienstleistung der Dienstleistungsgeber:innen besteht in der Bearbeitung des Gegenstandes. Dagegen gibt es vom / von der „DLG“ zum / zur „DLN“ eine Verbindungslinie mit Pfeilspitzen in *beide* Richtungen, die Verbindung ist zudem mit „Interaktion“ und „Ko-Produktion“ beschriftet.

---

verdeutlicht. Parsons kommt zum Schluss: „The professional type is the institutional framework in which many of our most important social functions are carried on, notably the pursuit of science and liberal learning and its practical application in medicine, technology, law and teaching“ (Parsons 1939, S. 467).

[48] Initiative 3sR – social science service Research (siehe auch Abschn. 2.1.2.1).

[49] Bei Nerdinger (2011, S. 28) findet sich eine etwas ältere Darstellung von Nerdinger aus dem Jahr 1994, das „Modell der Dienstleistungsdyade“. Die Dyade aus „Dienstleister“ und „Kunde“ ist dabei ergänzt um das „Problem“, wodurch ebenfalls ein Dreieck entsteht.

Dies hebt die Notwendigkeit des Austausches hervor, ohne die der Gegenstand nicht bearbeitet werden kann. Die Interaktion wird zu einer „Ko-Produktion", denn das ‚Mitmachen' der Dienstleistungsnehmer:innen ist für personenbezogene Dienstleistungen so wesentlich, dass sie ohne diese aktive Beteiligung nicht erfolgen kann. Die „Dienstleistungsbeziehung" umfasst alle drei Bestandteile, sie ist somit erst vollständig, wenn der „Gegenstand" bestimmt ist. Das Schaubild kann weiter ausgearbeitet und illustriert werden, um die benannten Aspekte zu verdeutlichen (siehe Abbildung 2.2).

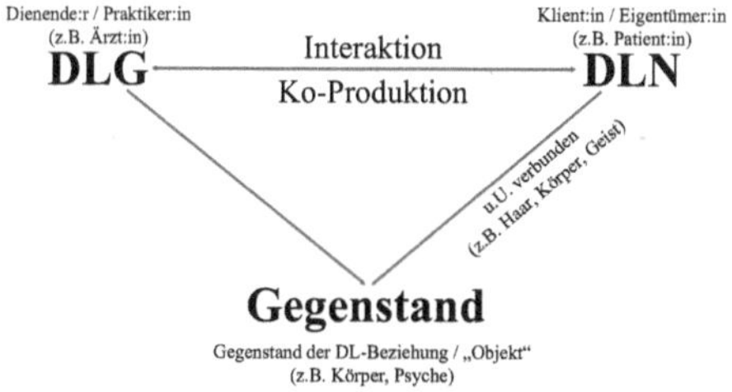

Abbildung 2.2 Ergänzte gegenstandsbezogene Dienstleistungsbeziehung – bzw. ‚Dienstleistungsdreieck'. (In Anlehnung an Dunkel et al. 2004b, S. 17; unter Verwendung von Goffman 1973a, S. 309)

Kritisiert werden könnte, ob das Problem, das mittels der Dienstleistung bearbeitet werden soll, tatsächlich als ‚Gegenstand' bzw. ‚Objekt' dargestellt werden sollte. Dunkel führt aus, dass z. B. beim Friseur „der Gegenstand der Arbeit [...] mit der Person des Kunden verbunden", jedoch „nicht mit ihr identisch" sei (Dunkel 2006, S. 223). Dunkel und Weihrich sprechen in einer etwas aktuelleren Publikation etwas vorsichtiger davon, dass „der ‚Gegenstand' personenbezogener Dienstleistungen ein Stück weit objektiviert und von der Person des Kunden abgelöst" werde (Dunkel und Weihrich 2014, S. 254), während Bieber und Geiger bei *personenbezogenen* Dienstleistungen davon ausgehen, dass „der ‚Gegenstand', das Objekt der Dienstleistung, ein Subjekt" sei (2014b, S. 31).[50] Böhle löst diese Irritationen wie folgt auf:

[50] Schroeter gibt einen interessanten Hinweis im Zusammenhang mit dem Thema Case Management: Er beschreibt das Case Management als einen Prozess mit fünf Phasen und führt aus, dass „pflege- und hilfebedürftige ‚Subjekte' im *Assessment* als ‚Objekte' zur Beobachtung, Dokumentation und Beurteilung vorgeführt werden, um sie als unterstützungsbedürftige Menschen zu erkennen" (2005, S. 399; Herv. i. Orig.). Der Subjekt – Objekt Dualismus weist damit auf einen höchst widersprüchlichen Aspekt personenbezogener Dienstleistung hin.

> „Im Fall der direkten personenbezogenen Dienstleistungen erschließt sich dies zunächst nur analytisch, zeigt sich aber in der Realität in einem reflexiven Verhältnis des Dienstleistungsempfängers zu sich selbst. Der Dienstleistungsempfänger ist in dieser Perspektive ‚gespalten': in seine personalen Qualitäten als Subjekt einerseits und in seine physisch-psychische Verfassung als Gegenstand der Bearbeitung andererseits. In der wissenschaftlichen Diskussion findet dies [...] seinen Ausdruck in der Trennung zwischen der auf die personalen Qualitäten bezogenen sozialen Interaktion und den auf den Dienstleistungsempfänger als Gegenstand der Dienstleistung gerichteten technisch-instrumentellen Handlungen" (Böhle 2006, S. 336).

In einer neueren Publikation erläutern Böhle und Weihrich die Rolle des ‚Subjekts' bzw. der Subjektivität zudem wie folgt:

> „Bei der Interaktionsarbeit erscheint damit der Empfänger der Dienstleistung nicht als bzw. wie ein Objekt, sondern grundsätzlich als ein Subjekt – Subjektivität ist also nicht primär ein Störfaktor, sondern eine wichtige Voraussetzung für das Gelingen der Dienstleistung" (2020, S. 15).

Subjektivität und das Subjekt sind somit wesentlich, damit die Dienstleistung erbracht werden kann, weiterhin notwendig sind jedoch auch Handlungen, die den bzw. die Dienstleistungsempfänger:in (bzw. Teile von ihm oder ihr) objektivieren („der Empfänger" „erscheint" nur als Subjekt): Böhle und Weihrich benennen beispielhaft die „Verabreichung einer Spritze", bei der sowohl „planmäßig-objektivierendes Handeln" als auch „Gespür und subjektivierendes Arbeitshandeln" erforderlich seien (2020, S. 18–19). Dennoch bleibt dieser Aspekt, also die Notwendigkeit, dass es auch ein ‚Objekt' geben muss, widersprüchlich. Insbesondere, wenn sich die Dienstleistung auf die Psyche, aber auch wenn sie sich auf den Körper richtet. So problematisiert z. B. Abraham, dass die Vorstellung des Körpers als „*Objekt*, Gegenstand und Verfügungsmasse sozialen Handelns" eine lange Tradition habe (2011, S. 31, Herv. i. Orig.).[51]

Zudem wäre zu überlegen, ob der einfache Strich zwischen dem Gegenstand und dem / der Dienstleistungsnehmer:in ausreicht, oder ob auch hier ein Pfeil in Richtung des Gegenstandes zu zeichnen wäre, wie auch Nerdinger in seiner „Psychologie der Dienstleistung" (2011) vorschlägt: Bei dem von Nerdinger bereits 1994 aus einer psychologischen Sichtweise auf Dienstleistungen erarbeiteten, dem Dienstleistungsdreieck sehr ähnlichen „Modell der Dienstleistungsdyade",

[51] Ob Nerdingers (2011, S. 27–28) Lösung die bessere Alternative ist, nämlich vom ‚Problem' zu sprechen (statt vom ‚Gegenstand' oder ‚Objekt'), wäre gegebenenfalls zu diskutieren.

das „Dienstleister", „Kunde" und „Problem" darstellt, gibt es eine zweite parallele, aber nur gestrichelte Linie mit Pfeil vom Kunden zum Problem. Nerdinger erklärt dies wie folgt:

> „Bei der Ausführung instrumenteller Handlungen ist der Dienstleister auf die Zusammenarbeit mit dem Kunden angewiesen, d.h. letzterer ist mehr oder weniger an der Leistungserstellung beteiligt. Das wird [...] durch den gestrichelten Pfeil angedeutet" (Nerdinger 2011, S. 28).

In der Tat endet die Interaktion und Koproduktion in sehr vielen Fällen nicht mit dem Austausch über die Sache (sowie über die Vertragsbedingungen und Höflichkeitsbekundungen), sondern auch die Dienstleistungsnehmer:innen müssen gegebenenfalls den Gegenstand analytisch von sich selbst trennen und bearbeiten: So ist beim Friseur unter Umständen nicht nur das Stillhalten notwendig (also eine Mitwirkung und somit Koproduktion, um das Ergebnis des Haareschneidens nicht zu gefährden), sondern Haare werden möglicherweise anschließend selbst geföhnt und gekämmt oder ein Handtuch vom Waschbecken zum Platz selbst auf dem Kopf gehalten – es finden also Tätigkeiten statt, die tatsächlich als Übernahme von Teiltätigkeiten angesehen werden können und die zudem zur Kostensenkung auch eine bewusste Strategie von Dienstleister:innen sein können. Der wesentliche Anteil kann sogar in manchen Fällen nur von dem / der Dienstleistungsnehmer:in selbst bewirkt werden, z. B. wenn es um eine Psychotherapie geht (vgl. dazu auch Badura und Gross 1976, S. 69).[52] Je nach personenbezogener Dienstleistung und je nach dem / der jeweiligen Anbieter:in einer Dienstleistung gibt es somit ganz unterschiedliche Anforderungen an das Involviertsein des / der Dienstleistungsnehmer:in. Dies führt zur Frage, wie Interaktion und (Dienstleistungs-)Arbeit zusammenhängen und damit einer für die Dienstleistungsforschung ganz zentralen Verbindung zweier für die Soziologie bedeutsamer Forschungsbereiche.

---

[52] In diesem Fall könnte diskutiert werden, welcher Anteil dessen, was die Dienstleistungsnehmer:innen leisten, tatsächlich ‚Arbeit' genannt werden kann. Auch wäre zu klären, worin genau die Dienstleistung besteht: Eine Ernährungsberatung hätte z. B. sicher nicht den Gegenstand, das Körpergewicht zu reduzieren, sondern über Ernährung aufzuklären und Hinweise für eine gewichtsreduzierende Ernährung zu geben.

2.2.3 Interaktionsarbeit: „Arbeit in der Interaktion – Interaktion als Arbeit"

Badura und Gross bringen in ihrem Mitte der 1970er veröffentlichten Werk die beiden Begriffe „Arbeit" und „Interaktion" in einen engen Zusammenhang und begründen dies mit der Kooperation zwischen „Produzent" und „Klient", die bei persönlichen Dienstleistungen zentral sei:

> „Das Prinzip der Kooperation, die Notwendigkeit einer Mitwirkung des Konsumenten an der Produktion der Leistung, öffnet nun den Blick auf jene Dimension, die mit einer ökonomischen Betrachtung allein nicht mehr faßbar ist. Hier gibt es einen fließenden Übergang zwischen ‚Arbeit' und Interaktion, hier liegt Arbeit vor, die immer zugleich Interaktion ist, Arbeit in der ‚Interaktion' oder, wie man es auch nennen könnte: Interaktion in der Arbeit" (Badura und Gross 1976, S. 69).

Die Neuheit dieses Gedankens, die beiden Begriffe zusammen zu denken, wird dabei deutlich: „Ein weites und fast unberührtes Feld der Analyse und Reflexion öffnet sich" (Badura und Gross 1976, S. 70).[53] Diese Erkenntnis – „Arbeit in der Interaktion – Interaktion als Arbeit" – wird später von Böhle und Glaser für ihren Herausgeberband verwendet und unterstreicht damit ihre Bedeutung (vgl. Böhle und Glaser 2006a). Baethge benennt die „Dienstleistungstätigkeit als interaktive Arbeit" sogar als „neuen Arbeitstypus" (2012, S. 89).

Erst um die Jahrtausendwende herum wurde die Idee der Verbindung von Arbeit und Interaktion von der deutschen Arbeitssoziologie aufgegriffen und damit begonnen, das Thema systematisch zu bearbeiten (siehe auch oben Abschn. 2.1.2.1 und Abschn. 2.2.2). Vereinfacht gesagt entstanden zwei Konzepte, die beide den Arbeitsaspekt von Interaktionen bei Dienstleistungen zum Ausgangspunkt machen: Die Interaktionsarbeit und die interaktive Arbeit. Die Forschung zu *Interaktionsarbeit* fokussiert primär die Beschäftigten und analysiert deren subjektivierendes Arbeitshandeln sowie ihre Emotions- und Gefühlsarbeit[54], die *interaktive Arbeit* hat zugleich die Beschäftigten und die Kund:innen

---

[53] Gross und Badura verweisen an anderer Stelle auf eine Kontroverse um Jürgen Habermas, die „‚Arbeit-Interaktions'-Kontroverse innerhalb der kritischen Theorie" (Gross und Badura 1977, S. 369), die sie jedoch nicht weiter in ihre Überlegungen einbeziehen, siehe dazu den Aufsatz „Arbeit und Interaktion: Bemerkungen zu Hegels Jenenser ‚Philosophie des Geistes'" (Habermas 1968); dazu auch Eickelpasch (1976) sowie Groh (1986, 460–461). Eine Einbeziehung dieser Diskussion würde den Rahmen dieser Arbeit sprengen, sie wird daher ausgeblendet.

[54] In der Literatur sind „Gefühle" und „Emotionen" nicht einheitlich und trennscharf definiert, dagegen ist „Gefühlsarbeit" und „Emotionsarbeit" im Konzept der Interaktionsarbeit

im Blick, sie ist eine „theoretisch fundierte Heuristik" zur Beschreibung und Gestaltung von Arbeit (Birken und Dunkel 2013, S. 52, vgl. auch Böhle und Weihrich 2020). Beim Konzept der interaktiven Arbeit nach u. a. Dunkel (2002), Dunkel und Rieder (2003b; 2004a) sowie Dunkel und Weihrich (2012a; 2014) ist die Koproduktion zentral: Untersucht werden Bestandteile des Zusammenwirkens zwischen Dienstleistungsgeber:in und Dienstleistungsnehmer:in, das typischerweise in körperlicher Präsenz stattfindet. Die Koproduktion wird in drei zentrale Bestandteile unterteilt, die jeweils Abstimmungsaufgaben darstellen: Erstens muss der Gegenstand bzw. das zu lösende Problem des / der Dienstleistungsnehmer:in über einen Aushandlungsprozess definiert werden sowie die Frage geklärt werden, wie der Gegenstand bearbeitet bzw. das Problem gelöst werden soll (Koordinationsproblem). Zweitens müssen beide, also Dienstleistungsgebende und Dienstleistungsnehmende, sicherstellen, dass der jeweils notwendige Anteil an der Erbringung der Leistung tatsächlich erfolgt; hier spielt die Unvollständigkeit der Verträge eine Rolle und dass die Bewertung der Leistung erst danach erfolgen kann (Beitragsproblem). Drittens gibt es gegensätzliche Interessen, die zu Konflikten führen können, die eng damit zusammenhängen, dass üblicherweise ein Tausch von Geld gegen Leistung stattfindet (Verteilungsproblem) (Birken und Dunkel 2013, S. 51–53; Böhle und Weihrich 2020, S. 11–13; Bieber und Geiger 2014b, S. 35).

Die beiden Konzepte, die „Interaktionsarbeit" und die „Interaktive Arbeit", ergänzen sich und wurden zwischenzeitlich von Böhle und Weihrich (2020) zusammengeführt.[55] Das „integrierte Konzept der Interaktionsarbeit" (Böhle und Weihrich 2020) enthält vier Merkmale von Interaktionsarbeit: Die Herstellung einer Kooperationsbeziehung (Kooperationsarbeit), den Umgang mit eigenen Emotionen (Emotionsarbeit), die Beeinflussung der Gefühle anderer (Gefühlsarbeit) und den Umgang mit Unwägbarkeiten und Grenzen der Planung (subjektivierendes Arbeitshandeln) (siehe Abbildung 2.3).

---

unterschiedlich definiert (siehe weiter unten in diesem Kapitel, vgl. auch Böhle und Weihrich 2020, S. 17–18; Krauss 2023, S. 2).

[55] Allerdings zeigt der Aufsatz von Dunkel und Rieder, dass die beiden Forschungsstränge bereits in der Anfangszeit Überschneidungen aufwiesen: Unter dem Titel „Interaktionsarbeit zwischen Konflikt und Kooperation" wird einerseits ein zentrales Thema des Forschungsstrangs der „Interaktiven Arbeit" angesprochen, nämlich gegensätzliche Interessen, andererseits wird im Aufsatz betont, dass beide Sichtweisen – also der Dienstleistungsnehmer:innen und -geber:innen – gleichermaßen einbezogen werden müssen (Dunkel und Rieder 2003a, S. 163).

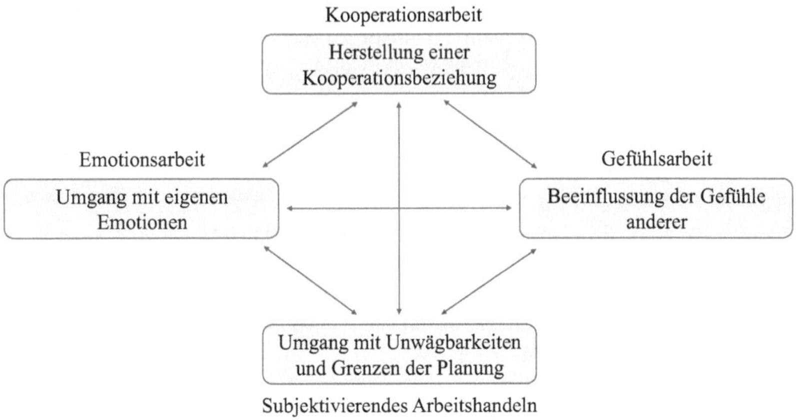

Abbildung 2.3 Das integrierte Konzept der Interaktionsarbeit. (Böhle und Weihrich 2020, S. 16; Eigene Nachbildung)

Kooperationsarbeit, also die Herstellung einer Kooperationsbeziehung, ist notwendig, denn Dienstleistungen, vor allem personenbezogene Dienstleistungen, sind nicht vorab genau festgelegt, sondern entstehen durch die Interaktion. Nicht nur das Ergebnis ist bei personenbezogenen Dienstleistungen wichtig und offen, sondern auch der Prozess. Vertrauen spielt eine zentrale Rolle, denn wie bereits weiter oben (vgl. Abschn. 2.1.1.2) erläutert, kann das Ergebnis (falls überhaupt) erst nach Abschluss der Leistung bewertet werden. Die Kooperationsarbeit muss üblicherweise jedoch unter der Prämisse von institutionell vorgegebenen Rahmenbedingungen stattfinden, bei denen eine Kooperation zwischen Dienstleistungsgeber:innen und Dienstleistungsnehmer:innen nicht vorgesehen ist. Unterschieden wird zwischen drei Arten der Beziehung, die institutionell vorgegeben sein können (Böhle und Weihrich 2020, S. 16–17; Böhle 2006, S. 330–342):

- Tauschbeziehungen bzw. Markt- oder Kauf-/Verkaufsbeziehungen, z. B. ein Autokauf.
- Dispositionsbeziehungen, z. B. ein Restaurantbesuch oder die Leistung der Arbeitsagentur (beim Restaurantbesuch gibt der/die Kund:in Anweisungen; bei der Arbeitssuche ist es die Arbeitsagentur).
- Bearbeitungsbeziehungen, z. B. Leistungen der Gesundheitsversorgung: Der / die Leistungsgeber:in wirkt auf den / die Leistungsnehmer:in ein, im

Vordergrund steht die „unmittelbare ‚Arbeit am Menschen'" (Böhle 2006, S. 336).

Daraus ergeben sich widersprüchliche Anforderungen, mit denen Beschäftigte umgehen müssen. Ein Beispiel sind medizinische und pflegerische Behandlungen, für die „Patienten zur Selbstsorge und Erfüllung medizinischer Therapie aktiviert, aber zugleich auch zur Passivität und zum Erdulden und Ertragen" (Böhle und Weihrich 2020, S. 16) bewegt werden müssen. Weitere Faktoren, welche die Kooperation beeinflussen, sind die „materiellen, räumlichen, zeitlichen und sozialen Gegebenheiten, unter denen Dienstleistungen erbracht werden" (Böhle und Weihrich 2020, S. 17) und die mit dazu führen können, dass von Dienstleistungsnehmer:innen die Kooperation verweigert wird, wenn z. B. Wünsche nicht erfüllt werden können. Kund:innen sind sich vielfach ihrer Position und ihrer Verantwortung zur Mitwirkung gar nicht bewusst oder werden durch die organisatorischen Rahmenbedingungen wie u. a. zu lange Warteschleifen bei Telefonanrufen oder standardisierte Gesprächsabläufe „zu schwierigen Kunden gemacht" (Böhle und Weihrich 2020, S. 17).

Emotionsarbeit, also der Umgang mit den eigenen Emotionen, und die *Gefühlsarbeit*, die Beeinflussung der Gefühle anderer, sind zwei weitere Merkmale der Interaktionsarbeit.[56] Die Kontrolle von Emotionen ist wichtig für alle Formen der Arbeit, also auch für die rein sachbezogene Herstellung von Gütern, falls die Emotionen so beschaffen sind, dass sie das Ergebnis beeinflussen können. Für personenbezogene Dienstleistungen ist sie jedoch zentral, da die Dienstleistungsnehmer:innen durch Emotionen in einer Art und Weise beeinflusst werden können, dass sich ihre Kooperationsbereitschaft und ihre Bewertung der Leistung verändert. Umgekehrt werden die Emotionen der Dienstleistungsgeber:innen ebenfalls beeinflusst durch die Dienstleistungsnehmenden, wie z. B. Kund:innen oder Patient:innen. Dankbarkeit und die Äußerung von Zufriedenheit können positive Einflüsse haben, negative Emotionen können die Dienstleistungsgeber:innen und ihre Arbeit negativ beeinflussen, so z. B. als Ärger geäußerte Unzufriedenheit von Kund:innen über für sie problematische organisatorische

[56] Zentrale Begründer:innen der Emotionssoziologie und der Entwicklung der Konzepte der Gefühls- bzw. Emotionsarbeit sind Hochschild (2006) und Strauss, Fagerhaugh, Suzcek et al. (u. a. 1997). In der Literatur gibt es keine trennscharfe Unterscheidung zwischen Gefühlsarbeit und Emotionsarbeit. So spricht Dunkel in seinem frühen Beitrag ausschließlich von Gefühlsarbeit, die auch „Arbeit an den eigenen Gefühlen, ‚*emotion work*'" (Dunkel 1988, S. 78, Herv. i. Orig.) einschließt; im Sammelband „Gender in Arbeit und Gesundheit" (Braun et al. 2017) werden die Begriffe bei Nielbock (2017, S. 91) synonym verwendet, bei Schmidt (2017, S. 62) dagegen entsprechend der Definition von Böhle und Weihrich (2020).

Bedingungen. Für die Beschäftigten gibt es weitere vielfältige Ursachen für die negative Beeinflussung ihrer Arbeit. So kann die Mitwirkung der Dienstleistungsnehmer:innen, also die Kooperation, nicht ihren Erwartungen entsprechen oder es können auch für sie die Rahmenbedingungen belastend sein (z. B. zeitliche Vorgaben, das Suggerieren, dass die Kund:innen ‚König' seien oder Vorgaben für den Gefühlsausdruck, also ‚Gefühlsregeln'). Die Anforderungen für solche Vorgaben für die Darstellung von Gefühlen variieren vom so genannten ‚surface acting' (Oberflächenhandeln) bis hin zum ‚deep acting'. Das ‚deep acting' (Tiefenhandeln) wird in der Zwischenzeit mit positiven Folgen für die Beschäftigten in Verbindung gebracht, zumindest für den Fall, dass sie sich mit den Anforderungen identifizieren können, einen Sinn darin sehen und kein Zwang besteht. Wichtig ist außerdem, den Beschäftigten die Möglichkeit zu geben, negative Emotionen äußern zu dürfen. Eng verbunden mit der Emotionsarbeit ist die Gefühlsarbeit, die auf die Beeinflussung der Gefühle anderer zielt. Diese kann so wichtig sein, dass sie die Hauptarbeit darstellt.[57] Eine wesentliche Voraussetzung für die Gefühlsarbeit ist die Fähigkeit, Gefühle beim Gegenüber wahrzunehmen, aber auch vorab die möglicherweise durch die Interaktion entstehenden Gefühle vorhersehen zu können, um entsprechend zeitnah und adäquat zu reagieren. Als Beispiel nennen Böhle und Weihrich eine medizinische Leistung, für welche der Körper ruhiggestellt sein muss: Die Angst eines / einer Patient:in kann die Behandlung behindern, es ist also sinnvoll, wenn Patient:innen stattdessen gelassen sind und Vertrauen haben (Böhle und Weihrich 2020, S. 17–18).

Subjektivierendes Arbeitshandeln befähigt zum Umgang mit Unwägbarkeiten und gehört zum „Kern" der Interaktionsarbeit, es ist damit Teil der „Hauptarbeitslinie" (Böhle und Weihrich 2020, S. 18). Das subjektivierende Handeln basiert auf einem „empfindend-spürende[n] Wahrnehmen" (Böhle und Weihrich 2020, S. 19), das alle Sinne, die Leiblichkeit und ein bildhaftes, assoziierendes Denken mit einbezieht und es erfolgt in der konkreten Interaktionssituation als *„exploratives, dialogisch-interaktives Vorgehen"* (Böhle und Weihrich 2020, S. 19, Herv. i. Orig.) sowie in einer Offenheit gegenüber der Umwelt und in enger Nähe zu ihr. Böhle und Weihrich stellen das subjektivierende Arbeitshandeln dem „planmäßig-rationale[n], objektivierende[n] Handeln" (Böhle und Weihrich 2020,

[57] Böhle und Weihrich grenzen die Interaktionsarbeit von den Konzepten ab, bei denen die Arbeit mit und an Gefühlen (und andere Inhalte der Interaktionsarbeit) nicht Teil der Hauptarbeitslinie ist. Sie benennen diese Konzepte als ‚sentimental work' und ‚emotional work', also die von Strauss, Fagerhaugh, Shizuko und anderen (u. a. 1997) sowie von Hochschild (2006) entwickelten Konzepte. Diese betrachten Emotions- und Gefühlsarbeit zwar als notwendig, sehen die Arbeit selbst jedoch als inhaltlich-sachlich geprägt an (Böhle und Weihrich 2020, S. 18–19).

S. 18) gegenüber, heben jedoch hervor, dass „subjektivierendes Handeln ebenso zielorientiert wie ein planmäßig-rationales, objektivierendes Handeln" (Böhle und Weihrich 2020, S. 19) sei.

Das zusammengeführte „integrierte Konzept der Interaktionsarbeit" (Böhle und Weihrich 2020) bezieht sich auf alle ‚personenbezogenen Dienstleistungen', die beim Kontakt zu Dienstleistungsnehmer:innen erbracht werden. Darunter werden auch Leistungen verstanden, die in Sektoren oder Branchen erbracht werden, die nicht explizit als Dienstleistungen verstanden werden, z. B. die Beratung oder Problemlösung im Vorfeld der Herstellung von Sachgütern.[58] Böhle und Weihrich sprechen von einem „Paradigmenwechsel im Verständnis von Arbeit" (Böhle und Weihrich 2020, S. 14): Was in einem vorherrschenden Verständnis von Arbeit als Störung gelte, werde zum Kern der Arbeit – selbst als schwierig geltendes Verhalten von Kund:innen könne sich „als wichtiger Beitrag erweisen und von den Dienstleistenden aufgenommen und genutzt werden" (Böhle und Weihrich 2020, S. 15). Im Gegenteil sei die Subjektivität der Dienstleistungsnehmer:innen notwendiger Bestandteil und damit eine Voraussetzung dafür, dass ihre aktive Beteiligung und damit Kooperation möglich werde. Dies treffe auch auf die Planung und Organisation zu: „Unwägbarkeiten, Unbestimmtheiten und ex ante nicht vorhersehbare Ereignisse [sind] grundlegend" (Böhle und Weihrich 2020, S. 15). Durch die Arbeit mit den zur Außenwelt der Organisation gehörenden Kund:innen befinde sich die Interaktionsarbeit an der Organisationsgrenze, die Steuerung durch die Organisation sei also nur begrenzt möglich. Interaktionsarbeit sei damit durch einen „Kernwiderspruch" geprägt, denn sie unterliege einerseits Zielen und Zwecken, die generell mit Arbeit verbunden seien sowie wirtschaftlichen Anforderungen, andererseits sei es ein „mitmenschlicher Prozess, mit ethischen Ansprüchen und Anforderungen an Hilfe, Solidarität und Empathie" (Böhle und Weihrich 2020, S. 15, die u. a. auf Hacker 2009; 2018 verweisen).

[58] Im Fall der Produktion von Sachgütern wird Interaktionsarbeit oftmals trotz ihrer hohen Bedeutung für die Kundenzufriedenheit weder von den Organisationen noch von den Beschäftigten selbst überhaupt wahrgenommen, in (Zeit-)Vorgaben berücksichtigt oder honoriert (Böhle und Weihrich 2020, S. 14). Eine spannende, für die vorliegende Arbeit jedoch nicht relevante Untersuchung wäre daher die Frage nach dem Verhältnis von Interaktionsarbeit und dem zunehmenden Verständnis einzelner Abteilungen und Beschäftigter innerhalb von Unternehmen als ‚interne Kund:innen' und ‚interne Lieferant:innen' (vgl. z. B. Hadwich und Keller 2015) statt als z. B. Kolleg:innen oder Vorgesetzte.

Am subjektivierenden Arbeitshandeln zeigt sich besonders eindrücklich die Andersartigkeit dieser Form der Arbeit, die sie von den lange in der Arbeitssoziologie dominierenden Formen der Arbeit unterscheidet. Das „erfahrungsgeleitet-subjektivierende Arbeitshandeln" wurde im Rahmen eines durchaus traditionell von der Arbeitssoziologie erforschten Bereichs entwickelt, nämlich anhand einer Studie zu Fabrikarbeit mit komplexen technischen Systemen bzw. Maschinen (Böhle 2001; vgl. auch Neumer 2012, S. 60). Dabei zeigte sich: „Je komplexer technische und organisatorische Systeme werden, umso mehr treten zugleich Grenzen ihrer Kontrolle und Beherrschung auf" (Böhle 2009, 208). Der Umgang mit solchen Schwierigkeiten kann nicht mehr mit dem „Modell des planmäßig-rationalen (Arbeits-)Handelns" (Böhle 2009, 209) abgebildet werden. Stattdessen erweisen sich Verhaltensweisen als „hochfunktional und effizient", die „unter dem kognitiv-rationalen Paradigma als defizitär" gelten (Neumer 2012, S. 60). Im Umgang mit den Maschinen zeigt sich, dass das subjektivierende Arbeitshandeln auf Erfahrung aufbaut, die jedoch nicht zielgerichtet und Schritt für Schritt planmäßig eingesetzt wird, sondern es werden assoziativ und wie Böhle schreibt „blitzartig" unterschiedliche Ereignisse und vielfältiges Wissen genutzt, um Situationen einzuschätzen und mit den Unwägbarkeiten im Fertigungsprozess umzugehen (Böhle 2001, S. 121). Neumer entwickelt anhand der Improvisation von Jazzmusiker:innen ein ebenfalls eindrückliches Beispiel für eine solche Verknüpfung von Erfahrung und situativem Reagieren:

> „Improvisationsmusiker sind in der Lage, die aufgrund ihrer Expertise vorhandenen Kenntnisse über ihr Instrument ohne zeitraubende Reflexion adaptiv und jeweils immer wieder auf neue Art in den Spielfluss zu integrieren und ihn somit mit zu gestalten" (Neumer 2012, S. 60).

Böhle, Bolte, Neumer et al. beschreiben das subjektivierte Arbeitshandeln wie folgt:

> „Aktion und Reaktion, Entscheiden und praktisches Handeln sind vielmehr unmittelbar verschränkt und in einem kontinuierlichen Fluss. Von außen entsteht daher leicht der Eindruck eines ‚Sich-Treiben-Lassens' oder eines ‚Durchwurstelns' bis hin zum ‚planlosen Aktivismus'. Übersehen wird damit jedoch die in einem solchen Handeln enthaltene Systematik situativen Vorgehens auf der Grundlage einer laufenden Abstimmung" (Böhle et al. 2011, S. 19).

Subjektivierendes Arbeitshandeln unterscheidet sich vom ‚subjektiven' Handeln und ist abzugrenzen vom ‚subjektivierten' Arbeiten. Böhle erläutert, dass subjektivierendes Handeln „nicht nur ‚subjektives' Handeln im Sinne eines selbstverantwortlichen, autonomen und eigenverantwortlichen Handelns" meint, das Konzept richtet sich vielmehr „auf subjektgebundenes Erfahren, Empfinden und Erleben sowie auf eine Beziehung zur Umwelt, bei der diese ‚als' beziehungsweise ‚wie' ein Subjekt wahrgenommen wird" (Böhle 2017b, S. 15). Beim subjektivierten Arbeiten dagegen liegt eine „gezielte[n] Inanspruchnahme des ‚elastischen Potenzials' menschlicher Subjektivität durch die betriebliche Arbeitsorganisation" vor (Kleemann und Voß 2018, S. 37). Diese Inanspruchnahme trifft auf „veränderte Ansprüche an, Orientierungen auf und Zugänge zur Erwerbsarbeit" und wird daher beschrieben als „doppelter Subjektivierungsprozesses" (Kleemann und Voß 2018, S. 37).[59]

Das Konzept der Interaktionsarbeit und die unterschiedlichen Vorläufer sind unbestritten ein großer Fortschritt für die Erforschung von Arbeitshandeln (vgl. dazu auch Bieber und Geiger 2014b, S. 27–36; Geiger 2014b, S. 167). Dennoch bleiben viele Fragen und Aspekte noch unerforscht. Böhle und Weihrich konstatieren daher Forschungslücken und Ansätze für weitere Forschung anhand von fünf Forschungsfeldern für das Konzept der Interaktionsarbeit:

- Die Erforschung des wechselseitigen Zusammenhangs der einzelnen Elemente des Konzepts
- Die konzeptionelle und analytische Ausdifferenzierung, z. B. für unterschiedliche Arten und Rahmenbedingungen von Dienstleistungen
- Die hemmenden und förderlichen Faktoren für verschiedene relevante Aspekte der Arbeit, u. a. der Arbeitsorganisation und Arbeitsgestaltung; darunter zählen sie auch Grenzen der Planbarkeit
- Die Rolle des Einsatzes von Technik
- Die Überprüfung der Grundsätze einer humanen Arbeitsgestaltung (2020, S. 19–20).

Ergänzend zu den von Böhle und Weihreich (2020) benannten Ansätzen für die weitere Forschung ist außerdem die Rolle und Mitwirkung der Dienstleistungsnehmer:innen unterbelichtet, die insbesondere beim Konzept der ‚interaktiven Arbeit' zumindest programmatisch mit enthalten war. Auch die bereits etwas früher durch Bieber und Geiger (2014b) gemachte Feststellung in Hinblick auf einen Bericht Ende der 1990er Jahre, in dem Forschungslücken benannt wurden,

[59] Für einen kompakten Überblick vgl. auch im „Lexikon Arbeits- und Industriesoziologie" (Hirsch-Kreinsen und Minssen 2017) die Beiträge von Böhle (2017a) und Lohr (2017).

gilt weiterhin, dass nämlich „zentrale Probleme der personenbezogenen Dienstleistungen“ weiterhin nur unzureichend erforscht sind, u. a. „Innovations- und Organisationsprobleme, Wirtschaftlichkeit, Übermacht der Anbieter gegenüber den ‚Kunden‘“ sowie das „Auseinanderfallen von Sozial- und Gesundheitsforschung“ (2014b, S. 35). Bieber und Geiger weiten damit den Blick auf zentrale Themen für die Erforschung von Dienstleistungen, die mit dem Konzept der Interaktionsarbeit nur begrenzt erfasst werden können. Im Folgenden werden daher drei weitere zentrale Dimensionen von Dienstleistungsarbeit skizziert: Die makrosoziologische Rückbindung, Fragen der Koordination und Organisation sowie Machtrelationen in Dienstleistungsbeziehungen. Für die hier vorliegende Forschungsarbeit wird daher der Begriff der Dienstleistungsarbeit bevorzugt, um diese erweiterte Perspektive (im Vergleich zu den bereits ausgearbeiteten und konkreten Konzepten der interaktiven Arbeit und der Interaktionsarbeit) mitzudenken.[60]

2.2.4 Weitere Aspekte von Dienstleistungsarbeit

2.2.4.1 Makrosoziologische Anbindung

Gross und Badura verweisen auf einen Zusammenhang der Bedeutung von Interaktionen und der Diagnose der Gesellschaft als Dienstleistungsgesellschaft. Sie merken an, dass Daniel Bell in seinem Werk zur nachindustriellen Gesellschaft – der Dienstleistungsgesellschaft – die große Bedeutung von Interaktionen als soziologische Besonderheit dieser Gesellschaft hervorgehoben habe:

> „Je mehr – so *Bell* – die Dienstleistungen expandieren, desto mehr werde Arbeit zu ‚Interaktion‘. Diese verstärkte Interaktion zwischen den Menschen wird nach *Bell* in der kommenden Dienstleistungsgesellschaft das wichtigste soziologische Problem werden“ (Gross und Badura 1977, S. 369, Herv. i. Orig.).

Sie kritisieren diese Entwicklung:

> „Mehr ‚Interaktion‘ heißt doch, unter Bezug auf die oben genannten Unterscheidungen, mehr entgeltliche Dienste, mehr Kommerzialisierung, mehr Vermarktung und

[60] Wobei kritisiert werden könnte, dass dies gleichzeitig eine Verengung bedeutet, schließlich findet Interaktionsarbeit nicht nur bei Dienstleistungen statt, wie durch die dargestellten Ursprünge der Forschung verdeutlicht wurde. Allerdings ist der Begriff der Dienstleistungsarbeit weit verbreitet, vgl. u. a. Dunkel und Weihrich (2014); Offe (1984) sowie Voswinkel (2005), die den Begriff im Titel der jeweiligen Forschungsarbeit verwenden.

> bedeutet in bezug auf die sozialen Dienstleistungen, daß in der Dienstleistungsgesellschaft mehr und mehr an elementarsten Hilfen entweder gekauft, oder über staatliche Apparate finanziert werden müssen. Wird die Welt ‚menschlicher', wenn – um mit *Karl Marx* zu sprechen – alles zum Gegenstand des Austauschs und des Schachers wird?" (Gross und Badura 1977, S. 369, Herv. i. Orig.).

Dennoch betonen Badura und Gross, dass die sozialen Dienste am wenigsten „Rationalisierungspotentiale" haben, denn „Pflege, Betreuung, Beratung und Behandlung sind auf innigste verbunden mit dem Bereich zwischenmenschlicher Beziehungen, mit sozialem Kontakt, mit Begegnung, mit sozialer Interaktion, mit Dialog" (1976, S. 65). Sie verdeutlichen mit ihrer Argumentation zunächst zwei für Dienstleistungen relevante Befunde: Erstens, dass Interaktionen „bei Dienstleistungen im Reproduktionsbereich [...] schon immer präsent" waren (Bieber und Geiger 2014b, S. 33) und dass der Reproduktionsbereich einer zunehmenden „Verdienstlichung" unterliegt, also die „vormals privat bzw. informell geregelten Austauschbeziehungen zu erwerbsförmig organisierten" werden (Geiger 2014a, S. 51).[61] Wie dies zu bewerten ist, ist umstritten. Dunkel und Weihrich sehen ganz im Gegensatz zu Gross und Badura in der zunehmenden Nutzung von Dienstleistungen großes Potential für ein besseres gesellschaftliches Miteinander: Dienstleistungsbeziehungen seien „Labore des Sozialen", denn es werden Kompetenzen in Bezug auf die gegenseitige Abstimmung entwickelt und verstetigt, die wiederum als „interaktives Kapital" in anderen Zusammenhängen genutzt werden können. Eingeübt werde, dass „auch in Markttauschbeziehungen" sowohl eigene Interessen als auch die Interessen des Gegenübers berücksichtigt werden müssen (Dunkel und Weihrich 2014, S. 277). Es muss also kooperiert werden, was die Interaktion von Dienstleistungsgeber:in und Dienstleistungsnehmer:in erfordert, die wiederum eine neue und zunehmend gesellschaftlich relevantere Form des Umgangs miteinander darstellt, um schließlich die Koproduktion der Leistung zu erreichen. Baethge kritisiert im selben Band (Sydow et al. 2014) Dunkels und Weihrichs These der Dienstleistungsbeziehungen als ‚Labore des Sozialen' vehement und will in seinem Beitrag (unter anderem) leisten, „was die Autoren unterlassen: ihre zentrale These von Dienstleistungsbeziehungen als Labore

[61] Hier ist zumindest ein Fragezeichen angebracht bzw. wäre zu klären, auf welchen Zeitraum sich der Vergleich bezieht. Schließlich ist vielfach belegt, welche Rolle bezahlte Dienstleistungen von Wäscherinnen, Dienstmädchen und anderen angestellten oder selbständigen Dienstleister:innen in früherer Zeit insbesondere in bürgerlichen Haushalten gespielt haben, also Tätigkeiten, die später weitgehend in die Haushalte verlegt wurden und von den Hausfrauen zu leisten waren und nun wieder verstärkt von Personen außerhalb der Familie geleistet werden (vgl. u. a. Lutz 2010, S. 24–25; Notz 2013, S. 109–110; Dörr 1996).

des Sozialen in den theoretischen Diskurs über Dienstleistungsarbeit und Dienstleistungsgesellschaft zu stellen" (Baethge 2014, S. 291). Er betont zunächst, dass Arbeitszusammenhänge immer schon prägend für den Umgang mit anderen in den unterschiedlichsten Zusammenhängen waren, also dass dadurch „Verhaltensdispositionen und -habitus" geprägt werden (Baethge 2014, S. 292). Seine Kritik richtet sich jedoch vor allem gegen die aus seiner Sicht unzureichend dargestellte und unpassende empirische Basis der These und ihre Verhaftung auf der Mikroebene unter Ausblendung von Marktmechanismen und Herrschaft. Er verdeutlicht, dass Arbeit spezifischen Rahmenbedingungen unterliegt, die in manchen Feldern sehr prekär sind, z. B. durch Beschäftigungsunsicherheit oder geringe Entlohnung, und dass Teile der Dienstleistungsarbeit in besonders hohem Maße von solchen Bedingungen betroffen sind. Solche Aspekte beeinflussen nach Baethge das Verhalten und müssen daher mit berücksichtigt werden (2014, S. 292–296). Es ist also nicht ausgeschlossen, dass gesamtgesellschaftliche Verhältnisse, also vor allem soziale Ungleichheit – die sowohl als Ausgangspunkt als auch als Ergebnis von Machtrelationen und Herrschaftsverhältnissen gesehen werden kann (vgl. dazu Huinink und Schröder 2008, S. 168–172; Maurer 2004, S. 115–145) – in den als Dienstleistung gerahmten Interaktionen viel eher reproduziert wird, als dass sie verflüssigt wird, wie wiederum Dunkel und Weihrich interpretiert werden könnten.

In Büssings und Glasers Konzept der Interaktionsarbeit sind Voraussetzungen für diese Form der Arbeit (z. B. strukturelle Voraussetzungen in Form von rechtlichen, ökonomischen und gesellschaftlichen Voraussetzungen) und Bedingungen dafür (z. B. Gefühlsregeln) noch deutlicher benannt (vgl. insbesondere die Darstellung des Konzepts in Form eines Schaubilds, Büssing und Glaser 2003b, S. 140). Auch Dunkel und Rieder weisen in ihren Ausführungen Anfang der 2000er zu den handlungstheoretischen Grundlagen der Interaktionsarbeit auf die Bedeutung von Normen in Form von Rechten und Regeln sowie auf die gegebenenfalls unterschiedliche Ausstattung von Ressourcen hin, von denen die beteiligten Akteur:innen mehr oder weniger haben können (Dunkel und Rieder 2003a, S. 170–175; Dunkel und Rieder 2004b, S. 219–223). Und Böhle geht in einem älteren Beitrag darauf ein, dass personenbezogene Dienstleistungen immer mehr den „Standards der Erwerbsarbeit" unterliegen, umso mehr diese Dienstleistungen als ‚Arbeit' gelten (2006, S. 339). Dieser Hinweis von Böhle zur Bedeutung gesamtgesellschaftlicher Vorstellungen von Arbeit unterstreicht einmal mehr das zentrale Anliegen der Arbeitssoziolog:innen, nämlich die Interaktionsarbeit so zu gestalten und anzuerkennen, dass ihre Besonderheiten wertgeschätzt werden und damit sowohl für die Beschäftigten gute Arbeitsbedingungen erreicht werden als auch für die Dienstleistungsnehmer:innen gute Leistungen erbracht werden (vgl. Böhle und Weihrich 2020, S. 9). Dafür wurde es offenbar als notwendig betrachtet, die aktuelleren Konzepte zu fokussieren und zu schärfen, um den Kern der Interaktionsarbeit herauszuarbeiten. Dabei gerieten jedoch Aspekte in den Hintergrund, die weiterhin als relevant gelten müssen. Es ist jedenfalls davon auszugehen, dass gesellschaftliche Bedingungen, Muster und Ideale die Interaktionsarbeit prägen und mitgestalten, auch vermittelt über die Mesoebene der Organisationen und Institutionen.[62] Gerade die sozialen personenbezogenen Dienstleistungen unterliegen in besonderer Weise dem Einfluss von Werten und Normen und damit gleichfalls der Frage, ob eine Marktförmigkeit vereinbar ist mit ihren jeweiligen Zielen (Drepper 2010, S. 143–158). Ebenso spielen die Professionen mit ihrem Wissen und Selbstverständnis eine Rolle. Sie können dabei sowohl gegenüber den Dienstleistungsnehmer:innen als auch gegenüber der Organisation in ein Spannungsverhältnis geraten (Groenemeyer und Rosenbauer 2010, S. 67; Drepper 2010, S. 157–158).[63]

2.2.4.2 Organisation und Koordination

Es ist davon auszugehen, dass Dienstleistungen typischerweise von Organisationen bzw. deren Mitgliedern entwickelt, gestaltet, ausgeführt, abgerechnet und ihr Nutzen für die Organisationsziele von der Organisation bewertet werden. Organisationen stellen daher einen wesentlichen Bestandteil des Rahmens dar, unter dem Dienstleistungsbeziehungen und Dienstleistungsinteraktionen stattfinden. Dennoch gibt es eine grundsätzliche Distanz zwischen der Arbeitssoziologie und der Organisationssoziologie (siehe dazu Moldaschl 2018, S. 377). Hier soll der Versuch unternommen werden, Verbindungslinien zwischen der arbeitssoziologischen Forschung zu Dienstleistungen und der Organisationssoziologie aufzuzeigen.

Dunkel, Szymenderski und Voß ergänzen das Dienstleistungsdreieck um die Organisation. Die ‚Organisation' wird zu einem eigenen Bezugspunkt, der

---

[62] Für das Feld der sozialen Arbeit analysiert Braun den Zusammenhang von Individual- bzw. Interaktionsebene, Organisationsebene und Gesellschaftsebene und führt dazu aus: „Deutlich ist hier der Zusammenhang zwischen Makroebene und der Ebene der Interaktion: Es geht um die Analyse der Problemauswahl und -bearbeitung in der untersuchten Organisation" (2005, S. 243, vgl. außerdem die Darstellung als Schaubild in Braun 2005, S. 237).

[63] Ebenfalls am Beispiel der Sozialen Arbeit wird deutlich, wie wandelbar das professionelle Verständnis ist, das den Umgang mit Nutzer:innen bzw. Klient:innen prägt: Kunstreich unterscheidet zwischen zwei idealtypischen Formen unterschiedlicher professioneller Deutungsmuster: Dem „klinischen Modell" unter dem monologischen Paradigma und dem „generativen Modell" unter dem dialogischen Paradigma (2005, S. 61–63).

sowohl in Verbindung mit den Dienstleistungsnehmenden als auch den Dienstleistungsgebenden steht (siehe Abbildung 2.4; vgl. im Unterschied dazu auch Abschn. 2.2.2).[64]

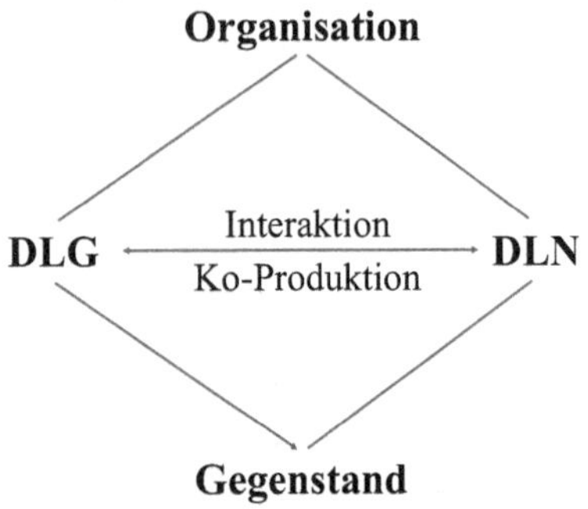

Abbildung 2.4 Die gegenstands- und organisationsbezogene Dienstleistungsbeziehung. (Dunkel et al. 2004b, S. 18; Eigene Nachbildung)

Sie begründen diese Ergänzung damit, dass

> „Dienstleistungsunternehmen in erheblichem Maße darauf Einfluss nehmen, unter welchen Bedingungen Dienstleistungsinteraktionen vonstatten gehen können und damit gewissermaßen institutionelle Lösungen für die Abstimmungsprobleme in Dienstleistungsbeziehungen anbieten“ (Dunkel et al. 2004b, S. 18).

Außerdem betonen sie, dass hiermit verdeutlicht werde, dass „das Gelingen von Dienstleistungsinteraktionen vom Zusammenspiel aller beteiligten ‚Akteure‘ abhängt“ (Dunkel et al. 2004b, S. 17–18) und die Interaktion aus den verschiedenen dargestellten Blickwinkeln betrachtet werden könne – z. B. aus Sicht der Dienstleistungsnehmer:innen oder des Gegenstandes, was für die Arbeitssoziologie unüblich sei (Dunkel et al. 2004b, S. 17). Das Schaubild erhält somit eine größere Komplexität. Dennoch bleibt die Einflussnahme der Organisation auf die Dienstleistungsbeziehung zwischen Dienstleistungsgeber:innen, Dienstleistungsnehmer:innen und dem Gegenstand unscharf. Vor allem werden in den Beiträgen

[64] Bereits Nerdinger erweitert sein „Modell der Dienstleistungsdyade“ um die Organisation, wodurch das ebenfalls bereits 1994 entwickelte „Modell der Dienstleistungstriade“ entsteht, mit dem „Problem“ im Zentrum, während „Dienstleister“, „Kunde“ und die „Organisation“ die Ecken der so als Dreieck dargestellten Triade bilden (Nerdinger 2011, S. 143).

des Sammelbandes (Dunkel und Voß 2004) die Auswirkungen formeller Erwartungen der Organisationen an die Beschäftigten diskutiert. Diese Anforderungen sind teilweise bereits in sich widersprüchlich, stehen in Widerspruch zu den Bedürfnisse der Kund:innen oder zu den Sichtweisen der Beschäftigten und müssen daher von den Beschäftigten im Rahmen ihres Arbeitshandelns austariert werden (u. a. Rieder et al. 2004; Anderson und Heinlein 2004a).

Zunächst ist festzustellen, dass es auch in der Organisationssoziologie keine einheitliche Definition von ‚Organisation' gibt: Klatetzki umschreibt Organisation sehr offen als „ein soziales System, das rechtlich konstituiert ist" und führt aus, dass „dieses System [...] je nach theoretischer Perspektive unterschiedlich konzipiert" werde (2010b, S. 9). Gleichwohl kann es als weitgehender Konsens gelten, dass Organisationen durch Zwecke, Formalstrukturen bzw. Hierarchien (ab einer gewissen Größe) und Mitgliedschaft gekennzeichnet sind (vgl. Minssen 2019, S. 28). Klatetzki kritisiert, dass alle Organisationen, also auch „soziale Dienste und Einrichtungen relativ unhinterfragt als Wirtschaftsunternehmen verstanden" werden, obwohl „der Begriff ‚Organisation' höchst unterschiedliche soziale Realitäten bezeichnet" (Klatetzki 2010b, S. 7). Für die sozialen personenbezogenen Dienstleistungsorganisationen benennt Klatetzki mit Verweis auf Yeheskel Hasenfeld Organisationstypen, die sich je nach „Gewährleistungsform" unterscheiden, die sich somit also gemäß ihres übergeordneten Organisationszwecks unterscheiden lassen. Diese „Gewährleistungsform" kann im „people processing", „people sustaining" und / oder im „people changing" bestehen. Eine weitere Unterscheidung ist der „Kliententyp", also ob die Dienstleistungsnehmer:innen als „normal" betrachtet werden oder als „abweichend" gelten (Klatetzki 2010a, S. 9–10; vgl. auch Hasenfeld 1974; 1983; Drepper 2010, S. 143–145) (siehe Tabelle 2.3).

Tabelle 2.3 Typen sozialer personenbezogener Dienstleistungsorganisationen

Gewährleistungsform / Kliententyp	people processing	people sustaining	people changing
Normal	Typ I: z. B. Arbeitsvermittlung	Typ III: z. B. Kureinrichtungen	Typ V: z. B. Schulen
Abweichend	Typ II: z. B. Gerichte	Typ IV: z. B. Pflegeheime	Typ VI: z. B. Krankenhäuser

Quelle: Klatetzki 2010a, S. 10 (in Anlehnung an Hasenfeld 1983, S. 6); Eigene Nachbildung

Organisationszwecke beeinflussen also bereits wesentlich, wer als Dienstleistungsnehmer:in in Frage kommt und wie mit ihm oder ihr umgegangen wird. Außerdem wird deutlich, dass schon in einem gewählten Ausschnitt der möglichen Organisationen, nämlich der sozialen personenbezogenen Dienstleistungsorganisationen, sehr unterschiedliche Typen vorkommen können.

Für Organisationen ist eine zentrale Frage, wie der Organisationszweck erfüllt werden kann. Klassischerweise dienen Hierarchien der Koordination von Handlungen in Organisationen, sie bilden gleichzeitig Herrschaftsverhältnisse ab (vgl. Maurer 2004, S. 7–8; Minssen 2019, S. 21–31). In der reflexiven Moderne wird von Akteur:innen allerdings nicht nur ein Einfügen in die formalen Strukturen erwartet: Sie sollen sowohl „in jeweils vordefinierter Art und Weise […] agieren", als auch die Fähigkeit haben, „reflexiv als Agenten für sich selbst, für andere oder für anderes unter Rekurs auf institutionalisierte Anforderungen zu handeln, die sie in und durch ihr Handeln selbst mit entwickeln" (Windeler 2015, S. 178). Dieser Wandel berührt auf wesentliche Art und Weise die Transformation von Arbeitskraft in Arbeit. Voswinkel beschreibt das Transformationsproblem wie folgt:

> „Dieses besteht darin, dass sich aus dem Umstand, dass die Arbeitskraftbesitzer den Kapitaleignern ihre Ware Arbeitskraft vermieten, aber nicht ihre (geleistete) Arbeit verkaufen, für die Mieter der Arbeitskraft die Aufgabe ergibt, im Prozess der Arbeitskraftanwendung Ausmaß, Art und Zielsetzung der Arbeit erst noch bestimmen und steuern zu müssen. Die konkrete Arbeitsausführung ist im Arbeitsvertrag noch nicht festgelegt, sondern muss von den beschäftigenden Organisationen durchgesetzt und präzisiert werden. Dieses Transformationsproblem von Arbeitskraft in Arbeit macht Fragen der Kontrolle, Steuerung, Motivation, Sanktionierung und auch Anerkennung, also *Herrschaft* zum zentralen Thema der Arbeitssoziologie" (Voswinkel 2021, S. 13, Herv. i. Orig.).

Während im Zuge der ersten Moderne die exakte Vorgabe von Arbeitsschritten, also die ‚Taylorisierung', als Lösung gesehen wurde, werden Beschäftigte mit der fortschreitenden Modernisierung zunehmend über die Ergebnisse ihrer Arbeit gesteuert, also dem Ausmaß, in dem sie die von der Organisation festgelegten Ziele erreichen. Die Verantwortung der Ausführung obliegt ihnen selbst. Diese neuen Formen der indirekten Steuerung werden mit den Konzepten des ‚Arbeitskraftunternehmers' und der ‚Subjektivierung von Arbeit' beschrieben (vgl. Kleemann und Voß 2018, S. 35–39; Minssen 2019, S. 103–127). Minssen schreibt dazu:

> „Das Transformationsproblem wandelt sich damit von einem betrieblich zu lösenden Problem zu einem Problem, das Arbeiter und Angestellte selbstständig zu bewältigen haben. Das Subjekt, der arbeitende Mensch, hat an Bedeutung für Rationalisierungsstrategien gewonnen" (Minssen 2019, S. 104).

Zunehmend müssen sogar die Anforderungen selbst von den Mitarbeitenden mit entwickelt werden (vgl. Windeler 2015, S. 178). Allerdings treffen die neuen Erwartungen der Arbeitgeber:innen auf veränderte Ansprüche der Beschäftigten an ihre Arbeit, es handelt sich um einen „doppelten Subjektivierungsprozess“ (Kleemann et al. 2003, S. 62). Die zusätzlichen Anforderungen an die Beschäftigten tragen dennoch zu Ungleichheit bei, Windeler folgert daher: „Organisationen befördern [...] auch heute systematisch Ungleichheit“ (2015, S. 180).

Dienstleistungen können für solche Entwicklungen als Vorreiter gelten. Bei Dienstleistungen – Marrs benennt explizit den öffentlichen Dienst und den Bereich der Pflege – wird das Transformationsproblem von Arbeit typischerweise durch „verantwortliche Autonomie“ gelöst, also einem Kontrollmodus, der sich von tayloristischer Kontrolle deutlich unterscheidet (Marrs 2008, S. 12–13). Friedman, auf den sich Marrs bezieht, beschreibt den Typus der verantwortlichen Autonomie („Responsible Autonomy“) als komplementäre Form der direkten Kontrolle („Direct Control“) in Industriebetrieben (Friedman 1977, S. 78). Während die direkte Kontrolle dank Taylor jedoch sehr klar identifiziert und beschrieben werden kann, ist dies bei der verantwortlichen Autonomie schwieriger: Friedman benennt als Merkmale kleine Gruppen, die selbständig über bestimmte Aspekte ihrer Arbeit entscheiden können und eine größere Variabilität an Aufgaben, betont jedoch ebenfalls, dass diese Form der Kontrolle nicht die Fragen der Ausbeutung und Entfremdung löse (1977, S. 78–101).[65] Als neuere Entwicklungen im Bereich der Dienstleistungen, auch im Feld der Gesundheit, wird die Internalisierung von Markt und Wettbewerb beschrieben sowie die ständige Reflektion und Anpassung des eigenen Tuns in Bezug auf die Adressat:innen der Leistung (vgl. Geiger 2014a, S. 77; Marrs 2008; Moldaschl 2001, S. 137). Wie typisch für die reflexive Moderne gibt es hier also neue Verbindungen zwischen Autonomie und Kontrolle (vgl. Hirseland und Schneider 2011, S. 159). Diese Verbindungen können als „kontrollierte Autonomie“ (Schmidt 1990, S. 51) oder umfassender sogar als „Herrschaft durch Autonomie“ (Moldaschl 2001, S. 137) gefasst werden. Moldaschl stellt damit auch infrage, dass Unbestimmtheit der Aufgabenstellung eine Quelle von Macht für abhängig Beschäftigte ist (2001, S. 137).

Besonders deutlich wird die Diskrepanz zwischen den formellen Vorgaben und der Notwendigkeit, diese anzupassen, in den sozialen Interaktionen im

[65] Die ‚verantwortliche Autonomie‘ entspricht damit Ansätzen der Human Relations-Bewegung, die von Hasenfeld in Zusammenhang mit den spezifischen Anforderungen bei Dienstleistungen gebracht wird (1992b, S. 27). Zur Human Relations-Bewegung vgl. Mikl-Horke (2000, S. 134–137).

Rahmen von Dienstleistungsbeziehungen. Dienstleistungen werden in sehr unterschiedlichen institutionell-organisatorischen Settings erbracht, auch unter stark tayloristischen Bedingungen wie z. B. der Systemgastronomie (vgl. Ritzer 2015). Dennoch vertreten Böhle und Weihrich die These, dass die Interaktionsarbeit spezifische Merkmale habe, die eine völlige Kontrolle durch die Organisation verhindere: Die Merkmale können demnach „zwar in der konkreten Ausprägung, aber nicht in ihrer Substanz durch die organisatorisch-institutionelle Verfasstheit der Dienstleistungsarbeit und ihre konkreten Inhalte beeinflusst werden" (Böhle und Weihrich 2020, S. 15). Eine zentrale Rolle spielt dabei die Kooperation, um das Dienstleistungsergebnis zu erreichen. Böhle geht sogar davon aus, dass ein solches Zusammenwirken von Dienstleistungsgeber:in und Dienstleistungsnehmer:in durch die Institutionen bzw. Organisationen gar „nicht explizit vorgesehen" sei (Böhle 2006, S. 329). Unter dieser Prämisse müssen im Rahmen der sozialen Interaktion in Dienstleistungsbeziehungen „Korrekturen und Modifikationen" vorgenommen werden (siehe Tabelle 2.4): In Tauschbeziehungen bedeute dies, dass statt Gleichgültigkeit die „wechselseitige Berücksichtigung personaler Qualitäten und Interessen / Bedürfnisse" notwendig sei; in Dispositionsbeziehungen, dass trotz „asymmetrische[r] Herrschaftsbeziehung" eine Kooperation notwendig werde; und in der Bearbeitungsbeziehung, dass es nicht nur ein reines „objektbezogenes technisch-instrumentelles Handeln" sein könne, sondern ebenfalls eine Kooperation zwischen Dienstleistungsgeber:in und dem „‚Gegenstand'" stattfinden müsse (Böhle 2006, S. 340). Das „asymmetrisch-hierarchische Verhältnis" muss, wie Böhle ausführt, „in ein symmetrisch-horizontales Verhältnis transformiert" werden (2006, S. 334).

Es gibt im Rahmen der Interaktionsarbeit also verschiedene Ansatzpunkte, asymmetrische Verhältnisse – einerseits zwischen Dienstleistungsgeber:in und Dienstleistungsnehmer:in, andererseits zwischen der Organisation und den Beschäftigten – wenn nicht grundsätzlich zu verändern, so doch umzuwandeln und in einen anderen Rahmen zu stellen bzw. besteht eine Notwendigkeit dazu, wenn die Dienstleistung erbracht werden soll (Böhle und Weihrich 2020, S. 15).[66] In diesem Kontext existiert somit ein enger Zusammenhang zu der von Dunkel und Weihrich formulierten These der „Labore des Sozialen" (2014, S. 277; vgl. auch weiter oben, Abschn. 2.2.4.1). Eine möglichst geringe Machtasymmetrie erscheint daher für die Kooperation, die zur Erbringung der Dienstleistung

[66] Dorothy E. Smith spricht von „front-line organization", in der dezentral an der Peripherie der Organisation Entscheidungen gemacht und Ziele festgelegt werden (Smith 1974). Und Matthiesen, Muster und Laudenbach betonen die eingeschränkte Möglichkeit der Regulierung von Interaktionen mittels formaler Regeln der Organisation (2022).

Tabelle 2.4 Institutionell-organisatorische Vorgaben und ihre Implikationen sowie erforderliche Korrekturen und Modifikationen durch soziale Interaktion

	Tauschbeziehung	Dispositionsbeziehung	Bearbeitungsbeziehung
Explizite institutionell – organisatorische Vorgaben	Formal – rechtliche Gleichheit; wechselseitige Gleichgültigkeit und Instrumentalisierung	Hierarchisches Verhältnis, asymmetrische Herrschaftsbeziehung Diener – Herr oder Experte – Hilfs-bedürftiger	Subjekt – Objekt-Beziehung, objektbezogenes technisch-instrumentelles Handeln
↓↑	↓↑	↓↑	↓↑
Implizite soziale Interaktion und Kooperation	Wechselseitige Berücksichtigung personaler Qualitäten und Interessen / Bedürfnisse	Kooperation unter Bezug auf den „Gegenstand“ der Dienstleistung	Kooperation zwischen Dienstleistenden und dem „Gegenstand“ der Bearbeitung

Quelle: Böhle 2006, S. 340; Eigene Nachbildung

notwendig ist, förderlich zu sein. Dennoch fehlen hierzu empirische Untersuchungen, wie dies ausgestaltet ist. Festzuhalten ist jedenfalls, dass mit dem Blick auf Dienstleistungsarbeit das Verhältnis zwischen Dienstleistungsgebenden und den Adressat:innen der Leistung in den Vordergrund rückt.

Im Konzept der Interaktionsarbeit bleibt ein weiterer wichtiger Aspekt von Dienstleistungsarbeit unterbelichtet bzw. wird bewusst ausgeklammert. So findet Koordination nicht nur im Rahmen der Interaktionsarbeit selbst statt, also als Koordination der einzelnen Handlungsschritte zwischen Dienstleistungsgeber:in und Dienstleistungsnehmer:in auf der ‚Vorderbühne', und auch nicht nur über die hierarchischen Strukturen der Organisation. Wichtig ist ebenso die Koordination auf der ‚Hinterbühne'[67] zwischen verschiedenen Akteur:innen innerhalb der Organisation selbst oder zwischen Organisationen (vgl. Becke und Bleses 2015a). Koordination kann nach Becke, Wehl und Wetjen als „Infrastruktur- und Gewährleistungs*tätigkeit*" (Becke et al. 2015, S. 72, Herv. SK) bzw. „Infrastruktur- und Gewährleistungs*arbeit*" (Becke und Bleses 2015a, S. 27, Herv. SK) aufgefasst werden. Diese Arbeit umfasst die Herstellung passender Rahmenbedingungen durch Abstimmung zwischen Schnittstellen, die Klärung von Erwartungen, die Zuordnung passender Adressat:innen bzw. Dienstleistungsnehmer:innen zu entsprechenden Mitarbeiter:innen oder Ehrenamtlichen und die Konfliktlösung (Becke und Bleses 2015a, S. 27). Während die Koordinationsfunktion also klassischerweise eine Managementfunktion ist und die Interaktion den Mitarbeiter:innen obliegt, ist dies bei sozialen personenbezogenen Dienstleistungen anders, hier verwischen Koordinations- und Interaktionsfunktionen (Becke und Bleses 2015b, S. 13).[68]

[67] Mit ‚Vorder- und Hinterbühne' bzw. ‚front-line work' und ‚back-office work' ist einerseits die Unterscheidung zwischen Tätigkeiten gemeint, die eine Interaktion mit Dienstleistungsnehmer:innen bzw. ‚Kund:innen' beinhalten, im Unterschied zu Tätigkeiten ohne Kontakt zu ‚Kund:innen' (sowohl im Sinne der gesamten beruflichen Tätigkeit – z. B. Verkäufer:in versus Arbeiter:in am Fließband – als auch innerhalb einer beruflichen Tätigkeit, wenn diese unterschiedliche Bestandteile mit und ohne ‚Kundenkontakt' beinhaltet). Andererseits ist damit die unterschiedliche Haltung und Rolle der Beschäftigten adressiert: Die Arbeit auf der Vorderbühne in der Interaktion mit ‚Kund:innen' beinhaltet typischerweise in hohem Maße Emotions- und Gefühlsarbeit, während die Hinterbühne dem Rückzug dienen kann. Damit verbunden sind auch unterschiedliche konkrete Orte oder Räume, in denen Interaktionen mit Dienstleistungsnehmer:innen oder das Zurückziehen stattfindet (vgl. Frenkel et al. 1999; Voswinkel 2005, S. 234–241; Hayek 2006, S. 112–118; Böhle 2014, S. 212).

[68] Böhle, Bolte, Pfeiffer et al. (2008) bewerten die Übertragung von Koordinationsfunktionen auf die Mitarbeiter:innen als problematisch. Luhmann macht auf einen weiteren Aspekt aufmerksam: Einerseits geht mit einer fortschreitenden Modernisierung eine zunehmende funktionale Differenzierung einher, andererseits soll das „Team" bzw. „Teamprinzip" die funktionale Differenzierung einhegen, was er ebenfalls kritisch bewertet (2019, S. 31–32).

Im fordistischen Konzept der Organisation ist der „Kern" der Organisation, der vor allem die Produktion von Sachgütern umfasst und rationalisierbar ist, von den Bereichen getrennt, die Kontakt zur Umwelt der Organisation haben und damit im Kontakt mit Kund:innen „Grenzstellenarbeit" als Gewährleistungsarbeit leisten (Voswinkel 2005, S. 37). Beschäftigte, die auf der ‚Vorderbühne' von Dienstleistungsunternehmen tätig sind, übernehmen dagegen zugleich Grenzstellenarbeit *und* die Produktion der Leistung. Sie sind darüber hinaus darauf angewiesen, dass die Dienstleistungsnehmer:innen, also Akteur:innen, die nicht Mitglied der Organisation sind und sich somit außerhalb der Organisation befinden, an der Leistungserstellung mitwirken (vgl. u. a. Voswinkel 2005, S. 37–52; Nerdinger 2011, S. 143–192; Dunkel und Weihrich 2014).[69] Dieser Aspekt spielt im folgenden Abschnitt eine wichtige Rolle.

2.2.4.3 Zwischen Kundenorientierung und Kundenkontrolle: Macht und Herrschaft

Das aktuelle Konzept der Interaktionsarbeit ist wie die älteren Konzepte der interaktiven Arbeit beeinflusst von der Spieltheorie und damit von der Prämisse, dass Akteur:innen ihre Interessen verfolgen und dafür auf andere angewiesen sind, sich also mit anderen abstimmen müssen – bei Dienstleistungsbeziehungen also Dienstleistungsgeber:in und Dienstleistungsnehmer:in (vgl. Dunkel und Weihrich 2014, S. 251–253).[70] Auch wenn asymmetrische Beziehungen, z. B. einer Altenheimbewohnerin zur Pflegefachkraft, nicht ausgeblendet werden, wird doch beiden Akteur:innen Handlungsmacht zugebilligt: Die Bewohnerin eines Heims kann zwar „in der Regel nicht verhandeln und auch nicht mit Abwanderung drohen", aber sie kann sich „dennoch wehren, wenn sie etwas nicht möchte" (Dunkel

[69] Eine andere Sicht auf Mitgliedschaft haben Groenemeyer und Rosenbauer: Aufgrund der notwendigen Koproduktion zwischen Dienstleistungsgeber:in und Dienstleistungsnehmer:in konzipieren Groenemeyer und Rosenbauer die Klient:innen der Sozialen Arbeit als Mitglieder der Organisation (2010, S. 65).

[70] Die Interessen von Dienstleister:in und ‚Kund:in' sind somit nicht immer kompatibel (vgl. dazu auch Hasenfeld 1987, S. 481). Für Call-Center-Interaktionen mit Kund:innen entwickeln Kleemann, Matuschek und Rieder ein Schema, bei dem divergente Zielsetzungen und nicht mit den Erwartungen übereinstimmende Kompetenzen der Akteur:innen zu einer „[p]otentiell entgleisende[n] Interaktion" führen (Kleemann et al. 2004, S. 137; siehe auch Rieder und Matuschek 2003, S. 218). Dunkel, Szymenderski und Voß verdeutlichen jedoch, dass „das Zustandekommen der Ko-Produktion" zwar immer gefährdet sein könne durch „gegenläufige Interessen", allerdings stelle gerade die Koproduktion auch einen Ausweg aus solchen Konflikten dar (2004b, S. 17–18).

und Weihrich 2014, S. 275) oder Ansprüche anmelden. Darüber hinaus kann aufgrund der „Logik der Situation“ die Konfrontation statt Verhandlung lohnenswert erscheinen (Dunkel und Weihrich 2014, S. 276).[71]

Andere Forschende betonen dagegen das erhebliche Ausmaß der Asymmetrie in Bezug auf Wissen und Handlungsmöglichkeiten bei besonders hilfsbedürftigen Personen wie Kranken oder Pflegebedürftigen. So spiegeln nach Becke und Bleses die sozialen Dienste „asymmetrische Beziehungs- und Abhängigkeitsverhältnisse wider“, und zwar „bis hin zu existenzieller Abhängigkeit“ (2015a, S. 24). Und Pongratz stellt heraus, dass das „Aktivitäts- und Machtpotential“ bei Hilfsbedürftigen „stark eingeschränkt“ sei (2005, S. 64). Er kritisiert die „Forderung nach Kundenorientierung [...] im modernen Kapitalismus“ (Pongratz 2005, S. 57)[72] und untersucht ‚Macht‘ in Dienstleistungsbeziehungen. Ausgangspunkt seiner theoretischen Überlegungen ist die Frage nach den Befugnissen, also nach der „Markierung der Grenzen des zugestandenen Verfügungsbereichs“ (Pongratz 2003, S. 60). Er will damit verdeutlichen, dass es eine Vielfalt an Dienstleistungen gibt, dass Dienstleistungen nicht von vornherein als *Marktbeziehung* aufgefasst werden sollten, und dass Machtkonstellationen eine jeweils sehr unterschiedliche Form haben (Pongratz 2005, S. 75–78).

Pongratz entwirft zunächst „Idealtypen asymmetrischer sozialer Beziehungen“ (2005, S. 63; ähnlich auch Pongratz 2003, S. 242)[73] (siehe Tabelle 2.5). Er verwendet dafür Webers Theorien zu Macht und Herrschaft (Pongratz 2005, S. 62, vgl. auch Weber 1980, S. 541–550).

---

[71] Dazu ist anzumerken, dass bei den arbeitssoziologischen Konzepten der Interaktionsarbeit der Fokus eher auf die Dienstleistenden gerichtet ist und weniger auf die ‚Kund:innen‘ (diese sind beim Konzept der ‚interaktiven Arbeit‘ stärker berücksichtigt). Die Seite der Kund:innen bzw. Dienstleistungsnehmenden wird insbesondere beim zusammengeführten Konzept der Interaktionsarbeit bewusst weitgehend ausgeblendet (Böhle und Weihrich 2020, S. 13; vgl. auch Abschn. 2.2.3).

[72] Er kritisiert an der ‚Kundenorientierung‘ erstens, dass „Leistungsnehmer pauschal (und oft irreführend) zu ‚Kunden‘ erklärt“ werden und zweitens, dass „Leistungsgeber unabhängig von ihrem konkreten Leistungsangebot auf generalisierte Handlungsnormen und -ziele, wie zum Beispiel ‚Kundenzufriedenheit‘, verpflichtet“ werden (Pongratz 2005, S. 57).

[73] Basis dafür ist Pongratz‘ Forschung zu Personalführung. In diesem Rahmen entwickelte er ein Modell der Personalführung, für das wiederum unterschiedliche Konzepte von Goffman den Ausgangspunkt bilden (Pongratz 2005, S. 60; vgl. auch Pongratz 2003).

Tabelle 2.5 Idealtypen asymmetrischer sozialer Beziehungen

Grundform		Soziale Beziehung	Alternationsschema
Herrschaft Befehl – Gehorsam	Illegitime Herrschaft	Unterwerfung (Gewaltherrschaft)	Gewalt / Drohung – Demütigkeit
	Legitime Herrschaft	Anhängerschaft (charismatische Herrschaft)	Verkündigung – Hingabe / Willfährigkeit
		Würde (traditionale Herrschaft)	Erhabenheit – Ehrfurcht
		Leitung (legale Herrschaft)	Anordnung – Erledigung
Interessenkonstellation Gegenseitiges inhaltliches Kalkül	Rechtsanspruch	Vertragsbeziehung (Klientenbeziehung)	Anrecht – Zuständigkeit
	Fachautorität	Auftragsverhältnis (Dienst-Leistung)	Angebot – Hinnahme
	Gunst	Duldung („privater Markt“)	Gewährenlassen – Zugeständnis
	Besitz / Mangel	Markttausch (Kundenbeziehung)	Gegenseitige Tauschbereitschaft

Quelle: Pongratz 2005, S. 63; Eigene Nachbildung

Der Typ „Dienst-Leistung“ stellt einen Idealtyp einer asymmetrischen sozialen Beziehung dar und ist eine „soziale Beziehung“ in der Form eines „Auftragsverhältnis[ses]“, wobei die „Interessenkonstellation“ durch „Fachautorität“ geprägt ist (Pongratz 2005, S. 63). Es gibt nach Pongratz bei diesem Typus zwei Dimensionen der Interaktion, in denen Macht relevant wird: Der *Auftrag* „bezieht sich auf die Frage: Wie kommt es zur Dienstleistungsbeziehung?“, wobei der „institutionelle Rahmen“ für die Analyse der Machtrelationen eine wichtige Rolle spielt (2005, S. 63), während sich die *Leistung* auf die „kooperative Leistungsausführung“ und den „Leistungsinhalt“ bezieht (2005, S. 64). Machtdifferenzen in der Dienstleistungsbeziehung stehen in Zusammenhang mit der „erforderlichen Eigenaktivität der Leistungsnehmer“ und sie unterscheiden sich je nach Leistungsinhalt der Dienstleistung (Pongratz 2003, S. 64). Pongratz bildet dies in einer weiteren systematischen Darstellung ab: Der „Leistungsbedarf“ aufgrund von „Bedürftigkeit“ mit der Interaktionsform „Helfen“ steht dabei für die größtmögliche Machtdifferenz, während der Leistungsbedarf „Problemlösungsfähigkeit“, im Sinne eines Erlernens von Kompetenzen zur Lösung von Problemen, wie es beim „Lehren" der Fall ist, eine Form mit der geringsten Machtdifferenz darstellt (2005, S. 66, siehe Tabelle 2.6).

Tabelle 2.6 Machtdifferenzen in Dienstleistungsbeziehungen nach Kriterien des Leistungsinhalts

Interaktionsform	Leistungsbedarf		Alternationsschema
Helfen	Bedürftigkeit	Stellvertretendes Handeln	Angebot – Hinnahme
Bedienen	Annehmlichkeit		↓
Unterhalten	Vergnügen	Anregendes Handeln	Zunehmende Eigenaktivität der Leistungsnehmer
Führen	Anleitung		
Informieren	Orientierung		
Beraten	Problemlösung	Befähigendes Handeln	↓
Lehren	Problemlösungsfähigkeit		Abnehmende Machtdifferenz

Quelle: Pongratz 2005, S. 66; Eigene Nachbildung

Ein Kritikpunkt wäre, dass bei Pongratz offenbar das größere Machtpotential immer auf Seiten der Dienstleistenden ist und er nicht darauf eingeht, ob sich Machtasymmetrien sogar umkehren können: Denn während beim „Helfen" der oder die Hilfsbedürftige in einer schwächeren Position ist, könnte beim „Bedienen" der bzw. die Dienstleistungsnehmer:in in der stärkeren Position sein (z. B. gegenüber Verkäufer:innen im Einzelhandel, Reinigungskräften, Taxifahrer:innen), selbst wenn nur das Kriterium des Leistungsinhalts betrachtet wird.[74] Pongratz selbst versteht seine Ausführungen zu Macht in Dienstleistungsbeziehungen jedoch als „theoretische[n] Argumentation" und „tentatives Schema" (Pongratz 2005, S. 62). Er verdeutlicht, dass die „deskriptive Leistungsfähigkeit der vorgeschlagenen Kasuistik von Dienstleistungsbeziehungen [...] empirisch noch zu prüfen" sei (Pongratz 2005, S. 75).[75] Es bleiben also Lücken in Pongratz' Ausarbeitung.

Ein anderer Ansatz ist es, der ‚Kundenorientierung' die ‚Kundenkontrolle' gegenüberzustellen und so eine kritische Auseinandersetzung mit unterschiedlichen Anforderungen an die Dienstleistungsgeber:innen zu ermöglichen, die auch

[74] Pongratz führt diese Berufe sogar auf und weist auf Unterschiede des „Bedienens" im Vergleich zum „Helfen" hin, aber ohne auf eine mögliche Umkehr der Machtasymmetrie einzugehen (siehe Pongratz 2005, S. 65–66).

[75] Es ließen sich keine Hinweise dafür finden, dass diese Kasuistik bisher geprüft wurde.

auf der Seite der ‚Kund:innen' bedeutsam werden. Die Kontrolle „der Leistungserstellung und damit auch des Interaktionsablaufs" (Pongratz 2005, S. 59) ist der Rolle der Dienstleistenden inhärent. Damit können mit dem Spannungsverhältnis von ‚Kundenorientierung' versus ‚Kundenkontrolle' Macht- und Herrschaftsverhältnisse adressiert werden. Rieder, Poppitz und Dunkel formulieren am Beispiel des Zugbegleitdienstes die widersprüchlichen Bedingungen für Angestellte und Bahnreisende: So sollen die Zugbegleiter:innen für das Unternehmen, die Deutsche Bahn AG, sowohl „entgegenkommende DienstleisterInnen" sein als auch „Autorität bei der Fahrgeldsicherung" zeigen (2004, S. 87). Diese Widersprüche werden in den Erwartungen der Fahrgäste widergespiegelt: Diese erwarten von den Zugbegleiter:innen sowohl Freundlichkeit und eine dienende Rolle als auch eine kontrollierende, die Ordnung und Sicherheit im Zug garantierende Funktion (Rieder et al. 2004, S. 86–87). Damit hängen weitere Aspekte zusammen, die in der älteren Literatur zu Dienstleistungsarbeit eine größere Rolle spielen. Dies sind Konflikte zwischen unterschiedlichen (eigenen) Zielen und Erwartungen der Akteur:innen, die jeweils zur Verfügung stehenden Ressourcen (z. B. zur Beeinflussung von Gefühlen), die Regeln, die bei der Interaktion eine Rolle spielen und die Materialität, also materielle Gegebenheiten wie z. B. auch der Körper selbst (Dunkel und Rieder 2003a; Dunkel und Rieder 2004b; Dunkel et al. 2004a; Heinlein 2004). Zudem bestehen für Dienstleistungsinteraktionen (ggf. implizite) Vorstellungen typischer Abläufe, was exemplarisch am Beispiel eines Friseurbesuchs beschrieben werden kann: Zunächst wird der Kontakt zwischen Dienstleistungsgeber:in und Dienstleistungsnehmer:in hergestellt, dann erfolgt die gemeinsame Definition des Problems und auf dieser Basis die gemeinsame Planung und Problemlösung sowie anschließend die Umsetzung und Fertigstellung. Mit eine Rolle spielt dabei, dass beide Akteur:innen am gleichen Ort sein müssen und dass es sich um eine sowohl den Körper als auch den Geist und die Emotionen betreffende Arbeit handelt, die am Menschen vorgenommen wird. Von den Dienstleister:innen muss eine aktive Balance und Kombination von Kundenorientierung und Kundenkontrolle geleistet werden und sie müssen Gefühle und ihre Gefühlsdarstellung aktiv steuern, z. B. ist ein Umgang mit Belastungen wie Ekelgefühlen erforderlich. Allerdings kann die Reihenfolge der Abläufe unterschiedlich sein, es können verschiedene Schritte gleichzeitig stattfinden und es kann insbesondere zu wiederholten Problemdefinitionen und misslungenen Problemlösungen kommen (Dunkel und Rieder 2004c). Dunkel, Rieder, Heinlein et al. machen, die Ergebnisse aus unterschiedlichen untersuchten Feldern eines Forschungsprojekts zusammenfassend, deutlich, dass Rahmenbedingungen wie die Marktförmigkeit (oder fehlende Marktförmigkeit), die Vorgaben durch die

Organisation, aber auch die jeweils unterschiedliche Position der Dienstleistungsnehmer:innen, die sich in Hinblick auf Ressourcen und damit einhergehende jeweils angepasste Erwartungen unterscheiden, eine äußerst bedeutsame Rolle spielen (Dunkel et al. 2004a, S. 243–246). Rahmenbedingungen können also vorab in erheblichem Maße die Bandbreite der möglichen Interaktionen vorstrukturieren. Für die Angestellten und die Dienstleistungsnehmer:innen kann dies bedeuten, dass sie nicht alles jeweils neu verhandeln müssen – aber auch nicht können. Geiger benennt „Preise, ein entsprechendes Arrangement, […] institutionalisierte Gewaltfreiheit und Rechtssicherheit" (2014a, S. 72), Baethge weist auf Rationalisierung, Standardisierung und niedrige Bezahlung hin (2014, S. 295). Sogar die Mitwirkung der Dienstleistungsnehmer:innen kann „nicht nur freiwillig eingenommen, sondern kann auch aufgezwungen werden" (Klatetzki 2010a, S. 8). Machtrelationen und Herrschaft haben also auf vielfältige Weise Einfluss auf die Dienstleistungsbeziehung.

Rahmenbedingungen sowie Macht- und Herrschaftsverhältnisse stellen sich bei sozialen Dienstleistungen nochmals anders dar als beim Beispiel Friseurbesuch. Hier spielen Überlegungen eine Rolle, wie der Umgang mit ‚Klient:innen' stattfinden sollte. Hasenfeld zählt Maßnahmen auf, damit hilfsbedürftige Klient:innen (der sozialen Arbeit) mehr Macht erhalten: Ihre Hilfsbedürftigkeit kann reduziert werden, das Angebot an alternativen Unterstützungsangeboten kann erhöht werden, der Nutzen bzw. Wert, den sie für die Dienstleistenden haben, kann erhöht werden, und die Alternativen, die es für Dienstleistungsgeber:innen gibt, können reduziert werden. Er schlägt diese Maßnahmen des ‚Empowerments' vor, um nicht zuletzt auch eine bessere Ausgangsbasis für eine gute Kooperation und damit für die Erreichung der Ziele zu schaffen (Hasenfeld 1987, S. 478–479). Es gibt also Ansätze, bestehende Machtasymmetrien von Seiten der professionellen Akteur:innen aktiv abzumildern.

Einen anderen Blick auf Macht und Herrschaft in Hinblick auf den Wohlfahrtsstaat – und damit die Rahmenbedingungen für soziale personenbezogene Dienstleistungen – sowie inhärente und sich in der Zweiten Moderne verändernde Logiken entwickeln Hirseland und Schneider (2011). Rekurrierend auf Michel Foucault, Ulrich Beck und Ulrich Bröckling verdeutlichen sie, dass die Individualisierung in der Zweiten Moderne beinhalte, dass die Technologien der Herrschaft „zunehmend unmittelbar auf die Ebene der Individuen verlagert" werden, es werde mehr Eigenverantwortung gefordert und die „Regulation […] erfolgt nun weniger durch autoritative Strukturierungen", sondern solle „dereguliert auf […] Ebene des Zusammenspiels von als autonom gedachten Akteuren" geschehen (Hirseland und Schneider 2011, S. 164). Autonomie werde auch dort eingefordert, „wo diese von den Subjekten gar nicht begehrt werde[n]" (Hirseland und

Schneider 2011, S. 170). Diese Veränderungen treffen auch und gerade „jene Individuallagen, die im erstmodernen Regime aufgrund ihrer strukturell schwächeren Position noch als besonders schutzbedürftig betrachtet wurden"; ebenso verändern sich die „erstmodernen bürokratischen Institutionen", sie werden zu „flexiblen Dienstleistungseinrichtungen", die in ihrer Struktur flexibel seien, flache Hierarchien aufweisen und für die ein informeller Umgang typisch sei (Hirseland und Schneider 2011, S. 164).[76] Auch wenn anzunehmen ist, dass diese Befunde weitreichende Auswirkungen auf die Dienstleistungsbeziehungen haben,[77] bleibt offen, wie diese für die sozialen personenbezogenen Dienstleistungen aussehen.

Das nun folgende Überkapitel „Sterben im Gesundheitssystem" dient vorwiegend der thematischen Verortung dieser Arbeit und beginnt mit einem Kapitel zu „Sterben und Tod in der reflexiven Moderne". Es weist damit Zusammenhänge mit den soeben gemachten Überlegungen zu den Veränderungen in der Zweiten Moderne auf.

[76] Flache Hierarchien sind typischerweise verbunden mit Forderungen an die Beschäftigten, autonomer zu handeln – es bestehen daher enge Verbindungen zur Subjektivierung von Arbeit (vgl. u. a. Fricke 2019, S. 79) bzw. können sie positiv gewendet für die den Beschäftigten zugestandene Fähigkeit stehen, durch „rationale Einsicht" und „zielorientierte Motivation den anstehenden Anforderungen gerecht zu werden" (Geiger 2014a, S. 59, Fußnote).

[77] Hirseland und Schneider (2011) führen ihre Diagnosen am Beispiel der Arbeitslosen- und Sozialhilfe aus, fokussieren dabei jedoch die institutionellen Erwartungen bzw. von den Hilfebedürftigen geforderten Verhaltensweisen.

Sterben im Gesundheitssystem 3

3.1 Sterben und Tod in der reflexiven Moderne

Die menschliche Sterblichkeit ist eine „anthropologische Grundtatsache“ (Feldmann und Fuchs-Heinritz 1995, S. 7). Das Sterben und der Tod werden daher mit einem anderen „Grenzpunkt des Daseins“ (Wagner und Krech 1995, S. 139) in Zusammenhang gebracht, der Geburt (Wagner und Krech 1995, S. 138–139). „Sterben und Tod sowie das Wissen um die Sterblichkeit“ gelten somit als „anthropologische Konstanten“ des menschlichen Daseins (Schneider 2020, S. 421; vgl. auch Krauss 2020, S. 188).[1] Zudem hat ein Großteil der Menschen das Sterben eines nahestehenden Menschen erlebt (Schneider 2014, S. 53). Dennoch stellt es eine *Grenzsituation* dar, wenn sie erfahren werden, denn Sterben und Tod sind mit einer grundlegender Konflikthaftigkeit verbunden, es werden Gewissheiten und Alltagsroutinen in Frage gestellt. Dies führt zu erheblicher Unsicherheit, auch in Bezug auf das Handeln (vgl. Berger und Luckmann 1972, S. 108; Berger 1973, S. 42–44; Schneider 1999, S. 57; Schneider 2014, S. 60–61; Schneider 2020, S. 421–423).

Erste im engeren Sinne thanatosoziologische Forschung gibt es seit Mitte des 20. Jahrhunderts, hier werden Glaser und Strauss (siehe u. a. 1974a; 2007) sowie Sudnow (1973) als Pioniere benannt (vgl. Feldmann 2012, S. 28; Feldmann und Fuchs-Heinritz 1995, S. 7).[2] Aus soziologischer Perspektive ist das Sterben nicht

[1] Ähnliche Feststellungen und Formulierungen finden sich u. a. auch bei Sudnow (1973, S. 81) und Nassehi (1992, S. 11–12).

[2] Die Thanatosoziologie bezeichnet Feldmann als „periphere Subdisziplin der Soziologie“, sie ist Teil der Thanatologie, die er als „interdisziplinäre nomadisierende Patchwork-Wissenschaft des Sterbens und des Todes“ (2010a, S. 569) definiert. Auch vor Entstehung der Thanatosoziologie gab es soziologische Forschung zum Sterben und zum Tod, so findet

S. H. Krauss, *Dienstleistungsarbeit in der Palliative Care*,
https://doi.org/10.1007/978-3-658-49653-1_3

vorrangig ein biologischer, sondern ein sozialer Vorgang, ein „umfassender Ausgliederungsprozess", der „im Kern auf eine grundlegende Um- und Neudefinition der gemeinsam geteilten Wirklichkeit durch alle am Sterbensverlauf Beteiligten" (Schneider 2014, S. 60) zielt. Dabei soll bewusst werden, dass in Zukunft das Leben ohne den oder die Verstorbene:n gestaltet werden muss und dass ein Weiterleben sinnvoll ist (Schneider 2014, S. 60). Neben dem bzw. der Sterbenden selbst sind somit in sehr wesentlicher Weise die Weiterlebenden betroffen. Der *soziale Tod* ist schließlich erreicht, wenn „ein Mitglied einer Gruppe [...] von dieser als irrelevant, als nicht mehr existent, metaphorisch formuliert als ‚gestorben' definiert" wird (Stadelbacher und Schneider 2017, S. 64).[3] Schneider spricht daher auch vom „Sterben-Machen" (2014, S. 62; vgl. auch 2020, S. 421–423). In der Vormoderne sind die Prozesse der Ausgliederung von Mitgliedern einer Gemeinschaft – wie die Gesellschaft insgesamt – in hohem Maße von der Religion geprägt, in der Moderne ändert sich dies durch die funktionale Differenzierung (vgl. z. B. Luhmann 2009; Luhmann 2019; Nassehi 1992, S. 13–17; ähnlich auch Schneider 2020, S. 423).[4] Außerdem steigt die Lebenserwartung deutlich. Stadelbacher und Schneider zählen als Ursachen dafür „bessere Lebensbedingungen, bessere Ernährung, mehr Hygiene, mehr medizinische Versorgung und [...] Wohlstand für möglichst viele Menschen" auf (2017, S. 69). Leid soll vermieden werden, moderne Institutionen und die Verwissenschaftlichung spielen dabei eine wichtige Rolle. In Krankenhäusern wird das Sterben durch die Behandlung und Heilung von Krankheiten durch die Medizin verhindert oder zumindest hinausgezögert, aber auch das Sterben findet zunehmend in Krankenhäusern statt. In der Ersten Moderne, insbesondere in der Zeit nach dem Zweiten Weltkrieg, den 1950er/1960er Jahren, sah sich die Medizin jedoch nicht in der Verantwortung, Sterbende zu versorgen oder zu begleiten. Wenn das Ziel der Medizin, die Kranken zu heilen, nicht möglich war, wurden die Sterbenden den

---

sich unter den soziologischen Klassikern Durkheims Werk zum Selbstmord (1973), in welchem das Sterben und der Tod allerdings nur als „*soziale Tatsachen*" behandelt werden, wie Schneider kritisiert (1999, S. 21, Herv. i. Orig.).

[3] Dazu auch Feldmann, der physisches, psychisches und soziales Sterben unterscheidet und darauf verweist, dass gemäß u. a. Sudnow sowie Glaser und Strauss „der Begriff ‚soziales Sterben' nur das Verhalten der in der terminalen Phase anwesenden Personen betreffen sollte, die den Sterbenden als Quasileiche behandeln" (2010a, S. 576; vgl. dazu weiterführend aber auch Feldmann 2010b, S. 18–25).

[4] Nassehi betont, dass es in der Folge keine einheitliche Rationalität mehr gebe und damit eine geringere intentionale Plan- und Steuerbarkeit einhergehe – ganz im Gegensatz zu den Annahmen und Erwartungen der Aufklärung (Nassehi 1992, S. 15; dazu ausführlicher Kneer 1993).

Pflegefachkräften überlassen (Stadelbacher und Schneider 2017, S. 69; Schneider und Stadelbacher 2020, S. 485–486; Schneider 2020, S. 424).

In der Zweiten – der reflexiven – Moderne findet erneut ein tiefgreifender Wandel statt. Die Sicht auf das Sterben ändert sich in Deutschland seit etwa den 1970er/1980er Jahren. Insbesondere werden Fragen nach einem ‚guten Sterben' gestellt, also auch, ob medizinische Behandlungen so lange wie möglich mit dem Ziel der Lebensverlängerung erbracht werden sollen oder stattdessen Leiden besser verhindert werden kann, wenn das *Sterben* selbst möglichst ‚gut' erfolgt, also gemäß des Mottos, das der Pionierin hospizlicher Ideen, Cicely Saunders, zugesprochen wird: „Es geht nicht darum, dem Leben mehr Tage zu geben, sondern den Tagen mehr Leben" (vgl. u. a. Kanton Schaffhausen 2016)[5]. Mit der Idee des ‚*guten* Sterbens' ist die Frage nach der Richtschnur verbunden, d. h. was ‚gut' ist, aber auch, wer dies bewerten soll.[6] Die Antwort ist eine für die Zweite Moderne typische, denn der oder die Sterbende soll gemäß seiner oder ihrer Wünsche versorgt und begleitet werden. Die Sterbephase wird zu einer institutionalisierten Phase im Lebenslauf[7] und zu einem Risiko, denn es gilt für den einzelnen Sterbenden, die ‚richtigen', nun – am Lebensende – auch ‚endgültig' nicht mehr revidierbaren, Entscheidungen zu treffen. Die ‚*Institutionalisierung*'[8] findet darüber hinaus noch auf einer anderen Ebene statt, denn es gibt eine zunehmende Anzahl an institutionellen Settings für die Versorgung und Begleitung von Sterbenden, neben dem Krankenhaus sind dies Alten- und Pflegeheime, stationäre Hospize, ambulante Hospizdienste, die spezialisierte ambulante Palliativversorgung (SAPV) und weitere ambulant organisierte Versorgungsformen wie Pflegedienste und Hausärzte. Das nun individualisierte Sterben soll an das individualisierte Leben anknüpfen, ja Teil davon sein (Schneider 2020, S. 424;

---

[5] Dieser vielfach z. B. auf Internetseiten von Organisationen der palliativen Begleitung und Versorgung zitierte und daher für die Praxis offensichtlich hoch relevante Spruch wird prominent auf dem Titel dem Palliative Care Konzept des Schweizer Kantons vorangestellt; vgl. zu diesem Spruch jedoch auch den Palliativmediziner Sitte in seinem Ratgeber für Betroffene (2018, S. 20 und 64).

[6] Streeck spricht sogar von einer „Optimierung des Sterbens" sowie „Optimierung des Lebensendes" (2017).

[7] Es zeichnet sich zudem ab, dass die Sterbephase ein typischer Teil der eigenen Biographie werden könnte: So erwähnt Streeck „zahlreiche Dokumentarfilme über das Lebensende und (auto-)biographische Schilderungen in Buchform", in denen die Erfahrungen von unheilbar kranken Menschen thematisiert werden (2017, S. 36; vgl. auch Zimmermann-Acklin 2012, S. 1544).

[8] Zur Institutionalisierung des Sterbens als gesamtgesellschaftliche Entwicklung siehe auch Schneider (2014, S. 64–68); zum Verhältnis von Institutionalisierung, Institution, Organisation und Subjekt siehe Böhle, Schneider und Stadelbacher (2016, S. 16–25).

Schneider 2014, S. 67; Schneider und Hayek 2005, S. 117; dazu auch Streeck 2019, 235–240). Die letzte Lebensphase wird für Individuen der reflexiven Moderne zu einem Projekt, mit dessen Planung rechtzeitig begonnen werden soll, indem möglichst selbstbestimmt zusammen mit anderen (Angehörigen, aber auch Professionellen wie Ärzt:innen) unterschiedliche Szenarien, insbesondere mögliche Gefahren, antizipiert werden und dafür auch schriftlich nachvollziehbare Entscheidungen getroffen werden, z. B. in Form von Vorsorgevollmachten oder Patientenverfügungen (Schneider 2020, S. 425–426; Stadelbacher und Schneider 2017, S. 66–67). Das Sterben wird damit vom „Schicksal" der Vormoderne und dem „Machsal" der Ersten Moderne nun zum „Gestaltsal" der Zweiten Moderne (Lob-Hüdepohl 2014, S. 1; vgl. auch Schneider 2020, S. 426). Allerdings ist die

> „Willensfreiheit des Individuums im Sinne eines autonomen Subjekts […] aus soziologischer Sicht keine prinzipielle Frage von gegeben oder nicht gegeben, sondern sie ist eine empirische Frage des Mehr oder Weniger" (Stadelbacher und Schneider 2017, S. 75).

Sie ist damit eine „Frage der *sozialen Praxis*" (Stadelbacher und Schneider 2017, S. 75, Herv. i. Orig.). Stadelbacher und Schneider führen weiter aus:

> „Selbstbestimmung ist somit in jeder Facette (was jemand will, was er kann, darf und vor allem, was er wollen sollte) immer der Effekt von Interaktion und Institution und damit zwangsläufig von Macht" (Stadelbacher und Schneider 2017, S. 75–76).

Individualisierung bedeutet in der Zweiten Moderne also einerseits, dass es nicht dem oder der Einzelnen überlassen bleibt, ob er oder sie gestalten und entscheiden will, sondern alle unterliegen einem Zwang, dies zu tun (vgl. u. a. Stadelbacher und Schneider 2017, S. 68–69). Andererseits ist nicht beliebig, was jemand wollen soll. Verhindert werden soll vor allem ein ‚schlechtes' Sterben, das Schneider auch als ‚riskantes' Sterben bezeichnet:

> „Das ‚schlechte' bzw. ‚riskante' Sterben wäre soziologisch gesehen ein Sterben in Unsicherheit; also jenes Sterben, dem – insbesondere bei den beteiligten (Weiter-)Lebenden – Handlungssicherheiten und Deutungsgewissheiten sowohl im Umgang mit dem Sterben/Sterbenden als auch für ihren Übergang in ein sinnhaftes Weiterleben nach dem Tod des Anderen fehlen" (Schneider 2014, S. 60).

Im Zitat klingt an, dass das ‚gute Sterben' vor allem den Weiterlebenden dient. Das ‚schlechte' oder ‚riskante' Sterben ist daher hauptsächlich aus Sicht der Weiterlebenden problematisch. So schildert Dreßke das Beispiel einer Patientin, die unbemerkt nachts auf dem Flur eines Hospizes verblutet, was das Personal der Einrichtung sehr verstört, denn der Sterbeverlauf ist „nicht sozial vermittelt" (2007, S. 100). ‚Gutes' Sterben ist somit nicht nur ein „eigenes Sterben" (Streeck 2019), also ein Sterben, das möglichst optimal auf das einzelne Individuum hin ausgerichtet ist, sondern Sterbende sollen das wollen, was für die ihnen nahestehenden oder für sie sorgenden Personen relevant ist. Typischerweise ist allerdings das gute Weiterleben ihrer Angehörigen für Sterbende sowieso wichtig. Bedeutsam wird demnach nicht nur ein möglichst schmerzfreies Sterben, sondern es ist auch „die Organisation eines Sterbeprozesses, die jene umfassende Betreuungssicherheit erzeugt, die der Sterbende und seine Angehörigen in der je aktuellen Lebens- und Krankheitssituation benötigen" (Schneider 2014, S. 61). Diese Erfahrung hilft den Angehörigen anschließend, ohne den Verstorbenen weiterzuleben. Wie bereits weiter oben in diesem Kapitel ausgeführt, ist das Sterben damit ein *„sozial organisierter Prozess"* der Ausgliederung von Mitgliedern einer Gemeinschaft, der „auf eine umfassende Transformation [...] der gemeinsam geteilten Wirklichkeit durch alle am Sterbensverlauf Beteiligten zielt" (Stadelbacher und Schneider 2017, S. 65, Herv. i. Orig.; vgl. auch Schneider 2014, S. 60).

Unter diesen gewandelten Idealvorstellungen und Bedingungen muss davon ausgegangen werden, dass ein ‚gutes Sterben' voraussetzungsvoll ist und nicht allen im selben Maße möglich ist. Schneider und Hayek sprechen von einer Diversifizierung, die durch die unterschiedlichen „Voraussetzungen, Vorstellungen, Bedürfnisse[n] der jeweiligen Klientel" (Schneider und Hayek 2005, S. 135) entstehe. Zudem fehlen „allgemein verbindliche kommunikative Muster und Verhaltensrituale zu Sterben und Tod weitgehend" (Schneider und Hayek 2005, S. 134). Ein noch deutlicherer Bezug auf soziale Ungleichheit findet sich bei Schneider und Stadelbacher, die auf Unterschiede bei der Gesundheit und Lebenserwartung hinweisen, welche wesentliche Determinanten und Dimensionen sozialer Ungleichheit widerspiegeln, sie nennen das Geschlecht und den sozioökonomischen Status. Allerdings stellen sie jedoch auch einen Mangel an empirischer Forschung fest, die über die statistischen Daten hinausgehe (2020, S. 12).

Neben den Einflüssen der gesellschaftlichen Bedingungen und Normen, der Berücksichtigung anderer Personen sowie den unterschiedlichen individuellen Möglichkeiten je nach verfügbarem ‚Kapital'[9], spielt nicht zuletzt der Tod selbst eine nie ganz einzuhegende Rolle:

---

[9] Also die Kapitalsorten im Sinne Bourdieus (vgl. insbesondere 1983), der zwischen ökonomischem, sozialen, kulturellem und symbolischem Kapital unterscheidet.

> „Die Bearbeitung des Todes ist nie umfassend, sie kontrolliert ihren Gegenstand nie vollständig. Ein unbearbeiteter Rest bleibt, denn der Tod ist ein zutiefst asoziales Phänomen" (Salis Gross 2005, S. 172).

In einer fortgeschritten modernen Gesellschaft bildet typischerweise das Gesundheitssystem den Rahmen, in dem das Sterben und der Tod stattfinden und in dem sie definiert, organisiert, kontrolliert und gestaltet werden. In Deutschland ist es als Teil des Wohlfahrtsstaats in hohem Maße (sozial-)politisch beeinflusst. Bevor also auf Palliative Care und unterschiedliche Settings und Institutionen des Sterbens eingegangen wird, wird im folgenden Unterkapitel das Verhältnis der Individuen zum Gesundheitssystem als Teil des Wohlfahrtsstaates ausgelotet.

3.2 Das deutsche Gesundheitssystem als Teil des Wohlfahrtsstaates

Das Gesundheitssystem ist ein zentraler Bestandteil von Wohlfahrtsstaaten und damit der Sozialpolitik. Wohlfahrtsstaatliche Sozialpolitik schließt Lücken, die in der Moderne durch die „Ausdifferenzierung der Ökonomie" für die Individuen entstanden (Hirseland und Schneider 2011, S. 160). Bis in die 1980er Jahre hatte der Wohlfahrtsstaat in Deutschland die Aufgabe, die negativen Auswirkungen des Marktes abzufedern, wohlfahrtsstaatliche Maßnahmen standen also dem Marktgeschehen diametral gegenüber. Im Bereich der Gesundheitspolitik wird jedoch seit den 1970er Jahren über zu hohe und weiter steigende Ausgaben geklagt und seit den 1990er Jahren werden Strukturen zunehmend marktförmig umgebaut. Damit soll zusätzlich zur Kostensenkung eine höhere Qualität der Leistungen für Patient:innen erreicht werden. Heute ist es wissenschaftlicher und politischer Konsens, den Blick auf verschiedene gesellschaftliche Elemente zu richten, die Wohlfahrt und soziale Sicherheit hervorbringen können, also der Staat, die Familie, die Zivilgesellschaft (z. B. kirchliche Initiativen), korporatistische Organisationen (z. B. Berufsverbände) und auch der Markt (Nullmeier 2007; Wendt 2009, S. 97–100; Manzei et al. 2014; Gerlinger 2014). Neben der Kostenproblematik staatlicher Leistungen und der Frage, ob der Markt Verursacher oder Lösungsansatz für Krisen der Gesundheitsversorgung ist, werden weitere unterschiedliche Spezifika und Ambivalenzen für die einzelnen Elemente sozialer Sicherung und Wohlfahrtsproduktion von Seiten der Forschung thematisiert.

In einem konservativen Wohlfahrtsstaat wie Deutschland spielen zunächst die Angehörigen eine wichtige Rolle, denn gemäß des Subsidiaritätsprinzips trägt die Familie die Hauptverantwortung für die Versorgung Hilfsbedürftiger,

d. h. insbesondere von Kindern, Kranken und Hochbetagten (Riegraf 2014; Lutz und Palenga-Möllenbeck 2010, S. 146–147; Klie 2020; Krauss 2020, S. 176–178; Esping-Andersen 1990). Der gesundheitspolitische Grundsatz ‚ambulant vor stationär' (vgl. SGB V 2023, § 39 Abs. 1 S. 2)[10] zeigt exemplarisch, wie sich finanzielle Erwägungen in Form des Wirtschaftlichkeitsgebots[11] mit Interessen von Patient:innen decken können und somit unterschiedliche politische Zielsetzungen vereint werden: Eine ambulante Versorgung entspricht meist den Wünschen der Patient:innen und ist durch die „Mobilisation familiärer Ressourcen" (Marienfeld 2020b, S. 33) günstiger. Allerdings werden in der Literatur vielfach die daraus resultierenden Belastungen der Angehörigen betont, auch wenn eine Versorgung in den eigenen vier Wänden durchaus für die Angehörigen erfüllend sein kann (vgl. u. a. Marienfeld 2020a). Die Hauptlast der innerhalb von Familien geleisteten häuslichen Versorgung und Pflege, die Teil der unbezahlten Care-Arbeit ist, tragen vor allem Frauen, wie vielfach herausgearbeitet wurde (vgl. u. a. Haubner 2017, S. 227; Kohlen 2018, S. 254; Jähnke und Stäudle 2017, S. 22–23). Mit der Zweiten Modernisierung wird diese Zuweisung qua Geschlecht brüchig, denn Frauen sind ebenfalls außer Haus berufstätig und verfolgen eigene Karrierewege. Erwerbstätigkeit wird zudem von der Politik gefordert, unter anderem, um Altersarmut zu verhindern (Beck und Beck-Gernsheim 1994, S. 25; Riegraf 2014).[12]

Der gesellschaftliche Wandel der letzten Jahrzehnte führt darüber hinaus einerseits dazu, dass aktuell für Deutschland ein hoher Bedarf an Pflege- und Sorgetätigkeiten für den steigenden Anteil älterer und hoch betagter Menschen konstatiert wird und die Gesellschaft andererseits geprägt ist von „Heterogenität, Pluralität und Migration" (Klie 2020, S. 325). Wohlfahrtsstaaten können diesem gesellschaftlichen Wandel idealtypisch auf zwei Arten begegnen: Die Care-Arbeit kann durch schlecht bezahlte Arbeitskräfte, meist Migrantinnen und damit mehrfach Benachteiligte, im Rahmen privatwirtschaftlicher Arrangements erledigt werden, oder es werden durch den Staat gut bezahlte Stellen für relativ hoch Qualifizierte geschaffen (Senghaas-Knobloch 2008, S. 225–226).[13] Um

---

[10] Für Sozialhilfeempfänger:innen auch SGB XII (2023, §13 Abs. 1 S. 2), vgl. zum Thema ‚ambulant vor stationär' außerdem auch Nagel, Neukirch, Schmid et al. (2017).

[11] Festgelegt im SGB V (2023, §12).

[12] Für einen bedeutsamen Teil von Frauen galt selbstverständlich bereits immer, dass bezahlte Arbeit oder Arbeit im Rahmen eines Familienbetriebs geleistet werden musste (exemplarisch für die Situation von Arbeiterinnen mit Kindern siehe Becker-Schmidt et al. 1984).

[13] Deutschland befindet sich in einer Zwischenposition (Senghaas-Knobloch 2008, S. 226; Krauss 2020, S. 177).

Leistungen des Gesundheitssystems zu ergänzen, wird außerdem zunehmend ein dritter Weg diskutiert, nämlich Community Care (vgl. u. a. Klie 2020). Klie benennt Versorgungs- und Gesundheitszentren, die von Kommunen oder Genossenschaften betrieben werden, Gemeinschaften, die Einrichtungen und neue Wohnformen der Langzeitpflege entwickeln, und auch die Hospizarbeit (2020, S. 323–324). Er spricht von einer „Neuinterpretation des Subsidiaritätsprinzips" (Klie 2020 S. 325). Allerdings warnte Waerness schon Mitte der 1980er davor, in der Community Care die Lösung der Probleme des Gesundheitswesens zu sehen. Ihre Kritik umfasst mehrere Aspekte: Die Unwahrscheinlichkeit, dass dies in größerem Maßstab umsetzbar sei, bei einem steigenden Bedarf an Care-Leistungen und zugleich steigender Nachfrage an bezahlten Arbeitsstellen – von allem von Seiten der Frauen. Die Tätigkeiten selbst transformierten sich außerdem im Zuge ihrer Herauslösung aus dem informellen Bereich, die entstandenen Leistungen unterliegen nun den Einflüssen verschiedener Professionen (Waerness 1984, S. 187). Ihre Einschätzung ist daher, dass auch Community Care einer starken hierarchischen Ordnung unterliegen würde, in der Form, dass professionelle Kräfte als Berater:innen die unbezahlten Kräfte anleiten und anweisen würden (Waerness 1984, S. 203). Und Wiesenthal kritisiert, dass zwar die Möglichkeit eines Marktversagens gesehen werde, ein Versagen von (staatlichen) Organisationen und auf Gemeinschaft beruhenden Lösungen aber nicht berücksichtigt werde, und dies, nachdem die Politik „sich traditionell bemüßigt sah, das ‚Versagen' der Familie durch Organisationen vom Typ Schule, Krankenhaus und Strafanstalt auszugleichen" (2005, S. 224).[14]

In der Tat lösen die Entwicklungen der letzten Jahrzehnte, nämlich die Fokussierung auf Kosten und der wettbewerbsförmige Umbau des Gesundheitssystems, Ängste bei den unterschiedlichen Professionen[15] aus: Es wird befürchtet, dass die Ökonomisierung und Standardisierung zu einer Deprofessionalisierung führe (Klinke und Kadmon 2018; Manzei und Schmiede 2014). Allerdings war die Medizin schon immer von finanziellen Interessen zumindest mit geprägt und auch die Pflege muss schon lange zwischen dem Aufwand und Nutzen abwägen (Karsch 2015; Ostner und Beck-Gernsheim 1979). Außerdem existieren die

[14] Dennoch wäre bei marktförmigen Angeboten zu fragen, inwieweit dafür aus Patient:innen ‚Kund:innen' werden müssen, also quasi ‚autonome' Akteur:innen, die entsprechende Kompetenzen und Zeit mitbringen, zwischen verschiedenen Optionen zu wählen. Nach Adam und Henke fehlt Patient:innen in der Regel eine solche „Konsumentensouveränität" (2016, S. 1087; vgl. auch Abschn. 2.1.2.2).

[15] Hier mit einem sehr breiten Verständnis von Profession (vgl. zum Professionsbegriff z. B. Hartmann 1972; Höhmann 2009; Vogd 2018, S. 56).

Organisationen und Märkte im Gesundheitsbereich typischerweise nicht in Reinform, sondern es handelt sich um sogenannte hybride Organisationen, die sowohl von staatlichen, marktlichen als auch weiteren Akteur:innen und Einflüssen mit gesteuert werden (vgl. Evers und Ewert 2010). Geschaffen wurden somit meist keine ‚reinen' Märkte, sondern Wohlfahrtsmärkte, die durch den Staat stark reguliert werden, u. a. durch staatliche Zuschüsse (Nullmeier 2007, S. 97–98). Dies bedeutet auch, dass Personen zumeist nicht frei entscheiden können, ob sie eine Leistung in Anspruch nehmen können. Über unterschiedliche wohlfahrtsstaatliche Prinzipien kann festgelegt werden, wer Leistungen erhalten soll: Gemäß des Fürsorgeprinzips wird die Hilfsbedürftigkeit geprüft, es zielt daher auf Personen, die nicht in der Lage sind, für sich selbst zu sorgen. Dies sind meist arme oder beeinträchtigte Personen. Dagegen bedeutet das Versicherungsprinzip, dass Personen Teil einer Solidargemeinschaft sind – z. B. Erwerbstätige in bestimmten Berufen – und im Versicherungsfall Anspruch auf eine Leistung haben. Das Versorgungsprinzip wiederum betrifft eine große Solidargemeinschaft wie z. B. die Wohnbevölkerung eines Landes (Wendt 2009, S. 51–60, Krauss 2020, S. 176–177).

Grundsätzlich stellt sich die Frage, für was das Gesundheitswesen zuständig sein soll. Wurden um 1900 noch vorwiegend Infektionskrankheiten bekämpft, waren es später die ‚Volkskrankheiten' und zunehmend psychische Beschwerden (Moos 2018, S. 169–170; siehe auch Cassier-Woidasky 2007, S. 77–78). In der Zwischenzeit steht der Gesundheitssektor auch für „Prävention, Anti-Aging, Enhancement" (Moos 2018, S. 171). Moos postuliert, dass es dabei zu widersprüchlichen Entwicklungen gekommen sei, denn es gebe gleichzeitig „sowohl naturalistische als auch normativistische Positionen": Den Geltungsansprüchen z. B. der Neurowissenschaften, psychische Erkrankungen erklären zu können, steht eine „zunehmende ‚Patientenorientierung' gegenüber, wie sie unter den Stichworten ‚Patientenwille', ‚Patientenwunsch' und ‚Lebensqualität' nicht nur in der Palliativmedizin Fuß gefasst" habe (Moos 2018, S. 171). Der vermutlich wichtigere Punkt für Patient:innen, die Leistungen von verschiedenen Dienstleistungsgeber:innen des Gesundheitsbereichs erhalten, könnte jedoch sein, dass eine zentrale Instanz fehlt, die die einzelnen Leistungen koordiniert (Böhle et al. 2015, S. 166) und damit eine „Anwalts-, Vermittlungs- und Beratungsfunktion" für die Patient:innen als Dienstleistungsnehmer:innen übernimmt (Böhle et al. 2015, S. 176). Eine solche Funktion eines bzw. einer solchen Koordinator:in würde auch das Problem der Informationsasymmetrie adressieren, das für Patient:innen im Verhältnis zu den professionellen Akteur:innen bestehen kann (Nolting et al. 2014, S. 255).

Damit sind zentrale Konfliktlinien aufgezeigt, die im deutschen Gesundheitssystem aktuell relevant sind. Die nun folgenden Unterkapitel zu Palliative Care setzen sich mit einem Feld innerhalb des Gesundheitssystems auseinander, das Veränderungen im Gesundheitswesen angestoßen hat und sich gleichzeitig mitten in diesem System befindet.

3.3 Palliative Care

3.3.1 Die Entwicklung von Palliative Care

Das Sterben wurde innerhalb des Gesundheitssystems lange vernachlässigt, weil bei sterbenden Menschen kurative medizinische Maßnahmen keinen Sinn mehr machen (vgl. z. B. Kränzle 2018a; Hayek 2006, S. 9). Dennoch gibt es eine lange Tradition der Begleitung und Versorgung Sterbender auch außerhalb des familiären Umfelds. Kränzle sieht eine systematische Organisation der Pflege Sterbender erstmals im Frankreich des 16. und 17. Jahrhunderts verwirklicht. Vinzenz von Paul und Louise von Marillac gründeten einen Orden zur Versorgung armer, kranker und sterbender Menschen. Ende des 19. Jahrhunderts gründete Mary Akinhead in Dublin einen Orden zur Versorgung Sterbender und verwendete für das Haus die Bezeichnung ‚Hospiz'. Der Begriff ‚Hospiz' wurde schon deutlich früher, im frühen Mittelalter, für Pilgerherbergen verwendet; Pilger wurden dort auch medizinisch betreut und es konnte sein, dass sie auf ihrer Pilgerreise dort starben. Der Hospizgedanke erfuhr jedoch erst ab Mitte des 20. Jahrhunderts durch Cicely Saunders große Bekanntheit. Saunders war Krankenschwester, Ärztin und Sozialarbeiterin und begründete in England die Hospizbewegung. In Deutschland war der Beginn deutlich verzögert, die Hospizidee setzte sich später als in anderen Ländern durch. Anfang der 1980er entstand die erste Palliativstation in Köln. Eine Sterbebegleitung fand jedoch schon lange davor statt, allerdings weitgehend unbeachtet von der Öffentlichkeit durch kirchliche und karitative Gruppen (Kränzle 2018a, S. 4–7; zur Geschichte der Hospizbewegung und Palliative Care vgl. u. a. auch Heller und Pleschberger 2015). Herrlein weist zudem darauf hin, dass es in Deutschland bereits in den 1960er Jahren einen Ansatz gegeben hat, hospizliche Ideen in die bereits bestehenden Versorgungseinrichtungen einzubringen, u. a. in die bestehenden Abteilungen der Krankenhäuser, statt eigene Einrichtungen zu schaffen (2009, S. 10–11).

Die Hospizbewegung gilt als Bürgerbewegung, die aus einer Kritik am Umgang der Medizin mit Sterbenden heraus entstand. Die Kritik bestand darin, dass sich Ärzt:innen nicht mehr für Patient:innen zuständig fühlten, wenn Heilung nicht mehr möglich erschien und Kliniken daher jegliche Versorgung und Pflege abbrachen. Die „Rolle des Sterbenden" fehlte also (Hayek 2006, S. 9). Zentrale Forderungen der Hospizbewegung sind eine ganzheitliche Betreuung und individuell ausgerichtete Behandlung. Wichtiges Ziel ist zudem die Realisierung institutioneller Bedingungen, mit denen sich diese Forderungen realisieren lassen. Gleichzeitig befürchten die Akteur:innen der Hospizbewegung, dass ihre Forderungen mit der ‚Institutionalisierung', u. a. der Professionalisierung und der Einbettung in rechtliche Rahmenbedingungen, verloren gehen (Hayek 2006, S. 9–10; Fink 2012, S. 161–191). Wenn ganz allgemein auf die Funktion einer ‚Institution' geschaut wird und der Begriff in einem breiten Sinn verwendet wird, als „Systeme von Normen, die spezifische Prozesse regulieren" (Abels 2020, S. 28), wird nachvollziehbar, wieso diese Befürchtungen realistisch sind, denn Institutionen erhöhen die Handlungssicherheit, indem sie Komplexität verringern. Es werden also Bestandteile der ‚Wirklichkeit' ausgeblendet und Handlungsoptionen eingeschränkt (vgl. auch Schneider 2014, S. 64). Mit einer solch breiten und soziologischen Verwendung des Begriffs wird jedoch ebenfalls deutlich, dass das Sterben und vor allem der Tod bereits sehr lange schon von Institutionen geprägt sind. Die Verankerung hospizlicher Ideen in Organisationen kann somit auch als *neue* Institutionalisierung des Sterbens und des Todes begriffen werden (vgl. dazu Knoblauch und Zingerle 2005; Schneider und Stadelbacher 2020).[16] Es handelt sich bei der von der Hospizbewegung sowohl gewünschten als auch gefürchteten ‚Institutionalisierung' also eher um „neue Formen der institutionell-organisatorischen Gestaltung des Lebensendes" (Schneider und Stadelbacher 2020, S. 582). Das Sterben in der Palliativstation, im Altenheim oder zu Hause mit Unterstützung durch die spezialisierte ambulante Palliativversorgung (SAPV) sind Beispiele für institutionalisierte Rahmen des Sterbens bzw. „institutionelle[n] Settings des ‚Sterben-Machens'" und ein Zugangsritual ist unter anderem „das Ausstellen einer SAPV-Verordnung seitens der entlassenden Klinik" (Schneider 2014, S. 67). Es entstehen so „Sterbewelten" bzw. „Sterbenswelten" (Schneider 2014, S. 66, in Anlehnung an Anne Honer und Ronald Hitzler, die sich wiederum

[16] Eine Institutionalisierung erscheint beim Sterben besonders notwendig, weil das Sterben in hohem Maße Unsicherheiten beinhaltet. Auch mit einem durch eigene Lebenserfahrung gewonnenen Wissen ist in dieser Situation kein besseres Verstehen möglich, da Sterben einen Endpunkt darstellt – niemand hat es persönlich erfahren. Das Sterben ist somit eine besondere Situation, und zwar nicht nur für jeweils Betroffene, sondern auch für ihre Umgebung (Schneider 2014, S. 65–66). Schneider schreibt dazu: „Der Sterbeprozess eines Menschen ist aus Sicht des direkt Betroffenen – des Sterbenden – nur solange methodisch-systematisch rekonstruierbar, wie interagiert und kommuniziert werden kann" (2014, S. 65).

anlehnen an Alfred Schütz' und Benita Luckmanns „kleinen (sozialen) Lebenswelten"). Komplexitätsreduktion steht jedoch im Widerspruch zu Ganzheitlichkeit und Individualität. Ein ganzheitliches und individuelles Eingehen auf Einzelne wird somit weniger wahrscheinlich.[17] Während sich die Hospizbewegung als Gegenbewegung zu „etablierten Organisationen und Professionen" (Heimerl und Heller 2001, S. 9) gesehen hat, gilt es damit nun, „Menschenwürde, Autonomie, Subjektorientierung zum Qualitätsmerkmal der Organisationen werden zu lassen" (Heimerl und Heller 2001, S. 10). „Radikale Betroffenenorientierung" (Heller 2007, S. 191) soll also weiter als Handlungsmaxime aufrechterhalten als werden. Dies auch ganz im Sinne von Saunders, die besonderen Wert legte auf eine „holistische Versorgung" in Verbindung mit „der besten klinisch-wissenschaftlichen Praxis" sowie eine ständige Forschung und Verbesserung unter Einbeziehung von Rückmeldungen der Patient:innen und ihren Familien (Small 2005, S. 207).

Zeichen des Wandels hin zur Institutionalisierung ist der Begriff ‚Palliative Care'. ‚Palliativ' ist vom lateinischen ‚pallium' für ‚Mantel' abgeleitet. In Kanada wurde Mitte der 1970er Jahre das davor übliche ‚hospice care' erstmals zu ‚palliative care', um im Gegensatz zu einem eher als passiv-begleitend empfundenen Ansatz einen neuen Ansatz zu bezeichnen, der aktiv, positiv und motivierend wirken sollte (Heller 2007, S. 197). Der Begriff „palliativ" verbreitete sich jedoch erst nach 2000 in der Fachwelt (Schmid 2018, S. 140). Palliative Care kann als Synonym für die Hospizbewegung gesehen werden oder als Ergänzung zur Hospizbewegung und Anstoß für deren Weiterentwicklung (Beutel 2011, S. 33). Zudem gibt es in Deutschland eine „uneinheitliche Interpretation der Begriffe ‚Palliative Care' und ‚Palliativmedizin'" und damit der „Frage, ob diese Begriffe synonym benutzt werden sollten" (Bollig et al. 2010, S. 304; vgl. zu den Begrifflichkeiten auch Schneider und Stadelbacher 2020, S. 488–491 sowie Heller und Pleschberger 2015).[18] Die World Health Organization (WHO) definiert Palliative Care wie folgt:

> „Palliative care is an approach that improves the quality of life of patients and their families facing the problems associated with life-threatening illness, through the prevention and relief of suffering by means of early identification and impeccable

[17] In Großbritannien wurde bereits deutlich früher eine Routinisierung, Bürokratisierung und Re-Medikalisierung der Hospizbewegung festgestellt, als Resultat der zunehmenden Integration in das allgemeine Gesundheitssystem (James und Field 1992).

[18] Die fachärztliche Zusatzbezeichnung ‚Palliativmedizin' gibt es in Deutschland seit 2003 (Müller-Busch 2019, S. 6). Für Deutschland stellt sich die Situation in Bezug auf die Begrifflichkeiten deutlich komplexer dar als in England (vgl. Heller und Pleschberger 2015).

assessment and treatment of pain and other problems, physical, psychosocial and spiritual. Palliative care:

- provides relief from pain and other distressing symptoms;
- affirms life and regards dying as a normal process;
- intends neither to hasten or postpone death;
- integrates the psychological and spiritual aspects of patient care;
- offers a support system to help patients live as actively as possible until death;
- offers a support system to help the family cope during the patient's illness and in their own bereavement;
- uses a team approach to address the needs of patients and their families, including bereavement counselling, if indicated;
- will enhance quality of life, and may also positively influence the course of illness;
- is applicable early in the course of illness, in conjunction with other therapies that are intended to prolong life, such as chemotherapy or radiation therapy, and includes those investigations needed to better understand and manage distressing clinical complications" (WHO World Health Organization 2002, S. 84).

Palliative Care wird in der weiterhin gültigen Definition der WHO sichtbar als ein umfassender Ansatz, der den hospizlichen Grundsätzen entspricht. Sowohl für die hospizliche als auch für die palliative Haltung ist die „uneingeschränkte Orientierung an den Bedarfen, Bedürfnissen, Wünschen und Vorstellungen der Betroffenen bei ‚ihrem' Sterben" handlungsleitend, das die „noch weiterlebenden Angehörigen" miteinschließt (Stadelbacher und Schneider 2017, S. 76).[19] Palliative Care richtet sich also sowohl auf die Patient:innen als auch auf die Familien der Schwerstkranken und Sterbenden. Verfolgt wird das Leitbild des ‚guten' Sterbens: Dies beinhaltet die Berücksichtigung aller Dimensionen des Sterbens und somit nicht nur der physischen; eine „radikale symbolische wie praktische Ausrichtung" an den Betroffenen; die Einbettung in lebensweltliche Bezüge; eine Begleitung und Versorgung sowohl durch Professionelle als auch durch Laien und die Verwirklichung eines individuell und selbstgestalteten Sterbens (Stadelbacher und Schneider 2017, S. 71). In Bezug auf die Arbeit der professionell Tätigen bedeutet dies typischerweise, dass diese sowohl medizinisch-pflegerisch als auch psychosozial, ethisch und spirituell tätig sind und eine große Bandbreite unterschiedlicher Beratungs- und Koordinationsaufgaben übernehmen (Schneider

[19] Die Definition der WHO enthält damit zumindest potentiell Widersprüchlichkeiten. So wäre z. B. zu fragen, ob die Maxime, den Tod weder zu beschleunigen noch zu verlängern, immer im Sinne der Patient:innen ist. In der Definition der WHO kommen also Prinzipien zum Ausdruck, die nicht notwendigerweise den Bedürfnissen (die ebenfalls als zentrale Maxime gelten) der Betroffenen entsprechen (vgl. WHO World Health Organization 2002, S. 84).

et al. 2015a, S. 220). Die ärztliche Rolle bewegt sich damit wieder hin zu ihren Ursprüngen, in denen die Linderung von Leiden und Trost einen Platz hatten. Wesentlich dafür ist Saunders Konzept des ‚Total Pain': Das Leiden und die Schmerzen haben demnach nicht nur körperliche, sondern psychische, seelische, emotionale, soziale und spirituelle Anteile und werden ganzheitlich erlebt. Das ‚Total-Care' der Palliative Care antwortet auf solche Schmerzen und das umfassende Leiden. Die Linderung körperlicher Schmerzen hat dennoch weiterhin eine hohe Bedeutung, denn sie kann Voraussetzung für die Berücksichtigung der anderen Dimensionen des Schmerzes sein (Saunders 2000; Bausewein 2019; Gratz et al. 2018, S. 89–92). Palliative Care soll für diese Arbeit daher als Ansatz verstanden werden, der den Impuls der Hospizbewegung aufgreift, die hospizlichen Grundsätze beibehält und diese im Gesundheitssystem und in der Gesellschaft verankern möchte im Sinne eines ‚auf Dauer Stellens', also einer Verstetigung und zugleich laufenden Weiterentwicklung und damit einer Institutionalisierung, welche die Institutionalisierung der laufenden Forschung und Entwicklung mit beinhaltet; die Palliativmedizin ist wichtiger Teil von Palliative Care, sie ist aber kein Synonym dafür.

In Deutschland wurde durch ein neues Gesetz 2002 die finanzielle Förderung der Begleitung Sterbender auch außerhalb von Palliativstationen oder stationärer Hospize ermöglicht, Voraussetzung für den finanziellen Beitrag ist eine professionelle Begleitung der ehrenamtlich Tätigen. Im Jahr 2007 schließlich erhält jede:r Versicherte einen Anspruch auf spezialisierte ambulante Palliativversorgung (SAPV), wenn bestimmte Voraussetzungen[20] erfüllt sind (Schmid 2018, S. 139–142). Nicht zuletzt spielen bei der Einführung von palliativmedizinischen Versorgungsangeboten ökonomische Aspekte eine Rolle, so sinken bei einer Inanspruchnahme spezialisierter palliativmedizinischer Leistungen die „Ausgaben in der letzten Lebensphase" (Marckmann et al. 2012, S. 366). Damit wird deutlich, dass kulturelle, politische und finanzielle Rahmenbedingungen einen erheblichen Einfluss auf die Betreuung Sterbender haben und beeinflussen, wo ein ‚gutes' Sterben möglich ist. Und ‚gutes' Sterben sollte gemäß der Hospizbewegung idealerweise an allen Orten ermöglicht werden, an denen gestorben wird (vgl. Schneider und Stadelbacher 2020, 491). Die Besonderheiten von zwei unterschiedlichen Settings des Sterbens, das Krankenhaus und der ambulante Hospizdienst, werden daher im Folgenden skizziert, um anschließend auf die spezialisierte ambulante Palliativversorgung einzugehen, die als Beispiel für eine komplexe Dienstleistung in der Grenzsituation des Lebensendes im Zentrum dieser Arbeit steht.

[20] Siehe dazu Abschn. 3.4.1.

3.3.2 Zwei typische Settings: Das Krankenhaus und der ambulante Hospizdienst

Forschungen zum Sterben unter Bedingungen, die durch eine Organisation gerahmt werden, gehören zu den ersten und wichtigsten im engeren Sinne thanatosoziologischen Arbeiten.[21] Untersucht wurde der Umgang mit Sterbenden im institutionellen Setting des Krankenhauses und damit die Organisation des Sterbeprozesses sowie die Arbeit der professionellen Akteur:innen, insbesondere der Pflegefachkräfte und Ärzt:innen. Nassehi begründete die Forschung zur Organisation der Sterbebegleitung noch Anfang der 1990er Jahre damit, dass „uns zum einen eine eingespielte soziale Praxis im Umgang mit Tod und Sterben fehlt und weil zum anderen der Widerstand gegen dieses Defizit immer deutlicher wird" (1992, S. 20) und zudem „das Sterben nicht mehr zur selbstverständlichen Lebensform familialer und etwa nachbarschaftlicher Lebenszusammenhänge gehört" (1992, S. 19–20). Dies stellt sich heute anders dar. Dennoch beinhalten ältere Arbeiten wichtige Erkenntnisse und Grundlagen für ein Verstehen der Rahmenbedingungen und ergänzen daher die neuere Forschung. In diesem Unterkapitel werden das Krankenhaus und der ambulante Hospizdienst exemplarisch als zwei kontrastierende Sterbe-Settings dargestellt. Die Darstellung erfolgt typisierend, um die Bandbreite der verschiedenen institutionellen Rahmungen und damit des unterschiedlichen Umgangs mit Schwerstkranken und Sterbenden zu vermitteln. So kann die daran anschließende Darstellung der spezialisierten ambulanten Palliativversorgung (SAPV) besser ins Feld ‚Palliative Care' eingeordnet und deren Spezifika herausgearbeitet werden.

Die Klinik ist eine bürokratische und streng hierarchisch strukturierte Organisationform (Baethge 2012, 93). Sterbende sind im Krankenhaus eingebettet in Routinen, vor allem in Routinen zeitlicher Natur, und die Organisation übernimmt die Kontrolle über das Leben (und damit auch das Sterben) der Patient:innen (Glaser und Strauss 2007, S. 2–33). Im Krankenhaus sind es vor allem Ärzt:innen und Pflegefachkräfte, die den Umgang mit Patient:innen prägen.[22] Bei beiden Berufsgruppen handelt es sich um Tätigkeiten mit einem stark moralisch aufgeladenem professionellem Idealbild, sie sehen sich als dem Gemeinwohl dienend

[21] Hierzu gehören unter anderem Sudnows „Organisiertes Sterben" (1973), Glaser und Strauss' erstmals 1968 erschienenes Werk „Time for Dying" (2007) und das unter dem Titel „Social Organization of Medical Work" veröffentlichte Werk von Strauss, Fagerhaugh, Suczek et al. (1997).

[22] Cassier-Woidasky spricht von einer horizontalen Differenzierung „in einen medizinischen, eine pflegerischen und eine Verwaltungsfunktionskreis", wobei der medizinische Funktionskreis einen höheren Status habe (2007, S. 32, Fußnote).

(vgl. dazu Karsch 2015, S. 84–88; Ostner und Beck-Gernsheim 1979, S. 12–21). Gleichzeitig unterlagen diese Berufe in den letzten Jahrzehnten einem deutlichen Wandel, mit unterschiedlichen Schwerpunkten. Der ärztlich-medizinische Blick beinhaltet noch Ende des letzten Jahrhunderts, dass Patient:innen nicht als Individuen gesehen, sondern objektiviert werden, damit eine Neutralität – vor allem der Gefühle – gegenüber den Patient:innen erreicht und ein Handeln ermöglicht wird. Das noch ältere und traditionellere explorative Vorgehen, Schritt für Schritt, fand daher im Lauf der Zeit immer weniger Anerkennung (Merl 2021, S. 21–25). Der ärztliche Blick ist so vor allem ein eingeschränkter Blick. Schneider und Hayek beschreiben die medizinische Praxis außerdem als „medizinische[n] Fall-Logik":

> „Aufgrund der Dekontextualisierung des Krankheits-Falles wird dieser mit anderen Krankheits-Fällen vergleichbar, und an diesem, dem medizinischen Wissens-Tableau folgenden Fallvergleich orientiert sich die auf den Einzelfall bezogene medizinische Praxis" (Schneider und Hayek 2005, S. 124).

Ein objektivierender Blick auf Patient:innen ist jedoch auch in der Medizin nicht selbstverständlich. So wird die für die Herstellung des ‚Dienstleistungsdreiecks' notwendige (zumindest analytische) Trennung zwischen ‚Klient:in' und ‚Objekt' (vgl. Abschn. 2.2.2) von Goffman im Fall der Medizin als eine besondere Herausforderung dargestellt, sowohl für die Praxis (also insbesondere die Ärzt:innen) als auch für die theoretische Übertragung seines Modells auf die Medizin bzw. Gesundheitsversorgung. Ärzt:innen können Sympathie für Patient:innen empfinden, sie können sich zuständig fühlen auch für Themen, die außerhalb der Medizin stehen und für die sie von den Patient:innen um Rat gefragt werden. Und der Körper der Patient:innen ist für diese typischerweise eng mit ihrem Selbst verbunden, sie können ihn somit kaum getrennt von sich selbst betrachten (Goffman 1973a, S. 232–333). Goffman beschreibt allerdings Situationen, in denen es von ärztlicher Seite zu einer äußerst strikten Trennung zwischen ‚Klient:in' und ‚Objekt' kommen kann. So ist die „‚unpersönliche Behandlung' (non-person-treatment)" (Goffman 1973a, S. 325) eine Option der Umsetzung, die bei der Krankenhausvisite „besonders wirksam" sei (Goffman 1973a, S. 325, Fußnote). Eine andere Möglichkeit ist die Übertragung der Klientenrolle auf Angehörige, während der bzw. die Patient:in nur noch Objekt ist. Dies ist vor allem der Fall, wenn Patient:innen von ihren Angehörigen „eingeliefert" werden und Ärzt:innen nicht „in die unmittelbare Reaktion eines anderen auf die Zerstörung seiner Lebenshoffnung verwickelt" werden wollen (Goffman 1973a, S. 327).[23]

---

[23] Eine weitere ist die Narkose (Goffman 1973a, S. 324–325).

Für Goffman ist die Klinik also ein organisationaler Rahmen, der in besonderem Maße eine Entpersönlichung und Objektivierung der Patient:innen befördern kann. Auch wenn diese Aspekte für die Pflegeberufe durchaus ebenfalls relevant sein dürften, stehen für die Pflege und ihren Wandel im Lauf der Zeit andere Themen im Fokus. Ein erster Schritt war die berufsförmige Ausübung, die Pflege löst sich damit von Vorstellungen, dass die dort tätigen ‚Schwestern' unverheiratet und kinderlos ihr Leben ausschließlich dem ‚Dienst' an den Patient:innen widmen (Ostner und Beck-Gernsheim 1979, S. 13–15). In der Berufsarbeit ist dagegen eine „Spannung zwischen einem Denken in Kosten – Nutzen-Beziehungen und der Tatsache, daß es sich in der Arbeit immer noch um Menschen und menschliche Bedürfnisse geht" angelegt (Ostner und Beck-Gernsheim 1979, S. 7). Die Einführung von Schichtarbeit stellt eine deutliche Verbesserung für die Pflegekräfte dar, macht die Koordination der Tätigkeiten jedoch schwieriger, zumal in Verbindung mit einer insgesamt zunehmend arbeitsteiliger verfassten Organisation des Krankenhauses. Eine wesentliche Änderung im Arbeitsalltag ist daher die nun notwendige deutlich umfangreichere Wissensvermittlung zwischen den Mitarbeiter:innen mit Hilfe einer verbesserten und detaillierteren Dokumentation, um die Aufgaben zu koordinieren. Bei knappen Personalressourcen und realitätsfernen formalen Vorgaben (z. B. Personalschlüssel und Zeitvorgaben) kann es daher zu Fehlverhalten kommen, indem z. B. Einträge ins Dokumentationssystem nicht oder fehlerhaft erfolgen (Kumbruck und Senghaas-Knobloch 2015). Auch daran werden die von Baethge für eine „bürokratisch-hierarchisierte Organisation" – und die Klinik ist dafür „instruktives Beispiel" – „konstitutive[n] Spannungen bzw. Widersprüche" (2012, S. 93) deutlich. Nach Baethge bremst die Bürokratie und Hierarchie im Krankenhaus die Motivation der Beschäftigten und verhindert einen Austausch zwischen den unterschiedlichen Berufsgruppen und Hierarchien, was insbesondere in Hinblick auf die Situation der einzelnen Patient:innen bedeutsam ist (2012, S. 93). Die Angehörigen wiederum scheinen bei einer stationären Aufnahmen ins Krankenhaus zunächst außen vor zu sein: Die Familien übertragen nach Glaser und Strauss die Verantwortung für den Umgang mit dem oder der Sterbenden auf das Krankenhaus und somit auf Dritte (2007, S. viii).[24] Angehörige stellen dennoch für das Krankenhaus ein ‚Problem' dar, mit dem das Personal umgehen muss: „The problems of family management also are potentially great" (Glaser und Strauss 2007, S. 148), andererseits können sie Teil der Struktur des Krankenhauses werden, Glaser und Strauss nennen das Beispiel

---

[24] Eine solche Beschreibung beinhaltet implizit die Annahme, dass die Verantwortung eigentlich bei den Angehörigen liegt, sonst könnte sie schließlich nicht übertragen werden.

einer Mutter, die sich um ihren sterbenden Sohn kümmert (2007, S. 241). Angehörige können also zur Begleitung und Versorgung der Sterbenden beitragen. Vor allem aber leisten die Patient:innen selbst einen wesentlichen Beitrag zum Gelingen ihrer Versorgung. Dafür ist die soziale Beziehung zwischen den professionellen Mitarbeiter:innen und den Patient:innen bedeutsam, denn diese kann durchaus Ambivalenzen und Konflikte beinhalten (vgl. z. B. Bloom und Wilson 1972, S. 315–316). Die von Patient:innen erbrachten Leistungen werden von Strauss, Fagerhaugh, Suczek et al. als *Arbeit* bezeichnet, die jedoch nicht immer als solche erkannt werden, sondern nur als angemessene Verhalten entsprechend den Erfordernissen gedeutet werden. Selbst die Patient:innen nehmen ihre eigene Arbeit typischerweise nicht als solche wahr. Ohne dass Patient:innen also Angestellte des Krankenhauses werden, sind sie in die Arbeitsteilung der Organisation ‚Krankenhaus' involviert (Strauss et al. 1997, S. 191–195). Während es daher als typisch für Dienstleistungen gilt, dass Kund:innen „außerhalb des betrieblichen Herrschaftsverbandes" stehen, für die Angestellten somit andere Regeln und Ziele gelten (z. B. bestimmte Kennziffern erreicht werden sollen) und die Angestellten die Kund:innen aber dennoch dazu bringen müssen, entsprechend den organisatorischen Zielen zu handeln (Minssen 2019, S. 157), stellt sich die Situation im Krankenhaus möglicherweise nicht so eindeutig dar. Denn für die Kliniksituation könnten die Ziele der Patient:innen mit denen der Angestellten des Krankenhauses in einem höheren Maße übereinstimmen als bei anderen Dienstleistungen, zumindest bei einem medizinisch-pflegerischen Selbstverständnis, das das Wohlbefinden der Patient:innen zum obersten Ziel erklärt. Dieser Anspruch an die eigene Arbeit der professionellen Kräfte im Krankenhaus sollte jedoch nicht als gegeben angenommen werden, insbesondere nicht für Sterbende. Glaser und Strauss beschreiben die amerikanische Klinik zur Zeit ihrer Forschung, also der 60er und 70er Jahre des letzten Jahrhunderts, als einen Ort, an dem man gewöhnt ist, mit sehr kurzen Sterbeverläufen umzugehen, allerdings benötige das Sterben oft Zeit (Glaser und Strauss 2007, S. 1–97). Hier wird also deutlich, dass es im Krankenhaus dieser Ära in Amerika nur eine eingeschränkte Sterberolle gibt, nämlich nur eine, in der schnell gestorben wird. Inzwischen hat sich der Umgang mit Sterbenden im Krankenhaus gewandelt.[25] Es ist nicht mehr ein „‚hinter die Kulissen Schieben'", allerdings gibt es weiterhin Widersprüche zwischen dem Anspruch, ein ‚gutes' Sterben zu ermöglichen und „der noch

[25] Dieser Wandel findet vor dem Hintergrund von Forderungen statt, die Organisation der Prozesse im Krankenhaus streng an Kosteneffizienz auszurichten (Nolting et al. 2014, S. 234–235), worauf hier jedoch nicht eingegangen werden kann.

fehlenden Übersetzung auf die Organisations- und Handlungsebene des Krankenhausalltags“ (Schneider und Stadelbacher 2020, 499).[26] Das Krankenhaus bleibt also eine Organisation, die stark von Eigenlogiken geprägt ist.

Das ‚Hospiz‘ ist der „institutionelle[n] Gegenentwurf“ zur Klinik (Schneider und Hayek 2005, S. 132).[27] Dies trifft in besonders hohem Maße für den ambulanten Hospizdienst zu. Schneider und Hayek sprechen von einer „*eigenen lokalen institutionellen Kultur des Sterbens*“ (2005, S. 134, Herv. i. Orig.). Hier begeben sich die hospizlichen Akteur:innen ins Private und damit in einen Bereich, in welchem die Hoheit der Gestaltung den Sterbenden und ihren Familien gesellschaftlich zugewiesen ist.[28] Es entsteht ein „*hybrider Sterberaum*, in dem sich die professionelle Unterstützungsleistung mit dem institutionellen Bereich der ‚modernen Familie‘ verbindet“ (Hayek 2006, S. 246, Herv. i. Orig.). Ziel sind letztlich äußerst individuelle Begleitungen durch Ehrenamtliche, die von hauptamtlichen Mitarbeiter:innen koordiniert werden. Das Hospiz agiert zwischen Offenheit und Routinen, um sowohl Flexibilität als auch Beständigkeit zu gewinnen. Ähnliche Abwägungen müssen zwischen der Nähe und der Distanz zu den Adressat:innen der Hospizarbeit getroffen werden (Schneider und Hayek 2005, S. 120–132; vgl. auch Hayek 2006; Schneider und Stadelbacher 2020, S. 501). Sowohl für die ehrenamtlich tätigen Laien als auch die professionellen Hauptamtlichen sind grundsätzlich alle Themen relevant, die die Betroffenen, also die Schwerstkranken und Sterbenden sowie ihre Angehörigen, bewegen und die sie ansprechen. Die „Sterbearbeiter“ arbeiten daher mit einer „subjektivierend und individuierend wirkenden, kommunikativ-interaktiven Unspezifität und Offenheit“ (Stadelbacher und Schneider 2017, S. 77). Zwischen den ehrenamtlichen Helfer:innen und den Adressat:innen der Begleitung wird zudem eine möglichst genaue Passung angestrebt, die Helfer:innen sollen den Adressat:innen möglichst ähnlich sein. Erstgespräche haben daher eine sehr wichtige Bedeutung, auch für die Frage,

---

[26] Einen guten Einblick in die Arbeit einer Palliativstation und die Unterschiede im Vergleich zu einer regulären Station geben Belan und Schiller (2016).

[27] Mit ‚Hospiz‘ ist nicht eine spezifische Organisationsform gemeint, sondern eine „generelle Haltung“ (Schneider und Hayek 2005, S. 133; vgl. auch Schneider und Stadelbacher 2020, S. 491).

[28] Dörner schildert das Sterben zu Hause regelrecht als Utopie, das für alle möglich sein sollte: „[…] alle Menschen mit Handicaps bis hin zu Demenz, ihrem Wunsch folgend, in eigenen vier Wänden oder zumindest in der Vertrautheit ihres Stadtviertels bzw. Dorfes leben und sterben“ (2012, S. 8). Er verbindet seine Überlegungen mit einer „Dienstleistungsgesellschaft“, bei der die Hilfe zu den Menschen kommt, anstatt dass diese Hilfe woanders, außerhalb ihrer vertrauten Umgebung, suchen müssen (Dörner 2012, S. 7). In der Tat möchte der überwiegende Teil der Menschen, ca. 75 %, zu Hause versterben, dies ist in aber nur bei etwa 20 % tatsächlich der Fall (Stadelbacher und Schneider 2017, S. 63).

was das für ein ‚Fall' ist (Schneider und Hayek 2005, S. 120–127). Der ‚Fall' ist dabei nicht der oder die einzelne Adressatin und auch nicht eine abstrakte Vorstellung der spezifischen Problematik des Einzelfalls, die anhand von Vergleichsfällen gewonnen wird, sondern der ‚Fall' betrifft die „lebensweltliche[n] Besonderheiten", die in ihrer „Spezifität verstehbar gemacht werden" müssen (Schneider und Hayek 2005, S. 124). Die interaktive Erfassung solcher Spezifika kann herausfordernd sein, denn es muss berücksichtigt werden, dass die Schwerstkranken und Sterbenden vielfach unzureichendes, fehlerhaftes oder gar kein Wissen über die Hospizarbeit haben. Andererseits kann die ehrenamtliche Tätigkeit innerhalb der Privatheit der eigenen vier Wände der Patient:innen und ihren Familien wiederum bewirken, dass diese die Begleitung durch den oder die ehrenamtliche Hospizhelfer:in als Geschenk oder Gabe empfinden und sich zu Gegenleistungen verpflichtet fühlen, also zur Gegengabe. Dies zeigt die Besonderheit der hospizlichen Begleitung, auf die kein gesetzlicher Anspruch besteht und die durch das Ehrenamt und damit Freiwilligkeit geprägt ist (Schneider und Hayek 2005, S. 121–133). Die Helfer:innen empfinden ihre Tätigkeit wiederum als „Geschenk an sich selbst" (Schneider und Hayek 2005, S. 130), sie kann z. B. der Entwicklung der eigenen Persönlichkeit dienen. Die hospizliche Tätigkeit reiht sich damit ein in ein typisch bürgerliches, wohltätiges Engagement (Schneider und Hayek 2005, S. 130). Damit hängt zusammen, dass die Hospizhelfer:innen meist aus der Mittelschicht kommen und nicht zuletzt aufgrund der gewünschten Übereinstimmung von Helfer:in und Adressat:in auch die Adressat:innen. Lebensumstände, die nicht denen der Helfer:innen ähneln, z. B. Wohnverhältnisse, können daher als problematisch empfunden werden (Klie et al. 2019, S. 270–273). Die ehrenamtlichen Hospizhelfer:innen schenken vor allem Zeit und Mitgefühl, können aber auch bei kleineren Erledigungen unterstützen, wie z. B. beim Einkaufen. Ihre Aufgabe besteht somit in der persönlichen Begleitung von Sterbenden. Professionelle Dienstleister:innen können sie dagegen nicht ersetzen (Schneider und Hayek 2005, S. 130). Dennoch finden für die Begleitung von Sterbenden ähnliche Diskussionen statt wie für soziale personenbezogene Dienstleistungen im Allgemeinen. So plädiert Dörner für eine Ausdehnung der unbezahlten und ehrenamtlichen Tätigkeit bei der Begleitung von Sterbenden, über die zudem eine höhere Qualität erreicht werden könne und die damit angemessener sei als berufsförmige Arbeit (Dörner 2007; 2012). Und Nassehi stellt heraus, dass die Professionen, also vor allem Ärzt:innen und Pflegekräfte, selbst nach der erfolgten Spezialisierung möglicherweise nicht in der Lage seien, Sterbende angemessen zu begleiten, weil diese „menschliche[r], nicht formalisierte[r] Anteilnahme" durch „nicht auswechselbare Bezugspersonen" benötigen (Nassehi 1992, S. 24). Dagegen betonen Schneider und Hayek: „Es gibt in unserem gesellschaftlichen Umgang mit Sterben und Tod kein Zurück in jene illusionäre Welt eines quasi selbstverständlich in die Familie und Gemeinschaft integrierten Sterbens!“ (2005, S. 135). Und nicht nur ein ‚Zurück zur Familie‘ ist unrealistisch, auch die Einbeziehung von Ehrenamtlichen beinhaltet Widersprüche, denn diese sollen eine enge Beziehung insbesondere zu den Sterbenden aufbauen, ohne dass ein Gefühl der Verpflichtung gegenüber den ehrenamtlich Tätigen aufkommt – denn dies kann wiederum zu einer weiteren Belastung der Patient:innen und ihren Familien führen. Zudem wird die Handlungsfähigkeit der hauptamtlichen Mitarbeitenden gerade durch ihre Distanz zum Geschehen ermöglicht, u. a. die Fähigkeit, verschiedene Perspektiven einnehmen zu können (Schneider und Hayek 2005, S. 130–133). Die ambulante Hospizarbeit ersetzt somit weder eine Palliativstation noch Ärzt:innen oder Pflegefachkräfte.

Eine ganz andere institutionelle Rahmung stellt dagegen die spezialisierte ambulante Palliativversorgung (SAPV) dar, die zwar ebenfalls in den eigenen vier Wänden der Schwerstkranken und Sterbenden tätig ist, deren Kern jedoch in einer höchst professionellen und spezialisierten ärztlichen und pflegerischen Versorgung besteht.

3.4 Die spezialisierte ambulante Palliativversorgung (SAPV)

3.4.1 Rahmenbedingungen

Die spezialisierte ambulante Palliativversorgung (SAPV) wird 2007 in Deutschland als neue Form der Versorgung Schwerstkranker und Sterbender eingeführt. Durch die SAPV werden die Versorgungsmöglichkeiten wesentlich erweitert, denn durch sie wird ein ‚gutes‘ Sterben zu Hause selbst bei komplexen Erkrankungen mit multiplem Symptomgeschehen möglich.[29] Die Einführung der SAPV ist darüber hinaus mit dem politischen Ziel der Kostensenkung im Gesundheitssystem verbunden, denn es sollen – durchaus im Sinne der Patient:innen – unnötige und unerwünschte Notarzteinsätze, Krankenhauseinweisungen und Krankenhausaufenthalte vermieden werden (vgl. Medizinischer

[29] Befragungen von Patient:innen und ihren Angehörigen zeigen, dass der SAPV im Vergleich zur allgemeinen ambulanten Palliativversorgung (AAPV), die von Hausärzt:innen geleistet wird, höhere Kompetenzen in der Behandlung von Symptomen zugeschrieben werden, außerdem werden Vorteile in der Erreichbarkeit der SAPV, ihren Zeitressourcen und ihrer psychosozialen Unterstützung gesehen (Mühlensiepen et al. 2019; Schwabe et al. 2017, S. 93–94; Radbruch et al. 2019, S. 285).

Dienst des Spitzenverbandes Bund der Krankenkassen e. V. (MDS) 2019, S. 7; Meißner et al. 2020, S. 28; Schneider et al. 2015a).[30] Die SAPV stellt damit für die Patient:innen ein „*Mehr*" an Optionen für eine adäquate Versorgung dar, gleichzeitig ist die SAPV ein „*Weniger*" an Versorgung im Vergleich zu stationären Einrichtungen, denn zu Hause sind typischerweise die Angehörigen mit in die Versorgung involviert, sie werden dafür von der SAPV beraten und angeleitet (Krauss 2020, S. 174–175, Herv. i. Orig.; vgl. auch Krauss et al. 2022, S. 120). Der Gemeinsame Bundesausschuss (G-BA), „das höchste Beschlussgremium der gemeinsamen Selbstverwaltung im deutschen Gesundheitswesen" (Gemeinsamer Bundesausschuss o. J.)[31] hat wesentlichen Einfluss auf die Gestaltung der SAPV: In einer Richtlinie, der „Richtlinie des Gemeinsamen Bundesausschusses zur Verordnung von spezialisierter ambulanter Palliativversorgung (Spezialisierte Ambulante Palliativversorgungs-Richtlinie/SAPV-RL)" (Gemeinsamer Bundesausschuss 2021)[32] werden über die gesetzlichen Grundlagen hinaus Leistungen der SAPV definiert (siehe SGB V 2023, §37b). Die SAPV-RL regelt unter anderem, was die Ziele, Voraussetzungen und Inhalte der SAPV sind. Einen Anspruch auf SAPV haben Versicherte der gesetzlichen Krankenversicherung, wenn ein „Bedarf nach einer besonders aufwändigen Versorgung" festgestellt wird und dieser durch „die anderweitigen ambulanten Versorgungsformen sowie ggf. die Leistungen des ambulanten Hospizdienstes nicht oder nur unter besonderer Koordination" zu leisten sind, die anderen ambulanten Versorgungsmöglichkeiten also nicht ausreichen (Gemeinsamer Bundesausschuss 2021, §4, S. 1). Dafür wird ein Zusammenwirken verschiedener Berufsgruppen, vor allem von Ärzt:innen und Pflegefachkräften, als notwendig erachtet. SAPV besteht daher insbesondere aus

---

[30] Zudem steht die SAPV in Zusammenhang mit der Stärkung des Wettbewerbs im Gesundheitsbereich, denn der Anspruch auf SAPV entstand mit dem Inkrafttreten des GKV-Wettbewerbsstärkungsgesetzes (GKV-WSK) (siehe Medizinischer Dienst des Spitzenverbandes Bund der Krankenkassen e. V. (MDS) 2019, S. 7).

[31] Der G-BA wird aus „den vier großen Selbstverwaltungsorganisationen im Gesundheitssystem gebildet": Dies sind die Kassenärztliche Bundesvereinigung (KBV), die Kassenzahnärztliche Bundesvereinigung (KZBV), die Deutsche Krankenhausgesellschaft (DKG) und der Spitzenverband Bund der Krankenkassen (GKV-Spitzenverband) (Gemeinsamer Bundesausschuss o. J.).

[32] Die Richtlinie (SAPV-RL) wurde davor im Jahr 2010 geändert. Diese ältere, am 25. Juni 2010 in Kraft getretene Version, gilt somit zum Zeitpunkt der Datenerhebung für diese Arbeit. Um dies zu verdeutlichen, werden im Ergebnisteil jeweils beide Fassungen angegeben, wobei es jedoch keine Abweichungen für die in dieser Untersuchung relevanten und zitierten Ausschnitte aus der SAPV-RL gibt. Bereits 2022 gab es zudem eine weitere Aktualisierung der SAPV-RL, die für diese Arbeit jedoch ebenfalls keine relevanten Änderungen aufweist und daher unberücksichtigt bleibt.

ärztlichen und pflegerischen Leistungen, wobei die Zusammenarbeit zwischen den verschiedenen Berufsgruppen interdisziplinär erfolgen soll. Die SAPV-RL bezieht sich sowohl auf das Konzept, das „interdisziplinär, insbesondere zwischen Ärzten und Pflegekräften in besonderem Maße“ abgestimmt sein muss (Gemeinsamer Bundesausschuss 2021, §4, S. 2), als auch auf die „interdisziplinäre[n] Versorgungsstruktur, bestehend insbesondere aus qualifizierten Ärzten und Pflegefachkräften“ (Gemeinsamer Bundesausschuss 2021, §5, Abs. 2, S. 1). Die ambulanten Hospizdienste und stationären Hospize sind gemäß der SAPV-RL Teil der „interdisziplinären Versorgungsstruktur“ und sollen als Kooperationspartner mit beteiligt werden (Gemeinsamer Bundesausschuss 2021, §5, Abs. 1, S. 1; §6, Abs. 1, S. 3) bzw. kann in stationären Hospizen ein Anspruch auf ärztliche Leistungen der SAPV bestehen (Gemeinsamer Bundesausschuss 2021, §1, Abs. 3). Die SAPV bietet somit einen rechtlichen Rahmen für die Organisation interdisziplinärer Zusammenarbeit.[33] Interdisziplinarität bedeutet, dass „das Miteinander in den Blick“ genommen wird (Lübbe 2021, S. 43) und dass „gemeinsame Ziele und eine gemeinsame Identität […] wichtiger sind als die individuelle Berufsgruppenzugehörigkeit und die jeweils individuellen Ziele der Berufsgruppen“ (Gaspar 2012, S. 52). Die Akteur:innen der SAPV sehen sich typischerweise als ‚Team‘, wobei die konkreten Formen der Organisation und Zusammenarbeit jedoch sehr unterschiedlich gestaltet sind (Meißner et al. 2020, S. 1–2). Die Idee des ‚Teams‘ kann als Ausdruck und Sinnbild der Interdisziplinarität gewertet werden (was an anderer Stelle – nicht in dieser Arbeit – noch genauer zu untersuchen wäre), denn das „Teamprinzip“ bzw. der „Teamgedanke“ ist nach Luhmann ein Versuch der Abkehr von der funktionalen Differenzierung (2019, S. 31–32). Wie er weiter ausführt, bringe das Teamprinzip allerdings einen erheblich höheren Zeitbedarf mit sich (Luhmann 2019, S. 32).[34] Wenn davon ausgegangen wird, dass Krankenhäuser in hohem Maße funktional differenzierte Organisationen sind, müsste die

[33] Heimerl, Heller und Stelling konstatieren bereits Anfang der 2000er: „Langsam entdeckt man die Bedeutung der organisationalen Rahmenbedingungen für ein erfolgreiches interdisziplinäres und interprofessionelles Handeln“ (2001, S. 131). Die Beschäftigung von Mitarbeiter:innen aus psychosozialen Berufen in der SAPV ist bisher jedoch keine Pflicht, die Einbindung soll über Dritte erfolgen, also über das Versorgungsnetzwerk (Deutscher Hospiz- und PalliativVerband e. V. 2022; vgl. auch Schütte-Bäumner und Müller 2015, S. 6).

[34] Er geht davon aus, dass das Ideal des Teamgedankens darin besteht, dass alle Teammitglieder an allen Vorgängen beteiligt oder zumindest über alle Vorgänge informiert sind. Aus seiner Sicht denkbar wären nur zwei Konstellationen: Erstens, „daß man von einer funktionalen Aufgabenverteilung ausgeht und im Teamprinzip die dann erforderliche koordinierende Struktur bereitstellt – etwa nach Art einer Kollegialregierung“ und zweitens die Einbindung von Laien über das „Teamprinzip“ (Luhmann 2019, S. 32). (Die Organisation der ambulanten Hospizdienste kommt dieser zweiten Konstellation vermutlich ziemlich nahe.).

Belastung der SAPV-Akteur:innen also erheblich höher sein.[35] Untersuchungen zur Arbeitsbelastung von Pflegekräften in der SAPV im Vergleich zur Palliativstation zeigen jedoch, dass die Belastung im Rahmen der Tätigkeit in der SAPV als geringer eingeschätzt wird als auf der Palliativstation (Gencer et al. 2019) und dies, obwohl ambulante Pflege typischerweise bedeutet, dass Mitarbeiter:innen auf sich allein gestellt sind, also alle Tätigkeiten allein durchführen müssen und das entsprechende Wissen vor Ort vorhanden sein muss (Bleses und Jahns 2015). Gencer, Meffert, Herschbach et al. sehen den wesentlichen Grund für eine geringere Belastung der SAPV-Pflegefachkräfte darin, dass diese keine Grundpflege und „vorwiegend nicht-pflegerische Tätigkeitsbereiche wie Beratung und Anleitung von Angehörigen und Pflegediensten oder spirituelle bzw. psychosoziale Begleitung von Patient und Zugehörigen" leisten, die Pflegefachkräfte in der SAPV also von für Pflegende in anderen Bereichen typischen Aufgaben zum Großteil befreit sind (2019, S. 97).[36] Die Arbeit im Rahmen der SAPV wirkt sich also auf die relevanten Berufsgruppen bzw. Professionen aus, insbesondere die Pflegefachpersonen haben ein spezifisches, für die Pflege nicht unbedingt typisches, Aufgabenspektrum.

Mit der SAPV wurde eine besondere Form der Versorgung geschaffen, für deren Verordnung es spezifische Voraussetzungen gibt. Dies ist insbesondere das Leiden an einer „nicht heilbaren, fortschreitenden und so weit fortgeschrittenen Erkrankung, dass dadurch ihre Lebenserwartung begrenzt ist" (Gemeinsamer Bundesausschuss 2021, §2). Aufgeführt als „Symptomgeschehen", das gemäß der SAPV-RL als „komplex" gilt (Gemeinsamer Bundesausschuss 2021, §4, S. 3) wird Folgendes:

- „ausgeprägte Schmerzsymptomatik
- ausgeprägte neurologische / psychiatrische / psychische Symptomatik
- ausgeprägte respiratorische / kardiale Symptomatik
- ausgeprägte gastrointestinale Symptomatik
- ausgeprägte ulzerierende / exulzerierende Wunden oder Tumore

[35] Zumindest unter der Prämisse, dass es sich beim Teambegriff nicht nur um eine Fassade handelt. Fassaden dienen der Außendarstellung und sind gemäß der neo-institutionalistischen Organisationstheorie ein Lösungsweg für die Widersprüche zwischen den von außen an die Organisation herangetragenen Ansprüchen und der tatsächlichen Umsetzung von Seiten der Organisation bzw. den tatsächlichen Gegebenheiten dar (vgl. Meyer und Rowan 1977; Drepper 2010, S. 152–154).

[36] Beratung, Edukation, Förderung und Management werden jedoch zunehmend ebenfalls als wesentliche Aufgaben für Pflegefachpersonen gesehen (vgl. Menzel-Begemann et al. 2015; Krauss et al. 2022, S. 122).

– ausgeprägte urogenitale Symptomatik“ (Gemeinsamer Bundesausschuss 2021, §4, S. 3).

Es wird somit eine Vielfalt vor allem körperlicher Symptome in der SAPV-RL adressiert und mit medizinischen Fachbegriffen benannt. Etwa 13 % der in Deutschland Verstorbenen erhalten SAPV, davon verstirbt etwa ein Drittel in weniger als 15 Tagen nach ihrer Aufnahme. Bei den SAPV-Patient:innen handelt es sich vorwiegend um Menschen mit einer onkologischen Erkrankung. Damit werden nicht-onkologische Patient:innen, die ebenfalls eine äußerst hohe Symptomlast haben können, weiter benachteiligt. Dennoch wird die SAPV von den beteiligten Versorger:innen und den Patient:innen gut bewertet (Meißner et al. 2020, S. 28–29). Zudem stellt sich der Sterbeort der SAPV-Patient:innen als differenzierter dar, also zu vermuten ist. Denn obwohl die SAPV ein Versterben zu Hause ermöglichen soll, stirbt ein Teil der Patient:innen im Krankenhaus[37], für etwa ein Drittel dieser im Krankenaus verstorbenen Patient:innen ist dies sogar der Wunschsterbeort. In qualitativ erhobenen Daten finden sich Hinweise, wieso dies so ist: Patient:innen möchten ihre Angehörigen vor Überlastung schützen (Schneider et al. 2015a, S. 220). Die SAPV ersetzt also weder die ambulanten Hospizdienste noch stationäre Einrichtungen wie die stationären Hospize oder Krankenhäuser.

Mit ihrer Einbettung in bestehende Institutionen (u. a. die Selbstverwaltungsorganisationen und Professionen des Gesundheitswesens) steht die SAPV in einem Zusammenhang mit der Institutionalisierung der Hospizbewegung. Sie kann daher als Teil des Prozesses der Professionalisierung, Ökonomisierung und Einbettung in rechtliche Rahmenbedingungen gesehen werden, den die Versorgung und Begleitung von Schwerstkranken und Sterbenden erfahren hat (Fink 2012).[38] Mit Gartner und Riessmann gesprochen könnte man sagen, dass „das Bedürfnis Sterbender nach speziellen Diensten“ (bzw. Dienstleistungen) damit eine weitere gesellschaftliche Anerkennung als Teil der „Grundbedürfnisse und Rechte“ erfahren hat (1978, S. 78). Die Versorgung Sterbender auch in ihren eigenen vier Wänden und bei komplexem Symptomgeschehen ist damit eine Pflicht der staatlich gesteuerten Gesundheitsversorgung geworden. Dennoch ist die Versorgungslandschaft der SAPV sehr vielfältig innerhalb Deutschlands, es

[37] Etwa 14 % der SAPV-Patient:innen versterben im Krankenhaus (Meißner et al. 2020, S. 14).

[38] Fink versteht unter Ökonomisierung eine zunehmende Formung nach einem Marktmodell, das sich durch Qualitätsmanagement, Betriebswirtschaftlichkeit und Kundenorientierung auszeichnet (2012, S. 238). Zum Begriff der Ökonomisierung vgl. auch Abschn. 2.1.2.2, Fußnote 32.

gibt zwischen Regionen und Kassen keine Einheitlichkeit, also keine einheitlichen Regelungen und Vorgehensweisen. Daher unterscheiden sich die einzelnen SAPV-Teams erheblich, auch in Hinblick auf die Trägerschaft und Organisationsstruktur (Nauck und Jansky 2018, S. 563; Meißner et al. 2020, S. 28) und es kann nicht von „gleichwertigen Lebensbedingungen in Deutschland" in Bezug auf die Leistungen des Gesundheitssystems gesprochen werden (Klie 2020, S. 324; in Bezug auf das Sterben vgl. auch Schneider und Stadelbacher 2020, S. 15). Die zunehmende Institutionalisierung hat somit (bisher) nicht zu einer Angleichung geführt.

Wie hier anschließend dargestellt wird, lassen sich Unterschiede zwischen einzelnen SAPV-Teams zudem mittels idealtypischer Versorgungsstrukturen und Versorgungskulturen systematisieren.

3.4.2 Versorgungsstrukturen und Versorgungskulturen

Die im folgenden beschriebenen Versorgungsstrukturen und Versorgungskulturen der SAPV stellen eine nach Weber (1904, S. 63–74; 1980, S. 9–11) idealtypisch herausgearbeitete Systematik dar (vgl. Meißner et al. 2020, S. 18–20; Krauss et al. 2022, S. 121). Die tatsächlich vorfindbaren Strukturen und Kulturen können daher Mischformen darstellen.

SAPV-Teams können in Hinblick auf ihre Versorgungsstruktur idealtypisch als ‚Einheit' oder ‚Plattform' aufgebaut sein. Eine Struktur in der Form der ‚Einheit' bedeutet dabei, dass die SAPV-Leistungen von Mitarbeiter:innen erbracht werden, die alle beim *selben* Anbieter von SAPV-Leistungen, also bei *einem SAPV-Team*, angestellt sind. Die Mitarbeiter:innen einer solchen SAPV sehen die Vorteile vor allem darin, dass sie durch die tägliche enge Zusammenarbeit eine hohe Expertise erreichen. Eine Struktur als ‚Plattform' besteht demgegenüber aus einem kleinen Kernteam angestellter Mitarbeiter:innen und einem erweiterten Team aus regional ansässigen Ärzt:innen und Pflegediensten. Die Mitarbeiter:innen des Kernteams einer SAPV als ‚Plattform' sind typischerweise spezialisiert auf die Beratung von Patient:innen, Angehörigen und weiteren Versorger:innen und sie erbringen Koordinationsleistungen. Die medizinischen und pflegerischen Aufgaben vor Ort erbringen dagegen die Ärzt:innen und Pflegefachkräfte der mit der SAPV kooperierenden Organisationen. SAPV-Teams in dieser Form sehen sich typischerweise eher in der Lage, flexibel auf unterschiedliche Bedarfe und Schwankungen bei der Anzahl der zu versorgenden Patient:innen zu reagieren, zudem ist eine größere räumliche Abdeckung möglich (Meißner et al. 2020, S. 18–20).

Außerdem können die SAPV-Teams nach ihrer Versorgungskultur unterschieden werden. Die jeweilige Versorgungskultur hat dabei Auswirkungen auf „Handlungsstrategien, Deutungsmuster und Bewertungskategorien der Akteure" (Meißner et al. 2020, S. 19). Die *dualistische* Versorgungskultur zeichnet sich dadurch aus, dass in einer solchen SAPV die Symptomlinderung physischer Symptome, insbesondere Schmerzen, einen besonders hohen Stellenwert hat. Sie weist zudem typischerweise eine deutlich ausgeprägte hierarchische Struktur auf und Angehörigen wird die Aufgabe zugewiesen, die SAPV-Mitarbeiter:innen möglichst gut in ihrer Arbeit zu unterstützen. Die dualistische Versorgungskultur ist daher von den drei idealtypischen Versorgungskulturen am ehesten orientiert an den organisatorischen und versorgerischen Logiken einer Klinik oder eines Pflegedienstes, dies spiegelt sich auch in der typischen Entstehungsgeschichte einer SAPV mit dualistischer Versorgungskultur wider. Eine SAPV mit *holistischer* Versorgungskultur entsteht dagegen typischerweise aus einem hospizlichen Umfeld heraus. Besonders wichtig sind hier eine Zusammenarbeit möglichst ‚auf Augenhöhe', und die ganzheitliche Betrachtung der Situation der Patient:innen und ihrer Angehörigen als ‚unit of care', also als zusammenhängende Versorgungseinheit. Ziel der holistischen Versorgungskultur ist ein ‚gutes' Sterben, das für alle eine wertvolle, sinnstiftende Erfahrung sein soll. Psychosoziale Belange, typischerweise auch durch eine enge Einbindung von Mitarbeiter:innen mit psychosozialer Expertise (u. a. Psychologie, Soziale Arbeit) spielen eine größere Rolle als bei den beiden anderen Versorgungskulturen. Die *prozeduralistische* Versorgungskultur stellt dagegen die Abläufe eines Versorgungsgeschehens ins Zentrum ihres Handelns. Dabei sind gut abgestimmte und begründete Entscheidungen ein wesentlicher Bestandteil, insbesondere die Bestimmung und anschließende Umsetzung des Willens der Patient:innen. Angehörige werden eher instrumentell gesehen, aber nicht nur als Versorger:innen, sondern als wichtige Akteur:innen in den Prozessen der Entscheidungsfindung. Insgesamt sollen mögliche problematische Ereignisse in der Versorgung, wie z. B. Überforderungen der Familie, frühzeitig erkannt und entsprechend vermieden werden. Die Versorgungsstrukturen und Versorgungskulturen haben somit Einfluss auf die Qualität der Versorgung, und zwar nicht im Sinne einer ‚besseren' oder ‚schlechteren' Qualität, sondern im Sinne eines Orientierungsrahmens für Bewertungskriterien der Akteur:innen in ihrer Praxis (Meißner et al. 2020, S. 18–20 und Anlage TP3_A4; Krauss et al. 2022; Bauer et al. 2021).[39]

---

[39] Eine Untersuchung aus Schweden zeigt, dass in der Palliative Care die holistische Sichtweise zwar durchaus als Ideal gilt, dieses Ideal in der Praxis (am Beispiel der spezialisierten ambulanten Palliativversorgung) jedoch nicht immer umgesetzt wird und werden kann (Glasdam et al. 2020).

Eine konkretere Darstellung, wie Qualität vor Ort hergestellt wird, stellt das Modell der Wirkfaktoren der SAPV dar, das nun erläutert wird.

3.4.3 Wirkfaktoren

Neben den Versorgungsstrukturen und Versorgungskulturen spielen die Wirkfaktoren der SAPV eine große Rolle für die konkrete Versorgung. Das Modell der Wirkfaktoren beschreibt, welche einzelnen Faktoren dazu führen, dass die SAPV mit ihrer Tätigkeit erfolgreich ist.[40] Im Zentrum stehen dabei drei Ziele bzw. Wirkungen der SAPV: die Symptomlinderung, das Sicherheitsversprechen und die Alltagsrahmung bzw. Normalisierung. Bei allen aufgeführten Faktoren und ihrer Wirkung ist bedeutsam, dass diese nicht isoliert voneinander stehen, sondern vor allem im Zusammenspiel ihre Wirkung entfalten, was im Modell durch den kreisförmigen Pfeil angedeutet ist (Schneider et al. 2015a; Schneider et al. 2012, S. 88–99; Stadelbacher et al. 2015; siehe Abbildung 3.1).

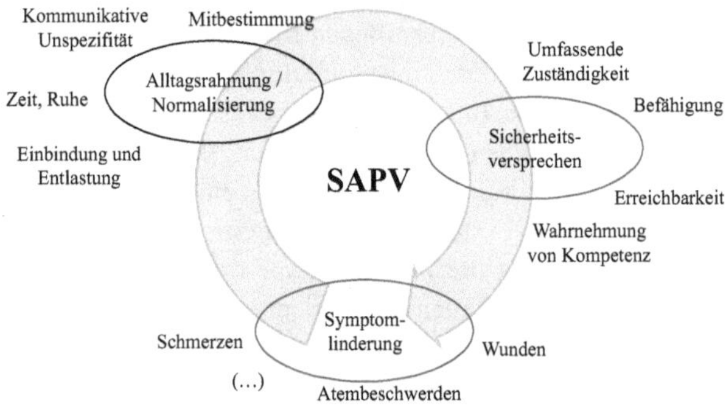

Abbildung 3.1 Die drei ‚Wirkfaktoren' und ihre ‚Subfaktoren'. (Schneider et al. 2012, S. 98; Stadelbacher et al. 2015, S. 9; Eigene Nachbildung)

Die Symptomlinderung erfolgt durch die Linderung der unterschiedlichen Symptome, aufgeführt werden u. a. Schmerzen und Atembeschwerden. Hier ist besonders relevant, dass eine Linderung körperlicher Symptome nicht getrennt

---

[40] Die Wirkfaktoren wurden am Beispiel der SAPV entwickelt, sind jedoch nicht nur für die SAPV relevant, sondern auch für die ambulante Hospizarbeit und Palliative Care ganz allgemein (Schneider et al. 2012, S. 17).

von jeweils relevanten psychosozialen Aspekten erfolgen kann. Die Alltagsrahmung und Normalisierung wird erreicht durch die Einbindung und Entlastung der Patient:innen und ihrer Familien, ihrer Mitbestimmung, durch kommunikative Unspezifität sowie durch Zeit und Ruhe. Trotz der Schwere der Erkrankung soll der gewohnte Alltag bestmöglich aufrechterhalten werden. Zudem wird ein Sicherheitsversprechen gegeben, d. h. dass die Situation für die Beteiligten in ihrem gewohnten häuslichen Umfeld ‚sicher' erscheint.[41] Die SAPV übernimmt dafür eine umfassende Zuständigkeit für die jeweils individuell relevanten Belange der Patient:innen und Angehörigen und präsentiert sich als kompetent in den unterschiedlichsten Situationen. Sie ist für die Beteiligten immer erreichbar, befähigt und ermutigt aber auch die Patient:innen und ihre Familien, selbst zu handeln (Schneider et al. 2012, S. 88–99). Deutlich wird, dass die Wirkungen der SAPV nur deshalb auch ihr Ziel sein können, weil etwas durch die schwere Erkrankung oder Sterbesituation nicht mehr vorhanden ist. Symptome sollen also gelindert werden, es soll wieder Alltag hergestellt werden und ein Sicherheitsgefühl entstehen. Im häuslichen Umfeld bedeutet dies, höchst individuell auf die jeweiligen Betroffenen und ihre spezielle Situation einzugehen. Es findet daher eine Orientierung am Einzelfall statt. Dies wird im nächsten Abschnitt näher ausgeführt.

3.4.4 Besonderheiten der Arbeit

3.4.4.1 Orientierung am Einzelfall

Eine ambulante Versorgung im häuslichen Umfeld kann wesentlich zur Komplexität der Versorgung beitragen (vgl. Hodiamont et al. 2019; Meyer 2014). Gerade die Ermöglichung eines Verbleibens und Versterbens in den eigenen vier Wänden ist jedoch der Kern der SAPV und trägt wesentlich zum ‚guten' Sterben bei, denn das eigene ‚Zuhause' ist ein besonderer Ort. Stadelbacher und Schneider führen dies wie folgt aus:

> „Das Zuhause ist ein für jeden von uns ganz spezieller Ort und vertrauter Raum, der verschiedene Bedeutungen umfasst: Es ist derjenige Raum,
>
> – in dem wir leben und uns geborgen, geschützt fühlen (Emotionalität);
> – wo wir so sein können, wie wir glauben, dass wir tatsächlich sind (Authentizität);

[41] Zum Sicherheitsbegriff als „*soziale Fiktion*" und „*Leerbegriff*" siehe Luhmann (1990, S. 6, Herv. i. Orig.).

- wo wir anderen, die uns wichtig sind, nahe sind (enge soziale Beziehungen und Intimität);
- wo wir bestimmen können, wie es dort aussieht, was dort geschieht, was zu tun und zu lassen ist (Autonomie, Selbstbestimmung)" (Stadelbacher und Schneider 2017, S. 72).

Die SAPV ist daher so ausgelegt, dass sie „am Einzelfall orientiert werden kann und die vor Ort bestehenden Strukturen und deren Leistungsfähigkeit" berücksichtigen kann (Radbruch et al. 2019, S. 285). Ein ‚Fallverstehen' in Bezug auf den ‚Einzelfall' stellt immer schon Teil der Tätigkeit derjenigen dar, die eine Profession ausüben, d. h.:

> „Das spezifisch gelehrte Professionswissen besteht aus abstrakten Kategorien, die vom einzelnen Professionsmitglied im Berufsalltag erst auf den jeweiligen Einzelfall adaptiert werden müssen. Betont wird dabei die ‚Überkomplexität der Situation des Einzelfalls' im Hinblick auf das gelernte Wissen. [...] Verbunden ist dies mit struktureller Unsicherheit und der unsicheren Antwort auf die Frage nach der Bedeutung von ‚Wissen' und ‚Nichtwissen' für die anstehende Problembewältigung" (Höhmann 2009, S. 90).

Höhmann führt aus, dass Professionsangehörige deswegen „in hohem Maße diffuse Interaktionskompetenz" benötigen (Höhmann 2009, S. 90). Eine Orientierung am Einzelfall kann also nur über Interaktion erfolgen und diese ist nicht standardisierbar. Zudem ist es Grundlage der Hospizbewegung, die auch Relevanz für die SAPV hat (siehe Abschn. 3.3.1 und Abschn. 3.4.1), die „paternalistisch geprägten Interaktionsformen zwischen den medizinisch-pflegerischen Experten und den ihnen anvertrauten Patienten" so gering wie möglich zu halten (Pfeffer 1998, S. 31). Vor allem bei Krisen, also wenn „bis dahin für unproblematisch gehaltene Routinen der Lebensführung in Frage" (Oevermann 2002, S. 23) gestellt werden, ist eine Auseinandersetzung mit den individuell sehr unterschiedlichen Aspekten eines ‚Falls' notwendig, nicht nur für Ärzt:innen als ‚klassische' Profession, sondern auch für die Pflege (vgl. dazu Cassier-Woidasky 2007, S. 114–118). Palliative Care – insbesondere in ihrer spezialisierten und ambulanten Form – besteht somit in ganz besonders hohem Maße aus Interaktion bzw. Interaktionsarbeit.

3.4.4.2 Interaktionsarbeit

Schneider et al. bezeichnen SAPV als „spezifische personenbezogene Dienstleistung im Sinne einer komplexen Interaktionsarbeit“ (Schneider et al. 2015a, S. 220). Sie skizzieren die Merkmale der Dienstleistung wie folgt:

> „SAPV ist (a) sowohl sach- als auch interaktionsbezogen ausgerichtet (z. B. Schmerzlinderung und psychosoziale Unterstützung der Angehörigen). Sie folgt (b) dem uno actu-Prinzip und wird (c) als Ko-Produktion einerseits z. B. durch die betreuenden Ärzte, Pflegekräfte, weitere Professionelle und andererseits durch die Patienten selbst sowie die zu unterstützenden ebenso wie Unterstützung gebenden Angehörigen hervorgebracht. Das Ziel dieser Interaktionsarbeit ist es, Sterbensprozesse so zu gestalten, dass den Bedarfen, Bedürfnissen und Vorstellungen der Patienten und ihrer Angehörigen möglichst entsprochen werden kann“ (Schneider et al. 2015a, S. 220).

Da für die Erforschung von Interaktionsarbeit in der Palliative Care, insbesondere in ihrer ambulanten spezialisierten Form (also der SAPV), Forschungslücken bestehen, die mit dieser Arbeit in wesentlicher Weise gefüllt werden sollen, werden im Folgenden zentrale Befunde von Forschungen zu Interaktionsarbeit aus angrenzenden Bereichen skizziert bzw. Forschungen, die Teilaspekte von Interaktionsarbeit betreffen.[42]

Interaktionsarbeit von Pflegefachkräften einer Palliativstation wird von Belan und Schiller untersucht. Sie nehmen die Interaktionsarbeit als Ausgangspunkt, um daran anknüpfend Konzepte der Gefühls- und Emotionsarbeit vorzustellen, die den theoretischen Rahmen ihrer Forschung bilden. Auf Basis der Forschung von Strauss, Fagerhaugh, Suczek et al. (u. a. ihre Arbeiten zur „Social Organization of Medical Work“, vgl. Strauss et al. 1997) und Hochschild (2006) arbeiten die Autorinnen verschiedene Typen der Gefühlsarbeit heraus, die auf der Palliativstation im Umgang mit Schwerstkranken und Sterbenden geleistet werden. Davon spielen zwei Typen von Gefühlsarbeit eine besondere Rolle: die Aufklärungsarbeit und die Trostarbeit. Aufklärungsarbeit findet direkt nach der Aufnahme auf die Station statt oder auch später. Es geht dabei darum, den Patient:innen und ihren Angehörigen die Diagnose zu vermitteln, wobei auf die jeweils spezifische Situation der Patient:innen eingegangen wird und diese mit ihnen besprochen

[42] Einige neuere Veröffentlichungen werden nicht mehr berücksichtigt. Sie zeigen möglicherweise, dass das Konzept der Interaktionsarbeit auf breiterer Ebene Präsenz erlangt (vgl. Betzelt et al. 2023; Hielscher 2023; Hiestand 2023; Wehrmann 2023). Zum Zeitpunkt der Drucklegung im Erscheinen ist zudem ein Aufsatz von Krauss (2025; im Erscheinen). Dort wird die SAPV unter dem Blickwinkel der Zusammenarbeit zwischen professionellen Akteur:innen und Adressat:innen beleuchtet.

wird. Die Lösungsfindung erfolgt zusammen mit den Patient:innen unter Berücksichtigung ihrer Wünsche, Ärzt:innen und Pflegefachkräfte nehmen sich dafür Zeit und sind einfühlsam. Die Trostarbeit ist ebenfalls sehr bedeutsam und beinhaltet, dass Mitarbeitende die Patient:innen zur bewussten Auseinandersetzung mit dem Tod und bewusstem Trauern motivieren. Die Autor:innen betonen, dass ein solches Bewusstsein des nahen Todes für die Interaktionen zwischen den Pflegefachkräften und den Patient:innen insgesamt relevant sei und Kommunikation als unbefriedigend empfunden werde, wenn ein solches Bewusstsein nicht vorhanden sei.[43] Ein solches Bewusstsein zu schaffen kann sich als besondere Herausforderung darstellen, denn die Schwerstkranken und ihre Familien trifft die Diagnose eines nahen Todes typischerweise unerwartet. Zudem werden Patient:innen von Seiten der kurativen Medizin nicht oder nur unzureichend auf ein baldiges Versterben vorbereitet. Weitere Gefühlsarbeit findet in Form von Vertrauensarbeit, Biographiearbeit, Identitätsarbeit, Berichtigungsarbeit und Fassungsarbeit statt. Berichtigungsarbeit bezieht sich darauf, dass Mitarbeiter:innen ein unpassendes, wenig einfühlsames Verhalten ihrer Kolleg:innen gegenüber den Patient:innen ausgleichen und Fassungsarbeit ermöglicht es, die Patient:innen zur Mitwirkung bei Pflegemaßnahmen zu gewinnen, die diesen unangenehm sind. Zudem werden allgemeine Umgangsnormen in der Interaktion mit Patient:innen gewahrt, wobei Oberflächenhandeln (surface acting) zum Einsatz kommen kann, also Gefühle gezeigt oder nicht gezeigt werden, obwohl sie empfunden werden. Daneben spielt Tiefenhandeln (deep acting) eine Rolle. Pflegefachkräfte stellen sich z. B. vor, dass es sich bei den Patient:innen um ihre eigenen Kinder oder Eltern handelt. Negative Gefühle, wie unter anderem Ekelgefühle, werden so besser erträglich (Belan und Schiller 2016, S. 31–37 und 131–135).

Außerdem wird die Pflege und Versorgung pflegebedürftiger, schwerstkranker und Sterbender Menschen unter dem Blickwinkel eines subjektivierenden Arbeitshandelns untersucht. So ist die Altenpflege geprägt durch „Kommunikation und Interaktion […] auf einer körperlich-leiblichen Ebene durch Mitfühlen und Empathie“ (Weishaupt 2006, S. 85). Weishaupt hebt hervor, dass gerade das subjektivierende Arbeitshandeln effizient sei, denn so werde es erstens möglich, auf die Pflegebedürftigen so einzugehen, dass nicht gegen mögliche Widerstände gearbeitet werden müsse, zweitens Bedürfnisse rechtzeitig erkannt werden, die somit nicht zu einem späteren Zeitpunkt mehr Aufwand machen, und drittens die Mitwirkung der Pflegebedürftigen gefördert werde (2006, S. 98–99). Stadelbacher

[43] Dies trifft für die Palliativversorgung ganz allgemein zu, denn nur wenn Patient:innen sich ihrer Situation bewusst sind, können die psychosozialen und spirituellen Ansätze der Palliative Care umgesetzt werden. Die Rolle als Sterbende:r muss jedoch über Interaktionen erst ausgehandelt werden (Streeck 2019, S. 241–242).

geht auf die hospizlich-palliative Arbeit unter dem Blickwinkel subjektivierenden Arbeitshandelns ein. Sie beschreibt diese Arbeit zunächst als „subjektzentrierte Dienstleistung", die „in Kooperation mit dem Sterbenden" stattfinde, wobei es „Aushandlungssache zwischen Sterbearbeiter und Sterbendem" sei, jeweils zu entscheiden, welche „Handlungen durchgeführt werden, in welcher Form, zu welchem Zeitpunkt" (2021, S. 445). Der gesundheitliche Zustand der Sterbenden und ihr Interesse an einer Mitwirkung sind dabei Einflussgrößen, die die Interaktion mitprägen (Stadelbacher 2021, S. 445). Wie in der Altenpflege (vgl. Weishaupt 2006) dient das subjektivierende Arbeitshandeln dem Zweck, mit „Ungewissheit, Unsicherheit und Uneindeutigkeit" umzugehen, indem „situativ auf die Gegebenheiten vor Ort" eingegangen wird (Stadelbacher 2021, S. 602). Das Unerwartete wird so zu etwas Erwartetem (Stadelbacher 2021, S. 203). Stadelbacher erweitert das Konzept des subjektivierenden Arbeitshandelns (siehe auch Abschn. 2.2.3) zur „*subjektiviert-subjektivierende[n]* Interaktionsarbeit", denn es sei sowohl der „Einsatz des Subjektiven im Handeln auf der Seite der Sterbearbeiter" erforderlich „als auch die Herstellung von Subjektivität durch das Handeln mit Blick auf den Sterbenden" (2021, S. 445, Herv. i. Orig.). Mit dieser konzeptionellen Erweiterung wird ein wichtiges Handlungsziel hospizlich-palliativer Versorgung hervorgehoben, also

> „das Gegenüber als Subjekt zu adressieren, d. h. genauer, seine Befindlichkeiten und Interessen in das eigene Handeln zu integrieren und den anderen darüber zum Handlungssubjekt zu machen" (Stadelbacher 2021, S. 602).

Wesentliches „Interaktionsprodukt" in der palliativen Versorgung ist die daher die Selbstbestimmung, wobei die „Praxis der Anerkennung und Verwirklichung" der Selbstbestimmung sowohl bei der Entscheidungsfindung als auch der Umsetzung von Entscheidungen wirksam wird (Stadelbacher 2021, S. 620). Dies wird vor allem durch „kommunikativ-interaktive[n] Unspezifität und Offenheit" erreicht, die „subjektivierend und individuierend" wirkt, wobei der Prozess nie abgeschlossen ist, so lange die Versorgung andauert (Stadelbacher und Schneider 2017, S. 77). Stadelbacher unterscheidet verschiedene Arten der Selbstbestimmung:

> „Mit Blick auf die Verflechtung der verschiedenen Praxen, insbesondere bei der dezisionalen Selbstbestimmung, die aber auch die räumlich-dingliche Gestaltung des Sterberaums (und damit die materiale Selbstbestimmung) tangiert, lassen sich typischerweise dann die *begleitete,* die *übertragene* und die *gelenkte* Selbstbestimmung unterscheiden. Während die ersten beiden Formen durch subjektzentriertes Fürsorgehandeln gekennzeichnet sind, das den Sterbenden in ‚seinem' Sterben unterstützen

> will, wirken bei der gelenkten Selbstbestimmung stärker normative und fachliche Vorstellungen eines ‚guten' Sterbens" (Stadelbacher 2021, S. 637, Herv. i. Orig.).

Hier wird deutlich, dass die Äußerung von Wünschen der Patient:innen und ihre Umsetzung und Berücksichtigung durch die professionellen Akteur:innen ein Herstellungsprozess ist, wobei bei der gelenkten Selbstbestimmung auch professionelle Sichtweisen in den Prozess eingehen. Die Patient:innen und ggf. auch Angehörige werden also in eine aus Sicht der professionellen Akteur:innen passende Richtung gelenkt. Somit ist es zwar einerseits zentrales Ziel hospizlich-palliativer Arbeit, die Interessen der Patient:innen ‚radikal' ins Zentrum zu stellen, andererseits bedarf es der professionellen Unterstützung, also auch professionelles Wissen, um den Belangen der Patient:innen gerecht zu werden. Wenn Streeck also das Ziel von Palliative Care in der Verwirklichung des ‚eigenen Todes' sieht, das mittels des „Zusammenspiels von Palliativversorgung und dem Patienten" erreicht werden soll, also: „Jene liefern die Mittel zur biopsychosozialspirituellen Sterbegestaltung, dieser dirigiert die individuell zu ihm passende Anwendung des palliativen Programms" (Streeck 2019, S. 242), dann bedeutet dies, dass Patient:innen erst in die Lage versetzt werden müssen, ‚dirigieren' zu können. Anders formuliert könnte es so ausgedrückt werden: Macht wird zum Wohl der Patient:innen eingesetzt.[44] May und Schütte Bäumner zeigen darüber hinaus allerdings auch, dass Macht nicht nur in positiver Weise innerhalb der SAPV wirkt. Sie sehen die elementare Abhängigkeit der Patient:innen von der Versorgung durch die SAPV und anderen Beteiligten als nicht erklärungsbedürftig an, betonen jedoch darüber hinaus die zentrale Bedeutung der SAPV für die Angehörigen sowie das Angewiesensein der SAPV-Akteur:innen auf die Mitwirkung von Patient:innen und ihren Familien (May und Schütte-Bäumner 2018, 525–526). Die Mitwirkung der Angehörigen an der Versorgung ist daher eine weitere typische und wesentliche Besonderheit der Arbeit der SAPV, auf die im nächsten Abschnitt eingegangen wird.

3.4.4.3 Die Einbindung von Angehörigen

Ambulante Versorgung ist „in der Regel auf Basisversorgung informeller Art angewiesen", selbst bei einer Einbindung von Pflegediensten (Geiger 2014a, S. 63). Dies trifft auch für die SAPV zu. Also auch wenn zusätzlich zur SAPV ein Pflegedienst in die Versorgung involviert ist, ist die Mitwirkung von Angehörigen zumeist unerlässlich, denn Angehörige stellen „die häusliche Selbstversorgung

---

[44] Macht tritt hier also mit positiver Konnotation auf, so auch bei Cassier-Woidasky, die es als wesentlichen Bestandteil guter Pflege ansieht, „als Anwalt des Patienten in dessen Interesse Macht auszuüben".

zwischen den Einsätzen der Professionellen“ sicher (May und Schütte-Bäumner 2018, S. 522). Pflegende Angehörige sind somit für die SAPV „zentrale Akteure im Versorgungsnetzwerk“ (Schwabe et al. 2017, S. 90) und haben eine Funktion als „Zeitressource“ (Krauss 2020, S. 196–198).[45] Die Angehörigen der schwerstkranken und sterbenden SAPV-Patient:innen sind allerdings typischerweise selbst durch die als schwierig empfundene Situation belastet, sie sind unter Umständen sogar „noch belasteter als die Patienten selbst“ (Wasner 2012, S. 84). Wasner fordert daher, dass Angehörige in ihrer „Doppelrolle gesehen werden“ müssen, „zum einen als Ressource für die Patienten, aber auch als Betroffene mit eigenen Bedürfnissen“ (2012, S. 90).[46] Die Belastungen der Angehörigen sind vielfältig und können sich je nach ihrer körperlichen Verfasstheit und sozioökonomischen Bedingungen unterscheiden. Schwabe, Ates, Hasselaar et al. identifizieren eine Vielzahl an Belastungen und teilen diese in psychosoziale, organisatorisch-koordinative und pflegerisch-praktische Belastungen ein. So empfinden es Angehörige als besonders herausfordernd, den oder die Patient:in emotional zu unterstützen, während sie selbst an der Situation leiden und insbesondere, wenn von Seiten der Patient:innen keine Anerkennung für die Leistung erfolgt, z. B. aufgrund ihrer Erkrankung auch nicht mehr erfolgen kann.[47] Organisatorisch-koordinativ tätig sind Angehörige beim Aufbau und der Koordination eines Versorgungnetzwerks, wofür sie ihre eigene zeitliche Verfügbarkeit und die der weiteren unterstützenden Akteur:innen managen müssen. Die pflegerisch-praktische Tätigkeit bezieht sich sowohl auf allgemeine (z. B. Unterstützung beim Toilettengang) als auch spezifische Pflege, d. h. Pflege, die sich auf die palliative Situation bezieht. Vor allem für ältere pflegende Angehörige sind die pflegerisch praktischen Tätigkeiten anstrengend (Schwabe et al. 2017; vgl. auch

[45] Für alleinlebende Schwerstkranke und Sterbende ist eine Versorgung durch die SAPV bis zum Tod daher weniger wahrscheinlich, sie werden eher in stationäre Einrichtungen überwiesen (Schneider et al. 2015b, S. 54).

[46] Auch für die ambulanten Hospizdienste ist die Bandbreite unterschiedlicher Bedürfnisse und Rollen der Angehörigen hochrelevant. Schneider und Hayek führen aus: „Einmal benötigen gerade auch Angehörige infolge emotionaler Belastungen und mitunter erheblicher alltagsorganisatorischer Probleme selbst die Unterstützung des Hospizes, ein anderes Mal werden sie zu ‚Assistenten‘ der hauptamtlichen Mitarbeiter oder zu ‚guten Freunden‘ der Hospizhelfer, einmal agieren Angehörige als quasi-professionelle Akteure insofern sie Medikamentenpläne nach Vorgabe der Palliativfachkraft und des Arztes erstellen und die Einnahme überwachen, oder sie fungieren als zentrale Schlüsselpersonen zwischen dem Sterbenden und dem Hospiz“ (2005, S. 129).

[47] Die Autor:innen zitieren eine Angehörige, die beschreibt, dass der Patient manchmal „ungerecht“ und ein „Tyrann“ sei, die Angehörige führt dies auf seine Erkrankung zurück (Schwabe et al. 2017, S. 93–94).

Krauss 2020, S. 196–198; 2022, S. 122–123). Ebenso kann die Koordination Familienmitglieder überfordern: Sie sehen sich „oft ungefragt in die Rollen von Versorgungskoordinatoren gedrängt, ohne über dafür notwendige Kompetenzen zu verfügen", wie Schwabe, Ates, Hassellaar et al. ausführen (2017, S. 94).

Die SAPV-RL bezieht sich auf die Doppelrolle der Angehörigen und benennt die „Beratung, Anleitung und Begleitung" nicht nur der Patient:innen, sondern explizit auch der Angehörigen als Inhalt der SAPV (Gemeinsamer Bundesausschuss 2021, §5, Abs. 3). Dies wird in der Praxis weitgehend umgesetzt, wie Studien zeigen. Die SAPV wird von Angehörigen als hilfreiche Unterstützung in allen Bereichen gesehen, die sie belasten, also den pflegepraktischen Tätigkeiten, der Organisation und Koordination der Versorgung und den emotionalen Belastungen, wobei die Unterstützung durch die SAPV im Fall emotionaler Belastung eher nur in Ausnahmesituationen beansprucht werde, wie Schwabe, Ates, Hasselaar et al. erläutern; sie führen das darauf zurück, dass nur in wenigen SAPV-Teams Psycholog:innen oder Psychoonkolog:innen beschäftigt sind (2017, S. 94–95). Beratung und Anleitung, in der Pflege als ‚Edukation' benannt, ist somit in der SAPV eine bedeutsame Aufgabe für Pflegefachkräfte (May und Schütte-Bäumner 2018, S. 521–522; Krauss et al. 2022). Machtrelationen und Konflikte in der Beziehung zwischen Angehörigen und den SAPV-Mitarbeiter:innen spielen dabei eine Rolle. So erkennen nicht alle Angehörigen die ihnen von der SAPV zugewiesene Rolle klaglos an oder sie möchten die Kontrolle über den bzw. die Patient:in nicht abgeben (May und Schütte-Bäumner 2018, S. 528–529). Das Verhältnis zwischen Angehörigen und den professionellen Palliative Care Akteur:innen kann daher konfliktreich sein. Konflikte zwischen Angehörigen und der SAPV entstehen auch, weil die professionellen Akteur:innen Krisen im Verlauf der Versorgung im Blick haben, während die Betroffenen, also die Patient:innen und ihre Angehörigen, ihre gewohnte Lebenssituation möglichst beibehalten möchten, sie orientieren sich also an der Vergangenheit. Dies betrifft insbesondere die Umwandlung in einen für die palliative Versorgung angemessenen palliativen Raum. Die Abwehrhaltungen werden gemäß der Autoren dagegen von den SAPV-Mitarbeitenden kaum als solche erkannt (May und Schütte-Bäumner 2018, S. 523–524; 2019, S. 308–309).

Krauss, Bauer, Freytag et al. arbeiten die Unterschiede im Umgang mit Angehörigen heraus, die sich je nach vorherrschender Versorgungskultur[48] des jeweiligen SAPV-Teams idealtypisch[49] unterscheiden lassen. So sieht die SAPV mit dualistischer Versorgungskultur die Angehörigen als Versorger:innen, die die

[48] Vgl. dazu auch Abschn. 3.4.2.

[49] Idealtypisch nach Weber (1904, S. 63–74; 1980, S. 9–11).

SAPV unterstützen und dafür von den SAPV-Mitarbeiter:innen angeleitet werden. Angehörige, die sich mit eigenem Hilfebedarf, z. B. Überforderung bei der Organisation oder psychischer Belastung an die SAPV wenden, werden auf andere Versorger:innen verwiesen bzw. ist auch eine Krankenhauseinweisung der Patient:innen für eine solche SAPV eine Option, falls eine Versorgung zu Hause aus Sicht der professionellen Akteur:innen nicht mehr in adäquater Form erfolgen kann. Auch die prozeduralistische SAPV hat einen eher instrumentalisierenden Blick auf die Angehörigen, berücksichtigt jedoch in höherem Maße die jeweilige Sichtweise der Angehörigen – dies jedoch vor allem in Hinblick auf Entscheidungsfragen: Angehörige werden in Entscheidungsfindungsprozesse miteinbezogen, nicht zuletzt, um ihre Überforderung zu verhindern. Für die holistische SAPV schließlich sind Patient:in und Angehörige eine ‚unit of care' und werden grundsätzlich zusammen betrachtet, insbesondere werden sozialpsychische Aspekte besonders berücksichtigt. Für alle Beteiligten, auch die Angehörigen, soll die Sterbephase idealerweise eine besondere und möglichst positiv erlebte Erfahrung sein, die allen ein persönliches Wachsen ermöglicht. Überweisungen in stationäre Einrichtungen werden eher abgelehnt, stattdessen werden Angehörige bestärkt und unterstützt, mit der Situation umzugehen. In Bezug auf die Belastung von Angehörigen haben alle drei Versorgungskulturen ihre jeweils typischen Ansätze, um einer Überforderung zu begegnen: Das ist bei der dualistischen Versorgungskultur die Überweisung in stationäre Einrichtungen, die erfolgt, wenn eine Versorgung in den eigenen vier Wänden als nicht mehr durchführbar angesehen wird. Die prozeduralistische SAPV versucht dagegen, durch Vorausplanung schwierige Situationen von vornherein zu vermeiden, eine Einweisung in stationäre Einrichtungen ist dabei eine Option, die mitgedacht wird. In der holistischen Versorgungskultur hat eine Versorgung zu Hause absolute Priorität, was vor allem durch eine gute psychosoziale Begleitung der ‚unit of care' ermöglicht werden soll (Krauss et al. 2022, S. 124–130). Die typischerweise notwendige Einbindung der Angehörigen ist somit ein weiterer Aspekt, der die SAPV zu einer besonders komplexen Dienstleistung macht.

Zwischenfazit und Fragestellung 4

4.1 Dienstleistung, Dienstleistungsarbeit und die SAPV

In diesem vierten Kapitel werden zunächst die aus der Literatur gewonnenen zentralen theoretischen und thematischen Erkenntnisse zu Dienstleistungen, zu Dienstleistungsarbeit und zum Sterben im Gesundheitssystem aufeinander bezogen und zusammengefasst. Dies bildet die Grundlage für die anschließenden Forschungsfragen.

In der hier vorliegenden Forschungsarbeit wird ein arbeitssoziologischer Standpunkt eingenommen. Damit werden verschiedene Kritikpunkte an der Verwendung des Dienstleistungsbegriffs verworfen. So weist die SAPV eine enge Verbindung zu Care bzw. Sorgearbeit auf, die bereits am Begriff ‚Palliative Care' offensichtlich ist. Während Waerness (1984, S. 189) jedoch ‚Care' von ‚Dienstleistung' unterscheidet, indem sie bei Dienstleistungen die grundsätzliche Möglichkeit reziproker Leistungen voraussetzt, werden in dieser Arbeit Tätigkeiten für in hohem Maße Hilfsbedürftige als Dienstleistung bezeichnet.[1] Als wenig bedeutsam angesehen wird außerdem Kritik, die Verbindungen zu einer wirtschaftsorientierten Sichtweise bemängelt. Insbesondere der Vorwurf, dass dem Dienstleistungsbegriff der Horizont der Ökonomie inhärent sei (vgl. Meder und Vogel 2008, S. 78), ist aus Sicht der arbeitssoziologischen Dienstleistungsforschung nur bedingt nachzuvollziehen. Allerdings könnte diese Kritik durchaus produktiv gewendet werden: Es wird damit deutlich, dass etwas von Wert, etwas gesellschaftlich Relevantes, geleistet wird und dass die Tätigkeiten als Arbeit zu

[1] Sie sind gleichzeitig auch ‚Care'. Das Verhältnis von Care und Dienstleistung ist insgesamt in der Literatur unscharf und müsste in einer eigenen Arbeit präziser geklärt werden.

S. H. Krauss, *Dienstleistungsarbeit in der Palliative Care*,
https://doi.org/10.1007/978-3-658-49653-1_4

fassen sind. Die ökonomische Blickrichtung kann zudem Wege eröffnen, Dienstleistungen – insbesondere die unterschiedlichen sozialen personenbezogenen Dienstleistungen – in ihrer Verflechtung mit gesamtgesellschaftlichen Rahmenbedingungen zu sehen. Es entstehen in der Tat Kosten verschiedener Art, sei es finanziell oder zeitlich. Diese Überlegungen verweisen zudem auf die makroökonomischen und makrosoziologischen Forschungen zu Dienstleistungen, die solche Aspekte noch stärker berücksichtigt haben. Ohne Zweifel relevant ist jedoch, dass eine ausschließliche Ausrichtung an ökonomischen Kriterien problematisch sein kann (siehe auch Abschn. 2.1).

Die SAPV gehört als soziale personenbezogene Dienstleistung allerdings zu einer *besonderen Art von Dienstleistungen*. Solche Dienstleistungen bzw. sozialen Dienste befinden sich zwischen den von Adam Smith als Gegensätze dargelegten Formen der gesellschaftlichen Organisation der Sorge, also zwischen einer Tätigkeit aus „Liebe" oder „Dankbarkeit" und einem kaufmännischem Kalkül (1977, S. 127–128), bzw. umfassen sie gemäß Senghaas-Knobloch *beides* (2008, S. 223). Schaarschuch (1996, S. 91) verdeutlicht die Besonderheiten und Unterschiede zwischen sozialen und marktlichen Dienstleistungen (siehe Abschn. 2. 1.2.3). Badura und Gross haben diese Entwicklung dennoch kritisiert, denn aus ihrer Sicht werden durch soziale Dienstleistungen „natürliche" Sicherungsformen zerstört (1976, S. 90; Gross und Badura 1977, S. 368). Jedoch irritiert an dieser Sichtweise, dass offenbar angenommen wird, dass Sorgetätigkeiten, einschließlich Pflege, unproblematisch auch für Laien möglich sein sollen. Es wird sogar teilweise argumentiert, dass die Qualität einer von Laien erbrachten Leistung höher sei. Die SAPV könnte also eine Antwort auf solche Bedenken sein, wie sie Gross und Badura (1977, S. 368–369) im Zusammenhang mit der Zunahme von sozialen Dienstleistungen äußern, die aus ihrer Sicht mit der Herauslösung aus regional verorteten Gemeinschaften einhergeht: Die SAPV ist wieder eingebettet ins bisherige private Umfeld der Patient:innen. Sie ist somit eine hoch professionalisierte Leistung, die typischerweise zugleich innerhalb der Privatheit der eigenen vier Wände stattfindet und die Mitwirkung von Angehörigen, teilweise eine explizite Mitarbeit, erfordert.

Einen optimistischen Blick auf Dienstleistungen hatte dagegen Fourastié (1989). Er verband mit Dienstleistungen eine höhere Lebensqualität. Die SAPV erscheint unter diesem Blickwinkel regelrecht mustergültig: Sie hat die höhere Lebensqualität sogar explizit zum Ziel. Die Möglichkeiten, die Situation Schwerstkranker und Sterbender zu verbessern, haben sich mit der Einführung der SAPV erweitert. Eine ‚gute' Versorgung in den eigenen vier Wänden wird auch bei einem sehr komplexen Symptomgeschehen umsetzbar. Dies gelingt nur, indem spezialisierte Ärzt:innen und Pflegefachkräfte sowie gegebenenfalls weitere Berufsgruppen zusammenarbeiten. Die SAPV ist damit Teil eines gesellschaftlichen Wandels. Das Sterben wurde von Seiten der Medizin nicht immer als eigenes Thema gesehen, die damit verbundenen Aufgaben wurden in der Ersten Moderne der Pflege überlassen. Erst in der Zweiten Moderne, seit etwa den 1970er und 1980ern, beginnt sich dies zu ändern und das Sterben wird ein Handlungsfeld für die Medizin. Zeitgleich wird die Sterbephase zu einer eigenen Lebensphase, die mit verschiedenen Settings verbunden ist, Schneider bezeichnet sie als „Sterbewelten" bzw. „Sterbenswelten" (2014, S. 66). In ihnen soll ein möglichst ‚gutes Sterben' erreicht werden. Sterben wird so vom Schicksal und „Machsal" zum „Gestaltsal" (Lob-Hüdepohl 2014, S. 1). Die SAPV ist ein Beitrag zu einer solchen möglichst individuellen Gestaltung, indem sie die Handlungsoptionen für die Beteiligten erhöht.

Soziale personenbezogene Dienstleistungen können daher als typisch moderne, eher sogar zweitmoderne Formen des Kümmerns um Kranke, Pflegebedürftige und andere auf Sorge Angewiesene gelten und bei der Zunahme dieser Art von Dienstleistungen geht es auch darum, dass Leistungen in besserer Qualität, weil professionalisiert, erfolgen.

Nach den bisherigen Ausführungen kann die SAPV als besondere Form der Dienstleistung mit folgenden Merkmalen gefasst werden:

- Sie ist eine soziale personenbezogene Dienstleistung.
- Sie bietet eine Lösung von Problemen bzw. mindestens einen Lösungsversuch.[2]
- Sie ist eine direkte Dienstleistung, da Personen selbst Ziel der Leistung sind.
- Es ist von einer Bearbeitungsbeziehung auszugehen (wie es unter anderem für die Pflege von Personen der Fall ist).[3]
- Sie erfolgt vorwiegend unmittelbar.[4]
- Sie ist wissensintensiv.

[2] Nerdinger verwendet den Begriff des ‚Problems' in einem weiten Sinne, d. h. beim Problem kann es sich um die verschiedensten Dinge, Anliegen und Schwierigkeiten der Adressat:innen handeln (vgl. 2011, S. 27–28). Dies kann (auch im Fall der SAPV) beinhalten, dass es Aufgabe sein kann, das Problem zunächst gegenüber den Adressat:innen der Dienstleistung zu verdeutlichen (siehe für Dienstleistungen allgemein ebenfalls Nerdinger 2011, S. 27).

[3] Der / die Dienstleistende wirkt im engen Austausch mit den Dienstleistungsnehmer:innen auf diese ein (vgl. Böhle 2006, S. 336).

[4] Zentrale Leistungsanteile werden also typischerweise *nicht* in technisch vermittelter Form erbracht. Zu technisch vermittelten Interaktionen zählen auch Telefonate, die im Rahmen der SAPV durchaus stattfinden, exemplarisch im Rahmen der 24-Stunden-Rufbereitschaft, also rund um die Uhr.

- Sie hat als Gut hohe Vertrauensanteile, denn die Leistungen können typischerweise kaum mit denen anderer Anbieter:innen verglichen werden.
- Es handelt sich tendenziell um kontinuierliche Begegnungen (und nicht nur einmalige oder punktuelle) und um eher intensive Beziehungen (im Gegensatz zu oberflächlichen, eher distanzierten), denn die Dienstleistung berührt elementar das Leben und ganze Sein der Schwerstkranken und Sterbenden.[5]
- Der Kern der Arbeit im Sinne einer Hauptarbeitslinie[6] ist Interaktionsarbeit, es sind somit Ressourcen zentral, wie z. B. Emotionen, die bei der Arbeit unter tayloristischen Bedingungen als störend gelten.

Die Erforschung der spezifischen Besonderheiten von Dienstleistungen, insbesondere der sozialen personenbezogenen Dienstleistungen, weist noch erhebliche Lücken auf. Die deutschsprachige arbeitssoziologische Forschung beschäftigt sich unter einem vorwiegend mikrosoziologischen Blick mit den Eigenheiten von Dienstleistungen. Die früher noch deutlicher erkennbaren makrosoziologischen Überlegungen werden weitgehend ausgeblendet. Auch Machtaspekte finden im Laufe der fortschreitenden Forschung zu diesem Thema weniger Berücksichtigung. Eine Ausnahme bilden in Hinblick auf sozialpolitische und organisationsinterne Implikationen die (relativ eng konturierten) Arbeitsbedingungen der Beschäftigten. Die SAPV stellt in Hinsicht auf solche Lücken ebenfalls ein zielführendes Forschungsfeld dar. Für die SAPV bildet die Sozialpolitik einen wesentlichen Rahmen, es gibt Schnittstellen zu unbezahlter Arbeit, also insbesondere der Arbeit von Angehörigen, und die Leistungsempfänger:innen der SAPV sind in besonderer Weise auf Unterstützung und Hilfe angewiesen. Es ist daher von erheblichen (Macht-)asymmetrien auszugehen. Soziologisch gesehen ist Sterben zudem vor allem ein „Sterben-Machen“ (Schneider 2014, S. 62) und damit ein *Prozess*, der auf die Ausgliederung von Gesellschaftsmitgliedern zielt. Der Tod betrifft also nicht nur Körper und Psyche, sondern ist auch ein sozialer Tod (vgl. insbes. Feldmann 2010b, S. 18–21). Wenn ‚gutes Sterben‘ allerdings die jeweils eigene und vor allem aktive, selbstbestimmte Gestaltung des Lebensendes bedeutet, unterliegt die Realisierung unterschiedlichen Bedingungen. Insbesondere sind Willensäußerungen und Selbstbestimmung selbst voraussetzungsvoll und Teil sozialer Praktiken. Interaktionsarbeit muss also so erfolgen, dass „den

---

[5] So empfiehlt Kränzle in Bezug auf Qualität in der Palliative Care „professionelle Nähe“ und verwirft Forderungen nach „professioneller Distanz“ (2018b, S. 163).

[6] Zum Begriff der Hauptarbeitslinie vgl. Böhle und Weihrich (2020); vgl. auch Rastetter (2008, S. 115).

Bedarfen, Bedürfnissen und Vorstellungen der Patienten und ihrer Angehörigen möglichst entsprochen werden kann“ (Schneider et al. 2015a, S. 220).

Mittels der folgenden Konzepte, die im Rahmen der arbeitssoziologischen Dienstleistungsforschung entwickelt wurden, können unterschiedliche Dimensionen der SAPV als Interaktionsarbeit bzw. übergreifender als Dienstleistungsarbeit in den Blick genommen werden.

Das von Goffman (1973a, S. 309) inspirierte Dienstleistungsdreieck bzw. die „gegenstandsbezogene Dienstleistungsbeziehung“ (Dunkel et al. 2004b, S. 17; siehe auch Abschn. 2.2.2) ist zentral, weil es aufzeigt, dass für die Erbringung einer Dienstleistung erst ein Problem definiert werden muss, das gewissermaßen als Gegenstand der Dienstleistung vom Subjekt, dem bzw. der Dienstleistungsnehmer:in, analytisch getrennt werden muss. Begründet wird dies damit, dass nur so eine Bezugnahme, insbesondere eine Interaktion in Form des Sprechens darüber, aber auch die Arbeit an der konkreten Lösung, möglich ist – und zwar von allen Beteiligten, auch den Dienstleistungsnehmer:innen (vgl. Abschn. 2.2.2). Goffman schildert es als „Schwierigkeit, das Dienstleistungsmodell auf die Medizin anzuwenden“, u. a. deswegen, weil Patient:innen gar nicht selten den Ärzt:innen Fragen zu nicht-medizinischen Themen stellen und die Ärzt:innen darauf eingehen, sie erweitern somit ihre Arztrolle (1973a, S. 328). Für die Palliative Care stellt eine solche Erweiterung jedoch den Normalfall dar, denn insbesondere für den Bereich der SAPV sind „kommunikative Unspezifität“ und „umfassende Zuständigkeit“ zentrale Wirkfaktoren (Schneider et al. 2012, S. 99; siehe auch Abschn. 3.4.3). Auch die (ausschließliche) Übertragung der „Rolle als Klient“ auf Angehörige, so dass der oder die Patient:in nur noch den „Status als Objekt“ beibehält, also das völlige Auseinanderfallen der eigentlich zusammen zu denkenden „Eigenschaften als Objekt und als Klient“ (Goffman 1973a, S. 327), erscheinen im Fall der SAPV unpassend, wenn es weiterhin darum gehen soll, als ganzheitlich gedachte Belange der Patient:innen für die Dienstleistungsarbeit in den Vordergrund zu stellen. Damit wird bereits nachvollziehbar, dass die SAPV zwar von unterschiedlichen Berufsgruppen geleistet wird, für alle jedoch gilt, dass die Kommunikation mit den Patient:innen einen wesentlichen Teil ihrer Arbeit darstellen kann. Im Fall Schwerstkranker und Sterbender ist allerdings davon auszugehen, dass mit diesen Adressat:innen nicht immer ausreichend gut kommuniziert werden kann und Angehörige mit einbezogen werden (müssen). Damit können Belange der Patient:innen nicht mehr direkt mit diesen abgestimmt werden. Die Komplexität erhöht wird dadurch, dass die Leistung zunächst – sowohl für die Adressat:innen als auch für die SAPV selbst – sehr unspezifisch ist, also kaum vorab definiert ist und daher auch für die Adressat:innen (wenn diesen die SAPV mit ihrem Leistungsinhalt überhaupt bekannt ist) wenig ersichtlich ist, was sie von der SAPV erwarten können und was das Ziel einer Leistung sein kann. Sowohl das Verhältnis der Betroffenen zu den professionellen Akteur:innen als auch die Rolle der Rahmenbedingungen erscheinen hier wichtig. Als Besonderheit ist hier zudem anzumerken, dass das quasi ‚natürliche' Ende einer Versorgung der Tod sein kann, der wiederum kaum als Ziel definiert werden kann.

Das aktuellere Konzept der Interaktionsarbeit beinhaltet unterschiedliche Formen von Arbeit, wie sie für Dienstleistungsarbeit, insbesondere für personenbezogene Dienstleistungen, typisch sind. Die Interaktionsarbeit besteht demnach aus der Kooperationsarbeit, Emotions- und Gefühlsarbeit sowie subjektivierendem Arbeitshandeln (vgl. Abschn. 2.2.3). Wie Böhle und Weihrich ausführen, sind „Unwägbarkeiten, Unbestimmtheiten und nicht vorhersehbare Ereignisse" (2020, S. 15) typisch für Interaktionsarbeit. Unvorhergesehenes entsteht vor allem durch die Dienstleistungsnehmer:innen. Die Subjektivität der Dienstleistungsnehmer:innen ist jedoch nicht nur Störfaktor, sondern ein notwendiger Bestandteil und die Voraussetzung für eine aktive Beteiligung und Kooperation. Während Kooperation bei Dienstleistungen nicht zwangsläufig institutionell vorgesehen ist (vgl. Böhle und Weihrich 2020, S. 16), ist dies bei der Palliative Care und damit der SAPV anders. Die Kooperation ist elementar, Stadelbacher bezeichnet die hospizlich-palliative Arbeit als „subjektzentrierte Dienstleistung", bei der mittels *„subjektiviert-subjektivierender* Interaktionsarbeit" ermöglicht wird, dass Patient:innen eigene Wünsche und Vorstellungen entwickeln und äußern können (2021, S. 445, Herv. i. Orig.). Zudem erscheint es für Palliative Care besonders zentral, dass durch das subjektivierende Arbeitshandeln das Unerwartete für die Leistungsgeber:innen zu etwas Erwartetem werden kann (vgl. dazu auch Stadelbacher 2021, S. 602–603).

In der etwas älteren Literatur zu Interaktionsarbeit bzw. interaktiven Arbeit sind noch weitere Aspekte benannt (vgl. Abschn. 2.2.4.3): Neben der auch im aktuellen Konzept der Interaktionsarbeit nach Böhle und Weihrich (2020) relevanten Gefühls- und Emotionsarbeit stehen mögliche Divergenzen der Ziele und Erwartungen der Beteiligten im Fokus sowie Fragen der ‚Kundenorientierung' und ‚Kundenkontrolle'. Neben der Orientierung an den Wünschen von Kund:innen ist also ebenso deren Steuerung und Kontrolle von Seiten der Dienstleistungsgeber:innen bedeutsam. Eine Sondersituation spielen dabei Leistungen, bei denen es für die Adressat:innen kaum oder keine Wahlmöglichkeiten und Exit-Optionen gibt, worunter typischerweise Leistungen fallen, die sozialrechtlich gesteuert werden. Darüber hinaus wird auf die Bedeutsamkeit von Materialität hingewiesen (Dunkel und Rieder 2003a; Dunkel und Rieder 2004b; Dunkel et al. 2004a; Heinlein 2004). Dunkel und Rieder skizzieren für den Friseurbesuch einen typischen Ablauf, der unter anderem die Herstellung des Kontakts, die gemeinsame Problemdefinition und Planung in Richtung Problemlösung sowie die Umsetzung umfasst. Zentral dabei ist, dass es zu einem Scheitern oder zu erneuten Problemlösungsversuchen kommen kann (Dunkel und Rieder 2004c).

Außerdem und schließlich sind bei Dienstleistungen folgende organisatorische Aspekte relevant, die die Arbeit betreffen: Dienstleistungen finden an der Organisationsgrenze statt und die Steuerung von Dienstleistungsarbeit durch die Organisation gilt daher als nur eingeschränkt möglich. Das Transformationsproblem von Arbeit wird daher typischerweise anders gelöst, nämlich weniger durch tayloristische Vorgaben als durch verantwortliche Autonomie (Marrs 2008, S. 12–13; Friedman 1977, S. 78–101). Neuere Entwicklungen betreffen die Internalisierung von Markt und Wettbewerb, also die Rationalisierung des eigenen Tuns in Bezug auf Umweltbedingungen des Unternehmens. Die Verantwortung für die Ausführung der Tätigkeiten liegt bei Dienstleistungen also sehr weitgehend bei den Mitarbeitenden, wie dies auch insgesamt für die Arbeitswelt im Zuge der fortschreitenden Modernisierung gelten kann, denn die sich verändernden Anforderungen treffen auf veränderte Erwartungen der Arbeitnehmer:innen (Stichwort: „doppelter Subjektivierungsprozess“, siehe Kleemann et al. 2003, S. 62). Auch für die SAPV könnten diese Aspekte somit vor allem in Hinblick auf Zielsetzungen, die Steuerung des Umsetzungsprozesses und das Transformationsproblem der Arbeit relevant sein, aber auch in Bezug auf die Rolle von Patient:innen und ihren Angehörigen.

Im Folgenden werden nun die Forschungsfragen vorgestellt, die auf Basis der erarbeiteten theoretischen und thematischen Grundlagen sowie der zirkulär verlaufenden Arbeit mit dem Interviewmaterial gewählt wurden.

4.2 Forschungsfragen

Die SAPV – und übergreifender die Palliative Care bzw. ihre einzelnen Formen der Versorgung und Begleitung – wurden bisher nicht systematisch unter dem Blickwinkel arbeitssoziologischer Konzepte der Dienstleistungsarbeit untersucht.[7] Allerdings sind, wie auch Schneider für seine Forschung zum Hirntod

[7] So wurden Konzepte der interaktiven Arbeit bzw. Interaktionsarbeit nur in Ansätzen für den Bereich der palliativen Versorgung genutzt (vor allem bei Stadelbacher 2021; siehe insbes. Abschn. 3.4.4.2). Neu, zur Drucklegung im Erscheinen und hier nicht mehr berücksichtigt, ist ein Beitrag von Krauss (2025; im Erscheinen) in einem Sammelband von Krauss und Peuten (2025; im Erscheinen) zur Zusammenarbeit im Gesundheitsbereich. Im Bereich der seltenen Krankheiten (vgl. u. a. Bieber und Geiger 2014a) und für das Pflegeheim (vgl.

und zur Organtransplantation anmerkt (1999, S. 8), solche Forschungslücken kein besonders überzeugender Grund für eine soziologische Untersuchung. Sich im hier vorliegenden Fall auf eine solche Argumentation zu berufen, ist womöglich noch weniger plausibel, denn hier handelt es sich durchaus *nicht* um ein Feld, bei dem eine soziologische Analyse grundsätzlich noch fehlt, sondern die Lücke besteht darin, dass der systematische Blick auf das Feld mittels einer speziellen Soziologie, der Arbeitssoziologie, nicht vorliegt und hier in dieser Arbeit sogar – noch weiter eingeschränkt – das Feld ‚nur' mittels spezieller Konzepte *innerhalb* der Arbeitssoziologie untersucht wird. Andersherum benennen Böhle und Weihrich dagegen durchaus, dass das Konzept der Interaktionsarbeit bzw. „die konkreten Erscheinungsformen von Interaktionsarbeit bei unterschiedlichen Dienstleistungen empirisch aufzudecken" seien und dabei „weitere konzeptionelle und analytische Differenzierungen ausgearbeitet werden" müssen (2020, S. 20). Sie zählen auf, dass dies insbesondere in Bezug auf folgende Aspekte gelte:

> "hinsichtlich der Anforderungen an Interaktionsarbeit bei unterschiedlichen institutionell-organisatorischen Rahmenbedingungen von Dienstleistungen, der unterschiedlichen Gewichtung verschiedener Elemente der Interaktionsarbeit oder der systematischen Unterschiede der Interaktionsarbeit bei personenbezogenen Dienstleistungen und sachbezogenen Dienstleistungen bzw. Dienstleistungen in anderen Sektoren" (Böhle und Weihrich 2020, S. 20).

Für die arbeitssoziologischen Konzepte stellt ein neues Feld somit einen Gewinn dar, insbesondere, wenn dabei Ergänzungen oder Konkretisierungen in Bezug auf einzelne Felder herausgearbeitet werden. In Hinblick auf Forschungslücken führen Böhle und Weihrich zudem aus, dass es weiterhin Lücken zu den Faktoren gebe, durch die „die Arbeitsorganisation, die Arbeitsgestaltung, der Personaleinsatz und die Qualifizierung bei Interaktionsarbeit gefördert oder beeinträchtigt werden", sowie zu den „Grenzen der Planbarkeit bei Interaktionsarbeit" und den „Folgen, die deren Formalisierung und Objektivierung nach sich zieht" (2020, S. 20).[8] Zentrale Probleme der personenbezogenen Dienstleistungen gelten daher

---

u. a. Anderson und Heinlein 2004a) dagegen wurden die Konzepte verwendet und weiterentwickelt, so dass sie geeignet erscheinen, auch im Feld Palliative Care gewinnbringend angewendet, geschärft und erweitert zu werden.

[8] Weitere, von Böhle und Weihrich benannte Forschungslücken betreffen Auswirkungen der Verwendung von Technik auf die Interaktionsarbeit sowie Fragen nach Grundsätzen einer humanen Arbeitsgestaltung (2020, S. 20). Auch andere Autor:innen benennen ähnliche, aber auch weitergehende Forschungslücken in Bezug auf Interaktionsarbeit: So mahnen Tisch, Beermann, Wünneman et al. Verbindungen zu „angrenzenden, auch internationalen Diskursen (wie z. B. um care work, emotional labour oder service work)" an (2020, S. 49), während

als unzureichend erforscht und die Analyse weiterer Dienstleistungen erscheint vielversprechend, um diese Forschungslücken zu verringern.

Darüber hinaus gibt es weitere Gründe für die Relevanz der vorliegenden Forschungsarbeit. Mit der interaktiven Arbeit bzw. der Interaktionsarbeit wurde innerhalb der Arbeitssoziologie ein neuer Arbeitstypus identifiziert und definiert (vgl. Baethge 2012, S. 89). Für diesen Arbeitstypus wird für Gesellschaften der fortgeschrittenen Moderne eine zunehmende Bedeutung konstatiert, da er insbesondere im Rahmen personenbezogener Dienstleistungen geleistet wird und diese wichtiger werden sowie der Personenbezug im Sinne einer Berücksichtigung individueller Aspekte bedeutsamer wird (vgl. u. a. Bieber und Geiger 2014b, S. 12; Geiger 2014a, S. 58). Damit werden Dienstleistungen zu einem zentralen Ort gesellschaftlicher Wirklichkeit und des sozialen Wandels.[9] Als bezahlte Dienstleistung ist die SAPV in die „Ökonomie der Erwerbsarbeit und in die erwerbswirtschaftlichen Anerkennungsverhältnisse eingegliedert" (Voswinkel 2005, S. 28). Sie muss jedoch der den (insbesondere personenbezogenen) Dienstleistungen innewohnenden eigenen Rationalität folgen, d. h. typischerweise kann solche Arbeit wenig standardisiert und kontrolliert werden, wenn ‚gute' Ergebnisse erzielt werden sollen. Dieser Aspekt ist nach Offe ein nicht auflösbares Spannungsverhältnis, ein zweites Spannungsverhältnis stellt die gleichzeitige Orientierung von Dienstleistungsbeschäftigten an die spezifischen Anforderungen der Adressat:innen versus einer Orientierung am allgemein gesellschaftlich Wünschenswerten dar (2018, S. 287–289). Diese Spannungsverhältnisse hängen wiederum mit den zentralen Merkmalen personenbezogener Dienstleistungen zusammen: Für diese Dienstleistungen sind Interaktionen und die Koproduktion der Leistung elementar, was eine Bereitschaft zur Kooperation zwischen Dienstleistungsgeber:in und Dienstleistungsnehmer:in voraussetzt (siehe Abschn. 2.2.2). Was Geiger für seltene Krankheiten postuliert, muss dabei ebenso für die Palliative Care gelten, insbesondere, wenn diese ambulant in den eigenen vier Wänden der Patient:innen erbracht wird: Ähnlich wie im Versorgungskontext „Seltene Krankheiten" ist auch bei der SAPV davon auszugehen, dass „viele der bei

---

Bieber und Geiger feststellen, dass eine Vielzahl der bereits von Badura und Gross in den 1990ern aufgeworfenen Fragen weiterhin ungeklärt seien, sie benennen u. a. Fragen nach der Übermacht der Anbieter:innen im Verhältnis zu den Kund:innen und das „Auseinanderfallen von Sozial- und Gesundheitsforschung" (Bieber und Geiger 2014b, S. 35, Fußnote). Und Nolting, Schmuker und Zich werfen verschiedene Fragen im Zusammenhang von Dienstleistungsforschung und aktuellen Entwicklungstrends der „Gesundheitswirtschaft" auf, so u. a. zur Ambulantisierung und zu wachsenden Bedarfen (2014, S. 237–245).

[9] Vgl. hierzu auch die Kontroverse um die „Labore des Sozialen" (Dunkel und Weihrich 2014; siehe insbes. Abschn. 2.2.4.1).

personenbezogenen Dienstleistungen zu beachtenden Dimensionen und Grundfragen wie in einem Brennglas in Erscheinung" treten (Geiger 2014c, S. 86).[10] Geiger benennt existenzielle Fragen am Lebensende, die psychische Aspekte betreffen, aber auch Fragen nach den Beziehungen zwischen den relevanten Akteur:innen, insbesondere auch Fragen nach der Bedeutung der Angehörigen und dem Umgang der professionellen Akteur:innen mit diesen (2014c, S. 86–87). Es wird für diese Arbeit also davon ausgegangen, dass die SAPV zwar eine *besondere Form von Dienstleistung* ist, sie jedoch gleichzeitig besonders geeignet ist, Typiken herauszuarbeiten.

Die Forschungsfragen betreffen drei übergeordnete Themenbereiche: Der zentrale Themenbereich und somit der Kern dieser Arbeit stellt die Interaktions- bzw. Dienstleistungsarbeit selbst dar. Weitere Bereiche betreffen einerseits die Sicht der Beschäftigten auf ihre Arbeit und andererseits Ansätze für eine makrosoziologische Rückbindung. Übergeordnet über alle Bereiche steht die Frage, *wie die Arbeit der SAPV verfasst ist*, also *Dienstleistungsarbeit als Umgang mit und in einer Grenzsituation.* Die Fragen sollen aus der Sicht der professionellen SAPV-Akteur:innen heraus unter dem Blickwinkel der arbeitssoziologischen Forschung zu Dienstleistungen untersucht werden. Neben dem Hauptziel, einen Beitrag zur Forschung zu Dienstleistungsarbeit zu leisten, soll die Beantwortung der Fragen auch dazu dienen, die SAPV als Art der Organisation des Sterbens klarer zu konturieren und einzuordnen in die Vielfalt möglicher Organisations- bzw. Versorgungsformen, in denen Palliative Care geleistet wird.

Für die nun folgende Darstellung der Forschungsfragen gilt ganz besonders, dass es sich um einen nicht-linearen Prozess handelte, also im Austausch zwischen Theorie und Empirie immer wieder neue Fragestellungen aufkamen und entwickelt wurden. Die formulierten Fragen standen daher nicht zu Beginn bereits fest, sondern sind Ergebnis eines bis zum Ende andauernden zirkulären Prozesses.

A) Die Sicht der Beschäftigten auf ihre Arbeit

Der Begriff der Dienstleistung nimmt innerhalb dieser Arbeit eine prominente Stelle ein und wird primär im Sinne eines forschungsbezogenen Begriffs genutzt, wie er im Rahmen der arbeitssoziologischen Forschung gebräuchlich ist. Darüber hinaus wurde verdeutlicht, dass der Begriff gerade in Bezug auf gesundheitsbezogene Leistungen Widerspruch auslösen kann (siehe Abschn. 2.1.2.2). Der Dienstleistungsbegriff ist insbesondere im Gesundheitsbereich – und auch im

[10] Auch anderer Stelle betonen Bieber und Geiger die paradigmatische Bedeutung des Beispiels der seltenen Erkrankungen, bei denen sich „Herausforderungen […] in zugespitzter Weise" stellen und bei denen demnach neu entwickelte Lösungen „exemplarischen Charakter" aufweisen (2014b, S. 37; siehe auch 2014b, S. 36).

Bereich Palliative Care – negativ konnotiert oder wird zumindest sehr kontrovers diskutiert.[11] Auch im Rahmen der arbeitssoziologischen Dienstleistungsforschung wird der Dienstleistungsbegriff thematisiert und mit seinen vielfältigen Konnotationen untersucht (vgl. Abschn. 2.1.1.1, insbes. Voswinkel 2005), ohne allerdings Dienstleistungsgebende selbst und damit ihre Sicht auf den Begriff mit einzubeziehen, also die Thematik empirisch zu erforschen. Daher soll eine Untersuchung der Verwendung des Dienstleistungsbegriffs durch die professionellen Akteur:innen der SAPV selbst und in ihrem engen Umfeld in Hinblick auf zwei Schwerpunkte erfolgen:

- **Welche empirisch fundierten Bedeutungsdimensionen nimmt der Begriff der Dienstleistung im Fall der professionellen SAPV-Akteur:innen an?** Welche Begriffserweiterung, Begriffsschärfung oder Begriffsdifferenzierung der ‚Dienstleistung' ergibt sich dadurch?
- **Was sagt die Verwendung des Dienstleistungsbegriffs über das jeweilige professionelle Selbstverständnis der SAPV-Akteur:innen aus?** Welche Bandbreite von beruflich-professionellen Selbstverständnissen der SAPV wird erkennbar, welche Unterschiede und Unterscheidungen zu anderen Tätigkeiten werden sichtbar?

Im Rahmen dieser Fragestellung soll also neben der generellen Sicht der Akteur:innen auf den Dienstleistungsbegriff die subjektive Sicht der Akteur:innen auf ihre Arbeit erfasst werden, also rekonstruiert werden, wie die Akteur:innen ihre Tätigkeit bzw. die Tätigkeit der SAPV sehen, ausgehend von ihrer Verwendung des Dienstleistungsbegriffs – denn obwohl in den Interviews der Dienstleistungsbegriff von Seiten der Interviewerinnen nicht ins Spiel gebracht wurde, wird er von den Akteur:innen verwendet.

B) Wie ist die Dienstleistungsarbeit gestaltet?

Den Kern dieser Arbeit bildet die Frage, *wie* die Dienstleistungsarbeit der SAPV gestaltet ist. Ziel ist ein empirisch fundierter Beitrag zur arbeitssoziologischen Forschung in Bezug auf die unterschiedlichen Konzepte der Dienstleistungsarbeit.

[11] Für die Palliative Care entwickelt Dörner Ansätze eines positiven Verständnisses von ‚Dienstleistung', im Gegensatz zu einer „Marktdienstleistung" (Dörner 2005; Dörner 2007, S. 72–73; Dörner 2012, S. 44–47). Dörners Ansatz steht damit ebenfalls im Kontrast zu einem arbeitssoziologischen Verständnis. Dagegen arbeitet man sich in der sozialen Arbeit schon länger am Begriff der Dienstleistung als durchaus positiv zu verstehende Beschreibung für die eigene Praxis ab (exemplarisch siehe Schaarschuch 1996).

Dies betrifft *erstens* die Dienstleistungsbeziehung. Die Dienstleistungsbeziehung ist durch das Konzept des Dienstleistungsdreiecks definiert. Das Dienstleistungsdreieck beinhaltet drei sehr klar definierte Positionen: Die beiden Akteur:innen (also Dienstleistungsgeber:in und Dienstleistungsnehmer:in) und ein zu bearbeitendes ‚Objekt'. Das ‚Objekt' wird von dem / der Dienstleistungs*nehmenden* ‚getrennt' und von dem / der Dienstleistungs*gebenden* bearbeitet. Die Beziehung zwischen den Akteur:innen ist ‚auf Augenhöhe' angelegt, denn nur so ist ein gemeinsames Zusammenwirken in Form von Interaktion und Koproduktion möglich. Im Fall der SAPV ist jedoch von Patient:innen auszugehen, die sich angesichts ihrer schweren Krankheit oder des Sterbens typischerweise in einer Grenzsituation befinden und nicht immer in der Lage sein dürften, Interaktion und Koproduktion im notwendigen Umfang leisten zu können. Gleichzeitig sind sie typischerweise in besonders hohem Maße von der Versorgung durch andere abhängig. Es ist daher von einer erheblichen Asymmetrie in der Dienstleistungsbeziehung auszugehen. Zudem sind Angehörige bedeutsam: Sie sind einerseits gemäß der palliativen Standards mit zu berücksichtigen und ohne sie ist eine Versorgung in den eigenen vier Wänden typischerweise kaum umsetzbar.

Für die Untersuchung sind daher folgende Fragen relevant:

- **Wie kann die Dienstleistungsbeziehung für eine Dienstleistung als Umgang mit und in einer Grenzsituation konzipiert werden?** Welche Akteur:innen nehmen jeweils welche Positionen ein? Wie wird von den Akteur:innen das ‚Objekt' der Dienstleistung konturiert und adressiert?
- **Wie sind Angehörige einbezogen?** Welche Rolle spielen sie im Rahmen der Dienstleistungsbeziehung, also in Bezug auf die anderen Akteur:innen und auf das ‚Objekt', aber auch in Hinblick auf Interaktion und Koproduktion?

Zweitens – eng mit den bereits ausgeführten Fragen zusammenhängend – geht es um die Dienstleistungsarbeit selbst, also wie diese geleistet wird. Diese Frage betrifft einerseits die Prozesshaftigkeit der Dienstleistung in ihrem Ablauf und andererseits die Formen der Arbeit, die im Zusammenwirken mit den Adressat:innen der Leistung erbracht werden, also insbesondere die Interaktionsarbeit, wie sie von Böhle und Weihrich konzipiert wurde (2020). Vor dem Hintergrund, dass die SAPV eine Dienstleistung ist, die sowohl durch große Offenheit und Vielfalt als auch durch eine für die Adressat:innen aufgrund des Krankheitsverlaufs sich verändernde Situation geprägt ist, sollen daher folgende Fragen bearbeitet werden:

- **Wie kommt es zu Zielen und wie werden Ziele realisiert?** Welche Erwartungen und welche Erwartungserwartungen lassen sich rekonstruieren? Welche Grenzen (z. B. institutionelle, organisatorische und persönliche) einer Offenheit gegenüber allen Belangen werden sichtbar und wie werden diese verhandelt? Gibt es Unterschiede im Umgang mit Konflikten und worauf lassen sich diese zurückführen? Welche Bedingungen sind förderlich für eine gelingende Dienstleistung und wann kann die Leistung nicht erbracht werden?
- **Wie wird Interaktionsarbeit eingesetzt, also Kooperationsarbeit, subjektivierendes Arbeitshandeln, Emotions- und Gefühlsarbeit?** In welchen Situationen sind diese Formen der Arbeit bedeutsam?
- **Wie werden Angehörige adressiert und eingebunden?** Welche Rolle spielen sie bei den Prozessabläufen und bei der Interaktionsarbeit? Wie wird die Belastung der Angehörigen adressiert, wie wird mit ihren Gefühlen umgegangen? Wie wird ihre Mitwirkung erreicht und koordiniert?

Drittens und quer zu den bereits aufgeführten Fragestellungen steht der Aspekt der Hilfsbedürftigkeit und Asymmetrie. Die SAPV ist eine Leistung für Schwerstkranke und Sterbende mit einem besonders hohen Bedarf an spezialisierten Leistungen durch professionelle Akteur:innen. Es muss davon ausgegangen werden, dass sich insbesondere die Patient:innen in einer Grenzsituation befinden, in der alle bisherigen Gewissheiten in Frage gestellt sind. Es ist daher im Verhältnis zwischen den professionellen Akteur:innen zu den Patient:innen von Asymmetrie auszugehen, wie bereits ausgeführt. SAPV-Patient:innen leiden typischerweise unter großen Schmerzen, Atemnot und / oder anderen erheblichen Beschwerden – nur dann kann SAPV verordnet werden. Dennoch ist es Anspruch der Palliative Care, die Belange der Patient:innen und ihrer Angehörigen ins Zentrum ihres Handelns zu stellen. Sie kann also innerhalb der bereits besonderen Form von Dienstleistungen, nämlich der sozialen personenbezogenen Dienstleistungen, als weitere spezielle Form gesehen werden. Aus diesen Überlegungen können folgende Fragen in Hinblick auf die Dienstleistungsarbeit formuliert werden:

- **Wie kann die Asymmetrie der Dienstleistung ‚SAPV' gefasst werden?** Welche Asymmetrien werden sichtbar, welchen Umgang damit gibt es? Inwiefern wird sie betont, vergessen, hergestellt? Was bedeutet dies für die Interaktionssarbeit?
- **Wie werden Patient:innen in die Lage versetzt, zu ‚dirigieren' bzw. selbst bestimmen zu können?** Wie wird professionelles Wissen und Eingreifen sowie professionelle Einflussnahme dabei relevant?

Bei der Bearbeitung aller in diesem Abschnitt (unter B) aufgeführten Fragestellungen sollen insbesondere auch Probleme, Konflikte, Grenzen und Krisen der palliativen Versorgung mit in den Blick kommen und damit Aspekte, die zu Beginn der intensiveren deutschsprachigen arbeitssoziologischen Forschung zu Dienstleistungen Anfang der 2000er Jahre noch stärker im Vordergrund waren (vgl. u. a. Dunkel und Voß 2004). In Bezug auf Sterben und Tod gibt es dabei die Besonderheit, dass der oder die Patient:in unter Umständen kaum oder nicht mehr handlungsfähig ist. Hier geht es also um die Problematik, was es für eine Dienstleistung bedeutet, wenn Dienstleistungsnehmer:innen nicht mehr interagieren können.

C) Ansätze für eine makrosoziologische Rückbindung

Interaktionen auf der Mikroebene sind zentral für die soziale Ordnung und den sozialen Wandel und somit für die Makroebene (vgl. u. a. Nadai und Maeder 2008). Die sozialpolitischen Implikationen und die Wirkungen auf gesellschaftliche Asymmetrien wurden in der aktuelleren Literatur zu Interaktions- bzw. Dienstleistungsarbeit tendenziell ausgeklammert, wenn es nicht um die Arbeitsbedingungen der Beschäftigten geht (vgl. Abschn. 2.2.3 und Abschn. 2.2.4.1). In den älteren Forschungsarbeiten waren diese Überlegungen dagegen noch präsenter, so unter anderem in der Idee, dass Dienstleistungen als „Labore des Sozialen" (Dunkel und Weihrich 2014) gelten können, also als Vorbild für einen zukunftsweisendes Miteinander. Gerade die SAPV bietet sich in besonderem Maße an, Überlegungen zum Zusammenhang von Mikro- und Makroebene nicht außen vor zu lassen. Für die folgenden Fragen sollen daher *Ansätze* identifiziert werden:

- **Was können die Ergebnisse der vorliegenden Arbeit für die (Weiter-) Entwicklung der Dienstleistungsgesellschaft aussagen, also insbesondere über Prozesse der Verdienstlichung?** Kann die SAPV als neue, zukunftsweisende Form einer gesellschaftlichen Sorge (Care) für Schwerstkranke und Sterbende gesehen werden? Ist sie somit ein ‚Labor des Sozialen' und inwiefern?
- **Welcher Umgang mit dem Sterben und mit Sterbenden wird erkennbar?** Welche Bedeutungen, Vorstellungen, Rahmenbedingungen und welche gesamtgesellschaftlichen Entwicklungen scheinen auf?

Diesen Forschungsfragen soll nachgegangen werden, auch wenn sie zu umfassend sind, um sie – neben den zentralen Forschungsfragen – im Rahmen dieser Arbeit ausreichend zu bearbeiten und zu beantworten. Dennoch erscheint es hoch relevant, solche Fragen in Verbindung mit Interaktionsarbeit zu sehen, also die umfassenderen gesellschaftlichen Rahmenbedingungen und Auswirkungen in den Blick zu nehmen und damit auch Verbindungen zu deutlich älteren makrosoziologischen Forschungsarbeiten zur gesellschaftlichen Relevanz von Dienstleistungen und zur ‚Dienstleistungsgesellschaft' herzustellen – gerade im Fall und am Beispiel der Palliative Care, deren Bedeutung in den letzten Jahren in erheblichem Maße zugenommen hat.

Methodisches Vorgehen 5

5.1 Forschungsdesign

5.1.1 Qualitative Forschung als Sekundäranalyse

Die Fragestellungen dieser Arbeit werden mit empirischen Daten untersucht. Für die Bearbeitung wird ein qualitativer Forschungsansatz gewählt. Wesentliches Kennzeichen qualitativer Forschung ist die Offenheit gegenüber dem Forschungsgegenstand, vielfach mit dem Ziel, grundsätzlich neue Erkenntnisse zu gewinnen und neue Theorien zu entwickeln (Flick 2012:27). Typisch für qualitative Forschungsansätze wie die Grounded Theory sind iterativ und zirkulär angelegte Prozesse, in denen sich Literaturrecherche, die Entwicklung von Fragestellungen, die Datenerhebung und -auswertung immer wieder abwechseln (Strauss 1994; Glaser und Strauss 2010; Strübing et al. 2018; Schneider 2014, S. 90; zum Unterschied zwischen linear und zirkulär angelegten Forschungsprozessen vgl. auch Herschinger 2014). Abweichend von dem für die Grounded Theory zentralen Ansatz erfolgt die Datenerhebung nicht als theoretical sample (vgl. Glaser und Strauss 2010, S. 61–65; Strauss 1994, S. 70–71), sondern es wird auf vorliegende Daten zurückgegriffen (siehe Abschn. 5.2). Die vorliegende Arbeit basiert daher auf einer Sekundäranalyse. Als Soziologin und Forscherin in Form der wissenschaftlichen Mitarbeit war ich allerdings selbst an der Erhebung der zugrundeliegenden Daten beteiligt.[1]

[1] Über die gesamte Laufzeit des Projekts SAVOIR, dessen Daten für diese Arbeit verwendet werden, war ich, Sabine H. Krauss, als wissenschaftliche Mitarbeiterin im Projekt tätig. Die Aufgabe in dieser Funktion umfasste in wesentlichem Ausmaß die konzeptionelle Planung und Koordination der Datenerhebung, die Entwicklung der Erhebungsinstrumente und die

S. H. Krauss, *Dienstleistungsarbeit in der Palliative Care*,
https://doi.org/10.1007/978-3-658-49653-1_5

Bei Sekundäranalysen werden bereits vorhandene Daten aus früheren empirischen Studien verwendet, um neuen Forschungsfragen nachzugehen oder Forschungsergebnisse zu verifizieren. Die Sekundäranalyse ist keine eigene Forschungsmethode, sondern ein Forschungsansatz, der die Forschungsplanung betrifft. Hauptmerkmal ist die von der Datenerhebung getrennte Analyse der Daten. Eine Analyse ist auch dann eine Sekundäranalyse, wenn der oder die Forscher:in selbst erhobene Daten erneut unter neuen Fragestellungen auswertet (Medjedović 2014, S. 19–25; vgl. auch Medjedović und Witzel 2010, S. 55–62; Heaton 2004; Heaton 2008). Zudem wird die Form einer Supra- bzw. transzendierenden Analyse gewählt. Medjedović schreibt dazu:

> „In der *Supra- oder transzendierenden Analyse (supra analysis)* werden die Daten unter einer neuen Forschungsperspektive ausgewertet. Sie geht über die im Rahmen der Primärstudie entwickelten Begrifflichkeiten hinaus und verwendet die Daten dieser Studie für neue theoretische, empirische oder methodologische Fragestellungen" (Medjedović 2014, S. 23).[2]

Im Zentrum der wissenschaftlichen Diskussion zu Sekundäranalysen qualitativer Daten steht die Frage, ob „Daten auch außerhalb ihres unmittelbaren Erhebungskontextes ausgewertet und interpretiert werden können" (Medjedović und Witzel 2010, S. 56; siehe auch Medjedović 2019, S. 250). Das Für und Wider bezieht sich somit auf den Unterschied der Position der Forscher:innen der Sekundäranalyse im Vergleich zur (gewissermaßen privilegierten) Position der Forscher:innen der ursprünglichen Studie und damit auf die Frage, ob für qualitative Forschung die enge Verbindung zwischen Datenerhebung und Datenanalyse – in Bezug auf die direkten Erfahrungen im Feld der daran beteiligten Forscher:innen – unabdingbar ist.[3] Diese Grundsatzprobleme müssen für diese Arbeit jedoch

---

Auswertung für die im Projekt SAVOIR relevante Fragestellung in Zusammenarbeit mit dem Projektteam.

[2] Es wird zwischen der ‚supplementary analysis' und der ‚supra analysis' (bzw. transzendierenden Analyse) unterschieden, wobei die ‚supplementary analysis' (im Unterschied zur ‚supra analysis') eine zur ursprünglichen Forschungsarbeit bzw. Studie vertiefte Analyse von Aspekten darstellt, die in der Studie nicht oder nur zum Teil bearbeitet wurden, während bei einer ‚supra analysis' die Fragestellungen deutlich über die ursprünglichen Fragestellungen hinausgehen bzw. sich davon unterscheiden. Darüber hinaus gibt es eine dritte Form der Sekundäranalyse, die Reanalyse. Sie dient der Prüfung der Ergebnisse einer bereits vorangegangenen Auswertung unter den gleichen Forschungsfragen (Heaton 2008, S. 39; vgl. auch Medjedović 2014, S. 23).

[3] Dieser Aspekt wird als „problem of not having ‚been there'" benannt (Heaton 2008, S. 40; vgl. auch Medjedović und Witzel 2010, S. 31).

nicht diskutiert werden, da meine Beteiligung an allen Prozessschritten des Forschungsprozesses, also insbesondere an der Erhebung der Primärdaten, für diese Forschungsarbeit gegeben ist.[4] Zudem ist der Zugang und die Nutzung der Transkripte sowie der Feld- und Interviewnotizen sowie weiterer unveröffentlichter Materialien wie Anträge, Arbeitspapiere und Memos gewährleistet. Damit besteht sowohl Zugang zum situationalen Kontext als auch zum Kontext des Projekts, für das die Daten erhoben wurden[5] (vgl. dazu Medjedović und Witzel 2010, 56–59; Medjedović 2019, S. 250–252; vgl. auch Medjedović 2014).

Ein grundsätzlich immer zu klärender Aspekt ist dagegen die Frage, ob bereits vorliegende Daten für eine Sekundäranalyse geeignet sind. Die Daten müssen so beschaffen sein, dass neue Fragestellungen an sie herangetragen werden können. Dies betrifft die Qualität der Daten und die Passung (Medjedović und Witzel 2010, S. 59–61). Zentral dafür ist somit, dass „das Thema der Sekundäranalyse in der Originalstudie abgedeckt ist und deren Methoden die Analyse nicht einschränken" (Medjedović 2019, S. 253). Medjedović und Witzel schreiben dazu:

> „Für Sekundäranalysen muss also beurteilt werden, ob bei vorliegenden Daten die dem Gegenstand angemessenen Methoden ausgewählt und diese valide umgesetzt wurden und ob die auf den Gegenstand bezogenen Sicht- oder Handlungsweisen der Untersuchten in einer angemessenen Tiefe in den Daten repräsentiert sind" (Medjedović und Witzel 2010, S. 60; siehe auch Medjedović 2019, S. 253).

Medjedović betont jedoch, dass eine „grundlegende Skepsis hinsichtlich des sekundären Analysepotentials qualitativer Daten unbegründet ist" und argumentiert mit der „Offenheit ihrer Erhebungsmethoden", wodurch sich die Daten

---

[4] Ein Teil der Interviews der Primärstudie wurde von weiteren Projektmitarbeitenden geführt und codiert. Medjedović und Witzel merken in einer Fußnote an, dass dies typisch für die Arbeit von Forschungsteams im Rahmen länger andauernder Projekte sei und daher auch bei Primärstudien eine „Notwendigkeit der Rekonstruktion der Interviewkontexte" bestehe – die „Polarität zwischen Primär- und Sekundäranalyse" werde dadurch aufgehoben (Medjedović und Witzel 2010, S. 31).

[5] Darüber hinaus gibt es den extrasituationalen Kontext bzw. Makro-Kontext und die lokale Kultur. Diese können für die Interpretation der Daten ebenfalls bedeutsam werden (Medjedović und Witzel 2010, S. 57–58; Medjedović 2019, S. 252). Durch meine Teilnahme an der Erhebung und Auswertung der Primärdaten konnte ich hierzu ebenfalls Wissen erlangen. Außerdem sind diese beiden Aspekte für die hier vorliegende Forschungsarbeit dieselben wie für die Primärerhebung und daher nicht getrennt von der Primärerhebung zu sehen. Relevante Informationen dazu werden daher im Rahmen dieser Arbeit entsprechend dargestellt und vermittelt.

„durch einen inhaltlichen Reichtum“ auszeichnen (2019, S. 253; siehe auch Medjedović und Witzel 2010, S. 59).

Die Sekundäranalyse findet erst langsam Eingang in Methodenbücher der qualitativen Forschung (Medjedović 2014, S. 15). Dennoch dürfte die (Weiter-) Verwendung von Daten aus Forschungsprojekten für Qualifizierungsarbeiten, z. B. Dissertationen, typisch für die universitäre Forschung sein. Es dürfte ebenfalls die Regel sein, dass die Qualifizierungsarbeiten einen etwas anderen Schwerpunkt als das Forschungsprojekt haben, dessen Daten verwendet werden. Insofern können Qualifizierungsarbeiten als besondere Form von Sekundäranalyse betrachtet werden, da der oder die Forscher:in typischerweise den Forschungskontext der Daten, die der Sekundäranalyse zugrunde liegen, gut kennt und selbst an der Datenerhebung beteiligt ist. Darüber hinaus wird die Eignung der Daten für die neue Fragestellung nicht nur durch den / die Forschende selbst, sondern auch durch Betreuer:innen der Qualifizierungsarbeit bewertet, vielfach dürften das die Leiter:innen des Projekts sein, das der Qualifizierungsarbeit zugrunde liegt, wie auch im Fall der hier vorliegenden Arbeit. Insofern ist die Frage der Eignung der Daten für eine erneute Analyse zwar wichtig, kann aber wesentlich dadurch gesteuert werden, dass im Austausch zwischen Betreuer:in und Forscher:in sowie der intensiven Beschäftigung mit den Daten bereits im Vorfeld der Sekundäranalyse die geeigneten Fragestellungen und Limitierungen eruiert werden können.

5.1.2 Grounded Theory und Sensitizing Concepts

Im Rahmen der wissenschaftlichen Mitarbeit am Ursprungsprojekt fand eine intensive Auseinandersetzung mit den Daten statt und es konnten Ansätze für die hier nun vorliegende Arbeit entwickelt werden. Die deutschsprachige arbeitssoziologische Forschung zu Dienstleistungen wurde als Sensitizing Concept gewählt und der Forschungsstil an die Grounded Theory angelehnt.

Die Grounded Theory ist ein Forschungsansatz bzw. „Forschungsstil zur Erarbeitung von in empirischen Daten gegründeten Theorien“ (Strübing 2021, S. 10) der sich in den letzten Jahrzehnten ausdifferenziert hat (siehe Strübing 2021). Leitend für diese Arbeit sind die Ansätze, wie sie insbesondere Strauss (u. a. 1994) mit entwickelt hat. Folgende Grundsätze waren für den Umgang mit dem bereits vorliegenden Material aus der vorangegangenen Studie zentral, wobei alle Grundsätze eng miteinander zusammen hängen (vgl. Strauss 1994; Glaser und Strauss 2010; Strauss und Corbin 1996; Strübing 2021):

- Offenheit gegenüber dem Material,
- Nutzung verschiedener Wissensformen (Alltagswissen, Hintergrundwissen zum Feld, wissenschaftliche Ergebnisse anderer Studien und Theorien),
- ständiges Vergleichen,
- sequenzanalytische Verfahren,
- Kodieren,
- Memos,
- Theoretische Sättigung.

Ein weiterer Grundsatz, das theoretische Sampling, stellt sich für eine Sekundäranalyse etwas anders dar als üblicherweise. Denn die Datenerhebung selbst kann nicht jeweils neu an den bisher erhobenen und (vorläufig) analysierten Daten orientiert werden. Medjedović und Witzel beschreiben den Umgang mit einem vorhandenen Datensatz im Rahmen einer Sekundäranalyse wie folgt:

> „Zum einen gestalten Sekundärforscher/innen ihren Datensatz *passend* im Sinne eines Sortierens (statt Sampling), indem gezielt zur Fragestellung geeignete Teile des Datensatzes für die Analyse herausselektiert und neu zusammengestellt werden, etwa durch die Auswahl eines Sub-Samples, das Fokussieren auf eine bestimmte Gruppe von Befragten oder die Beschränkung der Analyse auf bestimmte Themen und Inhalte" (Medjedović und Witzel 2010, S. 60, Herv. i. Orig.).[6]

Die Idee des theoretischen Samplings kann in einer Sekundäranalyse somit nur in der Form umgesetzt werden, dass die Auswahl des als nächstes zu untersuchenden Ausschnitts der Daten vom jeweiligen Stand der Auswertung und den daraus generierten neuen Fragestellungen ans Material geleitet ist.

Solche breiteren Ansätze eines theoretischen Samplings sind in ähnlicher Art durchaus für die Grounded Theory beschrieben. So weist Strauss darauf hin, dass der Ausgangspunkt für das theoretische Sampling die Frage ist: „Wo kann ich Beispiele für *x* und *y* finden?" (Strauss 1994, S. 43, Herv. i. Orig.). Die Antworten darauf können auf sehr verschiedene Art und Weise gefunden werden und

---

[6] Ähnliche Vorgehensweisen werden bereits sehr früh im Zusammenhang mit einer Sekundäranalyse *quantitativer* Daten beschrieben. So erläutern Klingemann und Mochmann: „Prinzipiell wird dabei nicht mehr die einzelne Umfrage, sondern das einzelne Interview als die Einheit der Information angesehen. Die Frage, wieviele und welche Interviews für einen Forschungszweck zu einem neuen, ‚künstlichen' Datenkollektiv zusammengefaßt werden sollen, wird damit zur Frage eines eigenen research designs, das diese quasi-empirische Phase der Sekundäranalyse steuert" (Klingemann und Mochmann 1975, S. 178; vgl. dazu auch Medjedović und Witzel 2010, S. 60, Fußnote).

nicht nur im Rahmen einer erneuten gezielten Suche im Feld, sondern auch mittels theoretischer Überlegungen, Kontextwissen, eigenen Erfahrungen und über Literatur, wobei Strauss sogar Romane miteinschließt (1994, S. 43–44). Daraus folgt für Strauss: „Das von draußen geholte Sampling geht dann zusammen mit dem internen Sampling“ (1994, S. 44). Es kann daher gefolgert werden, dass ein vorhandener Datensatz auf ähnliche Weise verwendet werden kann.[7] Eine Sekundäranalyse in Verbindung mit der Idee des theoretischen Sampling gemäß der Grounded Theory kann somit in der Form erfolgen, dass sich die Auswahl neuer Daten am jeweiligen Stand der Auswertung und den daraus generierten neuen Fragestellungen ans Material orientiert. Für die vorliegende Arbeit hat dies den Vorteil, von der reichhaltigen Fülle der 113 Interviews der Primärstudie nicht von vornherein Interviews völlig auszuschließen und somit Offenheit gegenüber dem Material zu bewahren.

Die Verwendung von Sensitizing Concepts bedeutet, dass die Analyse der Daten mit einem explizit gemachten Theoriebezug erfolgt, bei gleichzeitiger Offenheit. Der Theoriebezug bei der Datenanalyse im Rahmen qualitativer empirischer Forschung hat zwei wichtige Funktionen: Er ermöglicht einerseits einen Abstand von den Daten sowie vom Feld, in welchem sie erhoben wurden. Andererseits erlaubt der Theoriebezug einen fokussierten und damit gezielten Blick auf die Daten, denn er kann dafür sensibilisieren, Neues zu sehen und damit relevante Entdeckungen zu machen (vgl. Strübing et al. 2018, S. 91–92). Strübing, Hirschauer, Ayaß et al. schreiben dazu:

> „Theoriebezüge für gute Forschung sensibilisieren […] die Forscherin für das, was es im Feld im fraglichen Untersuchungskontext zu entdecken gibt. Dabei geht es zum einen um den Einsatz theoretischer Konzepte als spezifische ‚Brillen‘ oder ‚Mikroskope‘ empirischen Forschens, zum anderen um die Entwicklung einer Haltung theoretisch informierter Neugierde“ (Strübing et al. 2018, S. 92).

Blumer grenzt sensibilisierende Konzepte („sensitizing concepts“) von endgültigen, voll entwickelten und sehr konkreten Konzepten („definitive concepts“) ab: „A definitive concept refers precisely to what is common to a class of objects, by the aid of a clear definition in terms of attributes or fixed bench marks“, ein sensibilisierendes Konzept dagegen „gives the user a general sense of reference

[7] Strauss weist explizit auf „Ermessensspielräume“ hin, die Forschende nutzen sollen, anstatt die falsche Vorstellung zu haben, dass „effektive Forschungsarbeit exakt, präzise und klar in der Technik“ sein müsse (1994, S. 32). Zwar sollen die von ihm dargestellten Leitlinien und Faustregeln berücksichtigt werden, er ermutigt jedoch dazu, diese zu modifizieren (Strauss 1994, S. 33; zur Umsetzung in dieser Arbeit siehe die folgenden Unterkapitel).

and guidance in approaching empirical instances“ (1954, S. 7). Sensibilisierende Konzepte somit „merely suggest directions along which to look“, wie Blumer weiter erläutert (1954, S. 7). Im Zusammenhang mit qualitativer Forschung bzw. der Grounded Theory formulierte bereits Strauss, dass „theoretische Sensitivität“, also das „Gespür dafür, wie man über Daten in theoretischen Begriffen nachdenkt“, wichtig sei (Strauss 1994, S. 50; vgl. auch Strübing et al. 2018, S. 92). Und Bowen kommt zum Schluss:

> „Sensitizing concepts provide starting points for building analysis to produce a grounded theory. [...] Sensitizing concepts give the researcher a sense of how observed instances of a phenomenon might fit within conceptual categories. [...] sensitizing concepts can be effective in providing a framework for analyzing empirical data and, ultimately, for developing a deep understanding of social phenomena“ (Bowen 2006, S. 20).

Sensitizing Concepts dienen im Zusammenhang mit dem Forschungsstil der Grounded Theory daher als Ausgangspunkt und wesentliche Unterstützung dabei, die untersuchten Phänomene zu entdecken und einzuordnen.[8]

5.2 Datenquelle

5.2.1 Forschungsrahmen und Datenerhebung der Primärstudie

Die Fragestellung wird mit empirischen Daten des Projekts „Was ist gute Versorgungspraxis – Versorgungsqualität aus Sicht von SAPV-Teams und weiterer Leistungserbringer in der SAPV“ bearbeitet. Dieses Projekt ist ein innerhalb der Soziologie an der Universität Augsburg verortetes Teilprojekt (TP3) eines vom G-BA (Gemeinsamer Bundesausschuss) geförderten Verbundprojekts zur Evaluierung der Richtline zur Verordnung von spezialisierter ambulanter Palliativversorgung: „SAVOIR – Evaluierung der SAPV-Richtlinie: Outcomes, Interaktionen, Regionale Unterschiede“ (siehe dazu Meißner et al. 2020).[9]

---

[8] Auch weil „Anschauung ohne Begriff blind bleibt“ (Matthiesen et al. 2022, S. 19, mit Bezug auf Immanuel Kant).

[9] Das Verbundprojekt wurde im Zeitraum vom 1. Juli 2017 – 31. Oktober 2019 durch den Innovationsfonds und den Innovationsausschuss beim G-BA unter dem Kennzeichen 01VSF16005 gefördert (Meißner et al. 2020, S. 1). Das Teilprojekt 3 wurde am Zentrum für Interdisziplinäre Gesundheitsforschung (ZIG) der Universität Augsburg durchgeführt, unter

Ziel des soziologischen Teilprojekts und damit der Primärstudie ist die

> „Rekonstruktion der Handlungsstrategien, Deutungen und Bewertungskategorien, die SAPV-Leistungserbringer und weitere, mit ihnen vernetzte Leistungserbringer (Hausärzte, Pflegedienste, Hospizdienste etc.) in der alltäglichen SAPV-Praxis vor Ort bei ihrer Einschätzung von Versorgungsqualität verwenden und an denen sie ihr Handeln orientieren“ (Meißner et al. 2020, S. 10).

Das Forschungsdesign der Primärstudie basiert auf qualitativ-rekonstruktiven Verfahren. Die Sicht der Akteur:innen auf ihre Versorgungspraxis wurde im Rahmen von Vergleichen zwischen Einzelfallstudien rekonstruiert, leitend waren dabei die Prinzipien der Grounded Theory. Für die ethnographisch orientierten Einzelfallstudien wurden in mehrtägigen Feldaufenthalten vor Ort bei zehn SAPV-Teams und ausgewählten regionalen Versorgungspartnern der SAPV Daten erhoben. Die Datenerhebung erfolgte in neun deutschen Bundesländern im Zeitraum von April 2018 bis März 2019. Das Sampling verbindet Verfahren des selektiven und theoretischen Samplings: Einerseits wurden Kriterien vorab festgelegt, andererseits standen nicht alle Teams vor der Datenerhebung fest, sondern es wurden im Laufe des Erhebungszeitraums gezielt Teams ins Sample aufgenommen auf Basis von Fragen, die sich aus ersten Auswertungsschritten ergeben haben. Wichtig für die Auswahl der SAPV-Teams war es, möglichst gut die unterschiedlichen Formen von SAPV-Teams abzudecken, ausgeschlossen wurden weit vom Durchschnitt abweichende Teams, z. B. mit einer sehr unter- oder überdurchschnittliche Zahl an Patient:innen.[10] Ein ‚Fall‘ setzt sich zusammen aus einem SAPV-Team (bzw. den Mitarbeiter:innen) und seinen weiteren regionalen Versorgungsakteur:innen. Kern des Datenmaterials der Primärstudie sind transkribierte Interviews mit Mitarbeiter:innen, die SAPV-Leistungen erbringen und die vorwiegend in SAPV-Teams angestellt sind. Es handelt sich dabei vor allem um Ärzt:innen und Pflegefachkräfte. Zudem werden von einigen SAPV-Diensten

der Leitung von Prof. Dr. Werner Schneider (Meißner et al. 2020, S. 4). Alle Teilnehmenden, von denen Daten erhoben wurden, haben ein Informationsblatt zum Forschungsprojekt und zur Nutzung und Verarbeitung der Daten erhalten und die Einwilligungserklärung unterschrieben. Von der Ethikkommission der Universität Augsburg liegt eine Stellungnahme vom 6. September 2018 vor, die bescheinigt, dass es „keine ethischen Bedenken gegen die Durchführung des Forschungsvorhabens“ gibt.

[10] Die Zusammensetzung der „Sampling Points“ wird von Bauer, Krauss, Freytag et al. umfassend dargestellt, relevant waren unter anderem die Rechtsform, die Teamgröße, die Zeit seit der Gründung und die Region (2021, S. 3–4; vgl. auch Meißner et al. 2020, Anlage TP3_A1).

Angehörige sogenannter ‚dritter' Berufsgruppen wie Psycholog:innen und Sozialarbeiter:innen beschäftigt. Auch diese Berufsgruppen sind im Datenkorpus vertreten. Weitere Interviews wurden mit Kooperationspartner:innen der SAPV und regionalen Versorgungsakteur:innen geführt, also mit Hausärzt:innen, Seelsorger:innen und Mitarbeiter:innen von Kliniken, stationären Hospizen, ambulanten Hospizdiensten, Pflegediensten, Pflegeeinrichtungen sowie von Sanitätshäusern und Apotheken. Es wurden keine Interviews mit Patient:innen und Angehörigen geführt. Insgesamt liegen 113 Interviews vor. Die Interviews wurden in der Form von problemzentrierten Leitfadeninterviews konzipiert und durchgeführt. Der Leitfaden enthält offene und teilweise erzählgenerierende Fragen. Er soll die Akteur:innen dazu anregen, ihre subjektive Sicht auf ihre Praxis bzw. die Praxis der SAPV zu schildern. Der Leitfaden besteht aus Fragen zu fünf übergeordneten Themenbereichen: Fragen zum Arbeitsalltag, zu ‚Fällen' bzw. der SAPV-Praxis, zu Teamspezifika, zur Zukunft des Teams und abschließend werden die Interviewten nach ihren Wünschen für die SAPV gefragt. Im ersten Themenbereich werden Fragen zum Arbeitstag (z. B. zur Aufgabe, Personen, mit denen zusammengearbeitet wird, zur Rolle der Zeit und zu technischen Hilfsmitteln) sowie zu Belastungen und Problemen im Arbeitsalltag gestellt. Im zweiten Abschnitt sollen die Interviewten Fälle schildern: Fälle, die in besonderer Erinnerung geblieben sind, die gelungen sind und solche, die problematisch waren. Im dritten und vierten Abschnitt geht es um Kennzeichen des spezifischen SAPV-Teams und seine Zukunft bzw. die Zukunft der Palliativversorgung allgemein. Es wurden angepasste Versionen für die unterschiedlichen Organisationen (u. a. SAPV-Dienst, Pflegedienst, ambulanter Hospizdienst, Apotheke) und die unterschiedlichen Aufgaben innerhalb der SAPV (Palliative-Care-Fachkräfte einschließlich Palliativmediziner:innen, Leitung und dritte Berufsgruppe) verwendet. Alle Interviews wurden von den wissenschaftlichen Mitarbeiterinnen des Projekts geführt.[11] Zusätzlich zu den Interviews wurden Feldnotizen angefertigt, v. a. von Teambesprechungen und Hausbesuchen. Das Datenmaterial liegt in transkribierter und bereits für die Primärstudie codierter und mit Memos versehenen Form in einer MAXQDA-Datei vor. Für die Erstellung der Codes und Memos der Primärstudie (TP3 von SAVOIR) wurden inhaltsanalytische (u. a. deduktiv, orientiert

[11] Wie bereits weiter oben in einer Fußnote ausgeführt, war ich, Sabine H. Krauss, als wissenschaftliche Mitarbeiterin selbst an der Datenerhebung und damit dem Führen der Interviews in wesentlicher Weise beteiligt. Vor der eigentlichen Datenerhebung fanden Pretests der Leitfäden mit Mitarbeiter:innen von vier zusätzlichen SAPV-Diensten statt.

am Leitfaden) und sinnrekonstruktive Auswertungstechniken angewandt (Meißner et al. 2020, S. 10–11 und Anlage TP3_A1 – TP3; Bauer et al. 2021, S. 2–4; Krauss et al. 2022, S. 123–124).[12]

Das Gesamtprojekt ‚SAVOIR' ist eine Studie zur Evaluation der SAPV-Richtlinie[13] und besteht aus fünf sich ergänzenden Teilprojekten, die mittels standardisierter (also quantitativen) und nicht-standardisierter (also qualitativen) Verfahren jeweils unterschiedliche Aspekte der Versorgung fokussieren. Neben der bereits genannten Zielsetzung des Teilprojekts 3 sind dies unter anderem die Vertrags- und Strukturmerkmale der SAPV, die Sichtweisen von Hausärzt:innen auf die SAPV und die Auswertung von Routinedaten einer Krankenkasse, um Anhaltspunkte für Unter- oder Überversorgung zu gewinnen (Meißner et al. 2020, S. 7–8). Die Evaluation soll „zur Optimierung der Versorgungsqualität von Patienten und Angehörigen eine Evidenzgrundlage für die Überarbeitung der SAPV-RL schaffen" (Meißner et al. 2020, S. 8, in der Abbildung dort).

Das Forschungsprojekt SAVOIR hat also eine klare anwendungsbezogene Aufgabenstellung und einen konkreten Adressaten, den Innovationsfonds des G-BA. Die Ergebnisse des Projekts sollen geeignet sein, die SAPV-Richtlinie darauf basierend anzupassen. Im Forschungsbericht sind dazu konkrete Änderungsvorschläge enthalten. Das Projekt steht somit an der Schnittstelle zwischen Forschung und Politik. Dennoch gab es von den Mittelgebern, dem G-BA, keine Einschränkungen der Forschung, insbesondere keine inhaltliche Einflussnahme.

---

[12] Der auf den Internetseiten des Innovationsfonds des G-BA veröffentlichte Ergebnisbericht des Projekts SAVOIR (Meißner et al. 2020) enthält einen umfangreichen Anhang mit ausführlichen Darstellungen des Datenkorpus, der Rekrutierung der Teilnehmer:innen und der Datenauswertung, ebenfalls enthalten sind die Leitfäden des für die hier vorliegende Arbeit relevanten Teilprojekts (TP3). Die Veröffentlichung von Bauer, Krauss, Freytag et al. (2021, S. 3–4) enthält eine Tabelle mit den für die Auswahl der SAPV-Teams relevanten Merkmalsausprägungen (u. a. Anzahl der Hausbesuche, Zeit seit der Gründung, Organisationsform, regionale Merkmale) und eine Deutschlandkarte mit den Bundesländern, in denen die Datenerhebung erfolgte.

[13] Ziel war die Evaluation der SAPV-Richtlinie (SAPV-RL) mit dem Stand der letzten Änderung vom 15. April 2010, die am 25. Juni 2010 in Kraft getreten ist (siehe Gemeinsamer Bundesausschuss 2010). Inzwischen (Mai 2024) liegen zwei leicht (aber für die hier vorliegende Arbeit unwesentlich) geänderte Fassungen vor, wovon nur die Fassung mit Änderungsstand vom 18. März 2021, die am 1. April 2021 in Kraft getreten ist (Gemeinsamer Bundesausschuss 2021) in dieser Arbeit mit berücksichtigt wird. Siehe dazu auch Fußnote 32 in Abschn. 3.4.1. Zum rechtlich-politischen Rahmen der SAPV-RL siehe ebenfalls Abschn. 3.4.1.

Die Forschung war somit in diesem Sinne ‚frei' und es bestanden und bestehen keine Interessenkonflikte.[14]

5.2.2 Eignung und Limitationen des gewählten Datenmaterials

Das (Daten-)Material der soeben dargestellten Primärstudie, „Was ist gute Versorgungspraxis – Versorgungsqualität aus Sicht von SAPV-Teams und weiterer Leistungserbringer in der SAPV", wird in der hier vorliegenden Ausarbeitung für eine Sekundäranalyse herangezogen. Bei Sekundäranalysen stellt sich auf etwas andere Art als bei Primärstudien die Frage, ob die Herangehensweise adäquat ist, ob also ein dem Gegenstand der Forschung angemessenes Forschungsdesign gewählt wurde und das Material als Datenbasis für die Fragestellungen der Forschungsarbeit geeignet ist. Die folgenden, von Medjedović und Witzel formulierten grundsätzlichen Fragen zur Verwendung von Primärstudien für eine Sekundäranalyse wurden im vorangegangenen Kapitel (Abschn. 5.2.1) beantwortet: Was ist die Zielsetzung der Studie und ihr konzeptioneller Rahmen? Welche Inhalte werden tatsächlich behandelt? Wie wurden die Daten erhoben (Methoden, Sampling)? Wann wurden die Daten erhoben (Aktualität)? Wer hat die Daten erhoben (Qualität)? (Medjedović und Witzel 2010, S. 61; siehe auch Medjedović 2019, S. 253).[15]

Nun werden die Vorteile und die Passung sowie die Grenzen der Nutzung des Datenmaterials aus der Primärstudie für die hier vorliegende Arbeit aufgezeigt.

Ein großer Vorteil ist offensichtlich: Mit der Verwendung bestehender Daten entfällt eine eigene Datenerhebung und damit die vielfältigen Herausforderungen, die damit einhergehen. Neben zeitlichen und finanziellen Ressourcen ist dies der Feldzugang und die Frage, ob potentielle Interviewpartner:innen zu einem Interview bereit sind (siehe u. a. Flick 2012, S. 142–153). Eine solche Fülle an Material, wie sie im Rahmen der Primärstudie entstand, insbesondere die Anzahl von 113 bereits transkribierten Interviews, kann nur im Rahmen eines gut mit finanziellen und zeitlichen Ressourcen ausgestatteten Forschungsprojektes und mit mehreren daran beteiligten Wissenschaftler:innen erarbeitet werden. Zudem ist die wichtigste Bedingung für eine Weiterverwendung der für diese Arbeit

[14] Dass es keine Interessenkonflikte gibt, bestätigen auch Bauer, Krauss, Freytag et al. in ihrer Veröffentlichung (2021, S. 8).

[15] Medjedović und Witzel führen aus, dass diese Fragen für die Weiterverwendung *quantitativer* Daten entwickelt wurden und verdeutlichen, dass diese Fragen für eine *qualitative* Sekundäranalyse ebenso Relevanz haben (2010, S. 61).

genutzten Materialien gegeben: Wie dargestellt (Abschn. 5.2.1) wurde bei der Primärstudie eine offene Herangehensweise gewählt, d. h. die Fragestellung der Primärstudie ist breit angelegt[16] und der Leitfaden für die problemzentrierten Interviews enthält offene, erzählgenerierende Fragen. Das Prinzip der Offenheit gegenüber dem Forschungsgegenstand ist generell ein zentraler Bestandteil problemzentrierter Interviews (Witzel und Reiter 2012, S. 19), bei denen praktisches Wissen, Handlungsmotive und die Perspektive der Erforschten im Zentrum stehen (Witzel und Reiter 2012, S. 5).

In der Veröffentlichung von Bauer, Krauss, Freytag et al. wird in Hinblick auf den Feldzugang und die Interviewbereitschaft der Primärstudie dennoch eine Limitation benannt: Es könnte zu Selbstselektionen der teilnehmenden SAPV-Teams, der weiteren regionalen Versorgungsakteur:innen sowie der jeweils interviewten Mitarbeiter:innen gekommen sein – diesen limitierenden Faktoren wurde jedoch entgegengewirkt, indem Auswahlkriterien vorab festgelegt wurden, zudem erfolgte die Auswahl der regionalen Versorgungsakteur:innen und der Mitarbeiter:innen zusammen mit den Ansprechpartner:innen der jeweiligen SAPV-Teams (2021, S. 8). Es ist also davon auszugehen, dass diese für die Primärstudie benannte Limitation auch bei einer neuen Erhebung nicht besser zu verhindern gewesen wäre.

In Hinblick auf die für diese Arbeit relevanten Forschungsfragen stellen sich jedoch Herausforderungen. Der wichtigste Punkt für eine Arbeit zur Dienstleistungs- bzw. Interaktionsarbeit, in der es also um das Handeln von Dienstleistungsgeber:innen und Dienstleistungsnehmer:innen geht, ist sicherlich, dass die Primärstudie weder Interviews mit Patient:innen noch mit Angehörigen umfasst. Außerdem gibt es auch keine Aufzeichnungen oder genaue Beschreibungen der Handlungen (sei es in verbaler oder nicht-verbaler Form der Kommunikation) zwischen Dienstleistungsnehmer:innen und Dienstleistungsgeber:innen.[17] Die Forschungsfragen werden also anhand der Interviews mit professionellen Akteur:innen bearbeitet und die Dienstleistungs- bzw. Interaktionsarbeit wird aus den Schilderungen der befragten Akteur:innen rekonstruiert.

---

[16] Der Ergebnisbericht benennt „die Erfassung der jeweiligen subjektiven Perspektiven der Dienstmitglieder sowie der anderen Versorgungsakteure auf die Praxis der SAPV" (Meißner et al. 2020, S. 10).

[17] Ansätze, bei denen für die Analyse von Interaktionsarbeit Beschreibungen einzelner Situationen oder Videoaufnahmen in Form von Dokumentationsfilmen verwendet werden, finden sich z. B. für die Altenpflege (Anderson und Heinlein 2004a) oder das Friseurhandwerk (Dunkel und Rieder 2004b); für das Sterben analysiert z. B. Dreßke Interaktionen im Zusammenhang mit Arbeit, basierend auf Beobachtungen in einem Hospiz, jedoch ohne eine explizite arbeitssoziologische Verortung (2007; 2008).

Es kann also bereits hier festgestellt werden, dass für eine allgemeinere und umfassendere Untersuchung der Interaktionsarbeit im Feld der SAPV eine Ergänzung um die Perspektive der Patient:innen und ihrer Angehörigen sinnvoll erscheint. Auch Ansätze, Interaktionen als sprachliche Kommunikation zu analysieren (z. B. Goffman 1974, S. 235–248), können hier nur auf Basis der in den Interviews gemachten Äußerungen erfolgen, also wenn Interviewte aus ihrer Erinnerung heraus konkrete oder auch nur fiktive (im Sinne einer exemplarischen Darstellung) Dienstleistungsnehmer:innen zitieren. Diese Limitationen können somit nur durch weitere Forschungsarbeiten bearbeitet und verringert werden (siehe auch Abschn. 7.6).

5.3 Datenauswertung

Die Daten der Primärstudie werden in Anlehnung an die Grounded Theory als Sekundäranalyse erneut ausgewertet, unter Verwendung von arbeitssoziologischen Konzepten zu Dienstleistungsarbeit, die als Sensitizing Concepts fungieren (siehe auch Abschn. 5.1). Idealer Endpunkt der Auswertung ist bei einer Grounded Theory die „theoretische Sättigung", die typischerweise durch die Erhebung jeweils neuer Daten erreicht wird und mit denen einzelne Kategorien näher beleuchtet und schließlich „gesättigt" werden (Glaser und Strauss 2010, S. 77). Die Sättigung kann bei einer Sekundäranalyse nur über die Suche innerhalb des Datensatzes erfolgen, wenn keine neuen Daten erhoben werden können oder sollen. Rosenthal führt aus, dass Sättigung erreicht ist, „wenn wir im theoretischen Sinne nichts Neues mehr entdecken" (2008, S. 87). Sie betont allerdings, dass

> „sich das Kriterium der theoretischen Sättigung am idealtypischen Verlauf einer Forschung orientiert, der häufig jedoch aus Zeit- und Kostengründen vorzeitig abgebrochen bzw. auf eine spätere Forschung nach Abschluss des im Moment betriebenen Vorhabens verschoben werden muss. Auch können wir nie sicher sein, dass keine neuen theoretisch relevanten Einsichten mehr gewonnen werden können, da der Entdeckungsprozess immer durch unsere blinden Flecke blockiert wird, vor allem wenn sie gesellschaftlich geteilt, unterstützt oder gar eingefordert werden" (Rosenthal 2008, S. 87).

Auch bei einem ‚klassischen' Forschungsprozess gemäß der Grounded Theory und ähnlicher Herangehensweisen mit einem theoretischen Sampling, bei dem sich Analyse und Datenerhebung also abwechseln und die Datenerhebung sich an den jeweils offenen Fragen orientiert, ist eine theoretische Sättigung somit nicht immer erreichbar bzw. es muss offen bleiben, ob sie tatsächlich erreicht wurde.[18] Auch für die hier vorliegende Arbeit ist daher anzunehmen, dass eine ‚vollkommene' theoretische Sättigung nicht erreicht wurde und sich neue Erkenntnisse sowohl im Rahmen weiterer Erhebungen über die Sekundäranalyse hinaus ergeben könnten, möglicherweise aber auch – im Sinne blinder Flecken – über eine erneute Analyse der Primärdaten.

Durch das iterativ-zirkuläre Vorgehen entstanden im Forschungsprozess dieser Arbeit immer wieder neue Fragen. Dafür waren die Sensitizing Concepts zentral. Sie ermöglichten es, sowohl einen Abstand von den Daten als auch einen neuen Blick auf die Daten zu gewinnen.[19] Ein Grundbestandteil der vorliegenden Arbeit war daher die Herausarbeitung relevanter Konzepte von Dienstleistungsarbeit aus der Literatur, also die Literaturanalyse. Insgesamt diente die Literatur zu ‚Interaktionsarbeit' bzw. der ‚interaktiven Arbeit' im Sinne einer Heuristik der Entdeckung und Analyse von Phänomenen. Die theoretischen Konzepte der Dienstleistungsarbeit wurden bei der Datenanalyse auch als kontrastierende Vergleiche im Sinne einer Fallkontrastierung[20] genutzt und damit als Hintergrundwissen, um Phänomene aus den Interviews mit SAPV-Mitarbeiter:innen und aus dem Umfeld der SAPV einzuordnen. Literatur wurde im Sinne des zirkulären Prozesses daher nicht nur zu Beginn der Forschung, sondern im Lauf der Auswertung – je nach Notwendigkeit durch neue Fragen ans Material – immer wieder herangezogen. So entstanden nach und nach neue Fragestellungen und Suchmuster im Dialog zwischen den Daten und den Sensitizing Concepts. Eine immer wieder auftauchende und daher als Arbeitsfrage für den Blick auf die Daten sehr relevante Frage war: ‚Wie wird gearbeitet, damit SAPV entsteht?'. Diese Arbeitsfrage stand implizit bereits zu Beginn der Datenauswertung im

[18] Dieser Aspekt ist relevant, weil es die Qualität der Forschung berührt. Während es in der quantitativ orientierten Sozialforschung zumeist darum geht, Repräsentativität durch die Repräsentativität des Samples im Verhältnis zur Grundgesamtheit zu erreichen, geht es bei der Grounded Theory um die „*Repräsentativität der Konzepte*" (Strauss und Corbin 1996, S. 161, Herv. i Orig.) und damit durchaus ebenfalls um „empirische Verallgemeinerungen" (Glaser und Strauss 2010, S. 42).

[19] Einen solchen Abstand von den Daten und vom Feld zu gewinnen erwies sich als besonders hilfreich, weil dadurch deutlich wurde, inwieweit trotz einer Position als außenstehende Forscherin doch eine persönliche, auch emotionale, Involviertheit durch die Feldaufenthalte im Rahmen des Projekts SAVOIR bereits vorhanden war, z. B. durch Sympathie zu den Befragten oder großen Respekt und Bewunderung für ihre vielfach entbehrungsreiche und schwierige Tätigkeit.

[20] Die Konzepte der interaktiven Arbeit und der Interaktionsarbeit entstanden vielfach auf Basis von empirischen Forschungen in verschiedenen Dienstleistungsfeldern, u. a. dem Friseurhandwerk und der Pflege (vgl. z. B. Dunkel und Voß 2004).

Raum. Sie wurde jedoch erst später bewusst formuliert, im Laufe der Auseinandersetzung mit den Daten der Primärstudie, als Codierungen unter Verwendung der festgelegten Sensitizing Concepts vorgenommen wurden. Insgesamt äußerst bedeutsam für die Analyse und damit ein Grundbestandteil, der sich vom Beginn der Sekundäranalyse bis zum Abschluss des Schreibprozesses durchzieht, war die sehr gute Kenntnis des Primärdatensatzes, einschließlich seiner Bearbeitung mittels Codes und Memos, die im Rahmen der Primärstudie gewonnen wurde. Die für die jeweiligen Fragestellungen relevanten Interviews und Textstellen konnten somit erheblich leichter identifiziert werden als dies bei einem ‚fremden' Datensatz möglich gewesen wäre.

Der Ausgangsdatensatz für die Sekundäranalyse liegt in Form eines elektronischen Dokuments als MAXQDA-Datei vor und beinhaltet alle transkribierten Interviews sowie die Bearbeitungen, die im Rahmen des Primärprojekts vorgenommen wurden, also die Codes und Memos des Primärprojekts.[21] Zudem liegen innerhalb des Datensatzes Sortierungen der Interviews in Form von sogenannten ‚Sets' vor, also unterschiedliche Arten, die Daten bzw. Interviews in Gruppen zu ordnen, die manuell erstellt wurden (vgl. u. a. Rädiker und Kuckartz 2019, S. 159–162; Kuckartz und Rädiker 2020, S. 92). Im vorliegenden Datensatz werden so verschiedene Gruppen in Form von Sets zusammengefasst, z. B. die Mitarbeiter:innen einzelner SAPV-Teams („Team 1", „Team 2", usw.); die weiteren regionalen Akteur:innen (z. B. „Palliativstation" oder „Apotheken", team- bzw. regionenübergreifend); die Berufsgruppen, z. B. die in der SAPV beschäftigten Ärzt:innen („Palliativmediziner/innen", übergreifend über alle Teams hinweg und ohne die jeweiligen ärztlichen Leitungen der SAPV-Teams); usw. Am Beginn der Sekundäranalyse des Datensatzes stand die Überlegung, mit welchen konkreten Gruppen (also ‚Sets'), Interviews oder Interviewabschnitten begonnen werden oder mit welchen überhaupt im Rahmen der Sekundäranalyse gearbeitet werden sollte. Dabei gab es mehrere Möglichkeiten: Erstens die Auswahl nach

[21] Der Datensatz wurde ursprünglich mit der MAXQDA Version 18 bearbeitet, zum Ende des Projekts (SAVOIR) jedoch auf die MAXQDA Version 20 umgestellt. Mit dieser Umstellung gingen insbesondere Informationen zu den ursprünglichen Ersteller:innen und Bearbeiter:innen einzelner Bestandteile der Auswertung verloren oder sind nur noch schwer zu finden, stattdessen wird die Person benannt, die die Umstellung durchgeführt hat und das Datum der Umstellung wird angezeigt bzw. im Anschluss (also auch in der weiteren Bearbeitung für diese Forschungsarbeit) die Person, die als letztes z. B. bereits bestehende Memos öffnet. Daher ist beim MAXQDA-Datensatz, wie er im Anschluss an diese Arbeit existiert, nicht gut einsehbar, welche Bearbeitungen von mir selbst und welche von anderen gemacht wurden. Wie hier in diesem Unterkapitel noch verdeutlicht wird, hat dies jedoch geringe Relevanz, da MAXQDA vor allem für die Auswahl relevanter Ausschnitte verwendet wurde und ein großer Teil der Interpretationsarbeit außerhalb des Systems erfolgte.

Akteursgruppe, z. B. SAPV-Dienste versus die weiteren regionalen Akteur:innen. Zweitens nach Berufsgruppen (z. B. Ärzt:innen oder Pflegefachkräfte). Drittens auf Basis bestimmter Merkmale, z. B. nach Stadt versus Land oder auf Basis der im Rahmen des Primärprojekts erarbeiteten Idealtypen von Versorgungsstrukturen und Versorgungskulturen, die eine teils mehr, teils weniger eindeutige Zuordnung der Dienste erlauben. Aufgrund der zu Beginn vorliegenden Einschränkung des Themas dieser Arbeit auf die Dienstleistungsarbeit der SAPV war offensichtlich, dass ein Schwerpunkt bei den Interviews mit den Mitarbeitenden der SAPV selbst liegen musste. Das Material wurde dennoch nicht von vornherein um einzelne Interviews bzw. Akteursgruppen gekürzt, sondern es wurde offen gelassen, welche Interviews bei den jeweils entstehenden neuen Fragen einen Ertrag bringen könnten. Die Fülle des Interviewmaterials wurde somit nicht von vornherein beschnitten. Aufgrund der Datenmenge von 113 Interviews wurde außerdem schnell ersichtlich, dass ein erneutes Codieren des gesamten Datensatzes im Rahmen der Sekundäranalyse nicht angestrebt werden sollte. Es wurden also nicht alle Interviews nochmals neu in Hinblick auf die neuen Themen und Fragestellungen codiert.[22] Die Analyse erfolgte grob in vier Schritten, die sich über den Auswertungsprozess iterativ-zirkulär wiederholten: Auswahl des jeweils als nächstes zu analysierenden Materials, ‚Aufbrechen' des ausgewählten Materials sowie Reflektion unter dem Blickwinkel der gewählten Sensitizing Concepts durch die Erstellung von Codes und das Schreiben von Memos (vorwiegend in MAXQDA), Identifikation zentraler Interviewausschnitte für die vertiefte Analyse, Feinanalyse der zentralen Interviewausschnitte.

Folgende Überlegungen lagen der Auswahl der ersten zu codierenden Interviewabschnitte zugrunde: Der Fokus sollte zunächst auf die Mitarbeiter:innen der SAPV liegen. Zudem sollten vor allem solche Interviewstellen gezielt bearbeitet werden, die bereits aus dem Primärprojekt mit für das vorliegende Projekt besonders relevanten Codes versehen waren. Damit wurden Interviews mit sogenannten „Externen", also Mitarbeiter:innen der regionalen Kooperationspartner:innen der SAPV zunächst ausgeschlossen sowie Interviewstellen, bei denen es eher unwahrscheinlich sein würde, relevantes Material zu Dienstleistungsarbeit, insbesondere

---

[22] Diese Vorgehensweise weist Parallelen auf zu einer von Glaser und Strauss dargestellten Variante ihrer Vorgehensweise auf, die Daten werden dabei „lediglich so weit kodiert, wie es zur Generierung und der daraus folgenden Präsentation einer Theorie erforderlich ist", während das „partielle Testen der Theorie [...], falls nötig, strengeren (manchmal qualitativen, gewöhnlich aber quantitativen) Ansätzen überlassen" wird (2010, S. 117).

im Sinne der Interaktion zwischen Dienstleistungsnehmer:in und Dienstleistungsgeber:in, zu erhalten.[23] Begonnen wurde mit dem Interview einer Pflegefachkraft (PC031–1) aus „Team 3", deren Interview bereits im Primärprojekt als besonders reichhaltig aufgefallen war.[24] Anschließend wurden zur weiteren Erkenntnisgewinnung durch minimale und maximale Kontrastierung sowohl Interviews mit Mitarbeiter:innen derselben Berufsgruppe dieses Teams als auch Mitarbeiter:innen anderer Berufsgruppen und dann auch anderer Teams im Rahmen einer deduktiv-induktiven Herangehensweise codiert und mittels Memos reflektiert. Als bedeutsam für die Sekundäranalyse wurden insbesondere die in Tabelle 5.1 dargestellten, bereits mitaus dem Primärprojekt vorhandenen Codes markierten, Stellen im Material angesehen.

Leitend für das Codieren waren folgende Fragen (in Anlehnung an Strauss und Corbin 1996, S. 44–55):

- Was passiert hier?
- Was passiert in dieser Zeile, diesem Satz oder Abschnitt?
- Kann es mit wissenschaftlichen Konzepten, Alltagstheorien oder In-Vivo-Codes kategorisiert werden?

Es entstand so ein neuer Codebaum mit vorläufigen Codes innerhalb der MAXQDA-Datei.[25]

---

[23] Dies betrifft z. B. Interviewabschnitte, die im Primärprojekt codiert wurden mit „Struktureffekte", bei denen es u. a. um die zukünftige Entwicklung der SAPV geht.

[24] Zudem hat das „Team 3" eine Struktur als „Einheit" und kann von seiner Versorgungskultur als „holistisch" bezeichnet werden. Es ist daher ziemlich eindeutig einzuordnen und könnte als eine Art von SAPV bezeichnet werden, wie es in besonderer Weise den hospizlichen Ideen entspricht. Zu den idealtypischen Strukturen und Kulturen der SAPV, die aus dem Primärprojekt „SAVOIR" entwickelt wurden, siehe Abschn. 3.4.2.

[25] Der in der MAXQDA-Datei enthaltende frühere Codebaum des Primärprojekts SAVOIR wurde optisch verändert, indem alle Codes grau eingefärbt und komplett nach unten gestellt wurden, so dass der gesamte ältere Codebaum weiterhin unterhalb des neuen Codebaums verfügbar war, gleichzeitig jedoch eindeutig unterscheidbar war, welche Codes neu für die Sekundäranalyse erstellt wurden.

Tabelle 5.1 Besonders relevante Codes aus dem Primärprojekt

Ober-Codes	*Sub-Codes erste Ebene*	*Sub-Codes zweite Ebene*
Arbeitsalltag	Abläufe	
	Kontakte	
	Koordination der Zusammenarbeit	
	Gelingen	
	Probleme und Lösungen	
	Unsicherheit	
	Belastungen und Umgang	
SAPV-Fall	Abläufe	Aufnahme Patient, Intermittierung, Verordnung SAPV, Priorisierung von Patienten, Einbindung Externe, Sterbephase, Tod
	Angehörige	
	Sicherheit	
	Versorgungslücken	
	Kommunikation Patient	Spiritualität, Charakteristika Beziehung, Erwartungsmanagement, Wissen
	Problemfall	Teaminterner Umgang, Faktoren für Problematik
	Gelungener Fall	Faktoren für Gelingen

Quelle: Eigene Darstellung

Zentrale übergeordnete Codes und beispielhafte Untercodes waren dabei die in Tabelle 5.2 dargestellten, welche wiederum Ausgangspunkt für die weitere Reflexion und Analyse waren.[26]

[26] Da zu diesem Zeitpunkt der Datenauswertung die Koordination und Organisation der SAPV noch stärker im Fokus des Forschungsinteresses war, wurden auch dazu Codes angelegt.

Tabelle 5.2 Vorläufige Codes der Sekundäranalyse – Ober-Codes und beispielhafte Auswahl an Sub-Codes

Ober-Codes	*Beispielhafte* Sub-Codes erste Ebene	*Beispielhafte* Sub-Codes zweite Ebene
Beziehung / „Kontakt“	als Voraussetzung für Interaktion / gute Abklärung	
Arbeit bei der SAPV	ganzheitlich / umfassend	
	Situativ	
	Anerkennung / Wertschätzung	
	Entgrenzung	Maßnahme gegen Entgrenzung
	Subjektivierung	„schön“ / „erfüllend“
	Grenzen des eigenen Handelns	
Ziel / Gegenstand / Inhalt der DL	„Und dann gucken wir – so“	
	Auftrag (nicht von unit of care)	
	Erwartungen und Wünsche Pat. u. Ang.	
Kooperation	Angehörige als Kooperationspartner	
	Ko-Produktion	
Care	Arbeit aus Liebe	
Interaktion Professionelle	Kontrolle	
Interaktion Patient:in / unit of care	Interaktion Koordin. Def. Problem	Steuern Ang. misslingt, Steuern Pat. misslingt
	Steuern Ang. / Orient. Sterbende	
	Steuern Ang. / für SAPV	
	Subjektivierenderfahrungsgleitetes Arbeitshandeln	
	Gefühls- und Emotionsarbeit	
	„Patient schafft an“	
	Passivität Sterbende:r	
Koordination	mit Externen	

(Fortsetzung)

Tabelle 5.2 (Fortsetzung)

Ober-Codes	*Beispielhafte* Sub-Codes erste Ebene	*Beispielhafte* Sub-Codes zweite Ebene
Organisation / Organisationale Rahmenbed.	„frei in unserer Gestaltung“	
	Multi- / Interprofessionalität	

Anmerkungen: Codes mit Anführungszeichen sind In-Vivo-Codes; DL = Dienstleistung, Ang. = Angehörige
Quelle: Eigene Darstellung

Der MAXQDA-Codebaum mit vorläufigen Codes ist in der ausschnittsweise dargestellten Form in mehrfacher Hinsicht unfertig, vor allem würde eine weitere Sortierung und Verdichtung insbesondere in Hinblick auf die teilweise große Anzahl der Untercodes anstehen. Dennoch erbrachte dieser Arbeitsschritt bereits zu diesem Zeitpunkt wichtige Erkenntnisgewinne. Wesentliche Erträge hieraus waren, dass nun *erstens* eine gute Vorstellung darüber gewonnen wurde, in welchem Umfang und wie Interaktionsarbeit in den Interviews vorkommt; *zweitens*, dass in bereits wesentlichem Ausmaß die Besonderheiten der SAPV ‚als Dienstleistung‘ bzw. ‚als Interaktionsarbeit‘ aufschienen; und *drittens* wurden insbesondere in den Memos innerhalb des Programms MAXQDA, aber auch in begleitenden Aufzeichnungen[27] teilweise bereits weitgehende Reflexionen erstellt und Fragen aufgeworfen. Dieser Schritt entspricht damit zumindest zum Teil dem „offenen Kodieren“, bei dem es vor allem darum geht, das Material „aufzubrechen“ (vgl. Strauss und Corbin 1996, S. 43–55). Deutlich wurde allerdings, dass die Vorgehensweise noch zu stark deduktiv geprägt war, auch wenn die induktiven Herangehensweisen erkennbar sind, u. a. an den In-Vivo-Codes. An dieser Stelle des Analyseprozesses galt es nun zu entscheiden, wie eine Loslösung von eher deduktiv geprägten Herangehensweisen überwunden werden kann und ein Prozess in Gang gesetzt werden kann, bei dem stärker „zwischen induktivem und deduktivem Denken hin und her“ gependelt wird (Strauss und Corbin 1996, S. 89). Gleichzeitig war es notwendig, die neu erstellten Memos zu nutzen und einen Umgang mit der Fülle des Datenmaterials zu finden. Dies ließ sich innerhalb des Systems MAXQDA nur schwer bewältigen. Es kommt damit der Hinweis von Strauss zum Tragen, „daß die Analysearbeit weniger effektiv sein wird, wenn der individuelle Arbeitsrhythmus und die persönlichen Erfahrungen ignoriert werden“ (1994, S. 33): Statt die Analysearbeit also nun innerhalb

[27] So entstand ein Notizbuch, in dem handschriftlich mittels Schrift und kleinen Zeichnungen theoretische Bezüge, Erkenntnisse und Hinweise für die weitere Arbeit vermerkt wurden.

des Systems MAXQDA weiterzuführen, wurde mit der Analysearbeit außerhalb des Systems fortgefahren mit dem Ziel, die Analyse des Datenmaterials stärker induktiv zu gestalten, unter Beibehaltung der Verwendung der Sensitizing Concepts (bei denen nun bereits ihre Produktivität beim Codieren im System MAXQDA sichtbar geworden war, ebenso ihr großer Gewinn in Hinblick auf das Erlangen eines neuen Blicks auf das Datenmaterial). Im nächsten Schritt wurden daher Interviewabschnitte aus MAXQDA herauskopiert und separat analysiert. Die Auswahl der Interviewausschnitte erfolgte jeweils nach und nach, je nach neu aufgeworfenem Erkenntnisinteresse und damit gemäß der Logik eines theoretischen Samplings und dem Grundsatz bzw. der „Methode des ständigen Vergleichens" bzw. der „komparativen Analyse" (vgl. Glaser und Strauss 2010; Strübing 2021, S. 15–16). Das Auffinden der relevanten Interviewpassagen wurde erleichtert sowohl durch die neu (im Rahmen der Sekundäranalyse) erstellten Codes als auch über die Codes des Primärprojektes. Die Textausschnitte wurden anschließend nochmals kleinteilig Wort für Wort, Zeile für Zeile reflektiert. Zentrales Analyseinstrument war dabei das Schreiben selbst, durch das sich Erkenntnisse verdichteten.[28] Der Schritt entspricht damit weitgehend dem axialen Codieren, das auf „ursächliches Erklären" und „auf die Rekonstruktion von Zusammenhängen" gerichtet ist (vgl. dazu Strübing 2021, S. 21, Fußnote). Ergebnis sind Interpretationen, die bei Unsicherheiten teilweise anderen Forscher:innen bzw. Promovierenden vorgestellt und gemeinsam besprochen wurden (vgl. dazu Kruse 2015, S. 557–563). Die Interpretationen wurden zudem in einem Reflexions- und Reduktionsprozess wieder verdichtet und in Form von übergeordneten Kategorien zugespitzt. Die Ergebnisse der Datenauswertung werden im Ergebnisteil (siehe Kap. 6) sowie in der Einordnung und Diskussion der Ergebnisse (siehe Kap. 7) ausführlich dargestellt

[28] Eine solcher Ansatz orientiert sich im Rahmen der Grounded Theory somit eher an sequentiellen statt an fragmentierenden Vorgehensweisen (vgl. dazu Kruse 2015, S. 396) bzw. im engeren Sinne an einem hermeneutischen Verständnis der Analyse und Interpretation (vgl. u. a. Flick 2012, S. 442–449; im Zusammenhang mit der Grounded Theory auch Breuer et al. 2019, S. 52–56).

Aus dem Prozess heraus ergibt sich für die Darstellung der Ergebnisse eine Auswahl an Interviews, die in der hier vorliegenden Arbeit zitiert werden. Diese Interviews gehören damit zu denen, die sehr eingehend analysiert und für die hier relevanten Fragestellungen fruchtbar gemacht wurden. Sie weisen zudem besonders exemplarische Interviewstellen auf und wurden daher ausgewählt, um die Argumentation zu illustrieren und zu belegen. Insgesamt werden in der Arbeit Ausschnitte aus 27 Interviews zitiert, die Interviews kommen teilweise mit mehreren Interviewstellen im Ergebnisteil vor. Außerdem wurden die selektierten Interviews mit 31 Personen geführt, es gibt also Interviews, die mit mehreren Personen gleichzeitig geführt wurden. Der Schwerpunkt liegt dabei auf den Interviews mit SAPV-Mitarbeitenden, wobei alle relevanten Berufsgruppen vertreten sind: Leitungen, Pflegefachkräfte, Ärzt:innen und sogenannte ‚dritte Berufsgruppen'. Die Personen mit Leitungsfunktion haben unterschiedliche Aufgabengebiete: Sie können die ärztliche, pflegerische oder organisatorische Leitung innehaben oder als leitende Koordinator:in tätig sein. Die Tätigkeiten der Pflegefachkräfte können ebenfalls unterschiedliche Schwerpunkte aufweisen: Neben der regulären ‚Palliative Care Pflege' können sie sich als Koordinator:in oder Case Manager:in bezeichnen. Die sogenannten dritten Berufsgruppen, die in der vorliegenden Arbeit vorkommen, haben unterschiedliche Berufe: Sie kommen aus der Sozialen Arbeit, der Psychotherapie oder der Seelsorge. Darüber hinaus wurden zwei Interviews mit Kooperierenden verwendet, d. h. Interviews mit Kooperationspartner:innen der SAPV. Darunter fällt einerseits ein Interview mit einem Apotheker und andererseits eines mit einem Pflegedienstleiter. Insgesamt umfassen die in dieser Arbeit zitierten Interviews 20 Frauen und 11 Männer. Es handelt sich daher um eine relativ breite Auswahl unterschiedlicher Personen und damit Interviews (siehe Tabelle 5.3).

Tabelle 5.3 Interviews nach Berufsgruppen, Geschlecht und Aufgabengebieten der Interviewten

SAPV*	**Interviews** *Anzahl (teilweise mehrere Personen)*	**Personen**		**Aufgabengebiete** *(teilweise überlappend)*	**Kürzel des Interviews**
		Frauen *Anzahl*	**Männer** *Anzahl*		
Leitungen	5	3	2	Ärztliche Leitung, pflegerische Leitung, organisatorische Leitung, leitende Koordination	ÄL031, LE051, LE091, LE101, PL031
Pflegefachkräfte	11	10	2**	Palliative Care Pflege, Case Management, Koordination	CM011, CM091–1, PC010–1, PC010–2 (n = 2), PC031–1, PC031–2, PC051–2, PC061–3, PC071–1, PC081, PC101–2
Ärzt:innen	5	2	3	Palliativmedizin	FA011, FA021, FA031–1, FA051–1, FA071–2
Übergreifend (Pflege und Medizin)	1	4		Palliative Care Pflege (n = 3), Palliativmedizin (n = 1)	FG101 (n = 4)
Dritte Berufsgruppe	3	1	2	Soziale Arbeit, Psychotherapie, Seelsorge	DB020, DB031, DB071
Kooperierende*					
Apotheke	1		1	Leitung	AP030
Pflegedienst	1		1	Leitung	PD090

(Fortsetzung)

Tabelle 5.3 (Fortsetzung)

SAPV*	**Interviews** *Anzahl (teilweise mehrere Personen)*	**Personen**		**Aufgabengebiete** *(teilweise überlappend)*	**Kürzel des Interviews**
		Frauen *Anzahl*	**Männer** *Anzahl*		
Summe	**27**	20	11		
		31			

* Zuordnung gemäß Projekt SAVOIR
** Um die Pseudonymisierung zu gewährlisten, wird ein Pflegefachmann im relevanten Interviewausschnitt nicht als solcher kenntlich gemacht, sondern die neutrale Bezeichnung „Pflegefachkraft“ verwendet
Quelle: Eigene Darstellung

5.4 Reflexion des Forschungsprozesses

Im Laufe des Forschungsprozesses wurden Vorteile der gewählten Vorgehensweise erkennbar, es waren jedoch ebenfalls verschiedene Hürden zu bewältigen. Dies betrifft erstens das explorative Vorgehen. Der Vorteil eines solchen Ansatzes, der auf Erkundung und Entdeckung zielt, ist offensichtlich: Ein solcher Umgang mit dem Material im Sinne einer qualitativen und damit offenen Herangehensweise ermöglicht die Aufdeckung von Neuem in den Daten. Dies erhöht somit die Chance, neue wissenschaftliche Erkenntnisse zu gewinnen, die letztlich einen Beitrag zur (arbeitssoziologischen) Dienstleistungsforschung liefern können. Da ein völlig offenes Herangehen an Daten wenig praktikabel und zielführend ist (vgl. z. B. Strübing et al. 2018, S. 90–93) wurde ein zum Erkenntnisinteresse passendes ‚Sensitizing Concept' gewählt. Dafür wurde die Literatur zu Dienstleistungen und im engeren Sinne zu Dienstleistungsarbeit so aufbereitet, dass diese als Heuristik bzw. ‚Sensitizing Concept' für die Datenanalyse verwendet werden konnte (siehe Kap. 4, Abschn. 5.1.2 und Abschn. 5.3). Die Wahl eines doch relativ konkreten ‚Sensitzing Concept' hatte zunächst den Vorteil, dass dadurch eine Distanzierung vom Feld und vom Material erfolgte und ein neuer Blick auf die Daten gewonnen werden konnte. Dies war insbesondere notwendig, da aus der wissenschaftlichen Mitarbeit im Vorprojekt zwar eine sehr gute Kenntnis der Daten vorhanden war, durch den Aufenthalt im Feld jedoch auch eine gewisse emotionale Nähe und Sympathie entstanden war, die einen analytischen Blick auf die Daten zwar nicht verhinderte, aber erschwerte. Darüber hinaus konnte mit einem solchen ‚Sensitizing Concept' die Datenanalyse verankert und damit fokussiert werden. Nicht zuletzt ermöglicht die theoretische Verankerung auch überhaupt die Entdeckung neuer Aspekte:

> „Zum einen erlaubt erst das begriffliche, theoriesensible Durchdenken, in die empirische Analyse *hineinzufinden*. Es hilft, das Feld und den Gegenstand aufzuschließen und die Auswahl des Materials sowie seine Transformation in Daten anzuleiten. Es hilft schließlich Zusammenhänge und Aspekte im Material sichtbar zu machen, die in der Alltagsperspektive der Teilnehmenden nicht zur Sprache kommen können und in den Datenstücken jeweils nur bruchstückhaft aufscheinen. [...] Zum anderen gewinnt qualitative Forschung in umgekehrter Richtung, wenn es durch theoretische Perspektivierung gelingt, die immer spezifischen und konkreten Fälle auf Begriffe zu bringen, die Anschlussfähigkeit an andere Studien schaffen und für Nachfolgendes erhöhen. Statt ewig isolierter Neuanfänge bieten sie dann Einsichten in Weiteres und nutzen Einsichten von Vorgängigem" (Strübing et al. 2018, S. 91, Herv. i. Orig.).

Dennoch stellte die Notwendigkeit, zugleich offen gegenüber dem Datenmaterial zu sein als auch einen Fokus auf die Dienstleistungsarbeit beizubehalten, eine Balance dar in Bezug auf die Frage, wann etwas neu Entdecktes noch relevant für das Forschungsthema ist und was davon bereits außerhalb liegt. Dies betrifft unter anderem die Haltung der Akteur:innen zum Dienstleistungsbegriff oder die Frage nach der Relevanz von Geschlecht. Die Sichtweisen der Akteur:innen auf den Dienstleistungsbegriff wurden in den Ergebnisteil mit aufgenommen (siehe Abschn. 6.1), weil sich daraus Erkenntnisse für das Selbstverständnis und die Arbeit Akteur:innen gewinnen lassen und es zudem wichtig erschien, die Akteur:innen selbst zur Sprache kommen zu lassen in Bezug auf den für diese Forschungsarbeit so zentralen und zugleich umstrittenen Begriff ‚Dienstleistung' (vgl. Abschn. 2.1.2.2). Dagegen wurde das Thema Geschlecht nicht zentral miteinbezogen.[29] Ansätze für die Rolle von Geschlecht in der Dienstleistungsarbeit wurden jedoch an anderer Stelle veröffentlicht (siehe Krauss 2023).

Ein zweiter Aspekt ist die Verbindung von einer Sekundäranalyse mit der als Forschungsstil bezeichneten Grounded Theory. Dies betrifft zunächst die qualitative Sekundäranalyse selbst. Einerseits ist es üblich, Daten im Rahmen eines Promotionsprojekts auszuwerten, an deren Erhebung und Analyse man als Forscherin des Primärprojekts bereits beteiligt war, andererseits ist dieser Umstand in der Methodenliteratur erstaunlich wenig präsent.[30] Unbestritten ist der Vorteil, keine eigenen Daten erheben zu müssen und damit die dafür notwendigen Ressourcen einzusparen. Grundsätzlich stellt sich bei einer Sekundärauswertung jedoch zunächst die Frage, ob ein gewähltes Forschungsthema mit den Daten des Primärprojekts bearbeitet werden kann bzw. besteht praktisch gesehen

---

[29] Dafür gibt es mehrere Gründe: ‚Geschlecht' spielt in der (im engeren Sinne) arbeitssoziologischen Dienstleistungsforschung, die für diese Arbeit relevant gemacht wird – also insbesondere die Interaktionsarbeit – bisher eine untergeordnete Rolle (siehe dazu Dunkel und Weihrich 2007; Krauss 2023, S. 2). Für eine systematische Einbeziehung von ‚Geschlecht' wäre also ein anderes bzw. zusätzliches Sensitizing Concept notwendig gewesen, der Forschungsrahmen hätte daher deutlich erweitert oder ein anderer Fokus für diese Arbeit gewählt werden müssen. Darüber hinaus wäre ggf. genau zu prüfen, mit welchen Argumenten die vorliegenden Primärdaten aus dem Feld ‚Palliative Care' bzw. ‚SAPV' für die Bearbeitung einer solchen Forschungslücke verwendet werden sollten.

[30] Vermutlich, weil solche (Promotions-)Projekte als Fortführung der projektbezogenen Forschungsarbeit verstanden werden und nicht als davon losgelöste Untersuchungen. Sie werden daher nicht als Sekundäranalyse ausgewiesen. In der deutschsprachigen Methodenliteratur stellt der Sammelband von Richter und Mojescik (2021) zum Thema Lehre und studentische Qualifikationsarbeiten eine Ausnahme dar, er muss in Bezug auf die Inhalte und die Qualität der Beiträge allerdings als unzulänglich gewertet werden.

umgekehrt die Aufgabe, eine Fragestellung zu entwickeln, die mit dem vorhandenen Material erforscht werden kann.[31] In intensiver Auseinandersetzung mit der Fachliteratur, insbesondere der deutschsprachigen arbeitssoziologischen Dienstleistungsforschung, wurden Fragestellungen für die vorliegende Arbeit entwickelt, für die durch die profunde Kenntnis des Materials der Primärerhebung erkennbar war, dass sie mit den vorhandenen Daten bearbeitet werden können. Die große Datenfülle der Primärerhebung war dabei einerseits ein Gewinn in Bezug auf die Vielfalt und Breite des Feldes, die damit erforschbar wird, andererseits bedeutete sie eine Herausforderung in Bezug auf den Umgang mit den Daten. Die gewählte Vorgehensweise, das Interviewmaterial nicht von vornherein zu kürzen und z. B. ein kleineres Sample zu bilden, konnte letztlich nur funktionieren, weil der Sekundäranalyse bereits eine intensive Auseinandersetzung mit dem Datenmaterial im Rahmen des Primärprojekts vorausging. So war die Auswahl der jeweils zu untersuchenden Daten deutlich erleichtert, also im Sinne der Grounded Theory die Untersuchung jeweils neu aufgeworfener Fragestellungen im Material. Nur durch die gute Kenntnis des Materials gelang also eine gute Orientierung, ohne zunächst alles nochmals zu sichten oder sogar komplett zu codieren. Zudem schränkte die Wahl einer Sekundäranalyse eine Vorgehensweise gemäß der Grounded Theory insofern ein, als dass eine erneute *Erhebung* für einzelne neu aufgeworfene Fragestellungen nicht möglich war. Dies betrifft insbesondere die Sichtweise der Angehörigen und ihre Interaktionsarbeit, wie sie selbst diese schildern. Diese Aspekte konnten damit nur eingeschränkt, nämlich mittels der Interviews mit den professionell Tätigen, untersucht werden.

Drittens war das genaue methodische Vorgehen zu bestimmen. Weder die Sekundäranalyse noch die Grounded Theory sind im engeren Sinne Forschungsmethoden. Es müssen also konkrete Arbeitsweisen für den Umgang mit dem Datenmaterial gefunden werden, also welche Methoden und (ggf. sich wiederholenden) Arbeitsschritte Bestandteil des Forschungsprozesses sind und sein sollten. Die Entscheidung, das umfangreiche Datenmaterial in Form der transkribierten und innerhalb der Software für die qualitative Datenanalyse MAXQDA sortierten und mit Codes und Memos versehenen transkribierten Interviews nicht zu

[31] In Bezug auf die hier vorliegende Arbeit wurden darüber hinaus erste selbst entwickelte Ansätze und Ideen für Fragestellungen bereits im Rahmen des Primärprojekts bearbeitet und beantwortet. Auch dies dürfte ein in der Praxis möglicherweise nicht selten anzutreffender Punkt sein, da insbesondere in qualitativen Forschungsprojekten die konkrete Ausgestaltung in Form von Fragestellungen bzw. je nachdem, was im Feld vorgefunden wird, relativ offen ist und im Forschungsprozess präzisiert wird. Es galt für diese Arbeit daher, vom Kern des Primärprojekts ‚weiter entfernte' bzw. anders theoretisch verortete Fragestellungen zu finden.

beschneiden, engte die Wahl der Methoden insofern ein, als dass eine erneute komplette Bearbeitung der Daten den Forschungsumfang dieser Arbeit gesprengt hätte. Es galt also, gewissermaßen durch die Daten zu ‚navigieren' und die Passagen aufzufinden, die für die Fragestellung relevantes Material liefern. Ein solches ‚Navigieren' setzt zwangsläufig eine sehr gute Kenntnis des Materials voraus und ist unplanbarer und kreativer, als es der Fall gewesen wäre, wenn z. B. ein vorab definierter Ausschnitt der Daten mittels einer Inhaltsanalyse, möglicherweise sogar mit einem deduktiven Ansatz, bearbeitet worden wäre. Ein solcher Prozess wäre im Gegensatz zum hier gewählten Vorgehen deutlich linearer gewesen und hätte die Darstellung der Auswertungsschritte erheblich vereinfacht. Stattdessen kamen in der hier vorliegenden Arbeit deduktive, induktive und abduktive Erkenntnisprozesse[32] zum Tragen. Auch die Entscheidung, die Analyse nicht innerhalb von MAXDA weiterzuführen[33], sondern in Papierform und Word-Dokumenten, bedeutet, dass aus der Bearbeitung innerhalb der Software MAXQDA nicht auf die für diese Arbeit relevanten Ergebnisse geschlossen werden kann. Die Bearbeitung in MAXQDA stellt nur einen auf eine allererste Exploration gerichteten Schritt dar. Insbesondere der Schreibprozess für die nun folgende Darstellung der Ergebnisse war dagegen ein zentraler methodischer Schritt, der in immer wieder neuen zirkulären Reflexions- und Schreibphasen ablief und letztlich ganz konkret das Ergebnis der analytisch-methodischen Arbeit ist.

---

[32] Eine knappe Übersicht zum Unterschied zwischen Deduktion, Induktion und Abduktion bietet Kruse (2015, S. 132–145).

[33] In Anlehnung an den von Hopf (1978) entwickelten Begriff der „Leitfadenbürokratie" bestand aus meiner Sicht die Gefahr, in eine Art „Software-Bürokratie" der Datenauswertung zu verfallen, bei der die notwendige Tiefe der Analyse nicht erreicht werden hätte können.

Ergebnisse: Palliative Care als Dienstleistungsarbeit

6

6.1 Der Dienstleistungsbegriff und das Selbstverständnis der Akteur:innen

6.1.1 Einleitung ins Kapitel

Der für diese Arbeit zentrale Begriff der ‚Dienstleistung' soll in dieser Arbeit nicht ausschließlich als arbeitssoziologischer Dienstleistungsbegriff vorausgesetzt und die damit verbundenen theoretischen Konzepte instrumentell als ‚Sensitizing Concepts'[1] zur Analyse eingesetzt werden, sondern auch der Begriff selbst soll mittels der empirischen Daten ausgeleuchtet werden. In diesem Kapitel wird daher das Begriffsverständnis der Akteur:innen sichtbar gemacht, wie es für einen qualitativen Ansatz in besonderer Weise angebracht erscheint. Zunächst wird dabei auf die Perspektive der SAPV-Akteur:innen in einem Kernteam eingegangen, anschließend auf Akteur:innen im erweiterten Team und zuletzt auf Kooperationspartner. Das Kernteam besteht aus den direkt bei einer SAPV angestellten Mitarbeitenden (vgl. Abschn. 3.4.2). Bei SAPV-Diensten mit einer Struktur als Plattform wird dagegen ein Teil der SAPV-Leistungen von Akteur:innen erbracht, die formal nicht zum SAPV-Dienst selbst gehören, aber ihre Leistungen als SAPV-Leistungen abrechnen (vgl. ebenfalls Abschn. 3.4.2). Diese Akteur:innen können als erweitertes Team bezeichnet werden. Darüber hinaus gibt es Kooperationspartner der SAPV, wie unter anderem Apotheken (vgl. Abschn. 5.2.1). Insgesamt wird im Material der Dienstleistungsbegriff eher selten

[1] Vgl. Blumer 1954, S. 7; siehe auch Abschn. 5.1.2.

S. H. Krauss, *Dienstleistungsarbeit in der Palliative Care*,
https://doi.org/10.1007/978-3-658-49653-1_6

verwendet.[2] Dennoch sind die relevanten Stellen sehr aufschlussreich und geben Einblicke in das Selbstverständnis[3] der Akteur:innen. Sie reichen daher weit über ein bloßes Begriffsverständnis hinaus.

6.1.2 Kernteam

„Ich bin irgendwie so eine Art letzte Instanz"

Der Dienstleistungsbegriff wird von der SAPV kaum für ihre eigene Tätigkeit verwendet. Dies überrascht nicht, da die ‚Dienstleistung' als *Gegenbegriff* sowohl innerhalb des Feldes der Medizin als auch für die Hospizbewegung eine Rolle spielt: So steht die ‚Dienstleistung' der ‚Profession' (Klinke und Kadmon 2018)[4] oder der „lebendige[n] Begegnung" (Fink 2012)[5] gegenüber (vgl. dazu auch Abschn. 2. 1.2.2). Besonders erhellend sind daher die wenigen Stellen im Datenmaterial, in denen SAPV-Mitarbeiter:innen ihre eigene Arbeit in einen Zusammenhang mit Dienstleistungen bringen. Dabei wird deutlich, dass der Dienstleistungsbegriff zwar einer Abgrenzung der eigenen Arbeit und Arbeitsweise dient, die den Unterschied zu anderen Professionen[6], Tätigkeitsbereichen oder Personen verdeutlichen soll, damit allerdings nicht unbedingt eine grundsätzlich negative Konnotation des Dienstleistungsbegriffs verbunden ist. So kontrastiert ein Arzt seine Tätigkeit in der SAPV mit der eigenen Erfahrung als Anästhesist in einem Krankenhaus:

---

[2] Der Begriff war in keiner Weise Bestandteil des Leitfadens bzw. der Fragen im Rahmen der Interviews.

[3] Im Sinne eines ‚Selbst-Verständnisses' nach Bührmann und Schneider, das eng verbunden ist mit auch widersprüchlichen inneren und äußeren Aushandlungsprozessen um die ‚eigene Identität', und das Fragen „der Selbst-Deutung, des Selbst-Erlebens und die Selbst-Wahrnehmung" beinhaltet, also ‚Subjektivierungsweisen' (2012, S. 71). An diese Überlegungen könnten weitere Analysen zur (Selbst-)Positionierung der Akteur:innen anschließen (vgl. Bührmann und Schneider 2012; Bosančić 2014).

[4] Die Begriffe werden an prominenter Stelle im Titel des Sammelbandes von Klinke und Kadmon 2018 gegenübergestellt. Der Dienstleistungsbegriff wird im Band selbst jedoch weder definiert noch näher analysiert.

[5] Im Untertitel von Fink 2012; Fink verbindet dies damit, dass „sich die Hospizbewegung heute mehr und mehr als ein ergänzendes und konkurrierendes Dienstleistungsangebot im Gesundheitssystem wahrnimmt" (Fink 2012, S. 17), also auch als Teil marktförmiger Strukturen.

[6] Zum Begriff der Profession vgl. u. a. Hartmann 1972; Freidson 1979; Höhmann 2009; an dieser Stelle soll der Begriff weit gefasst verstanden werden.

> „Und dann ist es tatsächlich so, dass dieses, das habe ich jetzt das erste Mal in meiner medizinischen Laufbahn, dass ich tatsächlich mich persönlich für Patienten verantwortlich fühle. Als Anästhesist ist man ja sozusagen mehr oder weniger Dienstleister und hat immer einen kurzen intensiven Kontakt zu den Patienten, Narkosevorgespräch, Narkoseführung, Nachbetreuung, und dann durfte ich auch wieder loslassen. Hier ist das irgendwie anders, weil ich bin irgendwie so eine Art letzte Instanz. Und das verdeutlichen auch die Patienten und die Angehörigen, und verstärken dadurch einfach die persönliche Bindung. Das hat was Schönes irgendwie, und etwas, was die Arbeit sehr befriedigend macht. Und auf der anderen Seite, wenn ich frei hab', fühl' ich mich trotzdem verantwortlich dafür" (FA031–1/34, Arzt)[7].

Die Tätigkeit als Anästhesist bringt der Palliativmediziner in Verbindung mit einer Dienstleistung, wobei das dem „Dienstleister"[8] vorangestellte „mehr oder weniger" diesen Zusammenhang einschränkt und ausdrückt, dass eine solche Sichtweise auf die Arbeit als Anästhesist nicht den generellen Vorstellungen entspricht, ein Anästhesist also nicht als Dienstleister gilt, und auch er selbst eine solche Sichtweise nur bedingt teilt.[9] Es handelt sich um eine Zuspitzung, damit der Unterschied zur aktuellen Tätigkeit in der SAPV umso deutlicher hervorgehoben werden kann: ‚Dienstleistung' oder ‚Dienstleister' sein ist also diametral entgegengesetzt zur jetzigen Tätigkeit. Die (Dienst-)Leistung als Anästhesist ist aus seiner Sicht geprägt durch einen „kurzen intensiven Kontakt". Die wenigen zentralen Arbeitsschritte können in ihrer Reihenfolge klar benannt werden („Narkosevorgespräch, Narkoseführung, Nachbetreuung"[10]) und sind damit in ihrem Ablauf vorhersehbar, also zeitlich und inhaltlich gut planbar. Danach ist der einzelne Fall abgeschlossen. Der klar abgegrenzte und gut überschaubare Aufgabenbereich, vor allem aber der eindeutige Abschluss hat für ihn eine entlastende Funktion: Er „durfte" danach wieder „loslassen". Als Anästhesist ist er somit in einer klar umrissenen (Berufs-)Rolle, in welcher er allseits bekannte Erwartungen erfüllt, die vorwiegend in der Ausführung vorab festgelegter typischer Tätigkeiten bestehen. Aus dieser Berufsrolle

---

[7] In der Klammer stehen das Kürzel des Interviews, die Position bzw. Stelle des Zitats im Interview und die Zugehörigkeit zu einer Gruppe gemäß der Zuordnung im Projekt SAVOIR (siehe auch Tabelle 9 in Abschn. 5.3).

[8] Zitate aus Interviews sind im Text in doppelte Anführungszeichen gesetzt, Problematisierungen oder Hervorhebungen von Begriffen durch einfache Anführungszeichen markiert.

[9] Wobei sich in der Literatur durchaus die Definition von „Narkosetätigkeiten" als „ärztliche Dienstleistungen" (Buerschaper et al. 2003, Abs. 3) findet.

[10] Auffallend ist hier die Alliteration, also dass alle drei direkt aufeinanderfolgenden Wörter mit demselben Buchstaben beginnen. Alliterationen weisen Bezüge zu Kinderreimen sowie Zauber- und Werbesprüchen auf und strukturieren Texte mittels ihres Klangs (Universität Duisburg Essen o. J.; Spörl 2007). Das Stilmittel der Alliteration unterstützt damit mimetisch die Darstellung des Arztes in seiner Rolle als Anästhesist.

kann er schnell und unkompliziert wieder heraustreten, sie füllt nicht seine ganze Person aus – ist also nicht mit ihr identisch – und nimmt daher nur einen Teil seines Lebens in Anspruch. Die Art der Tätigkeit fördert einen schnellen Wechsel zwischen der notwendigen Involviertheit (dem „kurzen intensiven Kontakt zu den Patienten") und dem Herausgehen aus diesen intensiven Situationen.[11] Die erste Bedeutung des Begriffs ‚Dienstleistung', die hier aufscheint, ist also der einer grundsätzlich unkomplizierten, im Ablauf und von den Erwartungen her eindeutig definierten und überschaubaren, insgesamt also wenig komplexen Tätigkeit, die als fast oberflächliche Leistung erbracht werden kann.[12] Eine andere Lesart aus diesem Interviewausschnitt ist die Interpretation des „Dienstleisters" als eine Person, die nur eine Art Nebenleistung erbringt. Die Funktion als Anästhesist wäre dann, die eigentlich zentralen professionellen Akteur:innen, z. B. diejenigen, welche die Operation durchführen, zu unterstützen, ihnen also zu ‚dienen'. In beiden Lesarten wird eine Hierarchie deutlich zu anderen, anspruchsvolleren oder wichtigeren Tätigkeiten, die entweder für die Patient:innen oder innerhalb einer Organisation eine zentralere Rolle einnehmen. Eine Dienstleistung ist gemäß der Auffassung des Arztes in beiden Fällen einem in seinen Merkmalen klar definierten ‚Produkt' ähnlich, das in einer Art Tauschbeziehung zwischen Anbieter:in und Kund:in zu beiderseitiger Zufriedenheit erstellt wird und die Rolle als Dienstleister:in beinhaltet keine große persönliche Involviertheit.

Ganz anders dagegen fällt die Schilderung des Arztes in Bezug auf seine Arbeit in der SAPV aus. Auffallend ist hier zunächst der Wechsel vom unpersönlichen „man" zum „ich": Die Tätigkeit als Anästhesist schildert er noch mit „man", aber er geht bei der Beschreibung seiner Arbeit in der SAPV zum „ich" über. Er (‚ich', nicht ‚man') sei „irgendwie so eine Art letzte Instanz", und er betont sogar *zwei Mal* (zu Beginn und zum Ende des Interviewausschnitts), dass er sich verantwortlich fühle (und *nicht*, dass ‚man' verantwortlich sei). Dieser Wechsel zum Personalpronomen in Form der ersten Person Singular markiert und verstärkt den Kontrast zwischen den verschiedenen Tätigkeiten und drückt einen grundlegenden Wandel aus, der seine Person betrifft. Eine ‚letzte Instanz' steht in der Hierarchie ganz oben und ist *immer* zuständig. Weiter könnte man auch interpretieren, dass eine ‚letzte Instanz'

[11] Im Kontrast zur Schilderung des SAPV-Arztes wird in der Literatur die Arbeit von Anästhesist:innen als Tätigkeit mit hoher zeitlicher Arbeitsbelastung, Unwägbarkeiten, Risiken und der Notwendigkeit vielfältiger unsicherer Entscheidungen dargestellt (vgl. Buerschaper et al. 2003; Lachmann et al. 2020; Heinke et al. 2011; Pauly 2009).

[12] Eine solche Interpretation weckt Assoziationen zu Hochschilds (2006) Oberflächenhandeln (surface acting), das sie im Gegensatz zu innerem Handeln (deep acting) definiert, wobei in der aktuelleren Literatur umstritten ist, welche Form des Handelns für Angestellte belastender ist (vgl. dazu auch Rastetter 2008, S. 15–33).

für *alle* Arten von Aufgaben zuständig ist und zwar allein und mit der Gesamtheit ihres Wesens, denn sie bildet eine Einheit und teilt sich nicht in verschiedene Entitäten oder Rollen auf, es gibt üblicherweise nur *eine* ‚letzte Instanz'. Es besteht also eine enge Assoziation mit dem Göttlichen bzw. Gott selbst[13]. Der Ausdruck „letzte Instanz" kann daher als Überhöhung interpretiert werden, die jedoch durch das „irgendwie so eine Art" abgemildert wird und verdeutlicht, dass der Begriff „letzte Instanz" eine Zuspitzung darstellt (wie davor der „Dienstleister"). Verbunden mit Transzendenz, aber deutlich konkreter, ist die Assoziation mit dem Lebensende und dem Tod, die hier mitschwingt: Die Tage und die Entscheidungen am Lebensende sind tatsächlich die letzten, es ist nichts mehr revidierbar, sie werden durch den Tod endgültig – und der Arzt gerät als Palliativmediziner in erheblichem Maße mit dieser Endgültigkeit in Berührung, die er mit einem Gefühl großer Verantwortung verbindet. Das Verantwortungsgefühl wird beschrieben und in seinem Ausmaß betont mit der zweimaligen Erwähnung des Wortes ‚persönlich'. Mit *„persönlich"* ist die ganze Person, insbesondere aber ihr Innerstes, also ihre Subjektivität, angesprochen. Der Kontakt zu den Patient:innen und ihren Angehörigen ist somit nicht nur Bestandteil einer Berufsrolle, sondern es entsteht eine viel weitergehende „persönliche Bindung", die den Arzt für die Patient:innen und ihre Angehörigen zu einer zentralen Bezugsperson machen kann, zu einem signifikanten Anderen. Statt einer Vergesellschaftung, z. B. in einer ihrer „reinsten" Formen als Tauschgeschäft (Weber 1980, S. 22), findet eine Vergemeinschaftung zwischen Dienstleistungsgebenden (hier: dem Arzt) und Dienstleistungsnehmenden (Patient:innen und Angehörige) statt.

Für die Tätigkeit des SAPV-Arztes kann aufgrund dieser Deutungen und Überlegungen auf subjektives, subjektivierendes und subjektiviertes[14] Arbeiten geschlossen werden. Subjektives Arbeiten versteht Böhle „im Sinne eines selbstverantwortlichen, autonomen und eigenverantwortlichen Handelns" (Böhle 2017b, 15). Dies kann an der Betonung der eigenen „persönlichen" Verantwortung festgemacht werden, aber auch darin, dass der Arzt hier scheinbar isoliert den Patient:innen und ihren Angehörige gegenübertritt, als „letzte Instanz". Subjektivierendes Handeln dagegen beruht auf „subjektgebundenes Erfahren, Empfinden und Erleben sowie

[13] Dies erinnert an die Bezeichnungen von Ärzt:innen als ‚Götter in Weiß' oder zumindest ‚Halbgott in Weiß', die eng verbunden ist mit ärztlicher Entscheidungsmacht, die auf einer Vorstellung der Allwissenheit und Allmacht von Ärzt:innen beruht. Der Arzt knüpft damit im Interview an ein nicht untypisches ärztliches Rollenkonzept an, das jedoch als veraltet gilt (vgl. dazu Alheit und Herzberg 2018, S. 256; Stein und Schirrmacher 2020).

[14] Der Begriff des Subjekts kann in dieser Arbeit nicht ausführlich diskutiert werden, vgl. dazu weiterführend Butler 2001; 2004; Hall 2004; Schneider 2009; Kleemann et al. 2003, S. 59, Fußnote 2; Krauss 2017, S. 9–10. Zu Kritik am Subjektbegriff und seiner Widersprüchlichkeit auch Becker-Schmidt 2001, S. 125–127.

auf eine Beziehung zur Umwelt, bei der diese ‚als‘ beziehungsweise ‚wie‘ ein Subjekt wahrgenommen wird“ (Böhle 2017b, 15). Diese Form des Arbeitens wird im Interviewausschnitt insbesondere mit dem Hinweis auf die „persönliche Bindung“ zur ‚unit of care‘ deutlich. Mit der subjektiven und der subjektivierenden Arbeit ist jedoch noch nichts darüber gesagt, welche *Anforderungen* an die Arbeitenden gestellt werden bzw. welche sie wahrnehmen. Daher ist hier auch der Begriff des subjektivierten Arbeitens bedeutsam. Damit kommen Fragen der Macht und Herrschaft ins Spiel. Nach Kleemann, Matuschek und Voß besteht Subjektivierung[15] darin, dass „historisch konkrete subjektive – also individuell je verschiedenartige – Leistungen bzw. Handlungen gesellschaftlich zunehmend funktional werden“ (2003, S. 61). Subjektiviertes Arbeiten beschreiben sie als „doppelten Subjektivierungsprozeß“ (2003, S. 62). Dies bedeutet, wie Kleemann und Voß in einer aktuelleren Darstellung ausführen, eine „gezielte[n] Inanspruchnahme des ‚elastischen Potenzials‘ menschlicher Subjektivität durch die betriebliche Arbeitsorganisation“, der gleichzeitig „veränderte Ansprüche an, Orientierungen auf und Zugänge zur Erwerbsarbeit“ gegenüberstehen, die sich darin äußern, dass „verstärkt subjektive Ansprüche“ im Rahmen von Erwerbsarbeit geltend gemacht werden (2018, S. 37). Dies bedeutet nach Minssen eine Ökonomisierung der Subjektivität:

> „Die Möglichkeit, die eigene Subjektivität in den Arbeitsprozess einbringen zu können, bedeutet zugleich den Zwang, sie zu ökonomisieren, also die Subjektivität an den ökonomischen Zielen des Betriebes auszurichten und diese zu internalisieren“ (Minssen 2019, S. 106).

Er führt weiter aus, dass Subjektivierung „auf eine Aufhebung der Differenz zwischen Verwertungsinteressen und Arbeitskraftinteressen“ ziele (Minssen 2019, S. 106). Im engeren Sinne bedeutet Ökonomisierung daher die „Substitution nicht-ökonomischer Steuerungsmedien (z. B. Herrschaft) durch ökonomische (z. B. Markt)“ (Moldaschl 2003, S. 32). Bei Bröcklings „unternehmerischem Selbst“ greifen Marktlogiken auf alle Lebensbereiche über (2019, S. 66–68) und Subjektivierung findet nicht nur in Bezug auf Arbeit statt, sondern, wenn „der Einzelne sich gezielten und planvollen Zurichtungsanstrengungen ausgesetzt sieht und sich zugleich gezielt und planvoll selbst zurichtet“ (Bröckling 2019, S. 32).

[15] Die Autoren führen aus, dass sie den Begriff der Subjektivierung am Konzept der „Subjektivität“ anknüpfen, nicht am Begriff „Subjekt“ und begründen dies damit, dass das „Konzept der ‚*Subjektivität*‘ […] auf die Vermittlung von Subjekt und Gesellschaft bezogen ist“ (2003, S. 59, Herv. i. Orig.). Ein solches Verständnis erleichtert zwar ein Verstehen auf der Ebene der Alltagssprache, vereinfacht die Problematik der vielfältigen Begrifflichkeiten aber nicht, die um den Subjektbegriff kreisen, der weiterhin zentraler Bestandteil bleibt.

Die aus dem Interview mit dem SAPV-Arzt herausgearbeitete Form der Subjektivierung stellt sich jedoch etwas anders dar. Denn interessanterweise, für den Dienstleistungsbereich und noch mehr für den Bereich der Palliative Care aber nicht überraschenderweise, werden hier nicht Erwartungen der Organisation selbst benannt, sondern diejenigen der Dienstleistungsnehmer:innen. Da er jedoch „auch" sagt („ich bin irgendwie so eine Art letzte Instanz. Das verdeutlichen *auch* die Patienten und die Angehörigen", Herv. SK) wird erkennbar, dass solche Erwartungshaltungen und Anforderungen nicht *nur* den Dienstleistungsnehmenden zugeschrieben werden (also von diesen ausgehen), sondern – und dies sind zwei Lesarten – nicht näher beschriebenen ‚anderen' (möglicherweise der Organisation) und / oder sich selbst. In jedem Fall ist die Erfüllung grundsätzlich konform mit den eigenen Ansprüchen, denn er empfindet seine Tätigkeit als „sehr befriedigend". Inwieweit es sich (gemäß Bröckling) um Anforderungen handelt, die *zielgerichtet* und *planvoll* an ihn gerichtet werden und die er möglicherweise ebenso *zielgerichtet und planvoll* als *eigene* Anforderung übernimmt, bleibt unklar. Es bleibt also offen, ob der Arzt konkrete und bewusst absichtliche Forderungen der Patient:innen und ihrer Angehörigen oder auch der Organisation ebenso bewusst als Sichtweise auf sich bzw. Anspruch an sich selbst übernimmt. Andererseits ist durchaus eine Auseinandersetzung mit den an ihn gerichteten Erwartungen und Anforderungen erkennbar, also ein aktiver Prozess der Subjektivierung. Dies ist insbesondere daran festzumachen, dass der Arzt eigene Bedürfnisse und Wünsche anspricht: Er bedauert, dass er im Gegensatz zu seiner früheren Tätigkeit nicht einfach „loslassen" könne, sondern sich auch außerhalb seiner Arbeitszeit verantwortlich fühle („wenn ich frei hab', fühl' ich mich trotzdem verantwortlich dafür"). Ebenso wird im Interviewausschnitt offensichtlich, dass die Schilderung seiner Position als Arzt in der SAPV, ebenso wie die seiner Tätigkeit als Anästhesist, absichtlich zugespitzt ist und er eine Distanz dazu herstellt mit *„irgendwie so eine Art* letzte Instanz" [Herv. SK]. Im Sinne eines Dispositivkonzepts kommen hier „Subjektivierungsweisen als (mehr oder weniger institutionalisierte) Praktiken der Selbst-Verständnisse" zum Vorschein, die zeigen, welchen „identitären Zwängen sich Menschen selbst ausgesetzt sehen und wie sie versuchen, sich dagegen zu positionieren, zu wehren" (Bührmann und Schneider 2012, S. 71). Ob es sich um eine Subjektivierung im Dienst einer Ökonomisierung handelt, ist dagegen eher wenig plausibel bei einer sozialen Dienstleistung wie der SAPV. Wenn es jedoch in Märkten (auch) darum geht, sich an den Wünschen von Kund:innen zu orientieren und ein passgenaues Angebot bereitzustellen, um im ‚Markt' zu bestehen (vgl. dazu exemplarisch z. B.

Meffert 1998, S. 3),[16] dann ist eine solche Marktlogik dennoch nicht völlig auszuschließen. Die Auseinandersetzung des Arztes mit den Erwartungshaltungen zeigt allerdings in jedem Fall, dass, wie Minssen ausführt, „die Interessen der Subjekte [...] nicht gänzlich ökonomisiert" – bzw. hier: in den Dienst der Organisation oder der ‚Kund:innen' gestellt – werden können, was auf die Eigensinnigkeit der Subjekte verweist, ohne die sich „die Transformationsproblematik erledigt" hätte (Minssen 2019, S. 107).

Subjektivierung ist eng verbunden mit Entgrenzung[17]. Für „viele personenbezogene Dienstleistungen" gilt nach Baethge, dass insbesondere die Entgrenzung der Arbeitszeit „konstitutiv" sei, er benennt „Schicht- und Nachtarbeit" sowie „Verfügbarkeit über vertraglich vereinbarte Zeit hinaus" (2012, 93). Entgrenzung bedeutet, „dass Berufstätige ihre gesamte Person mit vollem Commitment und unter Nutzung aller Potenziale für die Tätigkeit einsetzen" (Jurczyk et al. 2009, S. 34). Sie beinhaltet damit jedoch auf der anderen Seite, dass „die Leistung der Herstellung und Sicherung von für den gesellschaftlichen Verkehr erforderlichen Begrenzungen den Betroffenen als neuartige Anforderungen mehr als bisher individuell *zugewiesen*" wird (Jurczyk et al. 2009, S. 34, Herv. i. Orig.). Der SAPV-Arzt nimmt seine Tätigkeit als entgrenzt wahr. Es handelt sich dabei um eine Entgrenzung, die nicht nur zeitlich ist, sondern auch in hohem Maße Emotionen betrifft, wie z. B. das Verantwortungsgefühl. Trennungen zwischen einem formalen und informellen Umgang mit der ‚unit of care', zwischen Beruflichem und Privatem sowie zwischen Arbeit und Freizeit werden deutlich erschwert. Ähnlich beschreibt dies Stadelbacher für das ‚Sterben-Machen'[18]:

> „[...] zeigt sich die Entgrenzung [...] nicht nur darin, dass *das Private der Betroffenen* für die Sterbearbeit relevant gemacht wird, sondern dass auch mehrere Facetten *des Privaten der Sterbearbeiter* adressiert werden: Sie werden über die professionelle Rolle hinaus als Person involviert, sowohl im Arbeitshandeln selbst als auch in der Arbeitsbeziehung, was beim ‚guten Sterben-Machen' zuhause ja allenfalls analytisch zu trennen ist – Sterben-Machen ist immer auch Beziehungsarbeit, Arbeitsbeziehungen sind ein Stück weit immer auch persönliche Beziehungen. [...] Sterben-Machen wird so zur *privatisierenden und (teil-) privatisierten Arbeit,* die eine fallbezogene

[16] Hier anschließend wären weitere Überlegungen möglich, um welchen Markt es sich hier handeln könnte: Den für ‚SAPV' oder viel weiter den Markt für Gesundheitsdienstleistungen; den Arbeitsmarkt für SAPV-Ärzt:innen oder sogar nur den ganz kleinen internen ‚Arbeitsmarkt' dieser einzelnen SAPV selbst, bei dem Mitarbeiter:innen um ihre Position konkurrieren.

[17] Vgl. u. a. Minssen: „Subjektivierung ist gewissermaßen die ‚Schwester' von Entgrenzung" (2019, S. 106).

[18] Zum ‚Sterben-Machen' siehe Schneider (2014, S. 62); siehe dazu auch u. a. Abschn. 3.1.

> Aushandlung von Nähe und Distanz und ein *Grenzmanagement in der Entgrenzung* erfordert, bezogen auf emotionale und soziale Involviertheit, Abgrenzung von Verantwortlichkeiten bis hin zum Zeitmanagement" (Stadelbacher 2021, S. 604, Herv. i. Orig).

Der Interviewausschnitt spiegelt daher eine Ambivalenz des SAPV-Arztes in Bezug auf seine Tätigkeit bei der SAPV: Einerseits ist eine aus seiner Sicht so bedeutsame Position etwas „Schönes", das „die Arbeit sehr befriedigend macht", andererseits („auf der anderen Seite") gelingt die gewünschte Entlastung in der Freizeit nicht. Die (gefühlte) große Macht, die er als SAPV-Arzt hat und die ihm auch von den Patient:innen und ihren Angehörigen zugestanden wird, ja regelrecht zugewiesen wird, ist einerseits positiv[19], führt aber gleichzeitig zu Schwierigkeiten bei der eigenen Selbstsorge. Seine Reflexion verdeutlicht jedoch, dass dem Arzt eine Rollendistanz gelingt (zu Rollendistanz vgl. Goffman 1973b, S. 121–148).[20] Er nimmt es als Anforderung wahr, dass seine Rolle und Person verschmolzen sein sollten, kann dies aber reflektieren; er blickt quasi von außen auf sich. Rollendistanz ist allerdings nicht nur ein Mittel, um „die *eigene* Identität *gegen* fremde Erwartungen durchzusetzen", sondern auch „die Identität *eines Anderen* zu *schützen*" (Abels 2020, S. 260, Herv. i. Orig.). Sie hat daher für Interaktionen eine große Bedeutung. So weist Abels (aufbauend auf Goffmans Beispiel eines leitenden Chirurgen während einer Operation) darauf hin, dass es die Rollendistanz möglich macht, gewissermaßen auf ‚gleicher Augenhöhe' zu interagieren:

> „Jemand, der die alleinige Macht hat, eine Situation und das angemessene Verhalten aller Beteiligten zu bestimmen, spielt die Rolle des Überlegenen nicht aus [...]. Rollendistanz kann also auch der freiwillige *Verzicht* auf eine Überlegenheit sein, die man in einer bestimmten Interaktion ausspielen könnte" (Abels 2020, S. 260, Herv. i. Orig.).

So kann die Kommunikation zwischen den Akteur:innen und die Fähigkeit zum Handeln aufrecht erhalten werden, auch bei Fehlern der Akteur:innen (Goffman 1973b, S. 137–138). Ziel ist also die Vermeidung von Einschüchterung oder Beschämung. Goffman betont deshalb: „Die Rollendistanz ist ein Teil (aber natürlich nur *ein* Teil) der *typischen* Rolle" (Goffman 1973b, S. 130, Herv. i. Orig.). Sie erweist sich damit

---

[19] Zum Besitz von Macht als einer wünschenswerten professionellen Eigenschaft siehe Cassier-Woidasky (2007, S. 80–83).

[20] Eine geringe Rollendistanz wird von Stadelbacher in Verbindung gebracht mit einer Entgrenzung auf der Ebene der Person (2021, S. 195–196). Der Interviewausschnitt könnte noch weitergehend in Bezug auf das Berufsverständnis dieses Arztes interpretiert werden, was hier aber zu weit führen würde.

als sehr funktional und kann daher nicht nur als Ausdruck einer Widerständigkeit, sondern auch als eine sehr produktiver Bestandteil einer Subjektivierung gesehen werden, die Flexibilität in Bezug auf jeweilige Anforderungen erlaubt.

„Na kommt jetzt hier mal"

In der soeben analysierten Passage kommen Abwertungen der Tätigkeit als „Dienstleister" zum Ausdruck, aber auch Vorteile. Wesentlich deutlicher ist die Abgrenzung von ‚Dienstleistungen' in folgendem Interviewbeispiel, in der die Ärztin eines anderen SAPV-Teams spricht. Der Ausschnitt steht in Zusammenhang mit der Frage der Interviewerin (FG101/24) nach Belastungen im Arbeitsalltag (Was sind Belastungen in Ihrem Arbeitsalltag? Wenn Sie konkrete Beispiele benennen und die beschreiben):

> „Für mich ist eher so, wenn die so, fordernd sind, oder so, so, so ein, so ein Anspruchsdenken haben, oder so eine Dienstleistung, so dass sie sagen ‚Na kommt jetzt hier mal.' und ‚Warum kommt ihr nicht' und ‚Warum macht ihr nicht? Es wurde uns versprochen!' und, oft so. Die sind so ungehalten und so. […], dass die schon, eine hohe Erwartungshaltung haben, auch manchmal Dinge, die wir einfach nicht leisten können, die überhaupt nicht unsere Aufgabe sind, aber. Das, finde ich belastender als das Medizinische" (FG101/27, Ärztin).

Für die Ärztin wird es zum Problem, wenn ihre Arbeit als „Dienstleistung" aufgefasst wird. SAPV als ‚Dienstleistung' bedeutet für sie, dass *andere* einseitig bestimmen, welche Leistungen in welcher Form und zu welchem Zeitpunkt zu erbringen sind. Diese anderen sind insbesondere die Patient:innen und ihre Angehörigen (erkennbar an „Warum kommt ihr nicht" und „Es wurde uns versprochen", aber auch aus dem hier nicht ersichtlichen Interviewzusammenhang). Denkbar wären jedoch auch weitere an der Versorgung Beteiligte, wie z. B. Pflegefachkräfte eines Pflegedienstes oder einer Pflegeeinrichtung, Hausärzt:innen oder Ärzt:innen im Krankenhaus, welche SAPV verordnen. Die Auffassung der SAPV gemäß einer solchen Form von ‚Dienstleistung' weist die SAPV-Ärztin vehement mit den Bezeichnungen „fordernd" und „Anspruchsdenken" zurück. Eine Anspruchshaltung drückt aus, dass jemand davon ausgeht, dass er oder sie mit seinen oder ihren Ansprüchen im Recht ist, es drückt eine große Selbstverständlichkeit aus, mit der eine Forderung erhoben wird. Gleichzeitig gibt es beim Begriff ‚Ansprüche' und vor allem beim hier verwendeten Begriff ‚Anspruchsdenken' auch eine negative Konnotation, dass jemand nämlich übertriebene und damit nicht angemessene Ansprüche hat. Die an sie bzw. die SAPV gestellten Ansprüche und Forderungen erlebt die Ärztin als eine „hohe Erwartungshaltung" an die SAPV und sie begründet die Zurückweisung einer solchen Haltung damit, dass solche Erwartungen einerseits nicht von der SAPV erfüllt werden können, es andererseits dabei aber auch um

Aufgaben geht, die sie überhaupt nicht als Teil der SAPV-Leistungen sieht. Die hohe Erwartungshaltung bezieht sie also in erster Linie auf *zu viele* Ansprüche und Forderungen, die darüber hinaus gewissermaßen von oben herab, also im wörtlichen Sinne aus einer ‚hohen Haltung' heraus geäußert werden. Eine ‚hohe Erwartungshaltung' hat üblicherweise jedoch eine andere Konnotation. Sie könnte einen erheblichen Vertrauensvorschuss und eine hohe Wertschätzung von Seiten der ‚unit of care' ausdrücken. Im Extremfall folgt daraus eine Überhöhung der Person oder Organisation[21], gegenüber der man die hohe Erwartungshaltung haben kann. Damit ergibt sich eine Verbindung zur Überhöhung mittels des Sinnbildes der „letzten Instanz" im Interview des Arztes weiter oben (FA031–1/34). Insofern ist denkbar, dass die Ärztin nicht nur eine anmaßende und überhebliche Haltung von Seiten der ‚unit of care' sowie Forderungen ablehnt, die mehr als das ihr Mögliche umfassen, sondern auch die Zuerkennung einer übermäßigen Bedeutung und Macht, die sich in den Erwartungshaltungen äußert. Die Ärztin weist eine solche Hochstilisierung und Idealisierung deutlich vehementer zurück als der Arzt im ersten Beispiel: Die Überhöhung ist nur implizit im Begriff der „hohen Erwartungshaltung" enthalten, sie bleibt sprachlich versteckt, was als Zeichen der Nicht-(An-)Erkennung interpretiert werden kann. Bei ihr kommt kein Stolz zum Ausdruck, sondern die Überhöhung erscheint nur als Anmaßung, sie wird entwertet und damit abgewehrt. Genauso unsichtbar bleibt, dass die ‚unit of care' möglicherweise aus Hilflosigkeit und Verzweiflung an die Ärztin bzw. die SAPV appelliert. Mit der Abwertung wird daher auch ein Machtgefälle verdeckt, das in dem unterschiedlichen Wissen und den realen medizinisch-pflegerischen Handlungsmöglichkeiten angesichts einer Krisensituation begründet ist. Ein zentraler Grund dafür könnte sein, dass die Abwehr solcher Erwartungen als Mittel dient, um Subjektivierung und Entgrenzungen zu vermeiden. Gleichzeitig werden sowohl die explizite Äußerung eines Hilfsbedürfnisses als auch die Überhöhung, als eine Form der Ehrerbietung und damit erheblicher Anerkennung, als (vermutlich nicht bewusste) ‚Strategien' der ‚unit of care' sichtbar, um die SAPV-Mitarbeiter:innen für ihre Belange zu gewinnen.

Deutlich wird an diesem Interviewbeispiel der SAPV-Ärztin, dass ein konstitutives Merkmal von Dienstleistungsarbeit, nämlich der Austausch zu den Zielen und der Art der Umsetzung der Leistung als sehr konflikthaft erlebt wird, und zwar „belastender als das Medizinische". Die ‚Gegenseite' erhebt einseitig Forderungen, darüber hinaus in für die Ärztin unangemessener Weise. Die Empörung der Ärztin richtet sich auf drei unterschiedliche Aspekte von ‚Dienst' und Dienstleistung. *Erstens:* Das „Na kommt jetzt hier mal" ist eine ziemlich despektierliche Ansprache

[21] Denkbar wäre auch eine hohe Erwartungshaltung gegenüber einem Objekt, also einer Sache, oder auch sich selbst. Diese Gedanken sollen hier jedoch nicht weiterverfolgt werden.

und weckt Assoziationen zum Begriff des ‚Dienstes' als Sklav:in oder Bedienstete:n in niedriger Stellung (siehe Abschn. 2.1.1.1). Die Empörung richtet sich also gegen eine Auffassung, sie selbst oder andere Mitarbeiter:innen der SAPV hätten eine statusniedrige Position und könnten ‚befehligt' werden. *Zweitens:* Dagegen deutet das „Es wurde uns versprochen" darauf hin, dass eine definierte Leistung erwartet wird, dass also (von wem auch immer) eine Erwartungshaltung erzeugt wurde. Dies hat Anlehnungen an ein marktförmig erbrachtes Produkt, das von Kund:innen mit ausgewählten Eigenschaften jederzeit gekauft werden kann. Eine Dienstleistung wäre dann eine Ware, die im Tausch gegen Geld erworben wird. Es würde ein Vertrag zustande kommen, aus welchem sich Rechte ableiten. ‚Kund:innen' würden in diesem Fall zurecht kritisieren, wenn die ‚Ware' nicht die versprochenen Eigenschaften hat. Die Erwartung der Klient:innen an die Ärztin bzw. die SAPV beruht hier allerdings auf einer Fehlinformation, einem Missverständnis oder einer Illusion, denn die SAPV kann sie nach Aussage der Ärztin nicht erfüllen bzw. ist gar nicht für die erwarteten Aufgaben zuständig. Auch hier wehrt sich die Ärztin gegen eine Form der Hierarchisierung. Einerseits dagegen, dass offenbar Dritte (also nicht die SAPV selbst) definieren, was die SAPV erbringen soll, aber andererseits kann ihre Empörung auch dagegen gerichtet sein, in den Augen der Klient:innen ‚nur' ein beliebiges Produkt zu verkaufen und dass diese somit nicht das Besondere der SAPV sehen, die eben keine einfache ‚Ware' ist und die den Mitarbeiter:innen auch nicht nur dazu dient, Geld zu verdienen. In Voswinkels Schema des Dienstbegriffs (2005, S. 26; siehe auch Abschn. 2.1.1.1) wäre es die Ablehnung des ‚Dienstes' als ‚Tausch'. *Drittens:* Ein dritter Aspekt ist, dass am Ende des Interviewausschnitts verdeutlicht wird, dass die Erwartungen zu hoch seien. Hier kommt also wie beim Arzt (FA031–1/34) eine Angst vor einer beliebig umfangreichen Erweiterung der Zuständigkeiten und infolgedessen ihrer Aufgaben als SAPV-Ärztin zum Ausdruck. Damit einher könnte dies als Angst gedeutet werden, solche zu hohen Erwartungen nicht erfüllen zu können, aber auch als Ärger, denn solch hohe Erwartungen will die Ärztin möglicherweise nicht erfüllen. Die Empörung richtet sich in diesem Fall dagegen, überhöht zu werden und für alles zuständig gemacht zu werden, wie weiter oben bereits ausformuliert wurde. Dies würde in Voswinkels Schema wohl am ehesten dem ‚Dienst' als ‚moralische Aufgabe' entsprechen, also einem Liebesdienst. Ein solcher ‚Dienst' ist zwar moralisch aufgeladen, aber kann implizit Hierarchisierungen enthalten, denn der Liebesdienst ist in hohem Maße weiblich konnotiert und wird unbezahlt geleistet. Es besteht große Gefahr der Entgrenzung, denn aus ‚Liebe' sollte alles Menschenmögliche gemacht und geleistet werden für die andere Person. Außerdem kann der Dienst an Personen insgesamt eher mit mangelnder Wertschätzung verbunden sein. Denkbar ist jedoch auch die Ablehnung eines ‚Dienstes als Ehre'. Diese Form des Dienstes ist traditionell in besonders hohem Maße mit Hochachtung verbunden. Es geht darum, einer Sache zu dienen, z. B. der Wahrheit oder Gott (vgl. Voswinkel 2005, S. 25–27; siehe auch Abschn. 2. 1.1.1). Saunders beschreibt die hospizlich-palliative Tätigkeit als „Werk zur grösseren [sic] Ehre Gottes" (2009c, S. 22). Damit kann die Auffassung von Palliative Care als ‚Dienst zur Ehre' von etwas Größerem als durchaus typisch gelten und hat somit einen direkten Bezug zum Arbeitsfeld der SAPV-Ärztin. Auch diese Art des ‚Dienstes' ist jedoch potentiell mit überhöhten Ansprüchen und Entgrenzung verbunden.

Aus dieser Interpretation heraus lässt sich schlussfolgern, dass eine konflikthafte Auseinandersetzung im Rahmen einer gemeinsamen Definition des Problems und der gemeinsamen Planung der Problemlösung von der Ärztin nicht als ‚normaler' Teil ihrer Arbeit bzw. der Aufgaben der SAPV angesehen wird und daher auch der Austausch zu den Zielen der Leistung nicht als zentraler Kern der eigenen Arbeit empfunden wird. Stattdessen wird von der ‚unit of care' eine zuvorkommende, höfliche, freundliche Haltung erwartet, die Möglichkeiten und Grenzen der SAPV kennt und respektiert.

Zugespitzt und auch wenn andere Bedeutungshorizonte[22] aufscheinen, lässt sich im Vergleich der beiden Interviewbeispiele folgendes festhalten: Während der Arzt im ersten Beispiel in der SAPV zum ersten Mal eine sehr umfassende Verantwortung empfindet und daher eine Aufwertung, wehrt sich die Ärztin im zweiten Beispiel (in jedem Fall vordergründig) gegen eine Abwertung. In beiden Ausführungen ist eine Abwehrhaltung gegenüber zu hohen und umfassenden Erwartungen erkennbar, die eine potentielle Entgrenzung bedeuten. Unter Berücksichtigung des organisatorischen Umfelds der beiden Ärzt:innen ist noch folgender Aspekt bemerkenswert: Der Arzt ist in einer SAPV tätig, die aus einem Hospizdienst entstand und die von einem Arzt geleitet wird, die Ärztin dagegen ist Mitarbeiterin in einer SAPV, die aus einem Pflegedienst heraus entstand. Damit sind die jeweiligen SAPV-Dienste nicht nur unterschiedlichen Versorgungskulturen nahe – der holistischen im Fall des Arztes, der dualistischen im Fall der Ärztin – sondern es ist plausibel, dass ein Dienst zur „Ehre Gottes" (Saunders 2009c, S. 22; siehe auch weiter oben) dem Selbstverständnis des Arztes näher ist, während sich die Ärztin womöglich einer größeren Gefahr ausgesetzt sieht, nicht mehr als Ärztin, sondern als Pflegefachkraft wahrgenommen zu werden, also mit deutlich weniger Befugnissen und einem geringeren gesellschaftlichen Prestige, oder sogar als fachlich kaum oder nicht ausgebildete Mitarbeiterin wahrgenommen zu werden. Der Begriff der Dienstleistung erscheint beiden SAPV-Akteur:innen dennoch geeignet, eine Art des Arbeitens zu

[22] Hier ist insbesondere die Abwehr einer Überhöhung gemeint, die auch bei der Ärztin durchscheint.

beschreiben, die ein *Gegenteil* dessen darstellt, was das Arbeiten in der SAPV ist oder sein soll.

„Man geht hinter dem Patienten oder hinter den Angehörigen"

Eine SAPV-Pflegefachkraft, die aus der Altenpflege kommt, verwendet den Begriff des ‚Dienstleisters' dagegen mit positiver Konnotation. Den Ausführungen voraus geht die Schilderung einer tendenziell konflikthaften Haltung der „Krankenpfleger" gegenüber den „Altenpflegern":

> „Also, ich denke grundsätzlich, so für den ambulanten Dienst sind wir – also auch bei mir im ambulanten Dienst arbeiten einige Krankenschwestern. Aber ich denke, ein Altenpfleger tut sich ein bisschen leichter. Wir haben das halt einfach gelernt, dieses ganze Lagern, dieses ganze kinästhetische Arbeiten, Mundpflege [...] Die sind natürlich top mit den Medikamenten, und medizinisch sind die besser ausgebildet. Wir sind halt von der pflegerischen Seite besser ausgebildet. Und die Kombi ist natürlich ideal. Und man sollte sich halt auch gegenseitig wertschätzen. [...] Krankenpfleger meinen im Endeffekt, sie sind eigentlich was Besseres. Wo ich nicht so sehe [...]" (PC031–2/165, Pflegefachkraft).

Aus Sicht der Interviewten erfolgt durch Krankenpflegekräfte eine Abwertung der Altenpflegekräfte, denen sie sich zurechnet. Sie begegnet dieser Herabsetzung mit einer Gegenüberstellung ihrer eigenen – ihrer Auffassung nach besseren – Ausgangsposition aufgrund ihrer Ausbildung. Damit wertet sie selbst ebenfalls die Qualifikation der ‚anderen' (nämlich der Krankenpflegekräfte) ab, insbesondere in Hinblick auf den ambulanten Dienst, obwohl die genannten Beispiele („Lagern", „kinästhetische[s] Arbeiten", „Mundpflege") nicht nur eine ambulante Versorgung von Pflegebedürftigen betreffen. In den weiteren Ausführungen der SAPV-Pflegefachkraft wird dann jedoch mit der besonderen Arbeitssituation im Zuhause der Patient:innen argumentiert:

> „Wenn heute jemand bei uns anfängt und kommt als Krankenschwester, dieses nach Hause kommen, diesen Respekt gegenüber den Leuten zu Hause, das geht ihnen ja ab, weil die sind ja im Klinikum. Und im Klinikum hast du als Krankenschwester natürlich eine Machtposition. Die musst du dir hier natürlich abschminken. Und das, glaube ich, das ist auch so eine Gratwanderung, was eben die Krankenschwestern haben.
>
> I: Was ist da aus Ihrer Sicht besonders wichtig, wenn man dann zu den Leuten nach Hause kommt jetzt?
>
> B: Man ist Gast! Man ist Dienstleister. Und, das muss man einfach auch so sehen. Und man muss einfach ganz respektvoll, man geht ja zu dem nach Hause, und das ist <u>dem</u> sein zu Hause. Und ich sage immer, man geht hinter dem Patienten oder hinter

den Angehörigen. Und es gibt halt manche, die wo halt einfach wie im Krankenhaus, die wo halt dann ‚Komm', und dann schaffen die an und so. Und dann denke ich mir immer, ja, also ich möchte das jetzt für mich persönlich auch nicht" (PC031–2/169–171, Pflegefachkraft).

Sich selbst als „Dienstleister" zu sehen, dient der SAPV-Pflegefachkraft somit der Hervorhebung ihrer eigenen Expertise und der Abgrenzung der eigenen Berufsgruppe („Altenpfleger") gegenüber der Berufsgruppe der „Krankenschwestern". Der Begriff des ‚Dienstleisters' wird von ihr als geeignet für die Beschreibung ihrer Tätigkeit in der SAPV betrachtet. Der ‚Dienst' an anderen wird hier zu einer besonderen Leistung. Das Dienen bedeutet zwar, tendenziell eine Rolle einzunehmen, in der man sich unterordnet („Respekt", „Gast", „hinter dem Patienten"), aber es erfordert eine bestimmte Haltung und spezifische Kompetenzen. Diese bestehen darin, den anderen den Vortritt zu lassen und sich in die Umgebung der Patient:innen und ihrer Angehörigen einzufügen, sich in ihr Zuhause gewissermaßen einzupassen. Es ist somit eine Haltung erhöhter Sensibilität, Achtsamkeit und Rücksichtnahme. Besonders deutlich wird dies im Kontrast zur Haltung und Position, welche die SAPV-Pflegefachkraft den „Krankenschwestern" zuschreibt und die aus Sicht ihrer Sicht aus der Sozialisation in einer Klinik resultieren: Die „Krankenschwestern" haben dort gemäß der Interviewten „natürlich eine Machtposition" und wollen dann auch im ambulanten Dienst bestimmen, was andere zu tun haben („dann schaffen die an"[23]). Eine Dienstleistung ist somit keine Position der Macht, als „Dienstleister" gibt man keine Anweisungen oder Befehle. Sie begründet ihre Haltung damit, dass sie dies für sich selbst auch nicht wolle. Sie identifiziert sich somit in hohem Maße mit dieser in positivem Sinne dienenden Haltung und sieht sich dadurch als besser geeignet für die ambulante Versorgung. Hier wird an den empirischen Daten erkennbar, dass eine berufliche Identität als „Dienstleister" mit Stolz verbunden sein kann, selbst wenn damit eine untergeordnete Position assoziiert wird. Dies gilt vor allem dann, wenn diese moralisch aufgeladen ist, wie Voswinkel (2005, S. 25–32; siehe auch Abschn. 2.1.1.1) bereits ausgeführt hat.

In allen drei Interviewbeispielen mit Mitgliedern von Kernteams der SAPV wird eine Dienstleistung oder die Position als Dienstleister:in als Begriff verwendet, um eine Hierarchie zu verdeutlichen. Die „Dienstleistung" ist dabei tendenziell die als statusniedriger bewertete Position oder Aufgabe. Besonders deutlich wird dies im letzten Beispiel der Altenpflegerin, die nun als Pflegefachkraft in der SAPV arbeitet,

[23] Süddeutsche / österreichische Bedeutung des Wortes (vgl. dazu auch Bairisches Wörterbuch o. J., unter https://www.bayrisches-woerterbuch.de/oschaffa/). Zu verschiedenen Prototypen von Pflegefachpersonen in der Krankenpflege, u. a. zum Gegenbild der „bösen" Schwester siehe Rieder (2003, S. 197–202).

denn für sie sind die Patient:innen und ihre Angehörigen diejenigen, die Vorrang haben vor den Vorstellungen, welche die beruflichen Akteur:innen mitbringen.

6.1.3 Erweitertes Team

„Auch diese Dienstleistung braucht eben Zeit"

Pflegedienste, die Teil eines erweiterten Teams sind, kooperieren sehr eng mit dem Kernteam und rechnen bestimmte, palliativpflegerische, Leistungen als SAPV-Leistungen ab.[24] Die Leitung eines solchen, mit der SAPV kooperierenden Palliativpflegedienstes, nimmt also eine Zwischenposition ein zwischen den Mitgliedern eines Kernteams und anderen Kooperationspartnern der SAPV, die Leistungen nicht als ‚SAPV' abrechnen. Der Begriff des ‚Dienstleisters' und der ‚Dienstleistung' wird im folgenden Interview mit einem solchen Pflegedienstleiter ähnlich wie von der SAPV-Pflegefachkraft im Beispiel davor (PC031–2/169–171) mit positiver Konnotation verwendet, dient bei ihm jedoch als Abgrenzung zur „Minutenpflege":

> „In der ambulanten Pflege wird ja immer sehr viel über Minutenpflege gesprochen, bin ich nicht der Freund von. Weil ich denke, wir sind schon, ja, wir sind auch ein Dienstleister. Wir erbringen eben eine Dienstleistung am Menschen. Und auch diese Dienstleistung braucht eben Zeit. [...] Ich sage immer, das ist einer meiner Leitsprüche, ‚Wir arbeiten mit Menschen, und jeder Mensch ist unterschiedlich und jeder Tag ist unterschiedlich'" (PD090/47, Pflegedienstleiter).

Eine Dienstleistung ist gemäß des Pflegedienstleiters gekennzeichnet durch die Arbeit mit Menschen, die dadurch spezifische Eigenschaften erhält: Es ist die Individualität jedes Menschen zu berücksichtigen, Arbeitstage sind nicht gleichförmig und es wird Zeit benötigt, die nicht genau definierbar ist. „Dienstleistung" wird als Gegenpol zur „Minutenpflege" dargestellt bzw. zu dem, was eine „Minutenpflege" von Pflegediensten und ihren Mitarbeiter:innen fordert. Eine „Dienstleistung"

---

[24] Die Koordinatorin des Kernteams erläutert dazu: „Entweder im Auftrag, dass ich sage ‚Boah, die hat so Schmerzen, wer ist jetzt näher dran? Könnt ihr da eher da sein?'. Dann gehen die hin und geben da eine Schmerzspritze, und können genauso abrechnen, wenn es ein Palliativdienst ist, der mit uns kooperiert. Ein ganz normaler Dienst nicht, der kann das nicht machen. [...] Pflegeeinsätze heißt aber nicht grundlegend waschen, sondern Ausscheidungen versorgen, Schmerzen versorgen, Luftnot versorgen, Krisenintervention. Das kann der Pflegedienst machen, wenn es ein Palliativdienst ist, oder wir, das ist egal. Es wird immer mehr, dass der Pflegedienst das macht, und dass wir immer nur noch organisieren" (CM091–1/50, Pflegefachkraft).

hat also eine spezifische, im Unterschied zur „Minutenpflege" ganz andere Bedeutung und Auswirkung auf die Betroffenen – sowohl auf die Mitarbeiter:innen als auch auf die zu Pflegenden bzw. die Dienstleistungsnehmer:innen. Der Dienstleistungsbegriff steht damit für einen Gegensatz zu tayloristischen Vorstellungen der Arbeitsorganisation und Arbeitsgestaltung. Der Pflegedienstleister wehrt sich in der Interviewpassage zudem dagegen, dass seine eigene Tätigkeit als „Minutenpflege" bezeichnet und damit abgewertet wird. Dies wird im weiteren Verlauf derselben Passage noch deutlicher, in welcher er den Begriff der Dienstleistung mit einer passenden Vergütung verbindet:

> „Wir können uns mehr oder weniger unsere Patienten auch aussuchen und müssen auch nicht alles mit uns machen lassen, müssen uns nicht alles gefallen lassen. Pflege hat viel zu lange viel zu sehr ausgehalten, viel zu viel mit sich machen lassen, und hat aber auch eben sich, hat ihre Dienstleistung auch nicht angemessen verkauft. Und ich glaube, das haben wir hier ganz gut verinnerlicht" (PD090/47, Pflegedienstleiter).

Die nach Einschätzung des Pflegedienstleiters positive eigene Verhandlungsbasis gegenüber Patient:innen, und, wie sich interpretieren lässt, auch gegenüber anderen für die Tätigkeit relevanten Akteur:innen, denn es sind üblicherweise nicht die Patient:innen selbst, die grundsätzliche Leistungsinhalte und die Vergütung bestimmen, stellt er als Ergebnis selbstbewusster und aktiver Aushandlungsprozesse dar. Aus seiner Sicht sollte es Ziel der „Pflege" sein, sich aktiv für einen „angemessen[en] Verkauf" ihrer Leistungen einzusetzen. Finanzielle Aspekte werden hier also als wichtig und positiv gewertet im Sinne einer für die „Pflege"' vorteilhaften Wirkung. Ausgehend vom verwendeten Begriff „Pflege" wird an dieser Stelle die Verbindung deutlich zwischen der Pflege als Berufstätigkeit, also der Perspektive der Pflegekräfte, und der Pflege als Leistung für die Pflegebedürftigen, also der Perspektive der Dienstleistungsnehmer:innen: Eine gute finanzielle Situation der Pflegedienste ist sowohl förderlich für die Arbeitssituation der Beschäftigten als auch für die Situation der Pflegebedürftigen. Der Dienstleistungsbegriff verbindet sowohl die spezifischen menschenbezogenen Aspekte der Pflege (im ersten, weiter oben dargestellten Beginn der Passage) als auch die Konnotation einer ‚Dienstleistung Pflege' als ein ‚Tauschgeschäft', die hier nicht im Widerspruch zueinander stehen, sondern sich gegenseitig bedingen. Die finanzielle Dimension wird für den Pflegedienstleister zum Gradmesser für die gesellschaftliche Anerkennung und Wertschätzung der eigenen Arbeit. Damit wendet er sich zugleich gegen Konnotationen des Dienstleistungsbegriffs im Sinne eines Dienstes als ‚Pflicht', also einem ‚Dienst als Ehre', ‚aus Abhängigkeit' oder ‚als moralische Aufgabe' (siehe Abschn. 2.1.1.1). Das ‚Dienen' ist auch kein ‚bedienen', sondern ein ‚verdienen' und die ökonomische

Dimension ist daher Zeichen eines ‚Verdienstes'. Der Dienstleistungsbegriff wird also produktiv gewendet und strategisch eingesetzt zur Hervorhebung der engen Verbindung von ‚guten' Leistungen und der diesen Leistungen entsprechenden ‚guten' Vergütung. Auch hier kann durch empirisches Material belegt werden, was an anderer Stelle bereits ausgeführt wurde (Abschn. 2.1.1.1): Die gesellschaftlich relevante Verschiebung hin vom ‚Dienst' zur ‚Leistung', die mit einer Aufwertung der Tätigkeit verbunden ist.

Basierend auf Forschung zu informeller Care-Arbeit merkt Waerness an, dass Einstellungen dazu, ob Care-Tätigkeiten bezahlt werden sollen, von der Klassenzugehörigkeit abhängen. Eng damit verbunden sind Vorstellungen über die Qualität bezahlter Care-Arbeit. Für Frauen aus der Mittelklasse ist die Bezahlung von Care-Aufgaben demnach eher mit rein arbeitsvertraglichen Vorstellungen einer Beziehung zwischen Care-Geber:innen und Care-Empfänger:innen verbunden, daher leidet aus der Sicht der Mittelklasse die Qualität von ‚Care' darunter, dass eine Bezahlung stattfindet. Dagegen stellt sie für Frauen der Arbeiterklasse fest, dass diese keinen Widerspruch zwischen der finanziellen Entlohnung (informeller) Care-Arbeit und enger persönlicher Bindung zu den Care-Empfänger:innen sehen (Waerness 1984, S. 203–204). Waerness verbindet diese Feststellung mit einer Kritik an den Vorstellungen von Rationalität und Emotionalität:

> „To bring sociology closer to the realities both of the working class and to women, we should cease to treat instrumentality and expressiveness (or rationality and emotionality) as two mutually exclusive qualities of action and should instead treat them as separate continua that vary independently and can be applied to a single action" (Waerness 1984, S. 208, Anmerkung Nr. 14).

Neben den hier aufscheinenden Kämpfen um Deutungsmacht, die eng mit sozialer Ungleichheit verknüpft sind, wird damit veranschaulicht, dass der so vielbeschworene Gegensatz zwischen ‚guter' Versorgung und einem ökonomischen Blick darauf[25], nicht notwendigerweise ein Widerspruch sein muss, sondern eine ‚richtige' ökonomische Bewertung im Sinne einer adäquaten Bezahlung erst zu ‚guter' Versorgung führt.

[25] Siehe auch Abschn. 2.1.2.2. Wie tief solche Gegensätze im dominierenden westlichen Denken verankert sind, verdeutlicht ein Zitat von Immanuel Kant: „Im Reiche der Zwecke hat alles entweder einen **Preis**, oder eine **Würde**. Was einen Preis hat, an dessen Stelle kann auch etwas Anderes, als Aequivalent, gesetzt werden; was dagegen über allen Preis erhaben ist, mithin kein Aequivalent verstattet, das hat eine Würde" (Kant 1870, S. 60; Herv. i. Orig.).

„Um [...] Arbeit des SAPV-Teams auch aufrecht zu erhalten"

Die Auffassung des Pflegedienstleiters, ein „Dienstleister" zu sein findet auf der Seite des SAPV-Dienstes eine verbale Entsprechung: Auch die Leitung der SAPV, deren Kooperationspartner der soeben dargestellte SAPV-Leistungen erbringende Pflegedienst ist, und bei der es sich damit um eine SAPV mit einer Plattform-Struktur handelt, spricht in Bezug auf ihre Kooperationspartner von „Dienstleister[n]":

> „Mit unseren ganzen externen Netzwerkpartnern, wie Palliativärzte, Hausärzte, Pflegedienste, Palliativstation, Ärzte aus den Krankenhäusern, Apotheken, alle Dienstleister, die, ich sage mal, notwendig sind, um ein SAPV-Team, oder die Arbeit des SAPV-Teams auch aufrecht zu erhalten" (LE091/13, leitende Koordinatorin).

Der Dienstleistungsbegriff wird also sowohl vom Pflegedienst selbst als auch vom SAPV-Kernteam für den Pflegedienst (und für weitere Kooperationspartner) verwendet[26], hier besteht somit ein Konsens in der Wahl des Begriffs. Allerdings ist der Begriffsinhalt ein anderer. Für die Leiterin sind die „Dienstleister" diejenigen, welche die Arbeit „des SAPV-Teams" unterstützen. Die SAPV sieht sich demnach im Zentrum des Geschehens. Hierbei wird nicht unterschieden zwischen verschiedenen Berufsgruppen oder Organisationen, und so gehören sowohl Ärzt:innen als auch Pflegedienste, Krankenhäuser und Apotheken aus ihrer Perspektive zu den ‚Dienstleistern'. Trotz der neutralen Verwendung des Begriffs (es klingt weder eine positive noch eine negative Konnotation an), und der Hervorhebung der Notwendigkeit der Kooperationspartner für die eigene Arbeit, scheint eine Hierarchie auf. Diese bezieht sich auf das Verhältnis, in welchem die Kooperationspartner zu den Aufgaben stehen, die aus Sicht der Leiterin die Essenz der SAPV bzw. ihrer Arbeit ausmacht, die Hierarchie ist damit nicht absolut, sondern relativ. Da die SAPV dieser Leiterin die Struktur einer Plattform hat, deutet der Interviewausschnitt dennoch darauf hin, dass von Seiten des SAPV-Kernteams eine Hierarchisierung erfolgt in Hinblick auf die Einschätzung der eigenen, als höher empfundenen, Bedeutsamkeit

---

[26] Aus dem Interviewzusammenhang wird deutlich, dass mit dieser Auflistung der „Dienstleister" durch die SAPV-Leitung auch diejenigen Pflegedienste und Ärzt:innen mit gemeint sind, die SAPV-Leistungen in Kooperation mit der SAPV erbringen. Denn die Frage der Interviewerin bezog sich darauf, mit wem sie im Arbeitsalltag zu tun habe. In ihrer Antwort listet sie zunächst auf: „Ähm, mit den Kollegen hier direkt im Team, mit den Kollegen jetzt überhaupt vom Ort 1er Hospiz, mit den Kollegen vom ambulanten Hospizdienst, mit den Kollegen im Büro, ähm, die jetzt auch Abrechnung teilweise mit machen, mit den Kollegen im stationären Hospiz" (LE091/12–13, leitende Koordinatorin). Direkt danach schließt sich das im Text befindliche Zitat an. Da der Pflegedienst räumlich ganz woanders ist, in einem anderen Stadtteil, ist nicht plausibel, dass der Hinweis „mit den Kollegen hier direkt im Team" auch den Pflegedienst einschließt. Dieser Aspekt wird im Text noch interpretiert.

im Vergleich zum erweiterten Team. In Bezug auf die unterschiedlichen Strukturen der SAPV[27] können die eng kooperierenden Pflegedienste und Palliativärzt:innen damit in ihrem Verhältnis zum SAPV-Kernteam nicht als gleichberechtigt gelten, obwohl sie SAPV-Leistungen abrechnen. Es ist außerdem ein Hinweis, dass die externe SAPV-Pflege bei einer SAPV als Plattform in der Tat als außerhalb des eigenen engeren Organisationszusammenhangs stehend gesehen wird, also vom SAPV Kernteam als ein ‚Außen' definiert wird und das SAPV-Kernteam das ‚eigentliche' Team ist[28].

6.1.4 Weitere Kooperationspartner

„Dienstleister einschalten, wenn es zu Diskrepanzen kommt"

Die Sicht der SAPV auf ihre Kooperationspartner als ‚Dienstleister' wird auch im folgenden Beispiel, einem Interview mit einer SAPV-Pflegefachkraft, die in einer SAPV mit der Struktur einer ‚Einheit' tätig ist, deutlich, denn auch hier wird der Zusammenhang zwischen den Kernaufgaben der SAPV und weiteren Tätigkeiten ‚außerhalb' durch den Begriff ‚Dienstleister' ausgedrückt:

> „Sich ganz klar positionieren, was unser Auftrag ist. Ganz klar sagen, wofür wir kommen, wofür wir da sind, was unsere Ziele sind. Und gegebenenfalls auch andere, wie sagt man, Dienstleister einschalten, wenn es zu Diskrepanzen kommt, also, egal, ob das dann ein Seelsorger ist oder ein Psychoonkologe oder auch vielleicht ein anderer Facharzt, der noch hinzugezogen wird, um einfach eine Diagnose zu bestätigen. Ja" (PC061–3/78, Pflegefachkraft).

Der Begriff „Dienstleister" markiert hier genau wie im Beispiel weiter oben (LE091) einerseits eine Grenze zwischen der SAPV und den ‚Dienstleistern' und verdeutlicht andererseits das Angewiesensein auf diese Leistungen. Die „Dienstleister" werden aber im Gegensatz zum Beispiel der SAPV-Leitung oben (LE091) nur hinzugezogen, falls „es zu Diskrepanzen kommt". Dieser Unterschied kann sich dadurch erklären, dass es sich hier um einen SAPV-Dienst handelt, der zwar keine angestellten Ärzt:innen hat, aber die SAPV-Pflege komplett selbst übernimmt und daher eher als SAPV mit der Struktur einer ‚Einheit' anzusehen ist. Dies ist in Bezug auf zwei Aspekte bedeutsam: Das Angewiesensein auf die Kooperationspartner wird möglicherweise als weniger groß empfunden, da der Großteil der Aufgaben innerhalb des SAPV-Kernteams erledigt wird. Zudem wird hier in diesem Beispiel noch mehr

[27] Als ‚Einheit' oder als ‚Plattform' (vgl. Abschn. 3.4.2).

[28] Zum Teambegriff siehe insbes. Abschn. 3.4.1; siehe auch Abschn. 6.4.4, Fußnote 112.

als weiter oben verdeutlicht, dass die „Dienstleister" dafür sorgen sollen, dass der „Auftrag" und die „Ziele" der SAPV erreicht werden können. Sie sollen der ‚Sache' SAPV dienen und die SAPV unterstützen. Allerdings hier in einer hierarchisch eher übergeordneten Funktion, denn ihnen traut man zu, eine Wendung zugunsten der SAPV bewirken zu können, falls es „Diskrepanzen" gibt. Damit deutet sich hier eine Hierarchie der „Dienstleister" gegenüber den SAPV-Pflegefachkräften an, aus denen diese SAPV im Wesentlichen besteht.

Akteur:innen im Umfeld der SAPV, bei denen die Patient:innen ihren Status als SAPV-Patient:in verlieren würden, gelten, wie aus obigen Interpretationen heraus nachvollziehbar wird, nicht mehr als „Dienstleister"[29]. Somit kann ein ambulanter Hospizdienst als Dienstleister gelten, nicht aber das stationäre Hospiz:

> „Also Hospiz und Hospizdienste würde ich trennen, denn es ist schon eine ganz inhaltlich andere Ebene. Also, die Hospizdienste sind eher für uns, ja, Dienstleister ist jetzt übertrieben, für uns Partner, die wir auch hinzuziehen. Und beim Hospiz ist es eher so, dass die uns hinzuziehen, weil wir die Patienten im Hospiz, die wir zumindest dort hinein verlegen, auch weiter versorgen" (LE101/129, organisatorischer Leiter).

Interessant ist hier, dass die Verwendung des Begriffs „Dienstleister" wieder zurückgenommen wird und der Hospizdienst dann als „Partner" bezeichnet wird. Dies könnte erstens darauf hindeuten, dass der Hospizdienst nicht dieselbe Notwendigkeit für die SAPV-Versorgung hat wie die andere Akteur:innen, oder dass der Begriff des „Dienstleisters" an dieser Stelle doch als zu abwertend empfunden wird. Für diese Lesart könnte sprechen, dass dieser SAPV-Dienst aus hospizlichen Strukturen hervorgegangen ist und noch immer eine starke Bindung daran hat.

„Weil den Hauptjob machen ja die"

Von den externen Leistungserbringern im Umfeld der SAPV verwenden typischerweise die Apotheken den Begriff der Dienstleistung für ihre eigene Arbeit:

> „Weil den Hauptjob machen ja die, und wir sind ja im Endeffekt nur Dienstleister. Und das ist, glaube ich, eine Dienstleistung, wo man wirklich sagt ‚Wir sind eine große Apotheke, wir haben viele Leute', dann kann man das in der Regel organisieren, dass wir das dann zu einem Patienten auch nach Hause fahren. Weil, das ist dann auch einsehbar, dass das eine dringende Sache ist, und nicht irgendwie, ja, wir kriegen oft einen Anruf von irgendjemand" (AP030/22, Apotheker).

Hier wird auch von der Seite der Dienstleister:innen ihre Identität als solche gespiegelt und eine wesentliche bereits weiter oben entwickelte Lesart bestätigt, dass es

[29] Denn sie ‚dienen' nicht der ‚Sache' SAPV.

sich bei der Dienstleistung um eine Tätigkeit handelt, die eine unterstützende Funktion hat für diejenigen, welche die Hauptaufgaben erledigen. Deutlich wird beim Interviewbeispiel des Apothekers die Hochachtung für die Arbeit der SAPV, denn im Gegensatz zu Anrufen „von irgendjemand“, ist der Auftrag durch die SAPV „eine dringende Sache“. Die SAPV hat also eine besondere, priorisierte Stellung und – wie man weiterdenken könnte – eine hierarchisch höhere Position, so dass man ihr gerne ‚dient‘.

6.1.5 Zwischenfazit: Grenzziehungen

Die ‚Grenzziehung‘ oder ‚boundary making‘ ist ein gesellschaftlich bedeutsamer Vorgang, „um Heterogenität überhaupt erst sozial sinnhaft zu definieren“ (Diewald und Faist 2011, S. 109). Auch wenn der Begriff des ‚boundary making‘ als unzureichend kritisiert wird (vgl. Hirschauer 2014, S. 174–175), soll er hier verwendet werden. Denn er beschreibt gut, wie der Begriff der ‚Dienstleistung‘ von den Akteur:innen der SAPV – den Mitarbeiter:innen im Kernteam, im erweiterten Team und den Kooperationspartnern – verwendet wird. Das Konzept des ‚boundary making‘ entstand innerhalb der Forschung zu Ethnizität (Barth 1969; Wimmer 2013, S. 1–10; Hirschauer 2014, S. 174) und fragt „spezifisch nach den Mechanismen der Grenzziehungen“, wobei „Kategorisierungen eine unabdingbare Grundlage für Bewertungen von Ungleichheit sind und zugleich zur Legitimierung etablierter Ungleichheiten eingesetzt werden können“ (Diewald und Faist 2011, S. 107). Wimmer betont, dass die neuere Forschung insbesondere das „making“ bzw. „boundary work“ untersucht und somit das Handeln (bzw. die „agency“) der Akteur:innen (Wimmer 2013, S. 45). Das Konzept ist daher nah am Konzept des „Doing Difference“, das auf West und Fenstermaker (1995) zurückgeht und die „sinnhafte *Selektion* aus einem Set *konkurrierender* Kategorisierungen [betont], die einen Unterschied schafft, der einen Unterschied macht“ (Hirschauer 2014, S. 183; Herv. i. Orig.).[30] Für Menschen ist es demnach relevant, Unterscheidungen zwischen Menschen machen zu können, wobei als ähnlich wahrgenommene Menschen bevorzugt werden (Hirschauer 2014, S. 174–183; vgl. auch Krauss 2017, S. 13–14). Für das „ethnic boundary making“, also für ethnische Grenzziehungen, formuliert Wimmer: „Actors will choose those

[30] Ein weiterer Begriff, der hier aufgeführt werden könnte, ist das ‚Othering‘ als „portraying the other essentially different, and translating this difference to inferiority“ (Krumer-Nevo und Sidi 2012; vgl. insbesondere aber auch Hall 2004, S. 108–166).

strategies and levels of ethnic distinction that will best support their claims to prestige, moral worth, and political power“ (Wimmer 2013, S. 109).

In den hier untersuchten Fällen verlaufen die Grenzen nicht notwendigerweise zwischen der eigenen Person und ‚Anderen‘, sondern sie dienen gewissermaßen der Schärfung der eigenen Position im Vergleich zu Positionen, die im Feld[31] durchaus auch eingenommen werden könnten und nicht unbedingt für sich selbst abgelehnt werden. Die ausgewerteten Beispiele zeigen daher auch exemplarisch eine Fluidität und Brüchigkeit der Grenzen bzw. Grenzziehungen.[32] Dies wird besonders deutlich am Beispiel des SAPV-Arztes, der vor seiner Tätigkeit in der SAPV im Krankenhaus als Narkosearzt gearbeitet hat. Die Vorteile dieser Tätigkeit verbindet er mit ihren besonderen Eigenschaften, die er mit einer ‚Dienstleistung‘ assoziiert. Dabei wird erkennbar, dass er diese Tätigkeit weiterhin als durchaus akzeptable Form einer Berufsausübung sieht, möglicherweise auch für sich selbst. Ganz anders stellt sich die Situation der SAPV-Ärztin dar. Sie grenzt sich gegen eine nur imaginierte Rolle als Dienstleisterin ab, die sie als Erwartungshaltung bei den Dienstleistungsnehmer:innen zu erkennen glaubt und die darin besteht, Anweisungen entgegenzunehmen und erfüllen zu müssen. Eine solche Rolle lehnt sie kategorisch ab. Dabei wird nicht deutlich, auf welche Berufsgruppen oder Tätigkeiten sich dies konkreter beziehen könnte. Es ist vielmehr die spezifische Haltung einer Befehlsempfängerin, die sie ablehnt. Die SAPV-Pflegefachkraft mit einer ursprünglichen Ausbildung in der Altenpflege unterscheidet dagegen zwischen sich und ganz konkreten Krankenpfleger:innen, denen sie völlig andere Eigenschaften zuschreibt. Hier sind die Unterschiede also klar mit ‚anderen‘, sogar ihr persönlich bekannten Personen,

[31] Krauss schreibt dazu: „Der Begriff des Feldes wird von Bourdieu für gesellschaftliche Teilbereiche mit eigener Sicht auf die Wirklichkeit verwendet. Es gelten dort besondere Regeln, Anforderungen, Beschränkungen und ein unterschiedlicher Zugang. Die spezifische Beschaffenheit des Feldes und der Habitus der Akteur_innen, der eine Einschreibung (Inkorporierung) gesellschaftlicher Prozesse, und damit auch Fragen der Macht, in den Körper und die Sichtweise auf die Welt beinhaltet, sind miteinander eng verbunden und wirken aufeinander ein. Akteur_innen haben also in unterschiedlichen Feldern unterschiedliche Positionen, die Positionen sowie die eigene Leiblichkeit und Sicht auf die Welt verändern sich im Lauf der Zeit. Dennoch zerteilt sich der Habitus nicht in verschiedene Einzelaspekte, sondern bleibt ein Habitus zu einem bestimmten Zeitpunkt. Dies zeigt sich nach Bourdieu auch im Rückblick von Akteur_innen auf ihr Leben, Ereignisse werden umgedeutet, damit sich für das Heute ein Sinn ergibt“ (2017, S. 14–15; vgl. dazu Gildemeister und Hericks 2012; Bourdieu 1993; Bourdiesu 1998; Bourdieu 2014).

[32] Während Hirschauer am Konzept der ‚boundary‘ kritisiert, dass zwar prinzipiell von der Möglichkeit eines ‚Unmaking‘ ausgegangen werde, dies für den Fall der Ethnizität aber nicht ausgearbeitet wird und Ethnizität überdies als ‚omnirelevant‘ gegenüber anderen Unterscheidungen gesetzt werde (Hirschauer 2014, S. 175).

verknüpft. Ihre eigene berufliche Identität[33] baut sich darauf auf, dass sie eine ‚andere' Arbeitsweise habe, die sich in einer Dienstleistungsmentalität äußert, die sie charakterisiert als „hinter" den Auftraggeber:innen gehen. Die Fähigkeit, eine *Haltung* der Inferiorität einzunehmen, die die SAPV-Ärztin so vehement ablehnt, wird hier zu einer moralisch überlegenen Eigenschaft, und der Vorgang der Grenzziehung ist verbunden mit einer Abwertung der Krankenpflegekräfte, die diese Haltung aus Sicht der Interviewten nicht einnehmen können.

In der Fachliteratur aus dem Feld der Gesundheitsversorgung und innerhalb der Hospizbewegung ist ‚Dienstleistung' ein eher negativ konnotierter Begriff, er wird mit Deprofessionalisierung und Vermarktlichung in Verbindung mit einer zunehmenden betriebswirtschaftlichen Dominanz assoziiert, die mit einer Fokussierung auf Kosten einhergeht. Er ist damit eng verbunden mit der Qualität der Leistungen im Gesundheitswesen und Palliative Care (siehe Abschn. 2.1.2.2). Am Beispiel der Interviews mit Akteur:innen der SAPV kommen dagegen andere Bedeutungen und die widersprüchliche Bandbreite des Begriffs zum Vorschein: Der Begriff drückt zwar ebenfalls eine Hierarchisierung aus und dient der Zuspitzung, allerdings ohne eine Festlegung, ob die Bezeichnung einer Tätigkeit als ‚Dienstleistung' dazu dient, diese abzuwerten oder im Gegenteil, sie aufzuwerten. ‚Dienstleistung' kann dabei sowohl für den Kern dessen stehen, was SAPV ist oder sein soll bzw. wie sie zu erbringen ist, als auch für das Gegenteil – oder für etwas ganz anderes, wie im Fall der Kooperationspartner, welche die Leistungen der SAPV als ‚Dienstleister' unterstützen. Der Begriff allein drückt zudem auch aus Sicht der Interviewten nicht vollständig aus, was jeweils von ihnen gemeint ist, daher wird er in Erläuterungen eingebettet. Diese Mehrdimensionalität im empirischen Material stimmt daher viel eher mit Voswinkels (2005) und Bauers (2001) Ausführungen zum Dienstleistungsbegriff (siehe Abschn. 2. 1.1.1 und Abschn. 2.1.2.2) überein als mit der eher sozialpolitisch orientierten Fachliteratur innerhalb der Gesundheitsversorgung und Hospizbewegung.

In diesem Kapitel wurden anhand des Dienstleistungsbegriffs innerhalb der SAPV und ihres engen Umfelds verschiedene Haltungen zur eigenen Tätigkeit sichtbar gemacht und damit ein Einblick in das Selbstverständnis der Akteur:innen gegeben, woran sich weitere Analysen anschließen könnten (siehe u. a. Abschn. 7.6). Der Begriff der ‚Dienstleistung' wird dabei als Mittel für Grenzziehungen sichtbar, er kann also dazu dienen, Grenzen zu markieren und er wird dafür eingesetzt. Es zeigt sich, dass dies auf vielfältige Weise

---

[33] Nach Hall sind Identitäten „konstruiert aus unterschiedlichen, ineinandergreifenden, auch antagonistischen Diskursen, Praktiken und Positionen. Sie sind Gegenstand einer radikalen Historisierung und beständig im Prozess der Veränderung und Transformation begriffen" (Hall 2004, S. 170).

mit völlig unterschiedlichen Konnotationen einer ‚Dienstleistung' geschieht, der Dienstleistungsbegriff also relativ unbestimmt ist, zugleich aber eine erhebliche Anschlussfähigkeit aufweist und insofern produktiv für Grenzziehungen im Feld der Gesundheit bzw. Palliative Care sein kann. Außerdem wird deutlich, dass diese Analyse geeignet ist, grundsätzliche Konfliktlinien aufzuzeigen und damit einen ersten Einblick ins Feld zu geben, das im Folgenden nun systematisch unter dem Blickwinkel soziologischer Forschung zur Dienstleistungsarbeit untersucht wird.

6.2 Voraussetzungen für die Dienstleistungsbeziehung

6.2.1 Einleitung ins Kapitel

Die ‚Dienstleistungsbeziehung' hat verschiedene Dimensionen. Sie tritt erstens in Form des Dienstleistungsdreiecks auf, das die Beziehung zwischen Dienstleistungsgebenden, Dienstleistungsnehmenden und dem ‚Objekt' bzw. ‚Gegenstand' abbildet (siehe Abschn. 2.2.2). Zweitens gibt es verschiedene institutionell vorgegebene Modi einer Dienstleistungsbeziehung, die das Verhältnis von Dienstleistungsgeber:in und Dienstleistungsnehmer:in betreffen: Die Tauschbeziehung, Dispositionsbeziehung und Bearbeitungsbeziehung (siehe Abschn. 2.2.3 und Abschn. 2.2.4.2). Damit verbunden sind unterschiedliche Machtrelationen: Bei der Tauschbeziehung eine „formal-rechtliche Gleichheit" bei „wechselseitige[r] Gleichgültigkeit und Instrumentalisierung", bei der Dispositionsbeziehung dagegen ein „hierarchisches Verhältnis" in Form einer „asymmetrische[n] Herrschaftsbeziehung" („Diener – Herr oder Experte – Hilfsbedürftiger"), während bei der Bearbeitungsbeziehung die „Subjekt – Objekt-Beziehung" mit einem „objektbezogene[n] technisch-instrumentelle[n] Handeln" im Zentrum steht (Böhle 2006, S. 340).[34] Die Machtrelation der Bearbeitungsbeziehung bleibt dennoch unklar. Es hat den Anschein, als spielten Machtaspekte durch den Fokus auf

[34] Böhle diskutiert für die Bearbeitungsbeziehung das Verhältnis von ‚Objekt' und ‚Subjekt', bleibt aber bei einer analytischen Trennung: „Je mehr […] direkte personenbezogene Dienstleistungen nicht nur als soziale Unterstützung und Hilfeleistung, sondern als ‚Arbeit' betrachtet werden, um so [sic] mehr unterliegen sie auch sowohl den Standards der Erwerbsarbeit (Entlohnung, Beschäftigungsverhältnis) wie auch den Kriterien für ‚richtiges' Arbeiten. Dem entspricht die Betrachtung der ‚Arbeit am Menschen' als technisch-instrumentelles Handeln bei dem der Dienstleistungsempfänger so behandelt wird ‚als ob' er ein Objekt wäre" (Böhle 2006, S. 339).

den „Gegenstand" keine Rolle. Sie könnten somit nur dann eine Rolle spielen, wenn andere Typen von Beziehungen bzw. explizit die Dispositionsbeziehung, ebenfalls Bestandteil der Dienstleistungsbeziehung werden, denn unterschiedliche Beziehungstypen können parallel vorkommen (vgl. insbes. Böhle 2006, S. 342). Darüber hinaus reichen diese institutionellen Vorgaben nicht aus, um eine Dienstleistung zu erbringen. Böhle betont für die Bearbeitungsbeziehung:

> „Im praktischen Vollzug ist der Dienstleistende immer auch mit der Subjektivität seines ‚Arbeitsgegenstands' konfrontiert und muss sich hierauf in seinem Arbeitshandeln einstellen. Er muss – so wie dies im Konzept des subjektivierenden (Arbeits-) Handelns gefasst ist – die Bearbeitung durch ein dialogisch-interaktives Handeln und in Kooperation mit dem ‚Arbeitsgegenstand' bewerkstelligen" (Böhle 2006, S. 339).

Daher ist drittens die Kooperationsbeziehung ein weiterer Aspekt der Dienstleistungsbeziehung. Diese ist notwendig, damit der / die Dienstleistungsgebende mit dem / der Dienstleistungsnehmenden in für beide zielführender Weise interagieren kann und muss manchmal sogar gegen die institutionell vorgegebene Form der Beziehung hergestellt werden (Böhle und Weihrich 2020, S. 16; dazu auch Dunkel und Weihrich 2012b, S. 39–40).

In der Literatur bleibt unterbeleuchtet, wie die hier herausgearbeiteten Dimensionen der Dienstleistungsbeziehung miteinander in einem Zusammenhang stehen und was Voraussetzungen für die Entstehung einer Dienstleistungsbeziehung, insbesondere einer Kooperationsbeziehung, sind. Die Kooperation und Kooperationsbeziehung wird primär als Ergebnis vorausgehender Abstimmungen und instrumentell in Bezug auf das zu erzielende Ergebnis der Dienstleistung beschrieben (z. B. bei Böhle und Weihrich 2020, S. 16; Dunkel und Weihrich 2012b, S. 39–40).[35] Hier wird dagegen argumentiert, dass im Fall der SAPV die Kooperationsbeziehung bereits mit den allerersten Interaktionen entstehen muss (also kooperiert werden muss), und dabei gleichzeitig das Dienstleistungsdreieck gebildet wird, also eine Verständigung über den ‚Gegenstand' stattfindet. Drei analytisch trennbare Vorgänge, die ebenso in der Realität durchaus getrennt voneinander stattfinden können (Interaktion, die Bestimmung des Gegenstandes und die Kooperation bzw. Herstellung einer Kooperationsbeziehung) fallen also ineinander. Die Interaktion zum Gegenstand ist somit verschränkt mit der Entstehung einer Kooperationsbeziehung und umgekehrt. Gleichzeitig wird dabei typischerweise für die Dienstleistungsnehmer:innen der institutionelle Rahmen erkennbar

[35] Dunkel und Rieder sprechen beim „*idealtypische[n] Ablauf*" [Herv. i. Orig.] unspezifischer von einer „Herstellung von Kontakt" und davon, dass DLG und DLN „eine gemeinsame Definition des Problems finden" müssen (Dunkel und Rieder 2004b, S. 157).

(gemacht), der im Fall der SAPV nicht für alle Beteiligten von vornherein klar ist. Bestandteil der ersten Interaktionen kann daher die Vermittlung des institutionellen Rahmens sein, also unter anderem des spezifischen Typus oder Modus der Dienstleistungsbeziehung. Für die SAPV, die zweifellos zur Gesundheitsversorgung gehört, muss gemäß der Systematik von Böhle zumindest vermutet werden, dass sie typischerweise vorwiegend dem Typus der ‚Bearbeitungsbeziehung' entspricht bzw. die Bearbeitungsbeziehung einen ganz zentralen Bestandteil bildet (vgl. auch Kap. 2 und Abschn. 4.1).

Im Folgenden wird zunächst ausgeführt, dass und wie die Herstellung von Beziehungen und die Bestimmung des Gegenstandes miteinander verwoben sind. Dabei zeigt sich am Gegenstand bzw. der Frage, was das ‚Problem' ist, das bearbeitet wird, bereits die hohe Komplexität palliativer Sorge als ‚Dienstleistung'. Für Dienstleistungsbeziehungen gilt, dass der Gegenstand nicht „ex ante festzulegen" ist (Weihrich und Dunkel 2003, S. 765), Dienstleistungsnehmer:in und Dienstleistungsgeber:in müssen sich über den ‚Gegenstand' verständigen.[36] Zwar ist, „wenn körperliche oder geistige Erkrankungen eines Patienten oder etwa das Haar der Friseurkundin den Gegenstand ausmachen", dieser ‚Gegenstand' „mit der Person des DLN verbunden" (Dunkel et al. 2004b, S. 17). Die Autor:innen führen aber aus, dass dennoch „das in der Dienstleistungsinteraktion zu lösende Problem von der Person analytisch abgetrennt und zum Objekt gemacht werden [muss], damit sich beide darauf beziehen und es bearbeiten können", und sie schlussfolgern, dass es für beide erforderlich ist, zu „wissen, was ‚Sache' ist, wobei es bei dieser ‚Sache' oftmals gerade nicht um etwas Materielles geht" (Dunkel et al. 2004b, S. 17). Implizit ist daher in der Darstellung der „Dienstleistungsbeziehung" als Dienstleistungsdreieck (Weihrich und Dunkel 2003, S. 764; Dunkel et al. 2004b, S. 17) bereits enthalten, dass *erst durch die Bestimmung des Gegenstandes* die „gegenstandsbezogene Dienstleistungsbeziehung" (Dunkel et al. 2004b, S. 17) vollständig ist. Die Voraussetzungen dafür werden jedoch nicht diskutiert, also insbesondere die Frage, welches Vorwissen bei den Dienstleistungsnehmenden über die Art der Dienstleistung, also das ‚Angebot' des bzw. der Dienstleistungsgeber:in bzw. das Wesen der spezifischen Dienstleistung und den möglichen Umfang vorhanden sein muss. Es ist dagegen von mehreren Ausgangsbedingungen auszugehen – und dies wird am empirischen Material im Folgenden nachvollzogen: Auch wenn eine Abstimmung stattfindet, sollte vorab eine zumindest vage Vermutung darüber existieren, wieso es zum

[36] Der ‚Gegenstand' wird von Goffman auch als „schadhaftes Objekt" bezeichnet, dem sich der bzw. die Dienstleistungsgebende somit als Expert:in widmen soll Goffman 1973a, S. 309–313.

Kontakt kommt und (damit verbunden) die Dienstleistungsnehmer:innen sollten eine Vorstellung davon haben, worauf sich die Leistung beziehen könnte sowie was der Inhalt der Leistung sein könnte.

6.2.2 Vorwissen und ‚falsche' Erwartungen an die SAPV

„Die sich […] vorgestellt haben, dass wir jetzt dort 24 Stunden vor Ort sind"
Ein Beispiel für von vornherein ‚falsche' Erwartungen ist folgende Schilderung eines SAPV-Arztes:[37]

> „Und dann kam raus, dass die sich, weil Geld ja keine Rolle spielte, mehr oder weniger vorgestellt haben, dass wir jetzt dort 24 Stunden vor Ort sind und die Patientin betreuen. Die wollten zwar alles für die Frau, aber selber irgendwie Hand anlegen war jetzt nicht ihr Ding" (FA021/82, Arzt).

Relevant werden im Interviewausschnitt verschiedene Aspekte. Die Angehörigen sind die Ansprechpartner:innen für die SAPV, sie treten als Dienstleistungsnehmer:innen auf, während die Patientin eine passive Rolle hat. Eine solche Konstellation ist in der Gesundheitsversorgung nicht selten. Für Becke, Wehl und Wetjen sind solche „triadischen Interaktionsbeziehungen" zwischen Mitarbeitenden einer Dienstleistungsorganisation, Klient:in und Angehörigen typisch für soziale Dienstleistungen, sie bezeichnen sie als „zentrales Beziehungsdreieck" (2015, S. 75). Goffman verdeutlicht jedoch, dass sich „die normale Beziehung zwischen Klient, Gegenstand und Helfer radikal verändert", wenn Patient:innen sich nicht selbst ärztliche Hilfe suchen (1973a, S. 327). Für Patient:innen bedeute dies, dass ihre „Eigenschaften als Objekt und als Klient voneinander getrennt werden", sie also nur ihren „Status als Objekt" behalten, während ihre „Rolle als Klient" auf andere, meist Angehörige, übertragen werde (Goffman 1973a, S. 327). Die Patientin im Interviewausschnitt wäre nach Goffman also gewissermaßen nur noch ein „schadhaftes Objekt" (1973a, S. 313), keine ‚Klientin' mehr.[38] Der ‚Gegenstand'

[37] Man könnte hier von enttäuschten Erwartungserwartungen auf Seiten des Arztes sprechen.

[38] Zu den Rollen der Angehörigen siehe auch weiter unten (Abschn. 6.4.3). Goffman arbeitet seine Überlegungen zunächst nicht weiter aus; er geht erst wieder unter dem Aspekt einer Einlieferung in eine psychiatrische Anstalt (Goffman 1973a, S. 337–348) kurz darauf ein, allerdings um Aspekte hervorzuheben, die für diese Arbeit hier weniger bedeutsam sind (z. B. die Unfreiwilligkeit der Einweisung und die Stigmatisierung der Patient:innen in psychiatrischen Einrichtungen). Für ein hospizlich-palliatives Verständnis, insbesondere im Sinne der holistischen Versorgungskultur, stellt die Überlegung, dass die Patientin als „schadhaftes Objekt" gesehen werden könnte, selbstverständlich einen Affront dar. Dies

und der Inhalt der (gewünschten) Leistung sind gemäß der Schilderung des SAPV-Arztes den Angehörigen durchaus klar, es handelt sich um die Patientin und diese soll „24 Stunden vor Ort" von der SAPV betreut werden. Der Hinweis auf das Geld („weil Geld ja keine Rolle spielte") deutet darauf hin, dass die Angehörigen die SAPV beauftragen und für die Leistung bezahlen wollen. Die Angehörigen gehen in der Schilderung des Arztes außerdem davon aus, dass eine 24-Stunden-Betreuung von der SAPV angeboten wird und sie selbst, je nach eingesetzten finanziellen Mitteln, bestimmen können, welche Leistungen erbracht werden. Dieser Zusammenhang weist den Charakter eines Tauschgeschäfts auf. Neben einer grundsätzlichen Vertretungs- und Fürsprecherfunktion durch die Angehörigen ist ein solcher Bezugsrahmen für die ambulante Versorgung Hilfsbedürftiger durchaus typisch, wie das Beispiel von 24-Stunden-Hilfen zeigt: Geld wird gegen Leistung bezahlt und überwiegend sind es die Angehörigen der zu Pflegenden, welche die Art und Weise der Versorgung definieren (vgl. z. B. Aulenbacher et al. 2021; Lutz und Palenga-Möllenbeck 2010). Die Empörung des SAPV-Arztes zeigt, dass eine solche Einstellung gegenüber der SAPV aus seiner Sicht anmaßend ist, die Angehörigen also eine nicht akzeptable Erwartungshaltung an ihn bzw. die SAPV haben. Er erkennt das Motiv der Angehörigen zwar an, „alles für die Frau" zu wollen, er akzeptiert aber nicht, dass die Familie ein Tauschgeschäft mit der SAPV eingehen möchte, das darüber hinaus in einer hierarchisierten Form auftritt, in welcher die Angehörigen bestimmen, was die SAPV tun soll – im Extremfall wäre dies also nicht nur ein quasi neutrales ‚Tauschgeschäft', sondern sogar eine Dispositionsbeziehung, bei der die ‚Kund:innen' Direktionsrecht haben. Der Arzt erwartet dagegen, dass die Familienmitglieder auch „selber irgendwie Hand anlegen". Darüber hinaus lässt sich aus dem Material rekonstruieren, dass er eine grundsätzlich andere Haltung von den Angehörigen gegenüber der SAPV erwartet, eine Haltung, die offen ist für die Sichtweise der SAPV und die wiederum eine Akzeptanz dessen möglich machen könnte, was die SAPV-Mitarbeiter:innen zu sagen haben. Dies kann durchaus auch in dem Sinne verstanden werden, dass erst dann von den Angehörigen gehört oder sogar akzeptiert werden kann, was die SAPV aus ihrer Sicht zu *bestimmen* hat. Es wird also ein Konflikt sichtbar, denn es gibt gegenläufige Erwartungen zwischen Dienstleistungsgebenden (hier die SAPV in Vertretung des SAPV-Arztes) und Dienstleistungsnehmenden (hier die Angehörigen, während die Patientin gar keine ‚Stimme' hat). Der Umgang mit diesen unterschiedlichen Erwartungen ist für den SAPV-Arzt nicht ‚neutral', nicht ohne Emotionen. Der

---

zeigt einmal mehr die Problematik der Anwendung forschungs- und analyseorientierter Begrifflichkeiten im Gegensatz zur sprachlichen Praxis und dem Selbstverständnis des Feldes.

Arzt drückt seine Empörung aus über die als unangemessen empfundenen Forderungen von Seiten der Angehörigen und ihre mangelnde Bereitschaft, sich auf die Sichtweise der SAPV einzulassen, auch wenn dabei deutlich wird, dass die grundsätzliche Überlegung, dass eine 24-Stunden-Betreuung für die Patientin sinnvoll sein könnte, nicht in Frage gestellt wird. Die Empörung hat zunächst eine rechtliche Basis: Die SAPV agiert auf Basis sozialrechtlicher Vorgaben, ihre Leistung wird vorwiegend aus Mitteln der Krankenkassen bezahlt[39]. Das Interviewbeispiel zeigt, dass sich die SAPV nicht auf eine Betreuung gegen Geld einlässt, also in diesem Sinne nicht ‚käuflich' ist. Die sozialrechtlichen Rahmenbedingungen der SAPV definieren diese nicht als 24-Stunden-Dienst vor Ort und die entsprechenden Verträge mit den Krankenkassen würden eine Finanzierung einer solch umfassenden zeitlichen Anwesenheit nicht kostendeckend ermöglichen. SAPV ist außerdem als Ergänzung zu anderen an der Versorgung Beteiligten gedacht, die SAPV-Richtlinie benennt hier unter anderem Pflegedienste (Gemeinsamer Bundesausschuss 2010, §1, Abs. 6, S. 1; 2021, §1, Abs. 6, S. 1), ambulante Hospizdienste (Gemeinsamer Bundesausschuss 2010, §5, Abs. 2, S. 1; 2021, §5, Abs. 2, S. 1) und Angehörige (Gemeinsamer Bundesausschuss 2010, §5, Abs. 1, S. 2; 2021, §5, Abs. 1, S. 2).[40] Die SAPV kann sich also gegenüber den Angehörigen auf sozialrechtliche und vertragliche Rahmenbedingungen berufen, die wiederum die organisatorische und professionelle Gestaltung der SAPV prägen. Auch für viel Geld würde die SAPV keine 24-Stunden-Versorgung leisten (können), sie wäre dann nicht mehr im Rahmen der ‚SAPV' tätig. Hier kann auf eine Machtasymmetrie geschlossen werden: Letztlich ist es die SAPV, die durchsetzt bzw. durchsetzen muss, was sie leistet, denn sie kann sich auf gesetzliche Vorgaben berufen. Der ‚Gegenstand' und Inhalt der Leistung kann – und muss – also zu einem wesentlichen Anteil von der SAPV bestimmt werden.

Ausgehend und ergänzend zu den bereits formulierten Überlegungen gibt es für die Empörung des Arztes vier Quellen, die als Auslöser gelten können. Die Empörung des Arztes könnte sich erstens dagegen richten, dass die ‚andere Seite', nämlich die ‚unit of care', die Machtasymmetrie umkehren will und einseitig bestimmen möchte, was die SAPV leisten soll. Es handelt sich hier zudem ‚nur' um die

---

[39] Auch wenn es SAPV-Dienste gibt, die zumindest teilweise mittels Spenden finanziert sind (vgl. Alt-Epping und Nauck 2015, S. 432).

[40] Im Folgenden, also im Ergebnisteil, wird die zum Zeitpunkt der Interviews gültige SAPV-RL (Gemeinsamer Bundesausschuss 2010) angegeben und ergänzend die darauf folgende und somit aktuellere Fassung aus dem Jahr 2021 (Gemeinsamer Bundesausschuss 2021). Für die in dieser Arbeit relevanten und zitierten Ausschnitte aus der SAPV-RL gibt es keine Unterschiede zwischen den beiden Fassungen. (Siehe dazu auch die Anmerkungen in den Fußnoten 32 in Kapitel 3 und 13 in Kapitel 5 in anderen Kapiteln weiter oben).

Angehörigen, die nicht die für die SAPV vertraglich relevanten Krankenversicherten sind. Die Gefühle des Ärgers sind dann eine Folge der in der Wahrnehmung des Arztes zu selbstbewusst auftretenden Angehörigen und den von ihnen vorgebrachten Forderungen. Diese wiederum können als eine sehr einseitige (also nur durch die Angehörigen erfolgte) Definition der Situation, des ‚Gegenstandes' und Inhalts der Leistung gedeutet werden, die der Arzt als Anmaßung empfindet. Seine Empörung könnte sich zweitens jedoch auch dagegen richten, dass der ‚Gegenstand' der Dienstleistungsbeziehung und daraus folgend der Inhalt der Leistung von den Angehörigen als unterkomplex definiert wird, nämlich ‚nur' darin, die Patientin rund um die Uhr zu betreuen. Die SAPV würde damit mit einem 24-Stunden Pflegedienst gleichgesetzt werden und somit einer Art von Versorgung und Pflege, die vielfach unter sehr prekären Bedingungen stattfindet und mit geringer Wertschätzung verbunden ist (Aulenbacher et al. 2021; Lutz 2009; Lutz und Palenga-Möllenbeck 2010; Lutz 2010; vgl. auch die Argumentation von Voswinkel 2005, S. 27, 35–37). Ganz offen und drittens richtet sich die Empörung des SAPV-Arztes jedoch dagegen, dass die Angehörigen nicht selbst „Hand anlegen" wollen. Die Angehörigen sollten also aus Sicht des Arztes eine Verpflichtung spüren, nicht nur durch Geld, sondern auch durch ihren physisch-psychischen Einsatz tätig zu werden. Hier wird deutlich, dass der ‚Gegenstand' der SAPV nicht ‚einfach' eine Patientin ist und der Inhalt nicht nur vage als „betreuen" bezeichnet werden kann. Die Angehörigen der Patientin erkennen aus Sicht des Arztes somit nicht die hohe Komplexität dessen, was nun erforderlich ist und was die SAPV leisten kann, bzw. sie erkennen es nicht an. Eine weitere, vierte, Deutung wäre die, dass durchaus der Bedarf einer 24-Stunden-Betreuung gesehen wird, die Forderung der Angehörigen als gar nicht außerhalb des Notwendigen liegt, aber dem Arzt klar ist, dass die SAPV dies nicht leisten und auch nicht organisieren kann. Die Empörung über die Angehörigen wäre dann eine Abwehrreaktion, welche die Abwertung der Angehörigen beinhaltet.

Die Erwartung der Angehörigen hätte der Arzt auch anders interpretieren können, nämlich so, dass ihnen die Zuständigkeiten und Aufgabenbereiche der SAPV, insbesondere auch in Hinblick auf die zeitliche Verfügbarkeit, nicht bewusst sind. Damit kommen Nichtwissen und falsche Grundannahmen über das Wesen der SAPV als mögliche Ursache für das Verhalten der Familie ins Spiel. Goffman weist darauf hin, dass die Beteiligung an Interaktionen üblicherweise auf Basis für selbstverständlich gehaltener Vorannahmen erfolge:

> „Es ist klar, daß Teilnehmer eine schon bestehende Interaktionsgeschichte in die Situation einbringen, die den früheren Umgang mit anderen Teilnehmern – oder

> wenigstens mit Teilnehmern derselben Art – umfaßt; sie bringen ebenso einen breiten Satz kultureller Selbstverständlichkeiten mit, deren Geteiltheit sie unterstellen" (Goffman 1994, S. 62).

Die ‚unit of care' kann also eine Vorstellung von den Leistungen der SAPV haben, die auf frühere Erfahrungen, z. B. mit anderen Dienstleistungen im Rahmen der Gesundheitsversorgung, beruht, die auf die SAPV aber nicht zutreffen. Im Gegensatz zu einer deutlich weniger ‚komplexen' bzw. auch viel bekannteren und häufiger vorkommenden Dienstleistung wie dem Friseurbesuch oder auch einem Pflegedienst, ist bei der SAPV auf Seiten der Dienstleistungsnehmer:innen also unter Umständen nicht klar, worin die Leistung der SAPV besteht. Und der Arzt bringt in die Situation ebenfalls Erfahrungen mit anderen Patient:innen und Angehörigen ein, die sich offenbar ganz anders verhalten haben. Er ist somit überrascht. Indem der Arzt jedoch die unter Umständen vorhandenen falschen Annahmen und das Nichtwissen auf Seiten der Angehörigen ausblendet, können diese Aspekte nicht als Aufgabe der SAPV erkannt und bearbeitet werden. Dies könnte z. B. darin bestehen, zunächst Klarheit über die Möglichkeiten der SAPV zu vermitteln. Stattdessen werden die Erwartungen der Angehörigen als Anmaßung empfunden, lösen also in hohem Maße negative Gefühle beim SAPV-Arzt aus. Dies deutet darauf hin, dass der Arzt vom Ideal einer konfliktfreien Kooperation ausgeht, möglicherweise von einem Ablauf der Interaktion nach dem Muster „Führung und Kooperation", das darin besteht, dass die Anweisungen und die Autorität der Ärzt:innen nicht in Frage gestellt werden (Freidson 1979, S. 263; vgl. dazu auch Bloom und Wilson 1972, S. 323–328). Daher, so lässt sich weiter schließen, können die negativen Gefühle nicht reflektiert werden. Nach Freidson sind Konflikte jedoch erwartbar, denn die Welt der Laien trifft auf die Welt der professionellen Akteur:innen:

> „Da in der Interaktion die Standpunkte zweier Welten, der Welt des Laien und der des Professionals, aufeinandertreffen, können beide nie ganz übereinstimmen. Und sie befinden sich immer, wenn auch nur latent, im Konflikt" (Freidson 1979, S. 266).

Die Bearbeitung von konfligierenden Erwartungen und negativen Emotionen kann sogar als eine wichtige Aufgabe für professionelle Akteur:innen verstanden werden (vgl. z. B. Böhle et al. 2015, S. 169; dazu auch Becke et al. 2015, 74–76, 88). Darüber hinaus wird deutlich, dass die SAPV nicht alle erforderlichen Maßnahmen erfüllen kann, auch nicht über weitere eingeschaltete Kooperationspartner wie z. B. Pflegedienste. Dies macht es für den Arzt bzw. die SAPV vermutlich zusätzlich schwieriger, die eigenen (begrenzten) Möglichkeiten und Leistungen zu vermitteln. In einem alternativen Setting, dass – wie anzunehmen ist – beiden Parteien gut bekannt ist, nämlich dem Krankenhaus, wäre die Forderung der Angehörigen nach einer Verfügbarkeit professioneller Akteur:innen rund um die Uhr schließlich weitgehend gegeben, wenn möglicherweise auch nicht in der gewünschten Qualität. Die unter anderem gesetzlich festgelegten Grenzen ambulanter Versorgung werden offenbar von beiden Parteien, weder vom Arzt noch von den Angehörigen, reflektiert. Für den Arzt ist es selbstverständlich, dass die Angehörigen diese Lücke füllen, seine Wut bezieht sich daher auf die Familie der Patientin. Diese Haltung schützt den Arzt möglicherweise davor, die eigenen relativ engen Grenzen des Handelns nicht wahrnehmen und bearbeiten zu müssen. Stattdessen erwartet er, dass die Angehörigen „Hand anlegen" sollten. Der Arzt prüft allerdings nicht, ob diese das können oder welche Voraussetzungen dafür vorhanden sind. So ist es denkbar, dass die Familie von einem Gefühl der Hilflosigkeit angesichts der Situation dominiert war, mit dem eine ‚rationale' Sicht auf die Situation und die Mitarbeit an Planungen nur eingeschränkt möglich waren. Vielleicht hatten die Angehörigen zudem Angst davor, die notwendige Begleitung, Betreuung und Versorgung nicht leisten zu können – die Angehörigen haben sich eine solche Aufgabe also möglicherweise gar nicht zugetraut. Solche Ängste und Gefühle werden den Angehörigen nicht zugestanden und können somit nicht aktiv mit den Angehörigen besprochen und bearbeitet werden. Dabei ist das Vorgehen der Angehörigen durchaus nicht ungewöhnlich, so sieht Parsons bei den Angehörigen zunächst die Pflicht, kompetente Hilfe zu suchen, falls die betroffene Person selbst dazu nicht mehr in der Lage ist (1964, S. 275). Dies reicht im Fall des Interviewbeispiels aus Sicht des Arztes jedoch nicht. Und auch Parsons geht darauf ein, dass eine Kooperation mit den fachlich relevanten Stellen notwendig sei:

> „The sick person and those with responsibility for his welfare, above all, members of his familiy, have an obligation to *seek competent help* and to cooperate with competent agencies in their attempts to help him get well; in our society, of course, principally medical agencies" (Parsons 1964, S. 275, Herv. i. Orig.).

Daher werden zwei Aspekte deutlich: Erstens wird erwartet, dass die Dienstleistungsnehmenden kompetente Akteur:innen sind in dem Sinne, dass sie adäquat kommunizieren können und sich ‚rational' verhalten, also fähig sind zu einer nüchternen Abwägung der Fakten und nicht zu verzweifelt oder unsicher sind.[41] Nur dann

[41] So benennt Goffman „Alter, Nüchternheit, Sprachfähigkeit und Solvenz" als Kriterien, um „als Kunden Zugang zu Dienstleistungen zu haben" (1994, S. 96).

sind sie in diesem Beispiel ‚intelligibel' bzw. ‚accountable'[42]. Zweitens wird vorausgesetzt, dass die Familie eine Ressource darstellt. Familie ist jedoch keine „natürlich gegebene gesellschaftliche Ressource", sondern eine „aktive Leistung" (Jurczyk et al. 2009, S. 26). Es muss also davon ausgegangen werden, dass Bedingungen für eine solche Leistung nicht immer vorhanden sind. Insbesondere möglicherweise nicht dafür, „selber irgendwie Hand an[zu]legen", denn das „Hand anlegen" kann nicht nur dafür stehen, sich ganz allgemein selbst aktiv einzubringen, sondern kann ganz wortwörtlich dafür stehen, dass es um das Berühren eines Körpers geht, also eine als möglicherweise sehr intim empfundene Handlung.[43] Aber es kann auch darum gehen, sich ‚berühren zu lassen' in dem Sinne, dass die Situation, die hier eine von körperlichem und geistigem Abbau geprägte Sterbesituation ist, emotional belastend sein kann, selbst für professionelle Akteur:innen (vgl. z. B. Anderson und Heinlein 2004b; Anderson und Heinlein 2004a, S. 36–37). Solche unterschiedlichen ‚Berührungsängste' können nicht nur bei denjenigen vorhanden sein, die pflegen sollen, sondern auch für Pflegebedürftige kann nicht vorausgesetzt werden, dass sie sich gerne von ihren Angehörigen pflegen lassen möchten. Manche bevorzugen Pflegekräfte außerhalb des familiären Kontextes, auch um Angehörige zu schonen, denn Versorgung und Pflege kann ein Ausmaß annehmen, das in ganz praktischem Sinne körperlich oder psychisch von Angehörigen nicht mehr bewältigt werden kann (beispielhaft zu diesen Problematiken siehe Heinlein 2004, S. 257).

Eine gemeinsame Verständigung dessen, was SAPV ist und was sie leisten kann, misslingt im Interviewbeispiel des SAPV-Arztes bei der ersten Begegnung. Hier wird also besonders deutlich, was Nerdinger betont: „Die Qualität der Interaktion zwischen den beiden Produzenten entscheidet demnach über das Gelingen bzw. das Scheitern des Produkts ‚Dienstleistung'" (Nerdinger 2011, S. 5).[44]

[42] Dazu findet sich bei Bethmann, die beide Begriffe synonym verwendet, auch wenn sie die unterschiedlichen theoretischen Perspektiven betont, eine schöne Erläuterung: Intelligibilität ist demnach „die in Interaktionen hergestellte soziale Erkennbarkeit, Verstehbarkeit und Anschlussfähigkeit von Äußerungen, Handlungen und Darstellungen" (2013, S. 202, Fußnote). Butler sieht in der Intelligibilität eine Voraussetzung für Anerkennung: „Ein Leben muss *als Leben* intelligibel sein, es muss gewissen Konzeptionen des Lebens entsprechen, um anerkennbar zu werden. Wie Normen der Anerkennbarkeit den Weg zur Anerkennung ebnen, so bedingen und erzeugen Schemata der Intelligibilität erst diese Normen der Anerkennbarkeit" (2010, S. 14, Herv. i. Orig.).

[43] Einen herzlichen Dank an dieser Stelle an die Teilnehmerin einer privat organisierten Promotionsgruppe für den Hinweis, dass der Begriff ‚selbst / selber Hand anlegen' auch für Selbstbefriedigung stehen kann.

[44] Auch im weiteren Verlauf des Interviews wird deutlich, dass mit den Angehörigen keine gemeinsame Sicht auf das Problem erreicht wird.

„Ich schnippse mal nachts, ja, und dann kommt der Arzt gleich vorgefahren"

Nicht nur am Beginn einer Versorgung, sondern auch im Laufe einer bestehenden Versorgung können Patient:innen oder Angehörige eine ‚falsche' Vorstellung dessen haben, was die SAPV machen kann und soll. So spricht ein SAPV-Arzt von „überzogene[n] Anforderungen" (FA051–1/128) und führt auf Nachfrage der Interviewerin aus:

> „Naja, so die Geschichte ‚Ich schnippse mal nachts, ja, und dann kommt der Arzt gleich vorgefahren', ne? Und das ist natürlich nicht in der Regel ja auch nicht unbedingt gegeben, denn wir haben ja ausgebildete Pflegekräfte, die einfach auch sortieren können und sagen können ‚Geben Sie sich doch einmal mal ein Bolus über die Schmerzspritze' und ‚Wie viel Abstral haben Sie denn schon genommen?' – ja" (FA051–1/128–130, Arzt).

Hier wird exemplarisch eine fiktive Interaktion mit Patient:innen geschildert, die durch kurze Meldung („ich schnippse mal") möglichst sofort einen Hausbesuch durch einen / eine SAPV-Ärzt:in bekommen wollen. Eine solche Erwartung, bzw. eine solche von Seiten der ‚unit of care' an die SAPV adressierte Forderung, löst negative Emotionen aus, sie wird als unangemessen empfunden. Außerdem werden auch hier Zustände, die ein im Sinne der SAPV ‚korrektes' Verhalten verhindern, vom Arzt nicht in Erwägung gezogen. Denkbar wären hier ebenfalls Nichtwissen über das ‚richtige' Verhalten oder Überforderung angesichts einer schwierigen Situation, die Verwirrung, Angst oder Panik ausgelöst haben könnte. Die vom Arzt im Interviewausschnitt geschilderte praktische Lösung einer solchen Situation beinhaltet zunächst ein telefonisches Gespräch mit den SAPV-Pflegekräften, das einem Besuch vor Ort vorgeschaltet ist. Die Pflegefachkräfte „sortieren" zunächst und regen die Selbsthilfe der Patient:innen an, in der geschilderten fiktiven Situation die korrekte oder auch zusätzliche Gabe von Medikamenten. Ein solches Telefonat erinnert an die Situation vor allem von Müttern, die ihre Kinder übers Telefon unterstützen und kontrollieren, weil sie nicht immer vor Ort sein können, z. B. aufgrund ihrer Berufstätigkeit (vgl. Jurczyk 2020, S. 132; für die Situation von Arbeitsmigrantinnen, die ihre im Heimatland gebliebenen Kinder aus der Ferne betreuen, siehe auch Lutz und Palenga-Möllenbeck 2010, S. 154–155). Andererseits gab es ganz generell eine wachsende Bedeutung telefonbasierter Dienstleistungen.[45] Für Frenkel, Korczynski, Shire et al. steht der Ausbau von Dienstleistungen, die über das Telefon ausgeführt werden, sogar in einem engen Zusammenhang mit der wachsenden Bedeutung von „front-line work" überhaupt (1999, S. 7). Es kann daher

[45] Es wäre zu prüfen, inwieweit dies im Zeitalter des Internets noch immer so ist.

angenommen werden, dass telefonische Beratung und Unterstützung eine generell bekannte Form der Interaktion darstellen. Indem die Ausgangssituation jedoch als nicht adäquate Forderung definiert wird, bleibt die Grundstimmung vom Konflikt geprägt. Dies verschließt möglicherweise den Blick dafür, dass die praktische Lösung der SAPV, zunächst ein Telefonat zu führen, auch für die Patient:innen und ihre Angehörigen durchaus genau die oder zumindest eine ‚richtige' und hilfreiche Lösung sein könnte, welche die ‚unit of care' selbst jedoch in ihrer Situation nicht in Erwägung gezogen hat. Die SAPV bleibt so in einer moralisch überlegenen Position und muss sich nicht damit auseinandersetzen, ob die Forderung doch der Situation angemessen ist. Darüber hinaus verdeutlicht dieser Interviewausschnitt, dass primär die SAPV definiert, welche Lösung sie für das Problem anbietet. Es zeigt sich hier also ähnlich wie im Beispiel des Arztes weiter oben (FA021/82) eine deutliche Machtasymmetrie zugunsten der SAPV bei gleichzeitiger Anforderung an die ‚unit of care', selbstständig als kompetente Akteurin zu handeln, im Sinne einer rationalen, autonomen Akteurin, die sich der Optionen ihres Handelns bewusst ist, die richtigen Optionen auswählen kann, zu klar strukturierter Kommunikation und zielgerichtetem Vorgehen in der Lage ist und sich damit selbst hilft. Dabei definiert die SAPV, welche Forderungen als rational und in der Situation adäquat gelten können und welches Wissen und praktische Fähigkeiten vor Ort bei den Patient:innen und ihren Angehörigen vorhanden sein müssen, z. B. die Schmerzmittel richtig einzunehmen.

An beiden Beispielen wird deutlich, dass von Seiten der SAPV eine Koproduktion vorausgesetzt und eingefordert wird. Die Leistung soll und kann aus Sicht der SAPV nicht einseitig von ihr selbst erbracht werden, sondern nur unter aktiver Mitwirkung der Patient:innen oder der jeweiligen Angehörigen. Falls den Patient:innen oder ihren Angehörigen nicht bewusst ist, was sie aus Sicht der SAPV leisten sollen, bzw. sie nicht entsprechend handeln, kann dies negative Emotionen in Form von Ärger und Empörung auf Seiten der SAPV auslösen. Anforderungen und Wünsche von Seiten der ‚unit of care' können dann von den SAPV-Mitarbeiter:innen als Belastung, Ärgernis, mangelnde Wertschätzung und sogar als Missachtung dessen erfahren werden, was die SAPV ist und kann bzw. was sie leisten kann und soll. Bei den Ärzten in den beiden Beispielen (FA021/82 und FA051–1/128–130) ist keine Reflexion erkennbar, dass es für Patient:innen und Angehörige, für welche die SAPV vermutlich eine neue Form der Versorgung darstellt, schwierig sein könnte, zu wissen bzw. schnell zu lernen und zu erfassen, welchen Inhalt und Umfang und damit welche Zuständigkeiten mit ‚SAPV' adressiert werden, also auch, was der Gegenstand der SAPV ist und sein kann. Ausgeblendet werden somit auch die für die Patient:innen und ihre Angehörigen möglicherweise viel präsenteren Erfahrungen mit dem Gesundheitssystem abseits der SAPV. Böhle, Stöger und Merl schreiben, dass es für Akteur:innen innerhalb des zunehmend ausdifferenzierten deutschen Gesundheitssystems immer schwieriger werde, Abläufe und Handlungslogiken zu durchschauen, sie sprechen von einer „abnehmenden Transparenz der Prozessabläufe innerhalb eines Gesamtsystems", was zu erhöhtem Koordinationsaufwand auf Seiten der professionellen und nicht-professionellen Akteur:innen führe (Böhle et al. 2015, S. 166). Daraus folgt, dass eine Unklarheit über Leistungen der SAPV nicht nur zusätzliche Leistungen, z. B. einen Lernprozess bei der ‚unit of care' erforderlich macht, sondern auch Aufwand für die professionellen Akteur:innen bedeutet. Diese müssen zusätzliche Erläuterungen geben und mit Unverständnis auf Seiten der ‚unit of care' umgehen. Die SAPV findet also in einem bestimmten Rahmen statt, der sich von anderen Settings unterscheidet, und dieser Rahmen muss für alle Beteiligten zunächst klar sein. Im Fall der SAPV zeigt sich, dass dies besonders schwierig ist, denn der Inhalt der Leistung ‚SAPV' ist nicht leicht bestimmbar. Die Unklarheit des Rahmens könnte darauf hindeuten, dass der Institutionalisierungsgrad der SAPV (noch) nicht sehr hoch ist. Schließlich geht es bei der Institutionalisierung nicht zuletzt darum, dass Akteur:innen durch Routinen entlastet werden, in dem sie „Zeit und Kraft" sparen und eine „Routinegewißheit" entsteht (Berger und Luckmann 1972, S. 61), das Handeln der anderen also vorhersehbar ist. Es bestehen jedoch außer der relativen Neuheit des Konzepts „SAPV" weitere Gründe für Ungewissheit und Unsicherheit. Dies sind erstens die relativ unspezifischen gesetzlichen Rahmenbedingungen: Gemäß der SAPV-RL sollen die „individuellen Bedürfnisse und Wünsche der Patientin oder des Patienten sowie die Belange ihrer oder seiner vertrauten Personen [...] im Mittelpunkt der Versorgung" stehen (Gemeinsamer Bundesausschuss 2010, §1, Abs. 5, S. 1; 2021, §1, Abs. 5, S. 1). Zweitens, damit jedoch zusammenhängend, die generelle Offenheit gegenüber ganz unterschiedlichen Themen, die wichtiger Bestandteil der Wirkfaktoren der SAPV ist, insbesondere die kommunikative Unspezifität und umfassende Zuständigkeit (Schneider et al. 2015a, S. 221; vgl. Abschn. 3.4.3). Und schließlich drittens, dass es ein klassisches Merkmal insbesondere sozialer personenbezogener Dienstleistungen ist, jeden ‚Fall' individuell zu bearbeiten (siehe insbesondere Offe 2018, S. 287; für die soziale Arbeit auch Schaarschuch 1996, S. 88–89, vgl. Abschn. 2.1.1.2). Es ist dennoch davon auszugehen, dass Angehörige und Patient:innen in einer grundsätzlich schwächeren Position sind, denn diese müssen sich zunächst Wissen aneignen, das die Mitarbeiter:innen der SAPV bereits haben oder haben können. Außerdem wird deutlich, dass es für die SAPV im Verlauf der ‚dying trajectories'[46] immer wieder nur bedingt vorhersehbare Zeitpunkte und Situationen

[46] Nach Glaser und Strauss ist das „dying trajectory" unter anderem durch die Zeitdauer und Verlaufsform geprägt (2007, S. 5–7), aber auch durch die je nach Fall unterschiedlichen

gibt, in denen eine neue Definition des Problems und neue Abstimmungen über Problemlösungen stattfinden (müssen). Der Beginn der Versorgung, also die Aufnahme in die SAPV, ist somit zwar ein ganz zentraler Startpunkt, aber die unsicheren Verläufe, das komplexe Geschehen und damit die geringe Vorhersehbarkeit machen immer wieder Abstimmungen notwendig. Die Aufnahme in die SAPV ist also nur ein wichtiger Startpunkt.

Die empirischen Beispiele zeigen, dass für die Abstimmung die unterschiedlichen Erwartungen der SAPV-Mitarbeiter:innen, der Patient:innen und der Angehörigen eine wichtige Rolle spielen. Eine besondere Gefahr besteht aus Sicht der Mitarbeitenden darin, dass von Seiten der Patient:innen und Angehörigen falsche – insbesondere zu hohe – Erwartungen bestehen, wie auch weiter oben bereits herausgearbeitet wurde (siehe Abschn. 6.1.2). Dabei bleibt offen, ob es sich tatsächlich überhaupt um konkrete Erwartungen handelt oder nur um Verhaltensweisen der ‚unit of care', die von SAPV-Mitarbeiter:innen als Erwartung interpretiert werden. Insbesondere, wenn diese enttäuschten Erwartungserwartungen Ärger hervorrufen, erscheint ein weiterer Austausch deutlich erschwert. Ein solcher Standpunkt der beteiligten SAPV-Akteur:innen gegenüber der ‚unit of care' verhindert einen anderen, möglicherweise empathischeren Blick. Eine durchaus denkbare Notwendigkeit, erst Wissen zu vermitteln, vielleicht auch erst die Gesamtsituation zu beruhigen, kann dann nicht als Aufgabe der SAPV von den Mitarbeitenden erkannt und gegebenenfalls übernommen werden. Insofern ist bereits der erste Kontakt zwischen der ‚unit of care' gewissermaßen komplex und ‚riskant', denn es muss direkt für den konkreten ‚Fall' verdeutlicht werden, was die SAPV leisten kann und damit gleichzeitig der Gegenstand bestimmt werden, was wiederum nur gelingen kann, wenn die Interaktion bereits im Rahmen einer Kooperationsbeziehung stattfindet, denn dafür ist ein beiderseitiger Austausch notwendig. Zudem geraten die Beziehungen immer wieder im Laufe des Krankheits- bzw. Sterbeprozesses in Bewegung. Interaktionen drohen dann zu scheitern. Neben angemessenen ‚Erwartungen' an die SAPV, die auch vom Vorwissen auf Seiten der Patient:innen und ihrer Angehörigen abhängen können, wie hier argumentiert wurde, wird daher eine spezifische ‚Accountability' und Grundhaltung von der ‚unit of care' erwartet, die nun näher beleuchtet werden.

Anzeichen für das Versterben und die Möglichkeiten der Kontrolle (2007, S. 247). Es handelt sich daher um einen höchst prozesshaften Vorgang (vgl. dazu auch Schneider und Hayek 2005, S. 128–129; Krauss 2020, S. 184–185).

6.2.3 Rationalität und Accountability

„Aus einer Mücke einen Elefanten machen"

Im vorigen Kapitel wurde der Fokus auf Vorwissen als Ursache für Verhaltensweisen der ‚unit of care' gelegt. Mangelndes Vorwissen kann dabei Ursache dafür sein, dass die SAPV Verhaltensweisen als an sie gerichtete ‚falsche' Erwartungen interpretiert, die also nicht dem entsprechen, was die SAPV überhaupt leisten kann und will. Dabei wurde bereits darauf eingegangen, dass nicht nur mangelndes oder ‚falsches' Vorwissen dessen, was ‚SAPV' ist, Ursache für Komplikationen sein kann, sondern möglicherweise auch eine psychische Notlage, wie z. B. Überforderung oder Angst angesichts der Extremsituation. In folgendem Interviewbeispiel kommt dies zum Ausdruck. Es bildet einen Kontrast zum vorangegangenen Beispiel (siehe oben, Abschn. 6.2.2, FA051-1/128–130), denn es geht sowohl um eine für die beteiligten SAPV-Akteur:innen eindeutige Fehleinschätzung durch einen Angehörigen, als auch um einen anderen Umgang mit nächtlichen Anrufen. Diese werden nicht als Anmaßung interpretiert, sondern nach einem längeren Lernprozess als Verhaltensweise, die durch große Angst ausgelöst werden kann. Die Argumentation erfolgt hier mittels mehrerer Interviewabschnitte zu einem im Interview geschilderten Fall der Versorgung einer Patientin. Im Interview sprechen eine Pflegefachkraft und der Leiter eines Pflegedienstes (ebenfalls Pflegefachkraft), die beide in die SAPV-Pflege über eine SAPV als ‚Plattform' involviert sind. Zunächst schildert der Pflegedienstleiter (B1) die Situation:

> B1: „Ja, wir haben jetzt auch wieder jemanden, der, also seine Ehefrau ist halt betroffen, und er ruft halt auch öfters nachts an und schildert am Telefon massive Schmerzen seiner Frau. Ja, und wenn man da nachfragt, dann heißt's (lacht) ‚Ja, also sie hat Schmerzen, Sie müssen sofort kommen', dann fragt man nach ‚Ja, und wo hat sie denn Schmerzen?', ‚Ja, das kann ich Ihnen jetzt auch nicht sagen', ‚Ja, warum können Sie mir das nicht sagen?', ‚Ja, weil sie schläft'" (PC010–2/183, Pflegefachkraft).

Hier wird das Beispiel eines Angehörigen geschildert, der den SAPV-Pflegedienst „öfters nachts" anruft. Dem voraus geht der Hinweis „wir haben jetzt auch wieder jemanden". Es kommt also immer wieder vor, dass Angehörige sich so verhalten. Solche Angehörige sind jedoch nicht die Regel. Der Angehörige sagt am Telefon, dass seine Frau große Schmerzen habe und bittet die SAPV-Pflege, sofort zu ihm nach Hause zu kommen. Er kann auf Nachfrage jedoch nicht sagen, wo seine Frau Schmerzen hat und es stellt sich im Laufe des Telefonats des Pflegedienstes mit dem Angehörigen heraus, dass die Frau schläft. Auffallend ist das Lachen des Pflegedienstleisters, das bereits eine Pointe andeutet. Die Pointe besteht im Widerspruch zwischen dem Schlaf der Patientin und den vom Angehörigen geschilderten Schmerzen. Diese können offenbar nicht so groß sein, denn sonst würde die Patientin nicht schlafen. Der Situation wohnt gewissermaßen eine unfreiwillige Komik inne. Sie ist verrückt und unerklärlich.

Ohne dass im Rahmen des Interviews klar wird, wie oft eine solche Situation bereits vorkam (also nächtliche Anrufe mit der Bitte um einen sofortigen Besuch und Informationen von Seiten des Angehörigen, dass die Patientin sowohl Schmerzen habe als auch schlafe), und ohne dass bis zu dieser Stelle erläutert wurde, wie jeweils gehandelt wurde, schildert die Pflegefachkraft einen Besuch vor Ort:

> B2: „Aber ich wollte es ja mal selber sehen, ja. Und ich hatte auch gefragt ‚Wie merken Sie das, dass sie Schmerzen hat, die schläft ja doch' – ‚Die stöhnt'. Und dann haben wir sie, die Frau aufgeweckt, die hat gesagt ‚Ich habe ja so schön geträumt' (lacht). War also nicht so ganz doll. Aber das ist Angehörige" (PC010–2/188, Pflegefachkraft).

Den offenbar bereits wiederholt erfolgten Aufforderungen des Angehörigen, die Patientin vor Ort aufzusuchen, wird nun also nachgekommen. Die einleitende Erklärung der Pflegekraft („ich wollte es ja mal selber sehen") lässt darauf schließen, dass sie den Besuch rechtfertigen muss – vor sich selbst und vermutlich auch gegenüber dem anwesenden Pflegedienstleiter, der ihr Vorgesetzter ist. Vor der Fahrt zur Patientin hatte der Angehörige erneut angerufen (PC010–2/186). Die Pflegefachkraft schildert, dass der Angehörige davon spricht, dass seine Frau stöhne[47]. Offensichtlich ist dies zusätzlich zu ihrem Wunsch, die Patientin vor Ort zu sehen, um die Lage selbst einschätzen zu können, ein weiteres Argument der Pflegefachkraft für ihren Besuch.[48] Vor Ort stellt sich jedoch heraus, dass die Frau „so schön geträumt" hat, was die Patientin selbst erzählt. Sie aufzuwecken war daher nicht in ihrem Interesse. Damit bestätigt die Pflegefachkraft die Erzählung des Pflegedienstleiters, dass es sich hier um einen Angehörigen handelt, der die Situation nicht richtig zu deuten weiß. Sie generalisiert den Angehörigen als einen Typus mit „das ist Angehörige" und verdeutlicht dadurch, dass Angehörige ein Problem und eine Herausforderung für die SAPV darstellen. Sie müssen jedoch quasi stoisch ertragen werden, denn sie sind aus Sicht der Pflegefachkraft einfach so. Sie zeigt also eine fatalistische Haltung gegenüber den Angehörigen. Das aus ihrer fachlichen Sicht ‚falsche' Verhalten oder ‚falsche' an die SAPV gerichtete Anforderungen lösen keinen Ärger

[47] Es bleibt unklar, ob diese Information bereits beim Telefonat vor dem Besuch gegeben wurde oder erst vor Ort.

[48] Was darauf schließen lässt, dass das Argument, dass sie es „selber sehen" wollte, möglicherweise von ihr als nicht ausreichend empfunden wurde.

aus. Die Ursache für ‚problematische‘ Angehörige könnte auch hier primär in deren mangelndem Wissen gesehen werden, das zu falschen Erwartungen an die SAPV führt – ähnlich wie weiter oben (Abschn. 6.2.2) argumentiert. Der Pflegedienstleiter spricht im Folgenden auch tatsächlich von einer „Fehleinschätzung“, aber er schildert außerdem, dass ihm von der SAPV-Koordinatorin eine andere Interpretation nahegelegt wurde:

> B1: „So total die Fehleinschätzung teilweise. [...] Und dann auch manchmal aus einer Mücke einen Elefanten machen. Also, ich habe ihn das erste Mal am Telefon abends ‚abgewimmelt‘, in Anführungszeichen, also ich habe gesagt ‚Ja, aber wenn sie schläft, dann ist doch alles gut, dann lassen Sie sie schlafen. Und wenn Sie wirklich glauben, dass sie Schmerzen hat, dann wecken Sie sie doch auf und fragen sie‘, weil sie kann ja adäquat antworten, sie kann ja sagen ‚Ja, ich habe Schmerzen‘, ‚Nein, ich habe keine‘. Ja. Ich weiß nicht, ob das jetzt im Nachhinein so richtig war, habe ich auch schon viel Ärger für bekommen (lacht), ähm, weil hat gesagt wurde ‚Ja, das war total falsch, was Du gemacht hast, weil, Du hast seine Not gar nicht ernst genommen‘“ (PC010–2/189, Pflegefachkraft).

Eine „Fehleinschätzung“ kann sowohl eine völlig falsche Bewertung sein als auch eine Übertreibung („aus einer Mücke einen Elefanten machen“). Angehörige können somit aus Sicht der SAPV die Situation nicht immer adäquat im Sinne der SAPV bewerten. Hier wird erstmals im Verlauf der Schilderung dieses Versorgungsfalles deutlich, wie damit praktisch umgegangen wird bzw. wurde: Der Pflegedienstleiter hat den Angehörigen in einem Telefonat „abgewimmelt“. Dieses ‚Abwimmeln‘ ist aber kein Zurückweisen, sondern stellt sich als eine telefonische Beratung und Anleitung des Angehörigen heraus: Es wird die Information vermittelt, dass Schlaf ein gutes Zeichen sei und dass der Angehörige die Patientin ansonsten wecken könne, um sich bei seiner Frau selbst zu informieren, falls er dies zusätzlich zur eigenen Versicherung benötigen sollte. Daraus lässt sich interpretieren, dass der Pflegedienstleiter dem Angehörigen Sicherheit vermitteln, ihn beruhigen und seine Handlungsfähigkeit stärken wollte, indem er ihm eine Handlungsoption gibt (er kann seine Frau wecken und selbst fragen). Dennoch war diese Lösung offenbar Teil einer Auseinandersetzung mit der Koordinatorin der SAPV, wie im Interviewzusammenhang deutlich wird. Die Koordinatorin kritisiert den Pflegedienstleiter für sein Handeln: er habe falsch gehandelt, weil er die Not des Angehörigen nicht „ernst genommen“ habe. Die Koordinatorin löst damit eine kritische Reflexion beim Pflegedienstleiter aus und er bemerkt:

> B1: „Nicht ihre Not. Mir ging es eigentlich nur um sie. Aber eigentlich ging es nur um ihn. Ja, im Nachhinein“ (PC010–2/193, Pflegefachkraft).

Dem Pflegedienstleiter wird also klar, dass er bisher nur die „Not" der Patientin gesehen habe, nicht aber die Not des Angehörigen. Die zunächst regelrecht ‚verrückt' erscheinenden Anrufe des Angehörigen können nun als Problem des Angehörigen benannt und bearbeitet werden. Daraus ergeben sich möglicherweise wiederum Vorteile für die Patientin. Denn wie soeben bereits dargestellt, ist das Wecken der Patientin sicher nicht in ihrem Sinne und es ist davon auszugehen, dass die hohe psychische Belastung des Angehörigen (ihres Mannes) und seine Versuche, mit der Belastung umzugehen, für die Patientin Folgen haben können, dass sie z. B. zusätzlich zu ihrer Erkrankung erheblich belastet wird.

Zunächst also bestand der ‚Gegenstand' der Dienstleistungsbeziehung bzw. das zu lösende Problem für den SAPV-Pflegedienst primär darin, die körperlichen Symptome, insbesondere Schmerzen, der Patientin zu bearbeiten. Dies gelang offenbar. Dem Angehörigen wurde implizit oder explizit die Aufgabe übertragen, die Patientin zu betreuen und nur anzurufen, wenn sich der Zustand der Patientin verschlechtert. Erkennbar ist damit eine typisch dualistische Praxis im Umgang mit der ‚unit of care' (siehe auch Abschn. 3.4.2): Es wird vor allem auf die körperliche Symptomatik des / der Versicherungsnehmer:in fokussiert, während psychosoziale Aspekte ausgeblendet werden, und Angehörige gelten als Versorger:innen, die in Abwesenheit der SAPV als deren ‚verlängerter Arm' fungieren. Am Interviewbeispiel zeigen sich jedoch die Grenzen einer solchen Vorgehensweise. Die rein ‚sachliche', ‚an der Sache' (eng definiert als ‚Körper' bzw. körperliche Symptomatik) festgemachte Argumentation des Pflegedienstes löst die ‚verrückte' Situation nicht auf, der Angehörige wiederholt seine Anrufe. Ein Verstehen des affektiven Handelns (hier: des Angehörigen bzw. Ehemannes) scheitert somit, wenn von (wert- oder zweck-)rationalem Handeln[49] ausgegangen wird, und infolgedessen scheitert die Interaktion, denn dem affektiven Handeln wird mit einer rein ‚rationalen' Argumentation begegnet. Aus dem Blickwinkel der Dienstleistungsforschung steht hier das „planmäßig-rationale, objektivierende Handeln" (Böhle und Weihrich 2020, S. 18) im Vordergrund. Grundsätze subjektivierenden Arbeitshandelns wie die *„empfindende und spürende sinnliche Wahrnehmung"* und „mentale Prozesse, die […] *assoziativ und bildhaft* ablaufen" (Böhle und Weihrich 2020, S. 19, Herv. i. Orig.) erlangen dagegen keine Bedeutung. Dies zeigt, dass die Praxis sozialer personenbezogener Dienstleistungsarbeit selbst in einem dafür prädestinierten Bereich wie Palliative Care nicht notwendigerweise die Merkmale von Interaktionsarbeit aufweist.

Das Missverstehen der Situation hat für den SAPV-Pflegedienst Vorteile, und vielleicht kann der Begriff „abgewimmelt" auch so interpretiert werden, dass der

[49] Zu den Idealtypen des Handelns siehe Weber (1904, S. 63–74; 1980, S. 12–13).

Pflegedienstleiter die Situation durchaus verstehen konnte, er aber aus Gewohnheit oder aus Motiven des Eigeninteresses bzw. Eigenschutzes eine vordergründig ‚rationale' Argumentation wählte.[50] Seine Erzählung im Rahmen eines Interviews lässt dennoch darauf schließen, dass er seine Argumentation gegenüber dem Angehörigen – vermutlich bedingt durch die Prägung durch eine dualistische Versorgungskultur – als angemessenes und nach außen hin vertretbares Handeln bewertet.[51] Der von der Koordinatorin aufgezeigte Weg, den Angehörigen als eine Person in den Blick zu nehmen, die Hilfe benötigt, wird demnach nicht überraschend vom SAPV-Pflegedienst kritisch bewertet und löst Befürchtungen aus, dass für eine solche Versorgung deutlich mehr zeitliche Ressourcen erforderlich sind:

> B1: „Ja, sie wäre hin gefahren. Sie meinte, ja, dann steht man auf, sagt ‚Ah, ich konnte eh nicht gut schlafen, ich komme jetzt zu Ihnen'.
>
> B2: ‚Ich freue mich ja.'
>
> B1: Ja, so nach dem Motto ‚Ich freue mich, dass Sie anrufen' (lacht), ‚Ich komme jetzt zu Ihnen, und dann gucken wir uns das mal gemeinsam an'. Würde ich das immer so machen, dann wäre ich wahrscheinlich jeden Tag und jede Nacht unterwegs. Im Nachhinein, vielleicht ist es der richtigere Weg gewesen, weil er Ängste hat und ihm die nehmen kann, aber" (PC010–2/197–199, Pflegefachkräfte).

---

[50] Denkbar ist ebenfalls, dass er aus Höflichkeit und Achtung gegenüber dem Angehörigen so handelt, schließlich trägt eine Unterstellung, dass jemand psychische Probleme habe, Potential für Stigmatisierung in sich. Wenn der Angehörige zum Hilfsbedürftigen wird, wird unter Umständen nicht mehr ‚auf Augenhöhe' mit ihm interagiert, was einerseits eine Schwächung und potentielle Herabsetzung des Angehörigen bedeuten könnte, aber – und dies stellt doch wieder ein Motiv im Eigeninteresse des Pflegedienstleisters dar – es auch nicht mehr angemessen erscheinen lässt, den Angehörigen als Versorger zu verpflichten. Andererseits ist der geschilderte (‚tatsächliche') Umgang genauso geeignet, den Angehörigen ‚dumm' dastehen zu lassen und muss daher ebenfalls als potentiell stigmatisierend gelten. Eine Interpretation, dass es sich um Höflichkeit und Respektieren der persönlichen Grenzen gehandelt haben könnte, ist also eher zu verwerfen.

[51] Dies beleuchtet im Sinne einer neo-institutionalistischen Organisationsforschung die Kriterien für die Herstellung von ‚Legitimität' einer Organisation bzw. hier des Pflegedienstes (vgl. dazu u. a. Kirchner 2012, S. 87; Drepper 2010, S. 147–150). Kirchner schreibt dazu: „Legitimität beschreibt in der Perspektive der Organisationsidentität die Übereinstimmung von allgemeinen Erwartungen mit einer bestimmten institutionalisierten Kategorie von Organisationen in einem Modell der Organisation – beispielsweise einer Bank oder Universität. Bei der Zuschreibung von Legitimität steht die Erfüllung oder Nicht-Erfüllung bestimmter Minimalstandards dieser allgemeinen Kategorie im Vordergrund" (Kirchner 2012, S. 87).

Die Koordinatorin weist den Pflegedienstleiter also darauf hin, dass sie selbst hingefahren wäre, und dem Angehörigen außerdem vermittelt hätte, dass sie dies sehr gerne mache. Sie verlangt also nicht nur, dass der SAPV-Pflegedienst in einer solchen Situation die ‚unit of care' sofort besucht, sondern auch, dass Gefühlsarbeit geleistet wird, also hier die Gefühle des Angehörigen durch eine fröhliche, zuvorkommende Art positiv beeinflusst werden und dem Angehörigen nicht das Gefühl gegeben wird, dass er zur Last falle. Davon ist abzuleiten, dass dazu ebenso ein erhebliches Maß an Emotionsarbeit[52] zu leisten ist, denn in den Passagen davor, verdeutlicht insbesondere mit den Bezeichnungen „abgewimmelt" und „das ist Angehörige", wurde bereits ersichtlich, dass nächtliche *Anrufe*, vor allem wenn die Interaktion nicht wie vom SAPV-Pflegedienst gewünscht verläuft, belastend sind. Erst recht weitgehend vermeiden möchte der Pflegedienst nächtliche *Besuche*, insbesondere, wenn davon auszugehen ist, dass es der Patientin gut geht. Das Ausmaß der Schwierigkeit, solche Emotions- und Gefühlsarbeit zu leisten, wie sie die Koordinatorin vom Pflegedienst einfordert, verdeutlicht nochmals das Zusammenspiel zwischen der Erzählung des Pflegedienstleiters (B1) und seiner Mitarbeiterin (B2): Deren Ergänzung „‚Ich freue mich, ja'" (die Mitarbeiterin schlüpft hier in die Rolle der Koordinatorin, die wiederum beispielhaft die Rolle eine:r Mitarbeiter:in des Pflegedienstes übernommen hat) wird vom Pflegedienstleiter aufgegriffen und wiederholt. Das Thema wurde also bereits innerhalb des Pflegedienstes besprochen und es besteht Einigkeit, dass die vom SAPV Kernteam in Person der Koordinatorin an den SAPV-Pflegedienst gerichteten Anforderungen als erhebliche zusätzliche Arbeitsaufgabe angesehen werden. Die praktische Umsetzbarkeit wird sogar bezweifelt, auch wenn die grundsätzliche Richtigkeit dieser ‚anderen' Herangehensweise kaum in Frage gestellt wird. Die Mitarbeiterin und der Leiter des SAPV-Pflegedienstes geraten aus ihrer eigenen Sicht also in ein doppeltes Dilemma: Sie sollen, möchten oder müssen erstens effizient und ressourcenschonend arbeiten, was aus Sicht des Pflegedienstes aber nicht gegeben ist, wenn regelmäßig nächtliche Besuche zu leisten sind. Und sie sollen zweitens ihre eigenen negativen Gefühle in einer nächtlichen Situation, in der sie aus ihrer Sicht unnötig aus dem Schlaf gerissen werden, nicht nur leugnen oder unterdrücken, sondern sogar mit sichtbar großer Freude der ‚unit of care' gegenüber agieren. Nach Hochschild bleiben solche Ansprüche an die Darstellung von Gefühlen nicht ohne Auswirkung auf das Leben auch außerhalb des Beruflichen. Sie arbeitet heraus, dass Beschäftigte in Dienstleistungsberufen, deren Tätigkeit mit solchen Anforderungen einhergeht,

[52] Die Begriffe der Emotions- und Gefühlsarbeit werden in der Literatur nicht immer trennscharf voneinander abgegrenzt. Hier wird die Unterscheidung nach Böhle und Weihrich (2020, S. 16–18) verwendet (siehe auch Abschn. 2.2.3).

die Verbindung zu ihren eigenen Gefühlen verlieren und dass damit für sie unklar werde, welche Gefühle sie ‚wirklich' empfinden (Hochschild 2006, S. 153–155).

Aus der Interviewpassage lassen sich drei Umgangsweisen mit dem vermeintlichen ‚Unwissen' des Angehörigen, das später als Ausdruck von ‚Not' erkannt wird, herausarbeiten:

Erstens das mit „abwimmeln" bezeichnete Beharren darauf, dass der Angehörige sich irrt. Dem geht voraus, dass die Aussagen des Angehörigen wortwörtlich verstanden werden, einzelne Bestandteile der Aussagen aber nicht in ein ‚logisches' Schema passen und versucht wird, dies dem Angehörigen zu vermitteln, ihn also zu widerlegen. Der SAPV-Pflegedienst ist so in der Position des / der ‚Vernünftigen' und einer hierarchisch übergeordneten Lehrperson, die den Angehörigen über die ‚wahre' Situation aufklärt. Für den Pflegedienst ist das Vorkommnis relativ schnell erledigt. Unklar bleibt, wie es dem Angehörigen damit geht. Es ist durchaus denkbar, dass eine solche Vorgehensweise geeignet sein kann, die ‚unit of care' zu beruhigen und ein Sicherheitsgefühl zu vermitteln. Die wiederholten Anrufe des Angehörigen deuten jedoch darauf hin, dass dies in diesem Fall nicht so ist, zumindest nicht länger andauernd.

Zweitens das Hinfahren und sich der Patientin zuwenden. Hier wird der Forderung des Angehörigen nachgekommen, die Patientin sofort in den eigenen vier Wänden zu besuchen. Es wird vor Ort geprüft, ob die Patientin Hilfe benötigt, die Patientin wird dazu geweckt und kann zu ihrem Wohlbefinden selbst etwas sagen. Hier wird sozusagen am ‚lebendigen Beispiel' demonstriert, dass der Pflegedienst die Situation richtig eingeschätzt hat. Es findet eine Edukation statt, bei der die Patientin selbst jedoch aus dem Blickfeld gerät, denn sie wird in ihrer sowieso prekären Situation als Schwerstkranke geweckt und nicht nur ihres Schlafes, sondern auch ihrer schönen Träume beraubt. Auch für den Pflegedienst bedeutet der Besuch einen nicht unerheblichen Aufwand.

Drittens die Hinwendung zum Angehörigen. Der Angehörige kommt als Hilfsbedürftiger in den Fokus. Unklar bleibt, wie genau die „Not" des Angehörigen bearbeitet werden soll. Die Auswirkungen für die Patientin sind jedoch vermutlich positiv, denn ein hochbelasteter (Ehe-) Mann dürfte eine zusätzliche Belastung für sie sein. Der SAPV-Pflegedienst sieht in einer solchen erweiterten Aufgabenstellung allerdings erhebliche Nachteile für die eigene Arbeit. Insbesondere wird ein deutlicher Anstieg der nächtlichen Besuche erwartet. Aber auch andere als unzumutbar empfundene Anforderungen in Bezug auf den Umgang mit dem Angehörigen werden geschildert. Als unzumutbar wird insbesondere die geforderte Verleugnung der Anstrengung empfunden, die ein nächtlicher Besuch für den SAPV-Pflegedienst bedeutet und die gegenüber der ‚unit of care' nicht gezeigt werden soll.

Die Auflösung des Dilemmas bleibt offen. Folgende Schlussfolgerungen ergeben sich daraus jedoch für die Beziehung zwischen Dienstleistungsgebenden und Dienstleistungsnehmenden im Feld der Palliative Care:

Ambulante Palliativversorgung ist darauf angewiesen, dass die ‚unit of care' sich selbst meldet, wenn Ereignisse geschehen, die sie selbst nicht lösen kann und für die professionelle Hilfe nötig ist, denn die SAPV ist nicht vor Ort. Patient:innen und ihre Angehörigen müssen also erkennen, wenn etwas Wichtiges passiert, und sie sollten aus Sicht der SAPV wissen, ob sie dies selbst bewältigen können oder die SAPV anrufen müssen. Von der ‚unit of care' wird also erwartetet, dass sie das dafür relevante Wissen hat oder sich dieses Wissen aneignet. Es ist somit Kooperation und Koproduktion notwendig. Der Angehörige in der Interviewsituation handelt zunächst sehr adäquat: Er meldet sich, weil seine Frau, die Patientin, Schmerzen habe, die offenbar nicht anders als durch die SAPV zu lindern sind, ein Besuch wäre also notwendig. Er weiß also genau, in welcher Situation er bei der SAPV anrufen muss und was diese leisten kann. Seine Angst und Not lassen ihn jedoch gar nicht genau auf seine Frau schauen und in ihrer Situation wahrnehmen, er projiziert seine ‚Schmerzen' auf die Patientin. Es reicht also nicht aus, dass die ‚unit of care' weiß, was die SAPV leisten kann und in welchen Situationen wie zu reagieren ist. Es reicht auch nicht die Bereitschaft zur Kooperation und Koproduktion und das konkrete ‚Tun', sondern von der ‚unit of care' wird erwartet, dass sie in Ausnahmesituationen nicht emotional, sondern wohlüberlegt handelt. Von der ‚unit of care' wird also Intelligibilität bzw. Accountability erwartet (siehe auch weiter oben Abschn. 6.2.2, insbes. Fußnote 42). Wenn sie diese Voraussetzungen nicht erfüllt, ist die ‚unit of care' darauf angewiesen, dass es von Seiten der SAPV eine Offenheit für solche Problemstellungen gibt, was für die SAPV einen erheblichen Mehraufwand bedeuten kann. Das Interviewbeispiel beleuchtet auch die Möglichkeiten, über technische Einrichtungen, hier das Telefon, Leistungen zu erbringen. Das Bedürfnis der Pflegefachkraft, die Situation vor Ort selbst einschätzen zu wollen („Aber ich wollte es ja mal selber sehen") deutet allerdings darauf hin, dass am Telefon eben nicht ‚gesehen' wird, sondern nur ein sehr begrenzter, nicht ausreichender Einblick – sowieso nur vermittelt über den Angehörigen – gegeben werden kann.

Ein etwas anderer Umgang mit solchen Schwierigkeiten findet sich bei einem weiteren Team des Samples: Hier wird solchen Situationen proaktiv begegnet, indem Angehörige Unterstützungsgespräche erhalten und gelobt werden, und indem bei besonders belasteten Patient:innen und Angehörigen ohne spezifischen Bedarf öfter Besuche stattfinden. Dies wird im Folgenden näher untersucht.

„Und die lesen das dann in der Aufregung"

Der folgende Interviewausschnitt zeigt Ähnlichkeiten, aber auch Unterschiede zum vorigen Beispiel auf. Auch hier sollen nächtliche Besuche vermieden werden. Ebenso wird das Telefon für Abstimmungen und Beratung eingesetzt. Dennoch findet sich eine andere Einstellung und eine andere Umgangsweise mit nächtlichen Situationen:

> „Nachts ist relativ wenig. Es gibt natürlich Nächte, so wie die letzte Nacht, da ist die Kollegin dreimal angerufen worden zwischen 21 Uhr und 5 Uhr. Das gibt's, das ist aber in der Regel nicht so. Wir schauen, dass wir tagsüber alles besprechen, koordinieren, was ist. Wenn natürlich Notfälle sind, dann, also eine Not in der Nacht, die man ja auch manchmal telefonisch besprechen kann – die Patienten haben alle Notfallpläne vor Ort, da steht drauf ‚Was mache ich, wenn ich Atemnot habe?', ‚Was mache ich, wenn dies?'. Und die lesen das dann in der Aufregung, die Angehörigen wissen nicht Bescheid, rufen dann an, und dann kann das auch oft telefonisch ‚Jetzt nehmen, geben Sie ihm mal das und geben Sie mal jenes. Und wenn es nicht besser wird, melden Sie sich in einer halben Stunde nochmal', zum Beispiel, das ist so eine Aussage" (PL031/87, pflegerische Leitung).

Die pflegerische Leitung möchte nächtliche Einsätze weitgehend verhindern. Dafür wird tagsüber präventiv Vorsorge getroffen, indem „alles" mit den Patient:innen und ihren Angehörigen besprochen und koordiniert wird. Die ‚unit of care' erhält Notfallpläne, die im Bedarfsfall vor Ort bereitliegen. Es wird jedoch von der SAPV nicht erwartet, dass bei einem nächtlichen Notfall, trotz der vorausschauenden Maßnahmen, die Patient:innen und ihre Angehörigen sofort wissen, was zu tun ist und entsprechend adäquat handeln. Sondern es wird ihnen zugestanden, dass sie zu aufgeregt sind, um im Sinne der SAPV ‚richtig' zu handeln. Es wird den Angehörigen auch zugestanden, gar nicht Bescheid zu wissen, d. h. es wird nicht von vornherein davon ausgegangen, dass Angehörige anrufen, die entsprechend eingewiesen sind, sondern möglicherweise Personen anrufen, die keinerlei Vorwissen haben. Die ‚unit of care' wird am Telefon unterstützt, die richtigen Handlungen auszuführen, sie wird also angeleitet. Es wird auf eine Balance gezielt zwischen erstens der Verantwortung, die für Patient:innen empfunden wird und die Teil der Aufgabe der SAPV ist, zweitens den organisatorischen, rechtlichen und finanziellen Rahmenbedingungen, und drittens den Bedürfnissen der einzelnen Mitarbeiter:innen, die möglichst ruhige Nachtschichten haben möchten. Fehlendes und falsches (Vor-)Wissen und mangelnde zielgerichtete Verhaltensweisen von Seiten der ‚unit of care' führen hier also in der Erinnerung an solche Ereignisse nicht zu negativen und möglicherweise dauerhafter belastenden Konflikten oder Emotionen. Der ‚unit of care' wird zugestanden, nicht nur aus Unwissenheit, sondern auch aus einer Überforderung, Angst oder Not heraus nicht im Sinne der SAPV zu handeln bzw. wird von den Angehörigen nicht erwartet, dass sie immer das tun, was aus Sicht der SAPV für den / die Patient:in ideal wäre.

„Schauen, was Sache ist, was die brauchen"

Noch vorausschauender wird die Interaktion in folgendem Interviewabschnitt einer Pflegefachkraft desselben SAPV-Dienstes geschildert:

> „Das ist vor allen Dingen Kontakt halten zu den Patienten und zu den Familien. Schauen, was Sache ist, was die brauchen – auch immer so, wie soll ich sagen, tröstend und auch so ein bisschen erzieherisch eingreifen, dass man sagt ‚Haben Sie die Bedarfsmedikation schon genommen?', ‚Nein?', ‚Warum denn nicht?', ‚Ja, weil da Morphin draufsteht und wir da Angst haben davor'. Dann sage ich ‚Bitte, das machen Sie jetzt!'. Und dann halt sagen ‚Sie rufen mich bitte in einer Stunde nochmal an', also so, dass die handeln müssen, nicht wir, weil sonst habe ich meinen ganzen Kopf voll mit Zeug, das ich noch abarbeiten muss. (PC031–1/8, Pflegefachkraft).

Die SAPV Pflegefachkraft betont die Bedeutung eines beständigen Kontakts zur ‚unit of care'. Sie sieht die SAPV in der Verantwortung, proaktiv zu agieren und die Interaktion aufrechtzuerhalten. Dies umfasst einen bewussten Blick darauf, was die ‚unit of care' jeweils benötigt. Dies kann aus Sicht der Pflegekraft einerseits Trost sein, andererseits Ermunterung und konkrete Anleitung. Trost, Ermunterung und die Erledigung von Aufgaben stehen in einem engen Zusammenhang: Es ist zu vermuten, dass die ‚unit of care' manchmal zunächst Trost und Ermutigung benötigt, bevor ihr Aufgaben übertragen werden können oder die ‚unit of care' an ihre Aufgaben erinnert werden kann. Dies ist damit nicht nur eine Maßnahme, um die Position der ‚unit of care' zu stärken, sondern auch, um die Versorgung zu Hause als ein zentrales Ziel der SAPV überhaupt möglich zu machen. Dadurch ergibt sich außerdem eine Arbeitserleichterung für die SAPV: Je besser im Sinne von richtig und schnell die ‚unit of care' tätig ist, desto weniger wird die SAPV benötigt bzw. kann sie ihre Ressourcen zielgerichteter einsetzen. Es handelt sich also auch um eine Strategie, die zeitliche Ausdehnung der Arbeitszeit, die in eine Entgrenzung münden kann, zu vermeiden. Die Beeinflussung von Gefühlen (Gefühlsarbeit) ist somit ein Mittel, um Ziele der SAPV zu erreichen. Die Aufforderung an die ‚unit of care', selbst wieder anzurufen und die Erläuterung im Rahmen des Interviews, dass die Pflegefachkraft sonst ihren „ganzen Kopf voll mit Zeug" habe, dass sie dann „noch abarbeiten" müsse, zeigt zudem sowohl die Gefahr einer zu großen Arbeitslast als auch die Maßnahme, die eingesetzt wird, um eine solche Arbeitslast, die auch im Sinne einer ‚mental load‘[53] zu verstehen ist, zu vermeiden: Die ‚unit of care‘ soll selbst daran denken, sich bei der SAPV zu melden.

Im Interviewausschnitt zeigt sich eine Machtposition der SAPV, die gegenüber der ‚unit of care‘ nicht nur über ein Mehr an Wissen, sondern auch den Anspruch hat, den ‚besseren‘ Überblick über die Situation zu haben. Daraus leitet sich für die SAPV ab, dass sie in der Position ist, über ‚falsche‘ und ‚richtige‘ Maßnahmen zu urteilen und über die jeweils zu Verfügung stehenden Ressourcen, wozu auch die Mitwirkung der ‚unit of care‘ gehört, zu verfügen, indem Anweisungen gegeben werden. Das „Kontakt halten“ und „Schauen, was Sache ist“ dient somit nicht zuletzt der Kontrolle. Dadurch kann aus Sicht der SAPV ein rechtzeitiges Eingreifen erfolgen, sobald es aus ihrer Sicht nötig erscheint. Von der ‚unit of care’ wird nicht erwartet, dass sie immer rational handelt und in diesem Sinne ‚accountable‘ oder ‚intelligibel‘ ist. Auch nicht-rationales Verhalten ist dann bis zu einem gewissen Grad ‚intelligibel‘, weil es für die SAPV anschlussfähig ist, die SAPV also damit umgehen kann. Wie dies gelingt, wird an folgendem Beispiel noch deutlicher.

„Ich würde da jetzt privat sagen ‚Ja, so ein Bockmist!‘“

Den Umgang derselben Pflegefachkraft mit einer Situation, die ihr zunächst sehr irrational erscheint, zeigt folgender Interviewausschnitt:

> „Da ist ein 26jähriges Mädchen, hat einen Brustkrebs gehabt. Und ist letztendlich an dem gestorben. Die hat ein Kind gehabt von einem Mann, mit dem sie nicht verheiratet war. Dann hat sie gesagt, sie möchte sich so gerne verloben. Und der Mann war aber verheiratet und hat zwei Kinder gehabt. Und ich habe dann gesagt ‚Ja, ist der da? Oder wo ist denn der?‘, ‚Nein, der wohnt in Ort 6, aber‘, also er wird bald kommen und dann heiraten sie. Und das war für mich insofern ein bisschen eine Herausforderung, ich würde da jetzt privat sagen ‚Ja, so ein Bockmist! Der hat doch eh seine Frau, also was sucht er umeinander, das ist doch ein Käse‘. Und da habe ich, da bin ich <u>weich</u> geworden, und wie mir der Mann in Unterhosen die Tür aufgemacht hat, habe ich gesagt ‚Mein Gott, bin ich froh, dass Sie da sind‘. […] Die war aus einer, aber heutzutage darf man das nicht mehr sagen, asozialen Familie. Also, da arbeitet eigentlich keiner. Das sind irgendwie so ‚Looser‘. […] Und die Leute, die zu ihr gekommen sind, haben zum Teil Zahnlücken gehabt, einen Haufen Hunde. Das war bei ihr auch das Problem ‚Was passiert mit den Hunden?‘. Dann hat es eine von diesen Frauen da, die da über sich hinausgewachsen sind, die hat dann die Hunde übernommen. Der Mann hat das Kind wieder genommen. Und die hat dann, da haben sie noch ein Fest gemacht am Fluss 1, da haben sie sie auf so einem Liegestuhl hingetragen. Dann war sie da am Ufer, sie haben gegrillt und die Hunde sind umeinander gerannt, und Kinder sind umeinander gerannt, und haben sie praktisch nochmal gefeiert, und dann ist sie gestorben“ (PC031-1/40, Pflegefachkraft).

---

[53] Zum Begriff ‚mental load‘ siehe u. a. Schutzbach (2021, S. 246–247).

Es wird eine Versorgungs- und Familiensituation geschildert, die der Pflegefachkraft zunächst ganz fremd erscheint und für die sie ihre eigene intuitive Sichtweise stark ändern muss, um einen positiven Blick darauf werfen zu können. Der Wunsch der schwerstkranken Patientin, den Vater ihres Kindes zu heiraten, der nicht mit ihr zusammenwohnt und mit seiner Ehefrau bereits zwei Kinder hat, erscheint ihr völlig abwegig, was sie mit „Bockmist" und „Käse" sehr drastisch deutlich macht. Sie schränkt diese Sichtweise jedoch bereits ein, indem sie sie als „privat" bezeichnet. Sie differenziert also zwischen einer beruflichen und einer privaten Herangehensweise. Auch die Lebensweise der weiteren, nicht näher bezeichneten Familienmitglieder ist ihr offensichtlich sehr fremd, sie bezeichnet sie als „asozial": Ihrer Schilderung nach arbeiten sie nicht, haben Zahnlücken und sehr viele Hunde. Ihre professionelle Sicht erlaubt es ihr, diese ihr zunächst völlig unverständliche Situation verständlich werden zu lassen. Der Wandel wird hier an dem „weich geworden" sichtbar: Indem sie also nicht hart bleibt und alles an sich abprallen lässt, sich vielleicht sogar selbst einem Gefühl des Abgestoßen-Seins überlässt, sondern indem sie Offenheit zulässt, gewinnt sie einen neuen Blick auf die Situation. Wesentlich ist also ihre veränderte Haltung gegenüber der ‚unit of care', die es ermöglicht, sich auf die gesamte Lebenssituation der Patient:in einzulassen. Die Versorgung wendet sich von einem zumindest von der psychosozialen Seite her zunächst unlösbaren Fall zu einer Erfolgsgeschichte. Die gesamte Situation wird hier zum ‚Gegenstand'. Dies bedeutet für die SAPV einen erheblichen Aufwand, die psychosozialen Mitarbeiter:innen sind in diesem Fall stark mit involviert. Hier zeigt sich eine holistische Versorgungskultur, die sich mit Blick auf das Dienstleistungsdreieck dadurch auszeichnet, dass der ‚Gegenstand' sehr umfassend definiert wird und die gesamte Lebenssituation der ‚unit of care' betrifft. Denkbar ist, dass es nur durch diese Zugänglichkeit und Offenheit in diesem Fall gelingt, zentrale Ziele palliativer Versorgung zu erreichen, wie die Linderung von Schmerzen und Leid. Im Gegensatz dazu ist es wenig plausibel, dass ohne die Anerkennung der spezifischen Lebensumstände ein Kontakt oder gar eine Beziehung aufgebaut hätte werden können. Mit der einhergehenden Intelligibilität als Lesbarkeit dieser zunächst für die Pflegefachkraft sehr ungewohnten Lebens- bzw. Sterbesituation geht allerdings auch ein erheblicher Einblick in die Privatheit der ‚unit of care' einher, die einen deutlich erweiterten Zugriff auf unterschiedliche Ressourcen bedeuten kann oder – positiv gewendet – Ressourcen zugunsten der Patientin aktiviert. Letztlich verhält sich die ‚unit of care' ganz im Sinne der SAPV, denn es wird aus Sicht der SAPV-Pflegefachkraft ein für alle befriedigendes und ‚schönes' Lebensende ermöglicht, wofür das „Fest" steht, zu dem die Patientin hingetragen wird. Die ‚unit of care' lässt sich außerdem auf die Unterstützungsmaßnahmen und Ratschläge der SAPV ein: Der Vater übernimmt das Kind, andere Verwandte die Hunde der Patientin.

Die Erwartungen der SAPV an die ‚unit of care' wurden also letztlich erfüllt, die Personen sind ‚accountable' geworden.

6.2.4 Grundhaltung und Gefühlsarbeit der ‚unit of care'

„So muss ich mit mir nicht umspringen lassen"

Neben dem Wissen um die Aufgaben und Möglichkeiten der SAPV sowie der ‚richtigen' Verfassung, um adäquat mit der SAPV in Interaktion zu treten, wird von der ‚unit of care' eine ‚richtige' Haltung gegenüber der ambulanten Palliativversorgung erwartet. Dies beinhaltet einerseits den ‚richtigen' Umgang mit den Mitarbeiter:innen und andererseits, dass insbesondere Patient:innen eine ‚richtige' Einstellung zu ihrer Krankheit einnehmen. So berichtet eine SAPV-Pflegefachkraft von einer Patientin, die nicht offen mit ihrer schweren Erkrankung umgeht und keine für die SAPV akzeptable Umgangsweise pflegt:

> „Das ist die eine Patientin zum Beispiel gewesen mit den beiden Kindern, die halt ihren Brustkrebs verheimlicht hat. Äh, die hatte eine ganz merkwürdige Art auch mit uns umzugehen, ne? Sie war halt gefrustet, dass es sie, sie hat es erwischt, sie war selber schuld, das hat sie auch erkannt, und ist mit uns sehr hart umgegangen. Also, da kam selten – oder ganz oft mal kein ‚Guten Morgen', ‚Danke' und ‚Bitte', das waren Fremdwörter. [...] Und die hat mich dann mal in einer Versorgung so angemisst, dass ich gesagt habe ‚Weißt Du was? Es reicht mir jetzt, ich fahre jetzt! Und wenn Du meinst, Du hast Dich wieder beruhigt, kannst Du mich gerne anrufen, dann komme ich. Aber so muss ich mit mir nicht umspringen lassen'. Und ich bin gefahren. Die hat – ein, zwei Stunden später hat sie mich angerufen ‚Entschuldige bitte, ich brauche Dich', weil, wir hatten wie so eine Art Schwesterverhältnis relativ schnell aufgebaut [...] Und ich bin dann den Abend auch nicht mehr hingefahren, da rief mich dann der Mann nochmal abends an, was denn vorgefallen wäre. Ich habe ihm das auch gesagt, ich habe gesagt ‚Du, wenn das so weitergeht, gehe ich hier aus der Versorgung raus – kann ich nicht mehr. Ich will das auch nicht mehr'" (PC010–1/187–189, Pflegefachkraft).

Die Patientin wird insbesondere dadurch charakterisiert, dass sie ihre Krankheit verheimliche. Die Verheimlichung der Krankheit ist also etwas Besonderes und weist die Patientin wiederum als eine ungewöhnliche Patientin aus. Durch den nächsten Satz „die hatte eine ganz merkwürdige Art auch mit uns umzugehen" bzw. insbesondere das „auch" wird deutlich, dass das Verheimlichen der Krankheit für die SAPV-Pflegefachkraft etwas Merkwürdiges ist, also etwas, was so nicht sein sollte, und die Verheimlichung in Zusammenhang mit dem Umgang der Patientin mit der SAPV steht. Die sonderbare Umgangsweise mit der Krankheit und der

SAPV wird von der Pflegefachkraft damit erklärt, dass die Patientin frustriert sei, dass die Krankheit sie getroffen habe. Der ‚falsche' Umgang mit der Krankheit wird also mit dem ‚falschen' Umgang mit den SAPV-Mitarbeiter:innen in Verbindung gebracht. Rätselhaft bleibt der Satz „sie war selber schuld". Insbesondere Brustkrebs gilt nicht als Krebsart, die relativ eindeutig mit im engeren Sinne selbst verursachten spezifischen Lebensumständen in Zusammenhang gebracht wird (vgl. z. B. Britt et al. 2020).[54] Insofern ist die Deutung, dass die Patientin aus Sicht der Pflegefachkraft an ihrer Erkrankung schuld sein könnte, wenig plausibel.[55] Eher denkbar ist, dass sie ihre Krebserkrankung nicht wahrhaben wollte und daher keine Therapie dagegen begonnen hat.[56] Dies würde erklären, wieso die Pflegefachkraft das Verheimlichen als zentrale Charaktereigenschaft der Patientin benennt, denn dies hätte gemäß einer solchen Lesart möglicherweise dazu geführt, dass eine gut behandelbare Krebserkrankung nicht behandelt wurde. Ebenfalls denkbar und damit eine andere Lesart ist, dass die Patientin erkennt, dass sie sich nicht so verhalten sollte, also das Verhalten der Patientin aus Sicht der Pflegekraft nicht angemessen ist und die Patientin dies auch weiß („sie war selber schuld, das hat sie auch erkannt"). Die Patientin lässt sich einerseits nicht auf einen Grundpfeiler palliativer Versorgung ein, nämlich die schwere Krankheit nicht zu verheimlichen, sondern die Sterbesituation zu akzeptieren (siehe zusammengefasst bei Streeck 2016, S. 137–139; Streeck 2019, S. 239–242)[57] und sie missachtet andererseits sämtliche Regeln eines höflichen Umgangs miteinander. Dennoch verhindern diese Umgangsweisen zunächst wohl nicht den Kontakt und die adäquate Versorgung der Patientin, denn zwischen Patientin und Pflegefachkraft ist eine enge Beziehung entstanden, die als „Schwesterverhältnis" charakterisiert wird. Es handelt sich also um eine Beziehung, die weit mehr als eine institutionell vorgegebene Art der Beziehung ist und auch

---

[54] Im Gegensatz z. B. zu Lungenkrebs, für den das Einatmen von Schadstoffen in der Luft, wie insbesondere beim Zigarettenrauchen, als Hauptrisikofaktor genannt wird (vgl. z. B. Bade und Dela Cruz 2020; zu Krebserkrankungen allgemein vgl. auch Holtkamp 2020).

[55] Auch wenn es durchaus solche Vorstellungen gibt (Danke an die Teilnehmerin einer privat organisierten kleinen Promotionsgruppe für diesen Hinweis). Die Pflegekraft müsste in diesem Fall entweder überzeugt davon sein, dass selbst beeinflussbare Lebensbedingungen die Krankheit verursacht hätten, oder dass es so etwas wie eine ‚Krebspersönlichkeit' gäbe, für die es jedoch keinerlei Evidenz gibt (siehe dazu Schwarz 2004). Wobei auch dann die Angemessenheit des Begriffs der ‚Schuld' fraglich wäre.

[56] Für diese Überlegung danke ich ebenfalls einer Teilnehmerin der Promotionsgruppe.

[57] Stichworte bei Streeck sind unter anderem „Authentizität", „Bewusstsein", „Kommunikation" und „Versöhnung" (2016, S. 139). Der ‚gute Tod' bzw. das ‚gute Sterben' erfordert die Anerkennung und Akzeptanz der Todesnähe, also ein Wissen um die infauste Prognose, ein Bewusstsein des Todes und die Übernahme der Sterberolle (Streeck 2016, S. 137–139; Streeck 2019, S. 239–242; vgl. auch Abschn. 3.1).

mehr als eine reine Kooperationsbeziehung. Dennoch ist die Kooperationsbeziehung und sind damit auch die institutionell möglichen Beziehungsarten gefährdet: Die Patientin beschimpft die Pflegefachkraft („angemisst“[58]) und die Pflegefachkraft verweigert zumindest zeitweise ganz konkret den Kontakt und lässt einen bereits offenbar geplanten Besuch bei der Patientin ausfallen. Ohne auf weitere vielfältige Aspekte in diesem Interviewausschnitt einzugehen[59] wird daher deutlich, dass von der Patientin Emotions- und Gefühlsarbeit erwartet wird. Sie soll nicht ihre Frustration an den Mitarbeiter:innen der SAPV auslassen, sondern freundlich, höflich und auch dankbar sein („‚Danke‘ und ‚Bitte‘, das waren Fremdwörter“). Falls dies nicht erfüllt wird, ist die SAPV in einer stärkeren Position: Sie kann sich aus der Versorgung zurückziehen oder zumindest damit drohen. Die Pflegefachkraft unterdrückt in diesem Fall ihre Emotionen nicht (mehr), sie bringt ihren Ärger zum Ausdruck. Offensichtlich ist dies erfolgreich, denn die Patientin meldet sich selbst und entschuldigt sich. Sie betont außerdem, wie sehr sie die Pflegefachkraft benötigt („‚Entschuldige bitte, ich brauche Dich‘“).

Die Emotionsarbeit der Pflegefachkraft sieht in diesem Fall also so aus, dass sie ihre negativen Emotionen gegenüber der Patientin nicht unterdrückt, sondern äußert. Damit leistet sie gegenüber der Patientin Gefühlsarbeit, denn die Gefühle der Patientin wandeln sich (zumindest aus Sicht der Pflegefachkraft) von Frustration zu Dankbarkeit. Dies zeigt, dass Äußerungen von negativen Emotionen im Sinne einer Gefühlsarbeit von der SAPV zielgerichtet eingesetzt werden können. Es entsteht so ein komplexes Zusammenspiel von Emotions- und Gefühlsarbeit von Seiten der SAPV, aber auch von Seiten der ‚unit of care‘, für welches das asymmetrische Machtverhältnis einerseits einen Rahmen bildet und andererseits das Machtverhältnis durch die Emotions- und Gefühlsarbeit verhandelt und (wieder-)hergestellt wird.

„Da hat man sich so wohlgefühlt“

Ganz anders sieht die Situation aus, wenn die ‚unit of care‘ einer Idealvorstellung entspricht:

> „Und das Tolle war einfach, also die war wirklich sehr, sehr, sehr krank und sie wusste auch darum. […] wenn wir bei ihr waren, da habe ich irgendwie gedacht ‚Mensch‘,

---

[58] Das Wort gibt es eigentlich nicht. Es ist jedoch aus dem Zusammenhang verständlich und hat Anklänge an ‚missachten‘, ‚schmeißen‘ und dem umgangssprachlichen bzw. jugendsprachlichen Wort ‚dissen‘ (aus dem ebenfalls umgangssprachlichen amerikanischen Englisch für herabsetzen, beschimpfen, vgl. Dudenredaktion o. J.).

[59] Hier wäre u. a. der Begriff „Schwesterverhältnis“ näher zu beleuchten und die Rolle des Ehemannes zu analysieren.

> da hat man sich so wohlgefühlt. Und ähm da war halt ganz viel positive Energie, und sie war einfach auch so was von entspannt. Und da habe ich einfach gesehen, dass ein totkranker Mensch äh noch sich trotzdem gerne pflegt und aufhübscht und diese Pumpe in einer ganz schönen Tasche versteckt“ (PC081/68, Pflegefachkraft).

In diesem Beispiel ‚weiß‘ die Patientin um ihre Krankheit, was von der Pflegefachkraft positiv bewertet wird. Auch in diesem Beispiel steht die Grundhaltung gegenüber der Krankheit somit in einem Zusammenhang mit dem Verhalten gegenüber der SAPV: Die aus Sicht der Pflegefachkraft bei der Patientin vorhandene Akzeptanz des Sterbens ermöglicht eine entspannte und gelöste, fast schon heitere Grundstimmung. Wenn jedoch nicht davon ausgegangen wird, dass diese Haltung und Stimmung ‚einfach‘ da sind, kann vermutet werden, dass die Patientin Emotionsarbeit leistet, sie also den Umgang mit ihren eigenen Emotionen bewusst oder unbewusst gesteuert hat, möglicherweise, um andere nicht zu belasten oder kein Mitleid hervorzurufen. Vermutlich geht die Arbeit der Patientin sogar so weit, dass sie die Gefühle der SAPV-Mitarbeiter:innen aktiv (bewusst oder unbewusst) beeinflusst hat, also Gefühlsarbeit leistet. Auch Dunkel und Rieder greifen die Idee, dass Kund:innen Emotions- und Gefühlsarbeit leisten könnten, im Rahmen ihrer Ausführungen zu Konflikten und Kooperation in der Interaktionsarbeit auf. Zu klären wäre ihrer Sicht nach jedoch, ob dies als Erweiterung von Arlie Russel Hochschilds Konzept gesehen werden kann und falls ja, ob dafür herausgearbeitet werden muss, an welchen Gefühlsregeln sich diese Arbeit orientiert (Dunkel und Rieder 2004a, 220, 223). Sie führen aus:

> „Denn zum Konzept der Gefühlsarbeit nach Hochschild’scher Prägung gehört, dass diese auf die Erfüllung der von Seiten der Organisation an den Dienstleistungsgeber übertragenen Aufgaben gerichtet ist und sich an den Vorgaben der Organisation orientiert“ (Dunkel und Rieder 2004b, S. 223).

Es gibt Hinweise aus der Literatur, dass es sich durchaus um relativ spezifische Regeln handelt. So sollen Patient:innen den Vorstellungen der Mittelklasse entsprechen, Bloom und Wilson sprechen von einem „middle class value pattern“ (1972, S. 332). Dies betrifft unter anderem ihre finanzielle Absicherung, Wohnsituation, Kleidung und Ernährung, aber auch ihr Verhalten (Bloom und Wilson 1972, S. 332–333). Außerdem gilt es als typische Aufgabe für Frauen aus der bürgerlichen Mitte, eine angenehme Atmosphäre zu schaffen (vgl. dazu DeVault 1991, S. 6–10). Beides wird bereits im Interviewausschnitt weiter oben deutlich, z. B. daran, dass die Pflegefachkraft Höflichkeitsfloskeln von der Patientin erwartet (PC010–1/187–189). Wenn zudem davon ausgegangen wird, dass ‚Kund:innen‘ in einer Dienstleistungsbeziehung und im Rahmen ihrer Kooperationsaufgaben grundsätzlich (mit-)arbeiten müssen, der Arbeitsbegriff hier also grundsätzlich Gültigkeit hat, dann ist auch plausibel, dass Gefühls- und Emotionsarbeit Teil dieser Arbeit sein können. An beiden Beispielen wird deutlich, dass diese Formen der Arbeit, geleistet von den Patient:innen (oder auch den Angehörigen), durchaus für die Organisation der SAPV vorteilhaft sind. Denn so wird der Aufwand der Mitarbeiter:innen reduziert und diese haben angenehmere Arbeitsbedingungen.

6.2.5 Zwischenfazit: Umgangsweisen mit unerwartetem Verhalten der ‚unit of care'

In diesem Kapitel wird argumentiert, dass es Voraussetzungen für eine Dienstleistungsbeziehung gibt. Das Kapitel erhellt daher einen in der Literatur kaum beleuchteten Aspekt. Die Voraussetzungen zeigen sich in Form von eher impliziten Erwartungen, welche die Mitarbeiter:innen der SAPV an die ‚unit of care' haben. Wenn diese Voraussetzungen nicht gegeben sind oder es nicht gelingt, sie zu schaffen, dann scheitert die Versorgung. Vorbedingungen können jedoch nicht nur zu Beginn, sondern auch im Verlauf der Versorgung relevant werden, denn die Versorgungssituation kann sich in der Palliative Care schnell ändern und andere Maßnahmen erforderlich machen. Längere Versorgungssituationen können außerdem die psychosoziale Situation der ‚unit of care' verändern, so dass es sich im Laufe der Versorgung nicht mehr um ‚dieselben' Personen handelt wie zu Beginn. Ebenso können Dynamiken zwischen Patient:innen, Angehörigen und Mitarbeiter:innen der SAPV für die Versorgungssituation eine Rolle spielen. Drei wesentliche Voraussetzungen wurden in diesem Kapitel herausgearbeitet:

Erstens das Wissen der ‚unit of care' darüber, für was die SAPV steht, was diese also leisten kann und darf. Wenn dieses Wissen nicht gegeben ist und dies von der SAPV nicht erkannt und damit auch nicht adressiert wird, kann dies dazu führen, dass SAPV-Mitarbeiter:innen die Äußerungen der ‚unit of care' als ‚falsche' oder übertriebene Erwartungen an die SAPV interpretieren. Es muss sich also nicht um tatsächliche Erwartungen handeln, sondern es reicht, dass ein Verhalten der ‚unit of care' von der SAPV als Erwartung interpretiert wird und die ‚unit of care' nicht der ‚Erwartungserwartung' der SAPV entspricht. Dies kann zu Verärgerung auf Seiten der SAPV führen.

Zweitens die Fähigkeit der ‚unit of care', im Sinne der SAPV ‚richtig' zu handeln, also ‚rational' oder zumindest für die SAPV nachvollziehbar. Insbesondere hier zeigt sich, dass bestimmte Verhaltensweisen von Patient:innen und ihren Angehörigen nicht für alle Versorgungskulturen gleich ‚lesbar' (also accountable oder intelligibel) und damit auch bearbeitbar sind. Eine SAPV, die gemäß einer dualistischen Versorgungskultur arbeitet und keine Mitarbeiter:innen aus psychosozialen Berufsgruppen beschäftigt, erkennt psychosoziale Ursachen für Verhaltensweisen möglicherweise nicht oder erst später. Diese Verhaltensweisen werden dann als ‚falsch' oder völlig unsinnig gedeutet oder – wie beim fehlenden Vorwissen – als ‚falsche' Erwartung oder Anmaßung.[60]

Drittens die notwendige Haltung der ‚unit of care' gegenüber der SAPV. Darunter fallen die Haltung zur eigenen schweren Krankheit und zum Sterben sowie der respektvolle und höfliche Umgang mit den Mitarbeiter:innen. Beide Haltungen, also die des / der Patient:in zur eigenen Situation und die zu den Mitarbeiter:innen werden typischerweise als voneinander abhängig geschildert und werden so zu einer generellen Grundhaltung, die eng mit den Gefühlen des / der Patient:in verbunden ist. Diese engen Verbindungen zwischen der Haltung zur Krankheit und zur SAPV sowie den Gefühlen sind nachvollziehbar, denn die SAPV kann für das Sterben und den Tod stehen und bei einer Versorgung kommt es darauf an, dass Patient:innen und Angehörige bereit sind, diesen ‚Weg' mit der SAPV zusammen zu gehen.[61]

Verhaltensweisen der ‚unit of care', die nicht den Erwartungen der SAPV entsprechen, können ganz unterschiedlich gedeutet werden: als Erwartungen der ‚unit of care', die wiederum Ärger auf Seiten der SAPV auslösen können, wenn sie als übertrieben oder ‚falsch' gedeutet werden; als psychische Notlage; als Verwahrlosung oder als Undankbarkeit. Je nach Deutung durch die SAPV können diese Aspekte dann Teil der Dienstleistung bzw. der Dienstleistungsbeziehung werden, wenn es der SAPV gelingt, die angetroffenen Verhaltensweisen, die von der SAPV als problematisch wahrgenommen werden, selbst zum ‚Gegenstand' zu machen, der bearbeitet wird. Wenn vor allem die Angehörigen die Hilfsbedürftigen sind, dann müssen sie zu Dienstleistungsnehmer:innen und ihre Befindlichkeiten Teil des ‚Gegenstandes' werden, damit die Situation gelöst werden kann. Insgesamt bedeutet der Prozess der Herstellung einer Dienstleistungsbeziehung also, dass die verschiedenen Bestandteile der Dienstleistungsbeziehung, insbesondere auch die Bestimmung ihres Gegenstandes, erarbeitet werden müssen. Da im Fall der Palliativversorgung immer wieder neue Situationen auftreten, kann die Dienstleistungsbeziehung und können damit ihre Bestandteile immer wieder neu in Frage gestellt sein und daher ein neuer Prozess der (Wieder-) Herstellung der Beziehungen relevant werden. Zentral ist dabei die Kooperationsbeziehung,

[60] Vgl. dazu auch May und Schütte-Bäumner, die solche Interpretationen von Mitarbeitenden der SAPV mit dem Konzept der „psychosozialen Abwehr" deuten (2019, S. 312).

[61] So sagt ein SAPV-Mitarbeiter: „Also, von Seiten der Familie wurde die Begleitung abgebrochen. Weil der SAPV dann doch eher für die Seite steht, wo es ums Sterben geht" (DB031/107; siehe auch Abschn. 6.3.2 und Abschn. 6.4.4 weiter unten).

die über einen Kontakt zwischen Dienstleistungsgeber:in und Dienstleistungsnehmer:in aufgebaut werden muss. In diesem Kapitel wurde herausgearbeitet, dass auch Kooperationsbeziehungen nicht statisch sind, sondern immer wieder in Gefahr geraten können. Dies kann der Fall sein, wenn sich keine einheitliche Sichtweise des Gegenstandes der Dienstleistungsbeziehung (mehr) finden lässt und Interaktionen dazu scheitern bzw. auch umgekehrt, dass die Kooperationsbeziehung scheitert und damit auch der Gegenstand neu konturiert werden muss oder müsste, damit die Dienstleistungsbeziehung erhalten bleibt. Wenn zum Beispiel psychosoziale Probleme der Angehörigen plötzlich eine Rolle im Versorgungsgeschehen spielen, dann müssen Angehörige bereit sein, Teil des ‚Gegenstandes' zu werden, sie müssen also in anderer Form kooperieren als davor. Die Kooperationsbeziehung muss somit nicht nur (einmalig) hergestellt werden, sondern auch aufrechterhalten werden. Dunkel und Weihrich beschreiben das wie folgt:

> „Dienstleister und Kunden sind also in eine Situation verstrickt, in der sie aufeinander angewiesen sind: Um das Ergebnis der Dienstleistungsbeziehung zu realisieren, müssen sie zusammenarbeiten und hierfür eine Kooperationsbeziehung herstellen und am Laufen halten" (Dunkel und Weihrich 2012b, S. 39).

Deutlich wird hier jedoch, dass die Kooperationsbeziehung im Fall von palliativer Versorgung nicht erst für die *Realisierung* des *Ergebnisses* einer Dienstleistungsbeziehung wesentlich ist, sondern bereits ganz zu Beginn, um überhaupt über die Situation zu sprechen und den Gegenstand zu definieren.[62] Es gibt bei der Palliativversorgung also eine enge Verschränkung der Herstellung einer Kooperationsbeziehung und der Bestimmung des Gegenstandes. Das eine ist nicht ohne das andere möglich. Zunächst müssen Dienstleistungsgebende und Dienstleistungsnehmende dafür eine gemeinsame Sicht auf die Situation haben bzw. gewinnen. Da eine palliative Situation als Grenzsituation (u. a. Schneider 1999, S. 57) oder auch als komplexe Situation (Hodiamont et al. 2019) gilt, ist nachvollziehbar, dass dies keine triviale Aufgabe ist, sondern eine Herausforderung für alle Beteiligten. Dabei spielt nicht nur die Kompetenz der Dienstleistungsgebenden eine Rolle, sondern auch die der Dienstleistungsnehmenden. Zur Bedeutung der Kompetenz von Dienstleistungsnehmer:innen führen Kleemann und Matuschek am Beispiel Call Center Folgendes aus:

---

[62] Es könnte natürlich anders argumentiert werden, nämlich dass durch das allererste Gespräch, in welchem über die Situation gesprochen wird, bereits ein Teil des Ziels der SAPV als ‚Dienstleistung' erreicht ist, also bereits Ergebnisse realisiert werden.

> „Unsere Auswertungen der Gespräche im Call Center zeigen die Bedeutung von Kompetenz und Motivation auch auf seiten der *Dienstleistungsnehmerinnen.* Sie müssen die Kompetenzen vorweisen, die die Dienstleistungsorganisation voraussetzt" (Rieder und Matuschek 2003, S. 216; Herv. i. Orig.).

Es kann daher zunächst wichtig sein, dass der oder die Dienstleistungsnehmende „zur kompetenten Kooperation befähigt" (Nerdinger 2011, S. 29) wird oder ihm bzw. ihr bewusst gemacht wird, dass überhaupt ein Problem vorliegt (Nerdinger 2011, S. 27). ‚Edukation' kann also Teil des Gegenstandes werden. Für eine palliative Situation kann es dazu erforderlich sein, nicht nur die aktuell gegenwärtige Situation des oder der Patient:in zu berücksichtigen, sondern die Gesamtsituation, was Angehörige und die zukünftige Entwicklung des Krankheitsverlaufs mit einschließt.

Die Analysen in diesem Kapitel zeigen darüber hinaus, dass im Fall der SAPV Dienstleistungsgeber:in und Dienstleistungsnehmer:in zwar beide miteinander „in eine Situation verstrickt" (Dunkel und Weihrich 2012b, S. 39) sind, aber eine Machtasymmetrie zugunsten der SAPV existiert: Die SAPV kann sich (mehr oder weniger ‚gut') begründet aus einer Versorgung herausnehmen, während die ‚unit of care' sich in der Position des bzw. der Hilfsbedürftigen befindet. Wenn es bei Dienstleistungen und insbesondere bei Palliative Care allerdings darum geht, dass Dienstleistungsnehmende ganz wesentlich mitbestimmen (sollen), welche Leistung von den Dienstleistungsgebenden erbracht werden, es also um ihre Wünsche und ihre Selbstbestimmung geht, dann ist die „Qualität der Interaktion" sehr bedeutsam, sie entscheidet dann in besonders hohem Maße „über das Gelingen bzw. das Scheitern des Produkts ‚Dienstleistung'" (Nerdinger 2011, S. 5), also hier der SAPV. Es ist daher wenig plausibel, dass dies durch ein Interaktionsmuster nach einem „Führung- und Kooperation-Modell" (Freidson 1979, S. 262–264) gelingen kann, eher schon im Sinne einer „wechselseitigen Partizipation", die allerdings „bildungs- und erfahrungsmäßige Ähnlichkeit" erfordert und dass „jeder den anderen als einen gleichwertigen Partner bei der Suche nach der Lösung des Problems" anerkennt (Freidson 1979, S. 265).[63] Es ist anzunehmen, dass die

[63] Freidson (1979) erarbeitet eine Typologie der „Arzt-Patient-Beziehung", indem er die bereits 1956 von Thomas S. Szasz und Mark H. Hollender entwickelten Modelle kritisiert und erweitert. Beim „Aktiv-passiv-Modell" ist „der Patient ein passives Objekt", während beim „Führung- und Kooperation-Modell" Patient:innen weniger passiv sind und einverstanden sein müssen, „den ärztlichen Rat zu akzeptieren und zu befolgen" (Freidson 1979, S. 262). Er misst beim Führung- und Kooperation-Modell der Akzeptanz der Autorität des / der Ärztin eine zentrale Bedeutung bei. Sie muss bereits vor der ersten Untersuchung „zugestanden" werden und wird wesentlich erleichtert durch eine gemeinsam geteilte „Kultur" (Freidson 1979, S. 264). Zu Freidsons theoretischer Positionierung siehe auch Bloom und

Ähnlichkeit zwischen den Beteiligten und die Anerkennung der Gleichwertigkeit nicht unabhängig voneinander sind, die Anerkennung der Gleichwertigkeit dürfte im Fall einer Ähnlichkeit einfacher sein. Wenn die SAPV grundsätzlich in der machtvolleren Position ist, kommt es also vor allem auf ihre Mitarbeiter:innen an, den Dienstleistungsnehmenden entgegenzukommen. Dabei ist ein breiteres Sichtfeld gemäß einer holistischen Versorgungskultur vermutlich hilfreicher. Außerdem ist für eine offene Umgangsweise mit ganz unterschiedlichen Situationen und Beteiligten die „relationale Handlungskoordinierung" wichtig: Sie weist als eine charakteristische Form des Typus „Interaktion in der Koordination" eine „besonders starke Verschränkung von Koordinations- und Interaktionsarbeit" auf und richtet sich auf die „Gestaltung sozialer Beziehungen zu unterschiedlichen Akteuren, die am Prozess der Erstellung sozialer Dienstleistungen unmittelbar beteiligt sind" (Becke et al. 2015, S. 73). Dies beinhaltet, dass sich Mitarbeiter:innen auf Unwägbarkeiten sowie auf die Bearbeitung von Emotionen einlassen (Becke et al. 2015). Eine solche Form einer zuvorkommenden und vorausschauenden Haltung, einer generellen Offenheit, könnte man auch mit dem Begriff „Care" bezeichnen bzw. mit dem gemäß von Tronto definierten ersten Element einer Care-Ethik, der Achtsamkeit („attentiveness"), die es ermöglicht, ein existierendes Bedürfnis zu erkennen („caring about") und damit die erste Phase eines Care-Prozesses zu erfüllen (Tronto 1993, S. 105–131). Da in der Palliative Care typischerweise auch Angehörige eine zentrale Rolle spielen, als Pflegende und damit als Unterstützer:innen der SAPV oder als Personen, die selbst Hilfe brauchen, benötigen Mitarbeiter:innen „ein hohes Maß an triadischer Kompetenz" (Becke et al. 2015, S. 75), also die Fähigkeit, die unterschiedlichen Bedürfnisse und Sichtweisen mehrerer Beteiligter zu moderieren (Becke et al. 2015, S. 75–80).

Es können sechs verschiedene Umgangsweisen der SAPV identifiziert werden, wenn Erwartungen der SAPV in Bezug auf die Erwartungen der Dienstleistungsnehmer:innen, das Vorwissen, die Haltung oder die ‚Lesbarkeit' nicht erfüllt werden, die Dienstleistungsnehmenden sich also nicht als ‚kompetent' erweisen: Erstens, Patient:innen werden nicht mehr versorgt, man lässt sie also gehen oder vermittelt sie an andere Versorger:innen. Zweitens, die Irritationen werden von der SAPV ignoriert, der oder die Patient:in also weiterhin versorgt, nach den Vorstellungen der SAPV. Drittens, Emotionen, die das ‚Fehlverhalten' des / der Dienstleistungsnehmer:in ausgelöst hat, werden zugelassen und sie werden aktiv

---

Wilson (Bloom und Wilson 1972, S. 316). Aktuellere Auseinandersetzungen beziehen sich insbesondere auf Modelle der Entscheidungsfindung wie ‚informed consent' und ‚shared decision making' und ihre Grenzen (siehe u. a. Stollberg 2008; Tham und Letendre 2022; Alheit und Herzberg 2018; siehe auch Abschn. 6.3.5, Fußnote 83).

gegenüber den Patient:innen und Angehörigen geäußert. Hier findet Gefühlsarbeit, also die Beeinflussung der Gefühle auf Seiten der ‚unit of care' auch durch die Äußerung negativer Gefühle statt, die einen Wandel bei der ‚unit of care' bewirken sollen. Viertens das vorausschauende Handeln. Hier wird berücksichtigt, dass es in der Zukunft zu unklaren Situationen kommen kann, in denen sich die ‚unit of care' in für die SAPV nicht ‚rationaler' Weise verhält. Es wird daher vorbeugend alles dafür getan, dass es nicht zu solchen Situationen kommt, z. B. durch die Einweisung von Angehörigen in Notfallpläne. Fünftens die Anerkennung und Berücksichtigung von Grenzen der ‚unit of care', indem nicht darauf vertraut wird, dass diese adäquat im Sinne der SAPV handelt, sondern dass es zu ‚unlogischem', für die SAPV nicht nachvollziehbarem, Verhalten kommen kann. Nicht kompetentes Verhalten wird damit erwartbar und kann bereits im Voraus berücksichtigt werden, löst also nicht notwendigerweise Ärger aus. Sechstens eine sehr reflexive Deutung von Verhaltensweisen, die dann nicht ‚als solche' bewertet werden, sondern berücksichtigt wird, dass diese für etwas anderes stehen können. Nicht adäquates Verhalten kann damit z. B. als Zeichen von Überforderung interpretiert werden. Damit kann die eigentliche Ursache identifiziert und gegebenenfalls bearbeitet werden. Diese hier genannten Formen des Umgangs schließen sich nicht notwendigerweise gegenseitig aus und sie können Teil eines Lernprozesses sein, wie gezeigt wurde.

Mit diesem Kapitel sind die Voraussetzungen für eine Dienstleistungsbeziehung benannt und damit die Voraussetzungen für die Bestimmung des ‚Gegenstandes'. Dabei wurde neben dem Aspekt des Vorwissens auch die Frage der Grundhaltung, die von der ‚unit of care' erwartet wird und der Aspekt der Accountability sowie der unterschiedliche Umgang mit aus Sicht der SAPV mangelhaften Voraussetzungen untersucht. Der Aspekt des Vorwissens wurde dabei ausführlich dargestellt und seine Verbindung mit der Grundhaltung und Accountability aufgezeigt. Die beiden letzten Aspekte, die Grundhaltung und Accountability, werden im folgenden Kapitel noch näher beleuchtet und deutlicher herausgearbeitet, anhand der Frage, wie die Ziele der Dienstleistung ‚SAPV' bestimmt werden.

6.3 Die Bestimmung von Zielen und Strategien zur Zielerreichung

6.3.1 Einleitung ins Kapitel

In diesem Kapitel wird ausgearbeitet, wie es zu Zielen der ‚Dienstleistung' SAPV kommt und welche Strategien zur Zielerreichung eingesetzt werden. Die *Ziele personenbezogener Dienstleistungen* können vielfältig sein: Es sollen „kognitive, körperliche, psychische, seelische und / oder sozial relevante [...] Veränderungen" erreicht werden (Bieber und Geiger 2014b, S. 31). Da unterschiedliche Ziele der SAPV, auch in Hinblick auf Versorgungskulturen, in der Literatur bereits dargestellt werden (vgl. Abschn. 3.4.2), liegt der Schwerpunkt dieses Kapitels bei der Frage, wie Ziele definiert und verfolgt werden. Bei personenbezogenen Dienstleistungen sind „der Dienstleistungserbringer und Dienstleistungsnehmer beim Aushandeln und Konkretisieren von Zielen und Vorgehensweisen [...] in besonderer Weise auf Rückkopplungen angewiesen", die Beziehung zwischen Dienstleistungsgeber:in und Dienstleistungsnehmer:in als „Bearbeitungsbeziehung" gilt daher als bedeutsamer Bestandteil (Bieber und Geiger 2014b, S. 31). Bereits für die Bestimmung von Zielen und erst recht für deren Umsetzung sind Dienstleistungsgeber:innen also auf die *Mitwirkung* der Dienstleistungsnehmer:innen angewiesen. Dies wird in der Literatur auch als ‚Compliance' bezeichnet und diskutiert (Bloom und Wilson 1972, S. 332; Weihrich und Dunkel 2003, S. 765; Schroeter 2005, S. 393; zu Non-Compliance in der SAPV auch May 2014, S. 43; May und Schütte-Bäumner 2019, S. 310). Dabei besteht das *„Problem des unvollständigen Vertrags"*, also dass „die Beiträge von Dienstleistungsgeber und Dienstleistungsnehmer nicht ex ante genau zu bestimmen sind" (Weihrich und Dunkel 2003, S. 765, Herv. i Orig.). Weihrich und Dunkel schreiben dazu außerdem:

> „Für den Fall, dass sich nach Abschluss des Vertrags in der Phase der Ko-Produktion eine neue Anreizstruktur ergibt, in der einer der beiden Akteure seinen Beitrag zurückhalten kann, auf den der andere dringend angewiesen ist, ist die Realisierung der Dienstleistung gefährdet (fehlende ‚compliance' bei Patienten ist ein solches Problem)" (Weihrich und Dunkel 2003, S. 765).

Die Bestimmung des Ziels bzw. der Ziele und ihre Realisierung kann also komplex und konflikthaft sein. Konflikthafte Aushandlungsprozesse insbesondere auch bei der gemeinsamen Definition von Zielen einer Leistung können daher einen ganz wesentlichen Bestandteil der Interaktionsarbeit bilden:

„Wenn nicht von vorne herein Komplementarität der Ziele von DLG und DLN unterstellt wird, eröffnet sich die Möglichkeit, die *Herstellung komplementärer Ziele* selbst als im Rahmen einer Dienstleistungsinteraktion zu lösendes Problem zu begreifen. Die [...] Ko-Produktionsthese legt nahe, dass dieses Abstimmungsproblem gelöst werden *muss*, wenn die Dienstleistungsinteraktion zu einem erfolgreichen Abschluss gebracht werden soll. Daraus folgt, dass die Dienstleistungsbeziehung *potentiell konfliktträchtig* ist, beide Akteure ihre Ziele aber nur dann erreichen können, wenn sie kooperieren" (Dunkel und Rieder 2003a, S. 171, Herv. i. Orig.; siehe auch Dunkel und Rieder 2004b, S. 220).

Auch bei Freidson gibt es bereits solche Überlegungen: Man solle bei Interaktionen zwischen Ärzt:innen und Patient:innen nicht von der „Übereinstimmung in der Zielsetzung" ausgehen, sondern mit Konflikten rechnen (Freidson 1979, S. 266).[64] Es geht dabei auch immer um die Kompetenzen und Motivationen der Dienstleistungsnehmer:innen, ohne die eine Dienstleistung zu scheitern droht. Rieder und Matuschek führen daher für das Beispiel Call Center aus, dass Dienstleistungsnehmende „motiviert sein [müssen], gemeinsam mit den Dienstleistungsgeberinnen Zielsetzungen [...] zu verfolgen" und das „Fehlen der erwarteten Kompetenzen bzw. einer gemeinsamen Zielsetzung [...] die gemeinsame Dienstleistungserbringung erschweren oder gar unmöglich machen" kann (2003, S. 216). Zieldefinitionen sind zudem nicht mit der Definition des Gegenstandes identisch, d. h. mit der Definition des Gegenstandes sind noch nicht die Ziele der Dienstleistung definiert. Es gibt jedoch Parallelen. So sind auch hier Interaktionen, die Kooperation, die Haltung zur Krankheit und zur SAPV, Gefühls- und Emotionsarbeit sowie Kompetenzen wichtig.

6.3.2 Vertrauen und Entscheiden

„Ah, krieg' ich jetzt die Todesspritze"

Eng verbunden mit der bereits oben beschriebenen Grundhaltung zur SAPV und zur Krankheit des bzw. der Patient:in (siehe Abschn. 6.2.4) sind Prozesse des Vertrauens und Entscheidens, die der Zielerreichung dienen. Die SAPV trifft in diesem Prozess auf Erwartungen, dass sie den Tod beschleunigt bzw. den Tod ‚bringt':

„Es gibt auch natürlich Patienten, und es gibt auch Angehörige, die sehr wohl, also die Patienten natürlich im palliativen Kontext sind, aber das nicht wahrhaben wollen

[64] Siehe auch weiter oben, Abschn. 6.2.2 und Abschn. 6.2.5; Freidson begründet dies damit, dass zwei „Welten" aufeinandertreffen, und zwar die der Laien auf die der professionellen Akteur:innen (Freidson 1979, S. 266).

> und sagen ‚Ich brauch' Euch nicht'. Das ist schon auch immer eine Frage. Das ändert sich langsam, dieses Denken in der Gesellschaft, so ‚Palliativ, oh Gott! Die kommen, und dann muss ich sterben. Da war's jetzt dann'. Natürlich wird der Patient versterben (lacht), aber wir kommen nicht – oder, wir haben auch Patienten, die sagen ‚Ah, krieg' ich jetzt die Todesspritze', ne? Also, Sterbebegleitung, das zu erklären, das ist auch nochmal ein Thema, ne? Also, die denken ‚Ah, die kommen jetzt dann, und dann kriege ich die Spritze, und dann bin ich tot'. Manche Patienten wünschen sich das. Aber da distanzieren wir uns natürlich immer davon. Wir machen keine Sterbebegleitung, sondern wir unterstützen. […] Also, das ist schon manchmal für die Patienten oder auch für die Angehörigen ein Prozess, das zu erleben, dass wir nicht kommen und das Sterben beschleunigen. Das ist nicht unser Auftrag" (PL031/79, pflegerische Leitung).

Zunächst führt die pflegerische Leiterin aus, dass es „natürlich" Patient:innen gebe, die „natürlich im palliativen Kontext" seien, dies jedoch „nicht wahrhaben wollen" und sie schließt die Angehörigen mit ein, dass es also auch Angehörige gebe, die dies nicht wahrhaben wollen. Die Leiterin erklärt das damit, dass eine palliative Situation mit dem Sterben oder mit einem sehr baldigen Tod in Verbindung gebracht wird (der, ohne dass dies von ihr als erläuterungswürdig angesehen wird, nicht erwünscht ist) und dies wiederum eng mit der Anwesenheit von palliativen Versorger:innen wie die SAPV zusammenhängt: „Die kommen, und dann muss ich sterben". Der Satz hat etwas formelhaftes und drückt ein fast magisches Denken aus, denn er suggeriert, dass der / die Betroffene nicht sterben müsste, wenn die SAPV nicht käme. Die SAPV-Mitarbeiterin kennzeichnet eine solche Idee als unrealistisch und lächerlich, indem sie mit einem Lachen sagt, dass „der Patient versterben" werde, auch wenn die SAPV nicht komme. Sie erläutert dann weiter, dass das Kommen der SAPV mit der Vorstellung verbunden sei, eine „Todesspritze" zu erhalten. Damit wird aus der zuvor wirklichkeitsfremden, weil mit magischem Denken verbundenen und daher ins Lächerliche gezogenen Idee, dass die SAPV durch ihr Kommen den Tod bringen könnte, plötzlich eine realisierbare (wenn auch nicht realistische) Version. Und so wendet sich auch der Blick der Leiterin auf die Patient:innen: Wollen sie zu Beginn des Interviewausschnitts noch eine palliative Situation und damit eine palliative Versorgung durch die SAPV vermeiden, weil sie dann vermeintlich näher am Sterben sind als ohne die SAPV (und daher die SAPV nicht brauchen: „Ich brauch' Euch nicht"), geht die pflegerische Leitung nun darauf ein, dass es Patient:innen gebe, die sich eine Beschleunigung wünschen, also einen schnellen Tod. Aus einer unfreiwillig komischen, wirklichkeitsfremden Idee ist ein Wunsch geworden, der für die SAPV rein fachlich umsetzbar wäre: Das wird dadurch deutlich, dass die Leiterin hervorhebt, dass dem ihr „Auftrag" (und offenbar sonst nichts) entgegenstehe. Während zu Beginn des Interviewausschnitts also betont wird, dass es „immer eine Frage" sei, dass Patient:innen und ihre Angehörigen akzeptieren müssen, im

„palliativen Kontext" zu sein, also ihre Todesnähe akzeptieren müssen, geht es am Ende des Interviewausschnitts darum, dass sie den Tod nicht wünschen sollen, bzw. genauer: An die SAPV nicht den Wunsch herantragen sollen, den Sterbeprozess zu beschleunigen oder den Tod herbeizuführen. Was erst einmal etwas widersprüchlich wirkt, kann wie folgt zusammengebracht werden: Die SAPV ist nicht diejenige, die den „palliativen Kontext" herbeiführt oder beeinflusst. Damit wird auch jegliche ‚Schuld' an der palliativen Situation und am Tod abgewehrt und so die Basis für Vertrauen geschaffen: Die Frage der ‚Schuld' steht außerhalb der SAPV.[65] Für sich bzw. die SAPV als Auftragsziel der Versorgung formuliert die pflegerische Leiterin die Unterstützung („unterstützen") und damit ein sehr unspezifisches Ziel. Dieser Charakter und der „Auftrag" der SAPV muss den Patient:innen und ihren Angehörigen erläutert werden, was prozesshaft ablaufen („Prozess") kann. Zunächst, wie bereits weiter oben (Abschn. 6.2.4) erläutert, geht es darum, dass die Beteiligten ihre schwere Krankheit und den nahen Tod als gegeben annehmen. Eher indirekt ist enthalten, dass die SAPV dazu in einen Austausch mit der ‚unit of care' tritt: „Das ist schon auch immer eine Frage" deutet darauf hin, dass die SAPV es als ihre Aufgabe sieht, die Frage zu beantworten, ob sie gebraucht wird („Ich brauch' Euch nicht" wird dann nicht als Ablehnung, sondern als Aufforderung zum Gespräch aufgefasst) und damit darauf hinzuwirken, dass die ‚unit of care' die palliative Situation als ‚Gegenstand' der ‚Dienstleistung' akzeptiert. Je nachdem können dabei eher die Patient:innen oder die Angehörigen im Fokus sein, also jeweils unterschiedliche Fragen, Ängste und Nöte zum ‚Gegenstand' werden. Während sie zunächst ihre Todesnähe akzeptieren müssen, müssen sie dennoch ebenfalls akzeptieren, dass die SAPV sie nicht näher an den Tod heranbringt. Die SAPV muss somit der ‚unit of care' Wissen darüber vermitteln, für was sie steht. Damit sind die möglichen Ziele der Dienstleistung SAPV bereits stark eingegrenzt: Auch wenn Patient:innen dies wünschen sollten, ist es nicht möglich, dass die SAPV ihr Sterben beschleunigt. Für die SAPV kann weder ein ‚Nicht-Sterben' das Ziel sein, noch ist der Tod das Ziel. Es wird damit ein *Korridor palliativer Versorgung* sichtbar, in welchem

[65] Dies ist möglicherweise zumindest mit eine Erklärung, wieso der assistierte Suizid auf so starke Ablehnung stößt: Die Haltung einzunehmen, grundsätzlich nicht am aktuellen Geschehen ‚Schuld' zu sein und nur ‚Besserung' im Sinne von höherer Lebensqualität zu bewirken, ist vermutlich einfacher für die professionellen Akteur:innen (für sich selbst und in der Vermittlung gegenüber der ‚unit of care'), als die Widersprüchlichkeit auszuhalten (und entsprechende Entscheidungen treffen zu müssen), sowohl für ein lebenswertes Leben am Lebensende ‚verantwortlich' zu sein als auch für das Sterben. Dies wirft ein Licht auf eine grundlegende Basis professioneller Praxis, in der das ‚Leben' weiterhin für das ‚Gute' steht, das nun auch im ‚Sterben' möglich ist und der ‚Tod' (wenn auch nicht das ‚Sterben') dagegen weiterhin ‚schlecht' ist. Der Tod ist das Unvermeidliche, das es nicht zu beschleunigen gilt – auch wenn er nicht mehr als mit allen Mitteln zu vermeiden gilt.

eine Balance zwischen der Akzeptanz des nahen Todes und dem Ausschluss einer Beschleunigung des Sterbeprozesses eingehalten werden muss. Die SAPV muss dieses Vorwissen vermitteln, falls es nicht bereits vorhanden ist. Auftraggeber:in ist hier offensichtlich nicht die ‚unit of care': Weder bei der Entscheidung, ob die SAPV überhaupt als Dienstleisterin auftritt, noch bei der Entscheidung, ob den Wünschen des oder der Patient:in nach einem sofortigen Tod entsprochen wird. Es gibt also neben der ‚unit of care' andere Beteiligte, die wesentlich beeinflussen können, ob die SAPV zum Einsatz kommt und welche Ziele eine Versorgung haben könnte. Dies wird an folgendem Beispiel deutlicher.

„…dass da Unterschiedliche in ganz unterschiedliche Richtungen gezerrt haben"

Der Mitarbeiter aus dem psychosozialen Bereich schildert eine gescheiterte Versorgung, bei der die verschiedenen Beteiligten sich nicht über das Ziel der Versorgung einigen konnten:

> „Eben, spontan fällt mir jetzt einer ein, wo ich sage, wo die Atemnot das große Problem war, und verbunden mit dieser Atemnot eine extreme Angst. Und wo, sagen wir mal, mein Eindruck der war, dass da Unterschiedliche in ganz unterschiedliche Richtungen gezerrt haben so. Also wo auch vom System außen herum keine Einigkeit da war. Was ist jetzt der hilfreiche Ansatz? Sondern wo man sich – bis hin zu (lacht) der Apotheke, als es um Morphin als atemnotminderndes Medikament, vom Apotheker gesagt wurde ‚Was? Ist es jetzt schon so weit?', so, ne, als die Angehörigen das Präparat abholen wollten, so. Und wo dann zusätzlich Angst produziert wurde über solche Aussagen so. Und wo, weiß ich, Hausarzt und Onkologe und – ja, wo es einfach in verschiedenste Richtungen ging. Wo dann letztendlich auch die Begleitung abgebrochen wurde so. Ok. Das ist manchmal dann auch richtig, denke ich. Geht dann nicht anders, aber trotzdem schade, ja. Also, von Seiten der Familie wurde die Begleitung abgebrochen. Weil der SAPV dann doch eher für die Seite steht, wo es ums Sterben geht, während andere dann, andere Kräfte manchmal noch so tun, als gäbe es noch ein andere (lacht) Richtung, was oft nicht stimmt, glaube ich, ja" (DB031/107, Dritte Berufsgruppe).

Der ‚Gegenstand' bzw. das sogar „große Problem" ist hier zunächst relativ klar: Es ist „Atemnot" und „extreme Angst". Damit einher geht aber nicht die Akzeptanz der palliativen Situation und deshalb können Ziele und Strategien, also die Wege hin zu den Zielen, nicht bestimmt werden. Die Atemnot und Angst können nicht ausreichend bearbeitet werden, weil der Apotheker die Angehörigen verunsichert, indem er auf den baldigen Tod anspielt („Ist es jetzt schon so weit") und damit Angstgefühle auslöst. Außerdem wollen andere Versorger:innen, hier benannt sind „Hausarzt und Onkologe", den Patienten anders – wie interpretiert werden kann, weiterhin kurativ – behandeln. Die Familie bricht schließlich den Kontakt zur SAPV ab, die SAPV kann nicht vermitteln, um was es aus ihrer Sicht in der Situation gehen sollte. Auch hier ist der Gegenstand eng mit den (möglichen) Zielen verbunden. Der Gegenstand ist in seiner verkürzten Variante, nämlich Atemnot und Angst, hier vermutlich für alle Beteiligten offensichtlich. Aber es ist unklar, welche Ziele daraus folgen. Während für die SAPV eine Symptomlinderung auch mit Morphin die richtige Wahl ist, weil für die SAPV die Atemnot und Angst im Kontext einer palliativen Situation stattfindet, halten andere Beteiligte an kurativen Maßnahmen fest und sehen im Morphin ein Medikament, dass der Besserung oder sogar Heilung entgegensteht. Vertrauen in die SAPV wird somit verhindert, die Entscheidung fällt gegen eine palliative Versorgung und damit gegen die SAPV. Wenn es also der SAPV nicht gelingt, die Definition des Gegenstandes mit den anderen Beteiligten in für die SAPV angemessener Weise zu definieren, in diesem Fall also deutlich zu erweitern, so dass die gesamte Situation des oder der Patient:in in den Blick kommt, können weder Ziele festgelegt noch Entscheidungen für ein bestimmtes Handeln getroffen werden. Das Vertrauen der anderen Beteiligten in die SAPV ist dabei zentral. Sie müssen darauf vertrauen, dass die SAPV in ‚guter' Absicht handelt, vor allem was die Belange der Patient:innen angeht. Auch hier geht es dennoch nicht darum, dass die SAPV einseitig bestimmen kann oder will, was die Ziele sein sollen. Es kann daher für die SAPV „manchmal dann auch richtig" sein, dass eine Entscheidung gegen sie getroffen wird.

„Der Patient muss für sich entscheiden"

Der folgende Interviewausschnitt beleuchtet die Schwierigkeit, Entscheidungen herbeizuführen, näher:

> „Also, es muss natürlich irgendwo klar sein, dass ich in medizinischen Dingen schon die Richtung vorgeben muss. Aber für mich ist so dieses ‚informed consent', also, der Patient ist gut informiert und kann dann tatsächlich für sich eine Entscheidung treffen. Es ist nicht mein Leben, es ist nicht mein Schicksal, und ich kann nur begleiten, ich kann aufklären, ich würde aber niemals manipulativ, suggestiv oder wie auch immer auf den Patienten einwirken. Oft kommt von den Patienten irgendwo so ‚Na, Sie müssen doch am besten wissen, was für mich gut ist', nee, das weiß ich nicht. Der Patient muss für sich entscheiden. Und ich sage eigentlich auch immer ‚Sie geben die Richtung vor und ich räume Ihnen die Steine aus dem Weg'. […] Aber ob etwas sinnvoll ist oder nicht sinnvoll ist, so eine letzte Entscheidung muss schon dann am Ende doch ich treffen, ja?" (FA011/44, Ärztin).

Für die Palliativärztin stehen zwei Entscheidungen im Raum: Erstens die Entscheidung der Patient:innen, die diese „gut informiert" treffen sollen.[66] Zweitens die Entscheidung der SAPV-Ärztin, „ob etwas sinnvoll ist oder nicht sinnvoll ist". Beide Entscheidungen hängen zusammen, denn die Ärztin muss entscheiden, welche Erklärungen und Bewertungen sie gegenüber dem oder der Patient:in abgibt, auf deren Basis Patient:innen entscheiden können. Auch wenn also Patient:innen „für sich entscheiden" *müssen*[67], erkennt sie die fundamentale Bedeutung ihrer eigenen Bewertung und Auswahl, die der Entscheidung von Patient:innen vorangeht: ihre eigene Entscheidung ist doch die „letzte Entscheidung". Ihre Aufgabe besteht also nicht darin, Patient:innen die Wahl eines Ziels zu überlassen und dann die Umsetzung des Ziels zu ermöglichen („ich räume Ihnen die Steine aus dem Weg"), sondern die Patient:innen müssen erst in die Lage versetzt werden, eine Entscheidung treffen zu können (auch dafür werden „Steine aus dem Weg" geräumt). Die Auswahl dessen, über was entschieden werden kann, ist also ganz wesentlich durch die SAPV vorgeformt, das Ziel ist damit innerhalb eines Spektrums möglicher Ziele bereits zu einem wesentlichen Teil vorgegeben.[68] Die Vorarbeit der Ärztin, also ihre auf Basis ihres professionellen Wissens („dass ich in medizinischen Dingen schon die Richtung vorgeben muss") für das weitere Vorgehen ganz zentralen Entscheidungen, werden jedoch nicht für den oder die Patient:in sichtbar, oder genauer: Sie sollen

[66] Sie spricht von „informed consent". Tham schreibt zur Bedeutung der ‚informierten Einwilligung': „Informed consent is a gold standard in Western medicine" (2022, S. 1) und Becker erläutert: „Die informierte Einwilligung ist das Instrument, das die Autonomie des Patienten schützt. Eine informierte Einwilligung in eine medizinische Behandlung liegt dann vor, wenn der Patient nach sorgfältiger Aufklärung über die infrage kommende Behandlung in diese absichtlich und ohne äußeren Zwang einwilligt" (2019, S. 1). Der Begriff wird vielfach kritisiert (vgl. z. B. Tham et al. 2022; Becker 2019; Peuten 2018, S. 37–40; Moos 2018, S. 277).

[67] Tham und Letendre diskutieren den Zwang zur Entscheidung bzw. zum ‚informed consent' unter dem Aspekt der Patientenautonomie: „[I]f the patient does not want to be involved in decision-making, it is unfair to coerce him / her to make decisions regarding medical care" (2022, 45–46).

[68] Somit wird plausibel, dass die unterschiedlichen Versorgungskulturen der SAPV einen unterschiedlichen Fokus bei ihrer Arbeit verfolgen und dennoch jeweils sagen können, dass die Belange der Patient:innen berücksichtigt werden: Indem nämlich in der Vorauswahl dessen, über was Patient:innen entscheiden, eine jeweils breitere oder engere Einschränkung dessen vermittelt wird, was als Entscheidungsraum möglich ist. Der Ähnlichkeit des Vorgehens bei der Zielfindung der Versorgungskulturen liegen somit unterschiedliche Handlungsspielräume zugrunde, die den Patient:innen bzw. der ‚unit of care' vermittelt werden. In Bezug auf das „Steine aus dem Weg räumen", wären es also bei einer holistischen Versorgungskultur ganz andere „Steine" als bei einer dualistischen oder prozeduralistischen. Dies wäre jedoch im Rahmen einer anderen Forschungsarbeit genauer zu untersuchen.

nicht sichtbar werden. Den Patient:innen wird vermittelt, dass sie „die Richtung" vorgeben und entscheiden. Sie *müssen* sogar entscheiden, es steht ihnen nicht frei, *nicht* zu entscheiden. Die Entscheidungen der Ärztin bleiben damit für Patient:innen unsichtbar, sie sind auf der Hinterbühne (‚back-office') verortet, während auf der Vorderbühne (‚front-line')[69] die Patient:innen mit ihren Wünschen, Bedürfnissen, Belangen und Entscheidungen im Mittelpunkt stehen. Sie sollen das Gefühl vermittelt bekommen, dass sie nun allein bestimmen. Im Interviewausschnitt kommt die Ambivalenz des ‚autonomen' Entscheidens gut zum Ausdruck, indem Patient:innen durchaus merken, dass die Ärztin über ein medizinisches Wissen verfügt, das sie nicht haben, und das es aus Patientensicht erlauben müsste, eine Empfehlung zu geben: „‚Na, Sie müssen doch am besten wissen, was für mich gut ist'". Für die Ärztin zählen aber nicht nur die im engen Sinne medizinischen Aspekte, sondern auch die individuelle Situation des oder der Patient:in, in die sie nur begrenzt Einblick hat. Damit wird gleichzeitig ein großer Anteil der Verantwortung an die Patient:innen gegeben, man kann von einem ‚shared decision-making' (vgl. z. B. Stollberg 2008; Alheit und Herzberg 2018; Peuten 2018, S. 37–38) sprechen.

Unterschiedliche Ziele, die für die Dienstleistung eine Rolle spielen, werden an diesem Beispiel sichtbar. Sie sind nicht kongruent, weisen aber enge Verbindungen auf. Aus dem Blickwinkel der Ärztin ist das Ziel ihrer Arbeit zunächst ein informierter bzw. eine informierte Patient:in. Dies erreicht sie, indem sie für die Patient:innen einen ‚Entscheidungsraum' vorbereitet und vorab selbst Entscheidungen dafür trifft (und treffen *muss*), was diesen Raum ausmacht, also was sie den Patient:innen vermittelt. Sie muss folglich die Möglichkeiten ausgelotet haben, die insbesondere aus medizinischer Sicht ‚sinnvoll' sein könnten und diese anschließend den Patient:innen aufzeigen. Die Patient:innen müssen auf dieser Basis das Ziel der Versorgung, also das Ziel der Dienstleistung, bestimmen. Im Anschluss an diesen ‚informed consent' gibt es ein von den Patient:innen vorgegebenes Ziel, das durch die ‚Dienstleistung' SAPV erreicht werden soll. Dieses Ziel ist damit für die Arbeit der Ärztin relevant. Es stellt sich aber für die Ärztin in etwas anderer Weise dar als für den bzw. die Patient:in. Während das Ziel für die Patient:innen dem möglichst nahe kommen soll, was für sie „gut ist", besteht das Ziel aus Sicht der Ärztin – und damit das zweite große Ziel ihrer Arbeit – darin, dieses Ziel zu *ermöglichen*. Das Verhältnis des Hauptziels der Dienstleistung zu den Dienstleistungsgebenden und Dienstleistungsnehmenden entspricht dabei dem Verhältnis des im Dienstleistungsdreieck dargestellten ‚Gegenstands' der Dienstleistungsbeziehung zu den Akteur:innen: Während der ‚Gegenstand' meist eng mit den Dienstleistungsnehmenden verbunden ist, geht es den Dienstleistungsgebenden darum, etwas mit dem

[69] Siehe zu den Begrifflichkeiten auch Abschn. 2.1.1.3 und Abschn. 2.2.4.2.

Gegenstand zu machen, ihn zu beeinflussen. Auch wenn Dienstleistungsgeber:innen und Dienstleistungsnehmer:innen also dasselbe Ziel im Auge haben, nimmt es je nach Blickwinkel eine etwas andere Gestalt an.

Der Interviewausschnitt beleuchtet mit der Betonung der SAPV-Ärztin auf ihren eigenen Anteil nicht nur das ‚Entscheiden', sondern auch, wieso das Vertrauen eine große Rolle spielt.[70] Wenn es nämlich nur darum ginge, dass Patient:innen völlig frei über Ziele entscheiden könnten und die SAPV diese umsetzen würde, dann wäre von Seiten der Patient:innen nur das Vertrauen in die Wirkmächtigkeit der SAPV eine Vertrauensfrage – wenn auch keine kleine. Dagegen setzt es völlig anderes Vertrauen voraus bzw. ist ein völlig anderes Ausmaß an Vertrauen aufzubauen, wenn es darum geht, die Grundlagen für eine Entscheidung zunächst zu legen. Dies beleuchtet das nächste Beispiel.

„Das war so wichtig, diese Frage zu stellen"

Das folgende Beispiel zeigt die Interaktion bei einer Entscheidung für das Verbleiben im häuslichen Umfeld und gegen einen möglicherweise lebensverlängernden Aufenthalt im Krankenhaus:

> „Und es war irgendwie klar, irgendwann wird sie Fieber entwickeln, und dann wird das relativ schnell gehen. […] Und dann kam auch irgendwann der Anruf von den Angehörigen, sie hat Fieber entwickelt. Und da war halt irgendwie jetzt die Frage ‚Was machen?'. Und dann habe ich sie besucht. Und dann haben wir uns so unter vier Augen unterhalten. Und dann habe ich gesagt ‚Mhm, jetzt müssen wir das entscheiden', oder ich muss eben mit ihr überlegen, ob sie halt stationär in die Klinik gehen möchte. Weil das war halt so die Option […] Und dann habe ich gesagt ‚Sie müssen halt überlegen, ob Sie Zeit gewinnen wollen, oder ob das so ok ist?'. […] Und dann haben wir vereinbart, sie ruft mich auf dem Mobiltelefon zurück, ob ich was machen soll, also ob ich mit der Klinik sprechen soll oder nicht. Dann rief sie mich so zwei, drei Stunden später hat, hat gesagt ‚Nee, ich habe mich entschieden. […]'. Und dann ist sie zu Hause geblieben […] Und relativ <u>viel</u> später […] habe ich einen Brief von der <u>Mutter</u> bekommen, die sich bei mir <u>bedankt</u> hat, dass ich der Tochter diese Frage gestellt habe. Mir war das gar nicht so bewusst, weil für <u>mich</u> war es ein ganz <u>normaler</u> Hausbesuch […] Und durch diesen Brief, und die Mutter hat dann gesagt ‚Das war so <u>wichtig</u>, diese Frage zu stellen', weil, das hat sie sich selber noch nie gefragt, worum es eigentlich geht, ne? Gar nicht drum – Heilung war ja sowieso klar, gibt es nicht. Aber ‚Was will ich denn, wenn ich da mich jetzt nochmal behandeln lasse?'. Ja, und die Frage nach der Zeit war noch <u>nie</u> irgendwie Thema gewesen. Und sie hat, an der Stelle sagte die Mutter dann in dem Brief, zum ersten Mal auch klar entschieden ‚Nee, das ist auch ok, wenn ich das jetzt – ich brauche das doch nicht'. Und das fand ich

[70] Zum Vertrauen im Zusammenhang mit der informierten Einwilligung siehe auch Becker (2019, S. 40–45).

> extrem eindrucksvoll, ein Gespräch, was in dem Moment für mich völlig, ja, harmlos war, eigentlich in der Familie ganz viel ausgelöst hat so, ja" (FA071–2/40, Ärztin).

Im geschilderten Fall ist „klar", dass die Patientin schnell sterben wird, sobald sie Fieber bekommt. Da die SAPV-Ärztin das unpersönliche „es" verwendet, ist herauszulesen, dass nicht nur sie selbst aus ihrer professionellen Einschätzung heraus ‚weiß', dass es so kommen wird, sondern alle Beteiligten darüber informiert sind und es einhellig als gegeben ‚akzeptieren', also der Einschätzung vertrauen, die vermutlich von ärztlicher Seite vermittelt wurde. Als die Patientin Fieber bekommt und damit der angekündigte Zeitpunkt erreicht ist, spricht die Ärztin persönlich mit der Patientin und kann auf den bereits vorhandenen Wissensstand aufbauen („jetzt müssen wir das entscheiden" deutet darauf hin, dass über das *„das"* bereits informiert wurde). Dabei wird erkennbar, dass zwar darüber informiert wurde, dass es so kommen wird, aber dass es dennoch weiterhin etwas zu entscheiden gibt. Die Entscheidung konnte also nicht im Voraus getroffen werden oder sie muss zumindest zum konkreten Zeitpunkt erneut getroffen werden. Prozesse der Definition von Problemen, Ergebnissen oder Zielen der Dienstleistung und Planungen von Problemlösungen laufen also nicht linear, sondern zirkulär ab. Die enge Definition des Problems bzw. des ‚Gegenstandes' ist zunächst das Fieber. Dieses war zwar erwartet worden, aber der Zeitpunkt war nicht vorab bestimmbar. Es wird von einem irgendwann in der Zukunft liegenden Problem zu einem ganz akuten Problem, dem nun in irgendeiner Weise begegnet werden muss. Der viel weiter gefasste ‚Gegenstand' der Dienstleistung ‚SAPV' steht damit nun für die Beteiligten besonders klar konturiert im Raum: Es geht buchstäblich um Leben und Tod und somit um alles, was für die Patientin von Bedeutung ist. Die Patientin muss nun also über ihr Lebens- und Sterbensziel entscheiden. Hier handelt es sich wie im Beispiel oben (FA011/44) um eine gemeinsame Entscheidungsfindung, im Unterschied dazu wird jedoch der Anteil der Ärztin gegenüber der Patientin deutlich: „Und dann habe ich gesagt ‚Mhm, jetzt müssen wir das entscheiden'". Letztlich fordert hier ebenfalls die SAPV-Ärztin die Patientin zur ausschlaggebenden Entscheidung auf: „Und dann habe ich gesagt ‚Sie müssen halt überlegen, ob Sie Zeit gewinnen wollen, oder ob das so ok ist?'". Das Ziel wird also in einem koproduktiven iterativen Prozess entwickelt. Die Vorarbeit für die Patientenentscheidung erfordert von Seiten der Ärztin einen Blick über den Rand der SAPV hinaus, denn es werden Versorgungsziele ins Spiel gebracht, die nicht mehr von der SAPV erbracht werden können, in diesem Fall eine stationäre Behandlung. Hier agiert die SAPV also gewissermaßen ‚selbstlos' nur im Interesse der Patientin. Und sie kann damit die im Rückblick der Mutter der Patientin so zentrale Frage „worum es eigentlich geht" stellen bzw. einen Prozess der ganz elementaren Auseinandersetzung mit dem Leben, dem Sterben und dem Tod in Gang setzen. Um solche Prozesse anzustoßen, müssen Patient:innen und Angehörige darauf vertrauen können, dass die SAPV ohne Rücksicht (oder zumindest ohne allzu große Rücksicht) auf ihre eigenen Belange informiert und berät. Vertrauen spielt also bereits bei der Zielfindung eine große Rolle und die SAPV nimmt eine Anwaltsfunktion ein: Während es im Gesundheitssystem weiterhin keine unabhängige Beratung und Koordination für Patient:innen gibt (Böhle et al. 2015, S. 166), übernimmt die SAPV eine „Anwalts-, Vermittlungs- und Beratungsfunktion" (Böhle et al. 2015, S. 176). Dieser Aspekt verdeutlicht erneut die asymmetrische Beziehung: Obwohl es sich hier um einen ‚Idealfall' einer ‚mündigen' Patientin handelt, die für sich sehr bewusst und in kurzer Zeit eine Entscheidung treffen kann und trifft, kommt die Asymmetrie des Verhältnisses von SAPV und der ‚unit of care' doch sehr prägnant zum Ausdruck, wenn die Ärztin sagt, dass das Gespräch mit der Patientin für sie selbst ein „ganz normaler Hausbesuch" und „völlig, ja, harmlos war", bei der ‚unit of care' jedoch „ganz viel ausgelöst hat". Auch eine bestmögliche Information und (weiterhin) sehr gute kognitive Fähigkeiten führen also nicht zu einer Aufhebung des asymmetrischen Machtverhältnisses zugunsten der SAPV. Dennoch ist die ‚Kompetenz' von Dienstleistungsnehmer:innen, also Fähigkeiten weit über eine ‚Accountability' hinaus, sehr zentral, auch für die Frage der Umsetzbarkeit der Ziele.

6.3.3 Compliance und Non-Compliance

„Die arbeiten immer gegen uns"

Wie in den letzten Abschnitten bereits deutlich wurde, sind die Schwierigkeiten der Zusammenarbeit im Sinne einer Koproduktion der Leistung im Fall der SAPV komplex. Abgesehen davon, dass es keinen Vertragsabschluss in herkömmlichem Sinne und keine eindeutigen Dienstleistungsnehmer:innen gibt (siehe dazu auch Abschn. 6.4), ändert sich die Ausgangsituation laufend und damit müssen neu auftauchende Probleme erkannt und bewältigt werden. Eine SAPV-Pflegefachkraft spricht über eine sehr konflikthaft verlaufende Versorgung wie folgt:

> „Und schwierig ist […] eine Familie, die ist jetzt in dem Fall türkisch, aber das tut nichts zur Sache. Da ist es sehr schwierig, weil die einfach nicht akzeptieren können, wie krank die Patientin ist. In dem Fall ist es die Mutter mit ihren zwei Söhnen, die sehr eitel sind und äh eine völlig chaotische Familie, ein chaotisches Zuhause. Die Patientin liegt jetzt neuerdings nur noch im Bett, ist sehr adipös, schlummert. […] Und äh wie soll ich sagen, die arbeiten immer gegen uns, das ist anstrengend, ja? Also die wollen keinen Pflegedienst, obwohl wir sehen, das ist ganz, ganz wichtig, dass da ein Pflegedienst reinkommt, weil die Frau überall Hautlappen hat, die sich

> dann auch entzünden. Wir geben immer wieder Tipps […] Und jedes Mal kommt man dort hin und es ist so, als ob man nichts gesagt hat. Und das ist das, was einen so ... Die Frau, die hatte Angst, die hatte Schmerzen, hatte, das war jetzt vor zwei Wochen extrem der Fall ... die Wohnung sah total chaotisch aus, die Medikamente sind überall rumgeflogen. Ähm wie soll ich sagen? Also wir hatten dann immer wieder ... Ich habe immer so wieder so ein bisschen aufgeräumt, habe noch mal die Medikamente durchgesprochen, habe immer gefragt ‚Soll ich vielleicht oder sollen wir vielleicht die Medikamente richten, dann ist das vielleicht ein bisschen, weil ich auch eine Überforderung sehe, dann sind Sie da so ein bisschen raus?' ‚Nein, machen wir selber.' […] Es wurden nicht die Medikamente gegeben, auch unsere Ärzte wissen darüber Bescheid. Also die sagen halt auch ‚Du kannst das System nicht ändern'" (PC081/68, Pflegefachkraft).

Es handelt sich um „eine Familie", die „sehr schwierig" ist, also nicht (nur) die Patientin selbst ist schwierig, sondern ihr gesamtes engeres Bezugssystem, insbesondere die beiden Söhne, die sich offenbar um die Mutter kümmern. Auch wenn von der Pflegefachkraft betont wird, dass das Türkischsein keine Rolle spiele („das tut nichts zur Sache") wird es doch zu Beginn der Schilderung dieses Versorgungsfalles genannt und mit dem „das tut nichts zur Sache" sogar eher noch hervorgehoben. Es bleibt unausgesprochen, inwiefern das Türkischsein mit der als problematisch empfundenen Versorgungssituation möglicherweise doch von der Pflegefachkraft in einen Zusammenhang gebracht wird, vielleicht auch deswegen, weil befürchtet wird, dass von der Interviewerin eine ‚rassistische' oder fremdenfeindliche Einstellung unterstellt werden könnte. Es folgt die Darstellung einer Versorgungssituation, die aus Sicht der SAPV-Pflegefachkraft von ihrem sehr hohen Engagement geprägt ist, die in starkem Kontrast steht zur Situation vor Ort, die von einer absoluten Unmöglichkeit geprägt ist, eine tragfähige und verbindliche Kooperation zu erreichen und so zu einer Koproduktion zu gelangen. Es scheint, als könnte die SAPV nichts erreichen, die ‚unit of care' wirkt völlig resistent gegenüber jeglicher Intervention ins Geschehen: Alle Mühe ist aus Sicht der Pflegefachkraft vergebens. Sie führt die Situation darauf zurück, dass „die einfach nicht akzeptieren können, wie krank die Patientin ist". Die völlige Ignoranz gegenüber den professionellen Hinweisen wird also mit einer ‚falschen' Grundhaltung gegenüber der Krankheit (siehe dazu auch Abschn. 6.2.4) erklärt. Die Haltung der Angehörigen ist offenbar nicht in dem Sinne beeinflussbar, dass die SAPV die Familie erkennbar davon zu überzeugen kann, dass es sich um eine palliative Situation handelt. Verschiedene Voraussetzungen für eine Dienstleistungsbeziehung (siehe Abschn. 6.2) können somit als nicht gegeben oder zumindest als prekär angenommen werden. Dennoch versorgt die SAPV die Patientin, und zwar bereits über einen etwas längeren Zeitraum hinweg („das war jetzt vor zwei Wochen extrem der Fall"). Es stellt sich also die Frage, wie dies trotz der schwierigen Bedingungen denkbar ist. Zunächst ist an der Schilderung der Pflegefachkraft die starke Fokussierung auf die medizinisch-pflegerischen Aspekte auffallend, die auf eine dualistische Versorgungskultur hindeuten. Die Angehörigen kommen nur in den Blick als Versorgende, die in diesem Fall trotz bestmöglicher Edukation ‚versagen'. Der Blick auf Versorgungskulturen öffnet den Raum für weitere Interpretationen dieser für die Pflegefachkraft so unerträglichen Situation, indem gefragt werden könnte, inwieweit in diesem Beispiel *von Seiten der SAPV* überhaupt der ‚Gegenstand' ihrer Dienstleistung so weit gedacht werden kann, dass die *Gesamtsituation* als Gegenstand denkbar ist und damit auch spirituelle und psychosoziale Aspekte mit Teil des Versorgungsgeschehens sein können. Ein weiteres Gedankenspiel kann dann zu folgenden Überlegungen führen: Indem die Familie auf ihr ‚Türkischsein' reduziert wird und damit das Versorgungsgeschehen möglicherweise unter einem Label kultureller Fremdheit als ‚unverständlich' (und daher nicht als Aufgabe für die SAPV) deklariert wird, können und müssen aus Sicht der SAPV keine neuen Wege eines für alle Beteiligten gangbaren Vorgehens gefunden werden. Andere denkbare, aber für die SAPV dann nicht zu bearbeitende Ursachen und Konstellationen werden ausgeblendet. So kann der Blick dafür verstellt werden, dass sich in der Unmöglichkeit einer zielführenden Kommunikation die Sprach- und Hilflosigkeit der Sterbesituation spiegeln könnte, ebenso wie sich im Chaos („völlig chaotische Familie, ein chaotisches Zuhause") möglicherweise das Überbordende, Unfassbare des Todes materialisiert. Ebenso bleibt die Bedeutung der Mutter für die beiden Söhne in der Schilderung der Pflegefachkraft völlig außen vor, die mangelnde Einsicht der Familie in die ‚tatsächliche' Situation (der Krankheit und damit des Sterbens) wird als Unwilligkeit („nicht akzeptieren") gedeutet und *nicht* als *möglicherweise* problematisch empfundene Vorstellung, die Mutter dem Tod gewissermaßen preiszugeben.[71] Stattdessen wird eine erhebliche Kompetenzlosigkeit attestiert. Die Sicht der Pflegefachkraft ist daher deutlich eingeschränkt, andere Erklärungen werden gar nicht erst in Erwägung gezogen. Nicht zum Vorschein kommt außerdem, ob es überhaupt Gespräche gab, um gemeinsame Ziele und die Vorgehensweise abzustimmen oder ob die SAPV relativ einseitig ihre professionellen Standards anlegt und von der ‚Familie' deren Einhaltung fordert. So könnte die generelle Unfähigkeit der Angehörigen, im Sinne der SAPV zielführend zu handeln, ganz andere Ursachen als mangelnde Kompetenz haben: Die apathisch-defensive, jegliche Intervention ins Leere laufenlassende Haltung der Angehörigen könnte eine Verteidigung der eigenen Autonomie sein, ein Widerstand gegen das

[71] Denn auch hier könnte sich wiederum eine Vorstellung von ‚magischen' Kräften finden, indem bereits die Einsicht und Akzeptanz einer Sterbesituation den Tod beeinflussen könnte (siehe auch Abschn. 6.3.2, „Ah, krieg' ich jetzt die Todesspritze").

Eindringen der SAPV, die so ‚eindringlich' immer wieder auf ihre Sicht beharrt, in der Annahme, dass ihre Hinweise absolut plausibel, weil aus professioneller Sicht notwendig und daher ‚rational' sind. Die Zuweisung des ‚Türkischseins' verweist dann auf irritierende Weise einerseits darauf, dass es problematisch ist, alle Menschen ‚gleich' zu behandeln, indem bei ihnen unhinterfragte, kulturell dominante Werte und Vorstellungen vorausgesetzt werden, und dass es ebenso problematisch ist, scheinbar offensichtliche Kategorisierungen als Ausgangspunkt für Annahmen über Differenz zu verwenden. Dennoch wurde bei der Patientin offenbar bereits viel erreicht, und es klingt zumindest an, dass die SAPV daran wesentlich mit beteiligt war: Angst und Schmerzen konnten gelindert werden („die hatte Angst, die hatte Schmerzen, hatte, das war jetzt vor zwei Wochen extrem der Fall"), denn nun „schlummert" sie. Eine ‚dualistische' Versorgungskultur kann daher zugleich Ursache von Schwierigkeiten und deren Lösung sein: Indem mögliche Ziele stark auf die Linderung vor allem körperlicher Symptome eingeschränkt werden, ist die ‚Bearbeitung' des ‚Gegenstandes' viel klarer vor Augen und das Ziel kann dann auch unter ‚chaotischen' Bedingungen weiterverfolgt werden, auch wenn die Pflegefachkraft im weiteren Verlauf des Interviews schildert, dass die SAPV die Patientin bzw. die Familie wieder stärker an die Hausärztin anbinden und sich aus der Versorgung herausnehmen will (PC081/76).

Die Ursache der Konflikthaftigkeit des Versorgungsgeschehens wird im Beispiel allein bei den Angehörigen gesehen. Gleichzeitig deutet die Empörung der Pflegefachkraft an, dass ein solches Verhalten von ihr als nicht angemessen angesehen wird. Bloom und Wilson betonen den Einfluss von mittelschichtsspezifischen Vorstellungen bei den professionellen Akteur:innen, die für die professionelle Sicht auf die Compliance von Patient:innen relevant sind: Patient:innen sollen demnach „well-fed and well-clothed, comfortably housed, and steadily employed" sein (1972, S. 333). Das Schicksal soll nicht passiv betrauert oder stoisch akzeptiert werden, stattdessen soll eine rationale Problemlösung im Vordergrund stehen (Bloom und Wilson 1972, S. 332). Die Rolle von Patient:innen reflektiert also ein „middle class value pattern" (Bloom und Wilson 1972, S. 332). Im Interviewbeispiel dürfte dies neben den genannten Aspekten relevant sein und mit eine Ursache für die von der Pflegefachkraft als äußerst belastend beschriebenen Situation.[72] Besonders deutlich

[72] Die hier gemachten Überlegungen erweitern und konkretisieren May und Schütte-Bäumners Ausführungen zu Ursachen von ‚Non-Compliance' in der SAPV bzw. zu Aussagen von Mitarbeitenden, dass Patient:innen und Angehörige ‚non-compliant' seien und die damit einhergehende Belastung für die Mitarbeitenden (2019). Die Autoren führen psychosoziale Gründe an, so deuten sie das Beharren auf einer „häuslichen ‚Normalität'" von Seiten der Patient:innen und Angehörigen als wichtiges Element einer „*psychosozialen Abwehr* heftiger Gefühle", wobei eine von SAPV-Mitarbeitenden verwendete sachliche Fachsprache

wird die Wichtigkeit eines an der bürgerlichen Mittelschicht orientierten Bildes von Patient:innen jedoch am folgenden Beispiel einer regelrecht mustergültigen Patientin. Die Schilderung erfolgt in derselben Interviewpassage wie das Beispiel oben (PC081/68) und steht daher auch im Rahmen des Interviews in einem inhaltlichen Zusammenhang, nämlich der Bitte der Interviewerin, einen Fall aus der Praxis zu schildern, der „in besonderer Erinnerung geblieben ist" (Interviewerin im Interview mit PC081/61).

„Wir kamen da rein, um diese Schmerzpumpe zu versorgen"

Als ideale Patient:innen und Angehörige können diejenigen gelten, welche die durchaus von SAPV zu SAPV variierenden Schwerpunkte und Zielrichtungen nicht in Frage stellen und aktiv mitwirken. Geradezu als Musterbeispiel einer idealen Patientin und gelingenden Versorgung kann folgende Schilderung einer SAPV-Pflegefachkraft gelten:

> „Die hat mich sehr beeindruckt, weil sie ja eine unheimlich St- also sie wirklich eine Stärke und so eine positive Ausstrahlung hatte trotz ihrer Erkrankung. Wir waren da eingesch- ähm wir kamen da rein, um diese Schmerzpumpe zu versorgen, die sie hatte. Und sie war in der ganzen Zeit, das ist eine schöne Geschichte jetzt, also die war die ganze Zeit mobil, hat ihr eigenes Ding gemacht. [...] wir konnten sie aber auch sehr gut einstellen mit der Schmerzpumpe, und immer, wenn wir bei ihr waren, da habe ich irgendwie gedacht ‚Mensch', da hat man sich so wohlgefühlt. Und ähm da war halt ganz viel positive Energie, und sie war einfach auch so was von entspannt. Und da habe ich einfach gesehen, dass ein totkranker Mensch äh noch sich trotzdem gerne pflegt und aufhübscht und diese Pumpe in einer ganz schönen Tasche versteckt und dann mit der irgendwie spazieren geht und irgendwie sie trotzdem noch so ihre ... also die war einfach für mich als Person, auch für meine Kollegen und auch ihr Mann und dieses ganze Umfeld einfach ähm äh eine ganz, ganz tolle, eine ganz, ganz tolle Begegnung war das, ja" (PC081/68, Pflegefachkraft).

Der Anlass der Versorgung wird von der Pflegefachkraft klar benannt: „Wir kamen da rein, um diese Schmerzpumpe zu versorgen". Der Gegenstand der Dienstleistungsbeziehung ist auf den ersten Blick also keine komplexe Situation, auch keine Person, kein ‚Subjekt' und erst recht keine ‚unit of care', sondern ein technisches Gerät. Ziel ist, dieses technische Gerät, die Schmerzpumpe, „zu versorgen". Dass es dennoch tatsächlich um die Patientin geht, macht der Satz deutlich: „Wir konnten sie aber auch sehr gut einstellen". Das primäre Ziel der Versorgung ist also, dass

---

ebenso als Ursache wie auch als Lösung fungieren kann, auch für die Mitarbeitenden selbst (May und Schütte-Bäumner 2019, S. 311, Herv. i. Orig.).

die Patientin schmerzfrei ist. Sekundär, aber wesentlich, ist, dass ihr die Schmerzfreiheit ermöglicht, weiterhin „ihr Ding" zu machen, also „mobil" zu sein und das zu tun, was sie gerne macht, die Pflegefachkraft hebt insbesondere das Schönheitshandeln[73] hervor. Die Herstellung der Kooperationsbeziehung erfolgt hier von Seiten der SAPV über ihr Expertenwissen: Die SAPV weiß, wie die Schmerzpumpe bedient werden muss (und offenbar niemand von den bisherigen Versorgenden, sonst wäre sie nicht eingebunden worden). Abgesehen von der ‚Versorgung' der Pumpe („diese Schmerzpumpe zu versorgen") kommen in der Schilderung der Pflegefachkraft keine Handlungen der SAPV vor. Im Gegensatz zur ‚chaotischen' Familie weiter oben (ebenfalls PC081/68, „Die arbeiten immer gegen uns", hier in Abschn. 6.3.3) ist hier die Versorgung völlig mühelos. Ganz im Gegenteil wird sogar die Patientin als diejenige geschildert, die den Mitarbeiter:innen der SAPV sehr viel gibt: Die SAPV-Mitarbeiterinnen fühlen sich dort wohl („da hat man sich so wohlgefühlt"), für sie ist es eine „tolle Begegnung", sie erleben eine Patientin, die „entspannt" ist, „positive Energie" hat und die aufgrund ihres Schönheitshandelns einen schönen Anblick bietet. Es entsteht sogar fast der Eindruck, dass der Glanz der Patientin regelrecht auf die SAPV ‚abfärbt'. Bereits weiter oben (Abschn. 6.2.4, Abschnitt „Da hat man sich so wohlgefühlt") wurde der Aspekt der Gefühlsarbeit dieser Patientin herausgearbeitet. Die Patientin äußert keine negativen Gefühle, wie z. B. Ängste oder Trauer, obwohl sie um ihre Situation weiß. Das Wissen um die Schwere der Situation ist aus Sicht der Pflegefachkraft möglicherweise sogar der Ausgangspunkt, damit die Patientin ihre Stärke hervorheben kann, was der Schilderung eine noch größere Dramatik gibt. Es entsteht so fast eine Imbalance *zugunsten* der SAPV, also es entsteht der Eindruck, dass die Patientin der SAPV mehr gibt als die SAPV der Patientin.[74] Was könnte also neben gesellschaftlichen Erwartungen an eine Frau der bürgerlichen Mittelschicht die Patientin dazu bewegen, sich so sehr an kulturelle Normen (u. a. der Höflichkeit) zu halten und ein so aktives Schönheitshandeln zu betreiben? Ein Aspekt könnte die Fortführung des bisherigen Lebens sein, indem der Krankheit möglichst wenig Raum gegeben wird und die Krankheit die Patientin möglichst wenig ‚behindern' soll, was einschließt, dass die Nähe zum Sterben und dem Tod *unsichtbar* bleiben soll. Ein Effekt eines solchen Handeln könnte also sein, dass niemand der Patientin anmerkt oder ansieht, wie schlecht es ihr geht. Die SAPV ‚weiß' jedoch, dass es ihr schlecht geht. Im Interviewausschnitt der Pflegefachkraft fällt genau dieser Kontrast auf, den die Pflegefachkraft so hervorhebt und der die Besonderheit der Patientin ausmacht: Die Patientin hat

[73] Zum Begriff des Schönheitshandelns siehe Degele 2004.

[74] Und zwar nicht (nur) im klassisch hospizlichen Verständnis (vgl. Saunders 2009a, S. 53–54; 2000, S. 12–13).

eine „positive Ausstrahlung […] trotz ihrer Erkrankung“, sie ist ein „todkranker Mensch“ und pflegt sich „trotzdem gerne“. Diese Schilderungen machen deutlich, dass der Patientin viel Bewunderung entgegengebracht wird. Ein anderer oder weiterer zentraler Aspekt des Handelns der Patientin könnte also sein, dass sie dadurch viel Anerkennung erhält und damit Mitleid, möglicherweise auch eigene Scham aufgrund nicht (mehr) erfüllter Erwartungen, vermeiden kann. Es könnte in diesem Sinne also durchaus von Reziprozität gesprochen werden: Die Mühe, die sich die Patientin damit macht, weiterhin „trotz“ ihrer Situation wie eine gesunde, lebensbejahende, fröhliche und hübsche junge Frau zu wirken, bringt ihr große Bewunderung ein (vor allem von der SAPV, also denjenigen, die das vermutlich am besten bewerten können). Die Gefühlsarbeit, also die Beeinflussung der Gefühle der anderen, und das Schönheitshandeln der Patientin sind somit geeignet, die Situation insgesamt zu kontrollieren. Dies muss nicht notwendigerweise absichtlich erfolgen. So spielen bei Hochschilds Analysen (2006) nicht nur bewusste Aspekte eine Rolle, sondern Arbeitgeber:innen stellen idealerweise Personen (im Fall von Flugbegleiterinnen Frauen der bürgerlichen Mittelschicht) ein, die bereits entsprechende Normen verinnerlicht haben. Die Fähigkeit der Patientin, sich in dieser Weise weiterhin, trotz ihrer schweren Krankheit, darstellen zu können, ist wiederum geeignet, der Pflegefachkraft zu zeigen, dass ihr professionelles Handeln, hier primär der Einsatz der Schmerzpumpe, hochwirksam ist. Dies trägt vermutlich in hohem Maße zu ihrer Zufriedenheit mit diesem Versorgungsgeschehen und mit ihrer Arbeit bei. Hier wird deutlich, dass „für das Gelingen der Dienstleistungsinteraktion die *Ressourcen* der Akteure eine wichtige Rolle spielen“ (Dunkel und Rieder 2004b, S. 224, Herv. i. Orig.). Zu diesen Ressourcen zählt wie an diesem Interviewbeispiel ausgeführt, auch die Fähigkeit der Patientin als Dienstleistungsnehmerin, Gefühlsarbeit zu leisten. Bethmann, die zu Liebe forscht, bringt den Zusammenhang zwischen Beziehungen, Interaktionen und Emotionen wie folgt auf den Punkt: „Emotionen sind Ausdruck von Beziehungen, und sie sind selbst Interaktionen, die Beziehungen strukturieren“ (Bethmann 2013, S. 97).

Der ‚Fall‘ könnte an dieser Stelle abgeschlossen sein: die Bestimmung des Versorgungsziels verläuft ohne jegliche Konflikte und die Patientin ist in höchstem Maße ‚compliant‘. Erst im weiteren Verlauf wird deutlich, dass die SAPV und die Patientin Ziele hatten, die nicht erreicht werden konnten:

> „Und dann äh ging es plötzlich dann schlagartig, dass sie dann wahnsinnige Schmerzen hatte, ins Krankenhaus musste und dann dort sehr lange die Zeit verbracht hat und dann leider auch nicht mehr nach Hause gekommen ist […] und dann ging es alles relativ schnell […], dass sie dann auch letztendlich ins Hospiz gegangen ist und dann dort verstorben ist. Das fand ich dann wiederum ... Also es war erst schön, und dann fand ich es wiederum schade, dass ... äh weil an die denke ich jetzt ganz gerne, ähm

dass wir sie da nicht mehr begleiten konnten irgendwie, auch in den Tod nicht begleiten konnten, weil das war eigentlich auch immer ihr Wunsch. Die fand uns immer ganz toll und hat gemeint ‚Also wenn es mal irgendwann so weit ist, dann müsst ihr an meiner Seite sein.' Und das hat ja dann nicht mehr hingehauen, sondern dann hat sie ... ist sie im Hospiz letztendlich ganz schnell verstorben, ich glaube, auch gut verstorben, so wie ich gehört habe. Ähm also das ist immer so was, äh in der Arbeit so allgemein, wenn es dann immer solche Momente gibt, dann denkt man gar nicht mehr an Arbeit mit dem Kranken zusammen. Da kommt so viel gute Energie rüber, äh so" (PC081/68, Pflegefachkraft).

Im Interviewausschnitt fallen die starken Kontrastierungen auf: Erstens der Gegensatz zwischen den geschilderten Geschwindigkeiten des Versorgungsgeschehens: Es geht „plötzlich dann schlagartig", dass die Patientin große Schmerzen bekommt und ins Krankenhaus muss, sie ist dort anschließend jedoch „sehr lange", um dann wiederum „relativ schnell" ins Hospiz zu gehen. Zweitens der Gegensatz zwischen dem für die Pflegefachkraft völlig unerwarteten, ganz plötzlichen Kippen der körperlichen Verfasstheit der Patientin, die eine Versorgung zu Hause unmöglich macht, und der (insbesondere vor diesem Abschnitt, ebenfalls PC081/68, Pflegefachkraft) so beinahe idyllisch dargestellten Beziehung der SAPV zur Patientin, die Kern der bis dahin idealen häuslichen Versorgungssituation ist. Diese Gegensätze werden mehrmals im Interviewbeispiel aufgegriffen („es war erst schön, und dann fand ich es wiederum schade"), um zum Ende quasi als Fazit des Versorgungsgeschehens mit dem Positiven zu schließen: „Da kommt so viel gute Energie rüber". Die Pflegefachkraft findet es zwar „schade", dass eine Versorgung durch die SAPV, und damit in den eigenen vier Wänden der Patientin, nicht möglich war, aber über die genaueren Gründe, z. B. vergebliche Versuche der SAPV, Schmerzen zu lindern, wird nichts berichtet, auch nicht in Form von spekulativen Überlegungen. Es wird außerdem zwar gesagt, dass die Patientin „nicht mehr nach Hause gekommen ist", aber wieso dafür keine Versuche unternommen wurden, bleibt ebenfalls unklar. Das geschilderte Bedauern wird schnell verdeckt von der Erinnerung an das viele Positive. Dabei wird im Ausschnitt ein Versorgungsziel genannt, das zentral für eine Versorgung im ambulanten Setting der SAPV ist und hier sowohl für die Patientin als auch für das SAPV-Team (sie spricht von „wir") als sehr bedeutsam benannt ist: Die Versorgung zu Hause bis zum Versterben. Die Pflegefachkraft zitiert sogar die Patientin: „‚Also wenn es mal irgendwann so weit ist, dann müsst ihr an meiner Seite sein'". Sowohl in Hinblick auf das für die Dienstleistung gemeinsam erarbeitete Ziel, als auch für das rechtlich-organisatorisch vorgesehene Ziel, muss die Versorgung somit zumindest teilweise als gescheitert gelten. Die Pflegefachkraft findet dies „schade", aber für sie ist nun das Hospiz der Ort, an dem ebenfalls ‚gut' gestorben werden kann: „ich glaube, auch gut verstorben, so wie ich gehört habe".

Damit wird ein neues, implizites Ziel deutlich: Durch die Versorgung soll ein ‚gutes Sterben' erreicht werden. Der Interviewausschnitt zeigt also erstens, dass trotz des übereinstimmenden Ziels der Versorgung und einer Patientin, die sich in hohem Maße konform verhält, zentrale Ziele nicht erreicht werden können und die SAPV-Mitarbeitenden einen Umgang damit finden müssen. Und er zeigt zweitens, dass der Umgang damit so aussehen kann, dass ein ‚Fall' auch dann als ‚gut' bewertet wird und ‚gut' abgeschlossen werden kann, wenn aus Sicht der professionellen Akteur:innen ein Hauptziel der Palliativbewegung erreicht wird, nämlich ein ‚gutes Sterben'. Hier zeigt sich erneut die Offenheit der spezialisierten ambulanten Versorgung, die die Beteiligung anderer Leistungserbringer:innen an der Versorgung oder sogar der Übernahme der Patient:innen durch andere nicht als konkurrierend zur eigenen Leistung der SAPV sieht, insbesondere, wenn diese Mitwirkenden zu einem gemeinsam zu verfolgenden Gesamtziel beitragen, dem ‚guten Sterben'.

Weiterführend und eher spekulativ könnten dennoch folgende Überlegungen sein: Vielleicht war es der Patientin nicht möglich, in ihrem eigenen Umfeld Schwäche zu zeigen und die SAPV war zu schnell damit zufrieden, dass sich eine Patientin so unkompliziert verhält und sogar viel Freude und Kraft vermittelt. Die Patientin ist regelrecht vorauseilend ‚gehorsam'. Dies zeigt vielleicht, dass ‚Compliance' im Sinne der Erfüllung (oder hier sogar Übererfüllung) von Erwartungen der professionellen Akteur:innen an die Diensteistungsnehmer:innen im Fall der SAPV besonders problematisch sein kann, denn es könnte verhindern, dass die SAPV die Lage ‚richtig' einschätzen kann. Möglicherweise kam es zur Krankenhauseinweisung, als das Leid der Patientin so groß wurde, dass sie es nicht mehr überspielen konnte. Sie wurde somit nicht mehr ihrem eigenen Anspruch gerecht, die Erwartungen zu erfüllen, die an sie (inzwischen) gerichtet wurden, selbst von Seiten der SAPV. Sie war also nicht mehr in der Lage, die Beziehung zwischen ihr selbst und den anderen, insbesondere auch den professionellen Akteur:innen der SAPV, zu kontrollieren. Sie hatte damit keine (subjektiv gefühlte) Kontrolle mehr über die Situation als Ganzes. Der Körper irritiert und verändert also die Situation, die Patientin bleibt dabei nicht dieselbe. Es müsste in Hinblick auf Geschlechterverhältnisse untersucht werden, inwieweit Rollenerwartungen hierbei relevant sind und in welcher Form. Für dieses Beispiel könnten die hier skizzierten Überlegungen zudem bedeuten, dass der Gegenstand der SAPV möglicherweise unterkomplex definiert wurde (eben doch primär „wir kamen da rein, um diese Schmerzpumpe zu versorgen", (PC081/68, Pflegefachkraft) und dies vielleicht dazu beitrug, dass ein zentrales Ziel der Dienstleistung nicht erreicht werden konnte.

„Manchmal beißen wir uns halt einfach die Zähne aus“

Ein zentrales Ziel für die SAPV ist die Linderung körperlicher Symptome (siehe insbes. Abschn. 3.4.1 und Abschn. 3.4.3). Dieses Ziel kann nicht erreicht werden, wenn Patient:innen Medikamente nicht wie vorgesehen einnehmen, also ‚non-compliant‘ sind:

> „Und ehrlich, wir versuchen hier wirklich ganz, ganz ernsthaft auf die Bedürfnisse des Patienten einzugehen. Manchmal fällt es uns schwer, wenn die unsere Hilfen nicht nehmen, also das, was man ihnen verordnet hat nicht einnehmen, sechzig Mal am Tag Durchfall haben, aber die Opiumtropfen nicht nehmen – da denke ich mir ‚Ah! Bitte!‘. Aber der Mensch entscheidet. Und das habe ich auch mühsam lernen müssen, dass ich das einfach dann hinnehmen muss, dass ich sage ‚Sie können wählen. Wenn Sie das einnehmen, wird der Durchfall besser werden. Wenn Sie es nicht nehmen, müssen Sie halt so oft aufs Klo gehen‘. Und manchmal beißen wir uns halt einfach die Zähne aus. Und die Leute winden sich vor Schmerzen, wollen aber die Schmerzmittel nicht nehmen. Dann muss man sagen ‚Gut, dann können Sie auch zurückgehen zum Hausarzt‘. Also, es ist nicht so, dass man dann sagt ‚Wir schmeißen Sie dann raus‘, sondern dass man sagt ‚Wenn Sie das gar nicht wollen, dann können wir es doch so machen, Sie wenden sich wieder an den Hausarzt. Und wenn Sie sagen, doch, jetzt wäre ich bereit, dann melden Sie sich wieder‘“ (PC031–1/30, Pflegefachkraft).

An diesem Beispiel wird besonders deutlich, dass für die professionellen SAPV-Akteur:innen trotz ihres an sich selbst gestellten Auftrags, „auf die Bedürfnisse des Patienten einzugehen“, der in ähnlicher Form auch in der SAPV-RL formuliert ist, nämlich dass die „individuellen Bedürfnisse und Wünsche der Patientin oder des Patienten […] im Mittelpunkt der Versorgung“ stehen (Gemeinsamer Bundesausschuss 2010, §1, Abs. 5, S. 1; 2021, §1, Abs. 5, S. 1), dennoch professionelle Standards eine bedeutsame Rolle spielen. Non-Compliance wird daher zu einem Problem für professionelle Akteur:innen und sie müssen „mühsam lernen“ und „hinnehmen“, dass Patient:innen Medikamente nicht nehmen wollen, obwohl die Medikamente Leiden lindern würden und damit ebenfalls ein in der SAPV-RL formuliertes Ziel erreicht würde (Gemeinsamer Bundesausschuss 2010, §1, Abs. 1, S. 2; 2021, §1, Abs. 1, S. 2).

Non-Compliance ist also einerseits ein Beitragsproblem: Die Patient:innen leisten von ihrer Seite nicht das, was der Zielerreichung dient. Andererseits könnte es auch ein Problem einseitig definierter Ziele der Dienstleistung und eines zu eng bestimmten ‚Gegenstandes‘ sein. Non-Compliance ist dann kein Beitragsproblem, sondern ein Problem des Verhältnisses der einzelnen Bestandteile der Dienstleistungsbeziehung zueinander und insbesondere Zeichen einer mangelhaften Kooperationsbeziehung. Wie auch im Beispiel der ‚chaotischen‘ Familie weiter oben (Interview PC081/68), könnte Non-Compliance daher ein Versuch sein, die eigene Autonomie in Form von eigensinnigem Verhalten zu bewahren und dies gegenüber anderen zu verdeutlichen bzw. sichtbar zu machen, also die Situation doch ein Stück selbst zu kontrollieren. Non-Compliance wäre dann ein Signal einer unausgeglichenen Machtbalance. In den im Interviewbeispiel geschilderten Situationen ist dies allerdings eher ein Versuch der Kontrolle im (scheinbar) nicht-kontrollierbaren Zustand, vielleicht ein Beharren darauf, dass es sich um eine extreme Situation handelt, die eben nicht ‚einfach' mit Medikamenten zu lindern sein *darf*.[75] Die Lösung der SAPV besteht darin, die Patient:innen an ihre Hausärzt:innen zu verweisen. Dies nimmt fast die Form einer Drohung an, und die Pflegefachkraft kann damit zeigen, dass sie in einer stärkeren Position ist. Die Asymmetrie wird von der Pflegefachkraft also wieder hergestellt, indem sie damit drohen kann, die Versorgung von ihrer bzw. von Seiten der SAPV zu beenden. Dennoch ist die SAPV nicht ‚allmächtig'. Das folgende Kapitel fragt daher nach den Grenzen der SAPV, über die Grenzen einer Non-Compliance hinaus.

6.3.4 Besondere Grenzen der SAPV

„Machen Sie ihm doch seine Lieblingssuppe"

Das folgende Beispiel zeigt, dass für die Tätigkeit der SAPV nicht nur Grenzen durch Non-Compliance oder durch rechtliche, organisatorische, zeitliche und professionelle Handlungsspielräume gesetzt werden. Denn bestimmte Inhalte, die aus palliativer Sicht gewünscht sind, lassen sich nur von nahen Bezugspersonen herstellen und erbringen. Das Beispiel zeigt damit auch exemplarisch, welche Erwartungen sich an die Angehörigen richten können und in welch hohem Ausmaß der Erfolg der SAPV auf eine gelingende Interaktion mit allen Beteiligten angewiesen ist, insbesondere in der Sterbephase:

> „Und zu den Angehörigen sage ich immer ‚Es soll doch nicht eine Tablette das Letzte sein, was ein Mensch in seinem Leben zu sich nimmt. Machen Sie ihm doch seine Lieblingssuppe, oder irgendetwas, was er noch essen kann und das noch runterrutschen kann, und wo er das Gefühl hat, ach, das ist das, was meine Frau immer so gut

---

[75] Im Gegensatz zu dem von May und Schütte-Bäumner beschriebenen Konzept psychosozialer Abwehr heftiger Gefühle auf Seiten der Patient:innen (2019, S. 310–311; siehe auch weiter oben in diesem Unterkapitel) wäre es hier ein Beharren auf das Spüren, Ausdrücken und gewissermaßen Ausleben heftiger Gefühle. Das von den Autoren ebenfalls beschriebene Konzept der psychosozialen Abwehr von Seiten der Mitarbeitenden könnte dagegen hier passen, es besteht u. a. darin, die Deutung von Situationen auf eine ärztlich-pflegerische Dimension der Versorgung zu beschränken (May und Schütte-Bäumner 2019, S. 312).

gekocht hat'. Wir wollen schon diesen anderen Aspekt stärker einbringen" (PC031–1/50; Pflegefachkraft).

Die Palliativpflegekraft spricht von „immer", was darauf hindeutet, dass es sich um eine immer wiederkehrende, für sie typische Situation handelt, für die sie eine Routine entwickelt hat. Die Routine besteht darin, die Angehörigen anzusprechen und anzuleiten. Die Anleitung wird als Appell an die An- und Zugehörigen gerichtet: „Machen Sie ihm doch [...]" und moralisch aufgeladen, denn „es soll doch nicht eine Tablette das Letzte sein, was ein Mensch in seinem Leben zu sich nimmt". Die Position der SAPV ist im Verhältnis zu den An- und Zugehörigen asymmetrisch: Die SAPV weiß, was zu tun ist, die Angehörigen wissen dies nicht, sonst wäre die Aufforderung und die Anleitung nicht notwendig. Nicht die SAPV setzt es um – sie könnte es in dieser Priorisierung persönlich-intimer Sorge auch nicht, sondern die Angehörigen sollen es umsetzen. Gleichzeitig ist der Sterbende derjenige, für den sich die SAPV-Pflegefachkraft einsetzt, er ist derjenige, der im Mittelpunkt steht und für den alles getan werden soll. Nicht der Patient ist also Ziel einer ‚Kundenkontrolle', sondern die Angehörigen. Diese sollen mit den moralisch aufgeladenen Appellen dazu gebracht werden, das aus der Sicht der SAPV-Pflegefachkraft Richtige zu tun, nämlich dem Sterbenden letzte angenehme Erlebnisse zu ermöglichen. Diese Erlebnisse erhalten ihren besonderen Wert dadurch, dass sie für den Patienten (vermutlich aber ebenso für die Angehörigen selbst) mit biographisch relevanten Ereignissen und persönlichen Erfahrungen sowie mit seinen Nächsten, also signifikanten Anderen, verbunden sind. Die ‚Kundenkontrolle' erfolgt mittels Gefühlsarbeit, denn es wird indirekt mit Schuldgefühlen gedroht, die entstehen könnten, wenn Angehörige das ‚Falsche' tun oder etwas ‚Richtiges' unterlassen: „„Es soll doch nicht eine Tablette das Letzte sein, was ein Mensch in seinem Leben zu sich nimmt. Machen Sie ihm doch [...]"". Auf diesen an die Angehörigen gerichteten Aufruf zum ‚richtigen' Handeln folgt im Interview „Wir wollen schon diesen anderen Aspekt stärker einbringen". Die Pflegefachkraft sieht in den an die Angehörigen gerichteten Appellen also eine ganz zentrale, durch sie selbst bzw. die SAPV erbrachte *Handlung*, die zum Gelingen der Versorgung beiträgt und damit *Arbeit* darstellt. Die Dienstleistung der SAPV besteht in diesem Fall darin, für Orientierung der Angehörigen zu sorgen und dadurch dem Patienten zu einem guten Erlebnis zu verhelfen. Damit wird ein Ziel sichtbar, das vermutlich nicht immer explizit mit der ‚unit of care' abgestimmt wird, von dem die SAPV aber annimmt, dass dies im Sinne der ‚unit of care' ist. Direkt im Anschluss an die zitierte Interviewpassage wird deutlich, dass die Interaktion jedoch durchaus konflikthaft sein kann und eine Kooperation der Angehörigen und somit eine Koproduktion der Leistung nicht einfach erreicht wird. Noch deutlicher kommt außerdem die von der Mitarbeiterin geleistete Koordination der Angehörigen zum Ausdruck, also eine Interaktion in der Koordination, die hier in Form einer ‚relationalen Handlungskoordinierung' Konflikte zwischen verschiedenen Akteur:innen lösen soll (vgl. dazu auch Becke et al. 2015, S. 74–88 und Abschn. 6.2.5). Der Patient kommt hier nicht aktiv vor, die SAPV übernimmt eine Anwaltsfunktion:

> „Und was ich halt auch mache, dass ich die Familien frage ‚Wer wird denn pflegen, wenn's jetzt ans Eingemachte geht?'. Dann, wenn eine Frau da ist, dann schauen alle die Frau an. Und da sage ich ‚Nein, einer allein wird es nicht schaffen. Sie müssen einen Plan machen'. Und wenn einer ‚Ja, ich kann da gar nichts machen' – also da bin ich, sage ich ‚Giltet nicht! Sie müssen auch etwas finden, das für Sie das Richtige ist. Vielleicht können Sie sich nachts aufs Kanapee legen und ihn begleiten auf die Toilette', ‚Ja, da leckt's mich am Arsch, gell, da hinten vielleicht noch saubermachen', habe ich gesagt ‚Hat er bei Ihnen auch gemacht, also'" (PC031–1/50; Pflegefachkraft).

Zunächst wird in der Interviewpassage deutlich, dass ein bzw. eine Angehörige:r allein die Versorgung in der Sterbephase nicht schaffen wird. Die Pflegefachkraft bereitet die Angehörigen darauf vor, dass mehrere Personen vor Ort in den eigenen vier Wänden des Patienten mitwirken müssen und diese Aufgabe nicht der (von der Pflegefachkraft nicht näher im Verwandtschaftsverhältnis definierten) „Frau" überlassen werden kann. Während die im fiktiven Gespräch anwesende „Frau" sich offenbar nicht wehrt, kann die SAPV nicht davon ausgehen, dass weitere Angehörige bereitwillig Aufgaben übernehmen. Ein Angehöriger[76] wird beispielhaft zitiert: „Ja, ich kann da gar nichts machen". Eine solche Aussage könnte als Hilflosigkeit oder als Abwehr der Übernahme von Aufgaben interpretiert werden. Die Pflegefachkraft sieht darin beide möglichen Deutungen und antwortet auf beide: Sie geht auf die Abwehr ein und weist diese zurück („Giltet nicht!"), ruft zum Handeln in Form eines Befehls auf („Sie müssen") und schlägt konkrete Handlungsmöglichkeiten vor („Vielleicht können Sie sich nachts aufs Kanapee legen und ihn begleiten auf die Toilette"). Für den (fiktiven) Angehörigen ist dies quasi eine Steilvorlage, um sich weiter zu wehren, er macht dabei auf ziemlich drastische Weise deutlich, dass die Art der Aufgabe für ihn unzumutbar ist („Ja, da leckt's mich am Arsch, gell, da hinten vielleicht noch saubermachen"). Es wird also konkretisiert, was „begleiten auf die Toilette" bedeutet und mit einem bildlich sehr passenden Ausruf des Erstaunens

[76] Aus dem Interviewausschnitt heraus kann zumindest vermutet werden, dass sich die Pflegefachkraft eine männliche Person vorstellt. Insbesondere, weil es davor um „eine Frau" geht, die sich offenbar nicht wehrt und „einer" als Gegenbeispiel dazu vorgestellt werden soll.

verbunden, der gleichzeitig als Beschimpfung und damit Abwertung des Gegenübers gelten muss (auch hier kommen verschiedene Bedeutungen zum Ausdruck, die alle als für die Interpretation relevant anzunehmen sind). Die Abwehr wird also begründet mit der Unzumutbarkeit einer Tätigkeit, die gleichzeitig äußerst intim und geeignet ist, Ekel hervorzurufen.[77] Diese Einstellung und Begründung lässt die Pflegefachkraft erst recht nicht gelten. Ohne sich von der potentiell beleidigenden Ausdrucksweise irritieren oder gar provozieren zu lassen, argumentiert sie mit Reziprozität, also dass der Patient (wie zu vermuten ist, der Vater) für ihn dasselbe gemacht habe, als der Angehörige selbst dazu nicht in der Lage war (also, wie anzunehmen ist, als er Kind war). Stadelbacher schreibt, dass bei „pflegenden *Partnern* […] Pflegehandeln als Liebeshandeln gerahmt und in die Paarbeziehung integriert" werde, während bei „*Kindern* […] die Pflege von als intim codierten Körperpartien der Eltern nur schwer mit der privaten Eltern-Kind-Beziehung vereinbar" sei und „Pflegehandeln nur unter den Anforderungen reflexiver Umdeutungen als Teil der gewohnten Privatheits- als Beziehungspraxis deut- und erfahrbar" sei (Stadelbacher 2021, S. 458, Herv. i. Orig.). Hier wird jedoch anschaulich, dass bei erwachsenen Kindern keine *Umdeutung* notwendig ist, sondern eine *Umkehrung* ebenfalls möglich ist. Unter einem Care-Blickwinkel ist ‚Care' im Familienzusammenhang also eng mit dem Beziehungsgefüge innerhalb der Familie verbunden. Sie ist damit auch *mehr* als Arbeit:

> „Durch die spezifische Verknüpfung von Versorgung, persönlichen Beziehungen, Emotionen, Sexualität und Intimität sind die nicht-marktförmigen Beziehungen die Voraussetzung für die Entstehung und Pflege von Bindungen, für persönliche Entwicklung und die Entfaltung von Subjektivität. So geht es in der Familie zwar im Kontext von Care *auch* um Arbeit, aber sie ist – anders als berufliche Care-Arbeit, die der Logik von Zeit- und Kostenökonomie folgen muss – primär immer mehr bzw. etwas anderes als Arbeit, da sie durch exklusive, persönliche und emotionale Beziehungen konstituiert ist" (Jurczyk 2014, S. 178, Herv. i. Orig.).

Kaiser beschreibt, dass selbst bei professionell Pflegenden die Sympathie gegenüber einem / einer Patient:in hilft, Ekelgefühle als weniger belastend zu erfahren (2020, S. 162). Gleichzeitig ist nicht davon auszugehen, dass Nähe die Pflege automatisch leichter macht. Es gibt Pflegebedürftige, die aufgrund zu großer Nähe nicht von einer / einem einzelnen sehr nahen Angehörigen versorgt werden möchten, auch um, wie Dörner es ausdrückt, „nicht restlos der Herrschaft des Anderen" unterworfen zu sein (2012, S. 61). Außerdem können in Familien negative Gefühle

[77] Siehe dazu einen Beitrag von Kaiser (2020) zum Umgang von Palliative-Care-Pflegenden mit ekelerregenden Situationen.

und Gewalt vorherrschen (Jurczyk 2014, S. 178, Fußnote 4), die Sorgebeziehungen unmöglich machen. Da ambulante Pflege „zwingend auf eine tragfähige Angehörigenkooperation verwiesen" ist (Schaeffer 2005, S. 85), klärt die SAPV-Pflegefachkraft in der Interviewpassage also ab, ob eine solche Kooperation von den Angehörigen geleistet werden wird. Schaeffer verdeutlicht, analog zur Pflegefachkraft im Interviewbeispiel, dass eine Gefahr der Überlastung und ein Kippen der häuslichen Versorgungssituation besonders hoch ist, wenn die Last nur von einer Person, also einem / einer Angehörige:n, getragen wird, selbst wenn Pflegedienste mit hohem Engagement mit involviert sind. Dies gilt insbesondere für die Sterbephase (Schaeffer 2005, S. 84). Wenn die von der Pflegefachkraft geschilderte fiktive Interaktionssituation als ein Abbild einer so ähnlich verlaufenden ‚realen' Situation verstanden wird, dann werden daran also verschiedene Aspekte deutlich, die auf Ziele und Strategien der SAPV hinweisen sowie auf Grenzen der SAPV.

Zentrales Ziel und gleichzeitig Inhalt einer spezialisierten ambulanten Palliativversorgung ist die Ermöglichung eines Verbleibens in den eigenen vier Wänden auch unter sehr schwierigen Bedingungen, also einem komplexen und damit herausfordernden Versorgungsgeschehen. Eine ‚gute' Mitwirkung der Angehörigen ist dafür fast immer Voraussetzung und somit ist die passende Einbindung der Angehörigen ins Versorgungsgeschehen ein Ziel der professionellen Akteur:innen. Dabei geht es jedoch nicht nur um eine ganz praktische Mitarbeit bei der Versorgung der Patient:innen, die prinzipiell auch von anderen geleistet werden könnte (z. B. von einer 24-Stunden-Pflege). Zu einem bedeutsamen Ziel kann auch die Aktivierung und Nutzung spezifischer Ressourcen werden, die eine sehr individuelle Betreuung und Begleitung ermöglichen: So können eben nur besonders nahe Personen die „Lieblingssuppe" herstellen, sowohl ganz praktisch, weil die genaue Herstellung anderen nicht bekannt ist, als auch in dem Sinne, dass die „Lieblingssuppe" ihre besondere Bedeutung vor allem dadurch erhält, dass sie von einem besonderen Menschen für einen besonderen Menschen, also jeweils ‚lieben' bzw. ‚liebenden' Menschen, gekocht wird. Genau solche Erlebnisse kann nur eine Versorgung zu Hause bieten, insofern es Angehörige gibt, die dies entsprechend gestalten. Hoch relevantes und gleichzeitig äußerst spezifisches Wissen ist also verwoben mit emotional und biographisch geprägten Beziehungsgeflechten. Die performative und sehr bildliche Darstellung der Pflegefachkraft (PC031–1/50), die unter Verwendung von Begriffen mit einem vielfältigen Bedeutungsspektrum ihr Können und ihr Arbeitshandeln in den Blickpunkt rückt und exemplarisch nachvollziehbar macht (auch durch ihren ‚gekonnten' Einsatz der Sprache), zeigt, dass die SAPV *Gefühle* zur Steuerung des Handelns der ‚unit of care', hier insbesondere der Angehörigen, auslöst, beeinflusst, verwendbar macht und einsetzt: Liebe, Schuld, Verpflichtung, Dankbarkeit, Empörung, Ekel, Scham, Glück scheinen in der Interviewpassage auf und werden genutzt, die Angehörigen dazu zu bringen, dass das Versterben in den eigenen vier Wänden für den oder die Sterbende:n tatsächlich einen besonderen ‚Mehrwert' im Vergleich zu anderen Versorgungsformen bietet. Dennoch muss eine solche Versorgung verschiedene Widersprüche aushalten: So entsteht ein Spannungsverhältnis zwischen dem Wunsch, Intimität zu Hause weiterhin mit den Familienmitgliedern zu ermöglichen und der Einbindung in einen Versorgungsalltag, der durch Medikamente und andere Artefakte geprägt ist.[78] Die Aufforderung der Pflegefachkraft, die „Lieblingssuppe" zu kochen und ihre Begründung, dass „doch nicht eine Tablette das Letzte sein [soll], was ein Mensch in seinem Leben zu sich nimmt" rekurriert auf dieses Spannungsverhältnis, das sich auf die Dichotomie zwischen dem Ideal einer liebevoll-intimen Häuslichkeit und einer unpersönlichen medikamentenzentrierten Versorgungslogik bezieht. Die Form der Argumentation macht die Situation allerdings noch widersprüchlicher, denn die Kritik richtet sich an die Angehörigen, denen quasi unterstellt wird, ‚nur' noch an die medizinisch-pflegerische Versorgung des Schwerstkranken denken und damit in ihm nur noch den *Patienten* sehen und nicht mehr den geliebten *Menschen.* Das, was also zunächst von den Angehörigen mühevoll mittels *Edukation* von Seiten der professionellen Akteur:innen gelernt und geleistet werden muss (u. a. May und Schütte-Bäumner 2018, S. 521–522; Menzel-Begemann et al. 2015; Grom 2015), nämlich die ganz praktische Mitarbeit bei der Versorgung, wird nun problematisiert, die Leistung wird aberkannt. Die Angehörigen, die eigentlich für die intime und individuelle Versorgung stehen, gelten nun (zunächst) als Stellvertreter:innen einer anonymen ‚Apparatemedizin', gegen die die Pflegefachkraft Einspruch erhebt und damit auch eine typisch holistische Sichtweise zeigt. Dabei ignoriert die Pflegefachkraft, dass auch u. a. eine „Schmerzpumpe [...] für Angehörige eine Möglichkeit eröffnen [kann], Fürsorge zu praktizieren" (Stadelbacher 2017, S. 62). Es entsteht damit eine weitere Widersprüchlichkeit, indem einerseits die Angehörigen als ‚Spezialist:innen' für die Versorgung zu Hause adressiert werden und ihr Tun andererseits kritisiert wird, was zeigt, dass letztlich doch die SAPV am besten ‚weiß' und daher bestimmen will, wie die Versorgung zu Hause aussehen soll. Die Pflegefachkraft balanciert diese verschiedenen Widersprüche in ihrer performativen Darstellung aus, zeigt jedoch eine prinzipiell übergeordnete Position der SAPV, indem sie betont: „Wir wollen schon diesen anderen Aspekt stärker einbringen". Erkennbar wird somit ein doppelgesichtiges Bild der SAPV, deren Einflussnahme und Kontrolle einerseits als wichtige Beratung und Unterstützung, andererseits als Bevormundung der ‚unit of care' gedeutet werden kann. Sichtbar wird darüber hinaus eine komplexe ‚Kundenorientierung' und ‚Kundenkontrolle' von Seiten der SAPV in ihrer Rolle als Dienstleistungsgeberin. Die Asymmetrie

[78] Stadelbacher benennt Schmerzpumpe und Pflegebett (2017, S. 62).

zugunsten der SAPV steht hier im Dienst der Hilfe für den Sterbenden und das nahe Lebensende wird genutzt, um die Angehörigen zu ihrer besonderen Mitarbeit zu bewegen: Es wird auf moralischer Ebene (Reziprozität und Verpflichtung zur einem besonderen Umgang mit einem Schwerstkranken) und auf Gefühlsebene (Liebe, Schuld) argumentiert, wobei beide Ebenen in Verbindung miteinander stehen.

Die Argumentation erlangt besonderes Gewicht, indem das Lebensende stark moralisch aufgeladen wird: „Es soll doch nicht eine Tablette das Letzte sein, was ein Mensch in seinem Leben zu sich nimmt". Durch die Situation kurz vor dem Tod ist alles von besonderer Wichtigkeit. Das Gegenteil ist nicht denkbar, also dass jetzt alles egal sein könnte, weil der Mensch sein Leben schon gelebt habe. Somit will die Pflegefachkraft auch diesen „Aspekt stärker einbringen": Die Bedeutung des Lebensendes als eine wichtige *Lebens*phase. Um die Gefühle des Patienten zu beeinflussen, also ihm Liebe und andere positive Gefühle zu vermitteln, werden die Angehörigen und ihre Gefühle beeinflusst und genutzt. Die Interviewpassagen mit der Pflegefachkraft (PC031–1/50) stellen anschaulich klar, wie komplex dieses Vorgehen ist und wie voraussetzungsvoll und störungsanfällig. Denn die Familien haben spezifische Ressourcen und können daher besondere Leistungen erbringen, die andere nicht erbringen können, gleichzeitig ist dies auch ihre Schwäche. Denn wenn eine Verpflichtung zu Reziprozität nicht empfunden wird oder empfunden werden kann oder es keine Liebe und Zuneigung gibt, dann funktioniert eine solche Vorgehensweise kaum.

„*Die ganz schnell einen Notarzt holen*"

Ein Verbleiben und Sterben in den eigenen vier Wänden wird für Schwerstkranke unter anderem durch die 24-Stunden Rufbereitschaft der SAPV ermöglicht. Falls es nötig erscheint, werden Patient:innen nach einem Anruf vor Ort aufgesucht, auch nachts und an Wochenenden.[79] Üblicherweise übernimmt eine Pflegefachkraft den Telefondienst der SAPV und im Hintergrund ist mindestens ein / eine SAPV-Ärzt:in verfügbar, der bzw. die bei Bedarf von der Pflegefachkraft hinzugezogen werden kann. Die ‚unit of care' kann jedoch ebenso den ärztlichen Notdienst rufen, also den für die gesamte Bevölkerung zuständigen ärztlichen Bereitschaftsdienst. Dies geschieht vor allem, wenn die SAPV nicht schnell genug eine ausreichende Unterstützung anbieten kann, wie folgende Interviewausschnitte verdeutlichen. Ein Notarzteinsatz kann eine Krankenhauseinweisung zur Folge haben. Je nach SAPV gibt es unterschiedliche Sichtweisen, wie damit umgegangen wird. In folgendem Ausschnitt werden die Vorsorgemaßnahmen geschildert, die eine Einweisung

---

[79] Es muss „Ruf-, Notfall- und Kriseninterventionsbereitschaft rund um die Uhr" bestehen (Gemeinsamer Bundesausschuss 2010, § 5, Abs. 3; 2021, § 5, Abs. 3).

ins Krankenhaus verhindern sollen, der Verbleib im eigenen Zuhause hat oberste Priorität:

> „Sie wissen halt einfach, sie können sich auf uns verlassen, sie wollen nicht ins Krankenhaus. Und dann haben wir diesen Notfallbogen, da wo ausgefüllt wird, und auch wenn ein Notarzt geholt wird, dann können sie den Notfallbogen, da macht der Notarzt die Notversorgung zu Hause, nimmt aber die Patienten nicht mit, weil das steht dann schon auf diesem Notfallbogen. Und das ist auch sehr hilfreich. Das haben wir auch schon öfters eben, dass die ganz schnell einen Notarzt holen, weil bei uns ist es ja dann eben doch oft eine Anfahrtszeit von einer halben oder Stunde, oder wir sind gerade schon irgendwo, dann dauert es noch länger. Und dann, manche sind dann unruhig, und die holen dann den Notarzt, aber mit dieser Ding, dass sie nicht mitgenommen werden, also daheim bleiben" (PC031–2/105, Pflegefachkraft).

Die Pflegefachkraft stellt zunächst die Gewissheit („wissen") der Patient:innen in den Vordergrund, dass ihr Wille („wollen") in Hinblick auf die Vermeidung und Verhinderung von Krankenhausaufenthalten eine Art oberstes Gebot des Handelns für das SAPV-Team darstellt: Die Patient:innen können sich darauf „verlassen". Von Seiten der SAPV selbst droht diese als ‚Gefahr' gerahmte Situation der Krankenhauseinweisung also nicht. Die Pflegefachkraft führt jedoch aus, dass das Handeln der ‚unit of care' selbst dazu führen kann, indem diese den ärztlichen Notdienst ruft. Eine solche Situation tritt aus ihrer Sicht insbesondere dann ein, wenn die SAPV nicht schnell genug vor Ort bei dem / der Patient:in sein kann und die ‚unit of care' „dann unruhig" wird. Die Lösung besteht darin, dass für den ärztlichen Notdienst ein Notfallbogen ausgefüllt wird, der vor Ort bei dem / der Patient:in liegt und den Notdienst darauf hinweist, dass der / die Patient:in „daheim bleiben" soll. Offenbar funktioniert dies gut, es werden keine Probleme geschildert, die z. B. in der Form auftreten könnten, dass die Angehörigen (ggf. auch die Patient:innen selbst) nicht an den Notfallbogen denken, ihn nicht finden oder der Notdienst Patient:innen trotz des Notfallbogens mitnimmt. Dennoch wird deutlich, dass die ‚unit of care' selbst und andere Versorger:innen, hier der Notdienst, eine Gefahr für die Umsetzung des Ziels, also hier des Verbleibens in den eigenen vier Wänden, darstellen und die SAPV selbst darauf nur begrenzt Einfluss hat.

Einen ganz anderen Umgang mit notärztlichen Einsätzen schildert die Pflegefachkraft (B) eines weiteren SAPV-Teams, unterstützt durch entsprechende Nachfrage der Interviewerin (I):

> „B: Ja, ja, kommt nicht wenig vor. Muss man einfach sagen. Weil wir sagen ‚Wenn es zu akut wird, wenn ihr denkt, die Situation ist zu akut, da muss jetzt sofort jemand kommen, dann müsst ihr den Notarzt rufen', sage ich ‚Wir brauchen eine Stunde, wir

dürfen nicht mit Blaulicht fahren', ne? Und selbst wenn der Notfall zehnmal besprochen ist, wenn da eine Spritzblutung kommt, sage ich jetzt mal, wissen Sie, wo so ein Gefäß auch platzt und dann spritzt bis an die Decke, dann kann man es ihm nicht, dann müssen sie es einfach machen, für ihre eigene Sicherheit. Und das kommt dann schon öfter vor. Und wir haben auch oft die familiären Situationen, wo familiäre Erschöpfung vorliegt, einfach wo der Angehörige ausgebrannt ist, und wo wir dann merken, der Griff zum Hörer geht schneller, ne, zum Telefonhörer. Wenn wir dann auch sagen ‚Nee, wir weisen nicht ein', weil wir die Situation vielleicht verkennen, symptomatisch stabil, familiär erkennen wir es gar nicht, dann kann es schon sein, dass da einfach mal der Notarzt gerufen wird, ne? Für uns völlig in Ordnung.

I: Und Notarzt ist dann vor Ort, oder wie muss ich es mir vorstellen, dass der dann praktisch sieht ‚Ok, das ist jetzt ein Palliativpatient, da ist eigentlich das SAPV-Team auch dabei', wo er Sie dann anruft?

B: Ja, aber meistens sind die Notärzte hier so gebrieft, sie sind dann auch bei den Krankenhäusern auch teilweise angestellt, die fahren die ins Krankenhaus. Die fahren die ins Krankenhaus, um einfach ihrem Krankenhaus das Geld zu bringen – äh, ist so. Und, ja, wenn der Angehörige noch sagt ‚Ich schaffe es nicht mehr', dann einfach auch zur Entlastung" (PC051–2/34–36, Pflegefachkraft).

Auch in dieser Passage und für diese SAPV spielt das für die SAPV grundsätzlich relevante Ziel einer Versorgung zu Hause und damit die Vermeidung von Krankenhauseinweisungen eine Rolle. Angehörige werden auf Notfallsituationen vorbereitet, indem mit ihnen über mögliche Notfälle gesprochen wird. Ihnen wird also erläutert, welche Entwicklung der Symptomatik für die nahe Zukunft denkbar ist und das Zukünftige wird damit für die Angehörigen erwartbar gemacht. Dies dient, wie anzunehmen ist, dazu, dass Angehörige weniger verunsichert sind, wenn neue Situationen auftreten und sie rufen möglicherweise weniger schnell die SAPV oder einen ärztlichen Notdienst zu Hilfe. Die Pflegefachkraft verdeutlicht jedoch, dass sich die ‚unit of care' selbst durch ein mehrmaliges Besprechen von besonderen Situationen („selbst wenn der Notfall zehnmal besprochen ist") kaum auf die tatsächliche Situation einstellen kann. Wenn es „dann spritzt bis an die Decke", wie im Fall der geschilderten Spritzblutung, dann ist dies ein Erlebnis, auf den eine theoretische Erläuterung nicht ausreichend vorbereitet. Die ‚unit of care' kann insbesondere nur wenig vorbereitet werden auf die mit schwierigen Situationen einhergehenden Affekte und Emotionen. Die SAPV kann somit nur begrenzt Voraussetzungen dafür schaffen, dass die ‚unit of care' mit zukünftigen Ereignissen ‚souverän' umgehen kann. Im Unterschied zur Pflegefachkraft des SAPV-Teams weiter oben (PC031–2/105) wird die ‚unit of care' hier ermutigt, den ärztlichen Notdienst zu rufen, falls „es zu akut wird" und sofort jemand benötigt wird, denn die SAPV braucht nach eigener Aussage zu lange („Wir brauchen eine Stunde, wir dürfen nicht mit Blaulicht fahren"). Als Beispiel für eine Notsituation, in der für die Pflegefachkraft ein Notruf wahrscheinlich und auch angebracht ist, wird eine Spritzblutung genannt: „[…] dann müssen sie es einfach machen, für ihre eigene Sicherheit". Der Begriff der „Sicherheit" ist hier zunächst überraschend, denn wenn klar ist, dass es sich bei dem / der Patient:in um eine sterbende Person handelt, bei der eine solche Entwicklung zudem vorhersehbar war, kann es kaum darum gehen, eine Verschlechterung des Gesundheitszustands oder das Versterben grundsätzlich verhindern zu wollen. Auch die Angehörigen sind zumindest physisch nicht gefährdet. Daher wird deutlich, dass es sich vielmehr darum handelt, dass auch in einer solchen Situation weiterhin ein möglichst großes Sicherheits*gefühl* von der SAPV angestrebt wird und allzu angstmachende, möglicherweise Panik verursachende und nachhaltig traumatische Erlebnisse verhindert werden sollen. Der Umgang von Angehörigen mit Notfällen steht aus Sicht der Pflegefachkraft zudem in Zusammenhang mit dem Grad der Überlastung der Angehörigen: Sie rufen schneller den ärztlichen Notdienst, wenn „familiäre Erschöpfung vorliegt". Auch hier ist (wie oben bei PC031–2/105) die psychische und physische Stabilität der ‚unit of care' von besonderer Relevanz dafür, ob und wie lange eine Notsituation ausgehalten werden kann und damit für den Zeitpunkt, zu dem der ärztliche Notdienst gerufen wird. Die Auswirkungen für Patient:innen sind bei dieser SAPV im Vergleich zur Schilderung der Pflegefachkraft des anderen Teams (PC031–2/105) jedoch deutlich gravierender, denn bei einem Einsatz der ärztlichen Notdienstes werden Patient:innen üblicherweise ins Krankenhaus gebracht („die fahren die ins Krankenhaus"). Diese SAPV unternimmt also keine Anstrengungen (außer die Besprechung von Notfällen mit der ‚unit of care' und damit eine Vorbereitung darauf), um eine Krankenhauseinweisung zu verhindern bzw. sieht sie eine Einweisung eher positiv, um Angehörige zu entlasten und zu schützen.

Übergreifend über beide Interviewausschnitte zum Thema ärztlicher Notdienst lässt sich also feststellen, dass es auch hier besondere Grenzen der SAPV gibt. Diese bestehen vor allem darin, dass die ‚unit of care' in ihrer häuslichen Situation nur begrenzt kontrolliert werden kann, also überwacht und beeinflusst werden kann. Dies betrifft zunächst die Situation des / der Patient:in selbst, was sowohl seinen / ihren Krankheitsverlauf als auch seine / ihre affektiven und emotionalen Reaktionen angeht. Da eine Rund-um-die-Uhr-Anwesenheit professioneller Pflegekräfte eher unwahrscheinlich ist, sind es medizinisch-pflegerische Laien, die Veränderungen bemerken und darauf reagieren – bewusst oder unbewusst. Für diese Laien sind Ereignisse wie eine Spritzblutung Erlebnisse, auf die sie nur unzureichend vorbereitet werden können. Dabei ist davon auszugehen, dass nicht nur das Szenario selbst eine Rolle spielt, sondern ebenso die persönliche Betroffenheit, im Fall des / der Patient:in ganz direkt am eigenen Leib und im Fall der Angehörigen, weil sie emotional mit dem / der Patient:in verbunden sind. Der ‚Gegenstand' ist also ganz besonders eng mit den Dienstleistungsnehmenden verbunden und betrifft das Sein als solches.

Sind es im Fall der „Lieblingssuppe" (siehe oben hier in Abschn. 6.3.4, „Machen Sie ihm doch seine Lieblingssuppe") die ganz spezifischen individuellen Ressourcen, welche die Angehörigen aktivieren und einbringen sollen, damit die Sterbephase als letzte Lebensphase für die Patient:innen möglichst angenehm und mit positiven Erlebnissen gestaltet werden kann, sind es hier nun genau diese besonderen Potentiale der häuslichen Versorgungssituation, wie die Individualität, Intimität und persönliche Betroffenheit, welche den Verbleib in den eigenen vier Wänden gefährden. Während das Ziel einer besonders individuellen und hochemotionalen Versorgung und Begleitung also nur von Angehörigen erreicht werden kann, indem sie sich selbst einbringen, gefährdet die Beteiligung dieser persönlich involvierten Angehörigen ein anderes Ziel, nämlich das Sterben zu Hause. Die Besonderheit der häuslichen Situation stellt damit zugleich ihre Schwäche dar. Der Nutzbarmachung der positiven Gefühle (wie insbesondere Liebe) bei den Angehörigen, die wiederum bei den Patient:innen positive Emotionen auslösen soll, kann nur unter Inkaufnahme auch negativer Emotionen (wie z. B. Angst) erfolgen.

6.3.5 Zwischenfazit

In diesem Kapitel ging es nicht darum, die einzelnen, je nach Versorgungskultur eines SAPV-Teams unterschiedlichen, Ziele der SAPV aufzuzeigen, sondern herauszuarbeiten, wie Ziele für die Arbeit der SAPV zustande kommen und welche Strategien zur Zielerreichung verfolgt werden. Ziele für die Dienstleistung SAPV müssen mit den Dienstleistungsnehmer:innen abgestimmt werden, wie es für Dienstleistungen insgesamt typisch ist, die Zielfindung findet also über Interaktion statt. Eine funktionsfähige Dienstleistungsbeziehung, insbesondere die Kooperation von Dienstleistungsgebenden und Dienstleistungsnehmenden, ist dabei eine wichtige Voraussetzung, wie mehrfach verdeutlicht wurde. Im Vergleich zu anderen Dienstleistungen, wie z. B. einem Friseurbesuch, einer zahnärztlichen Sprechstunde oder sogar einer Psychotherapie, gibt es jedoch die Besonderheit, dass *die folgenden zwei Merkmale gleichzeitig sehr bedeutsam sind:* Dies ist als *erstes Merkmal* die überaus große Unbestimmtheit und damit die Vielfalt der möglichen Ziele und als *zweites Merkmal*, dass die Leistung der SAPV in ganz elementarer Weise den Leib und das Leben, also das ganze Sein der

Dienstleistungsnehmer:innen betrifft, denn der Tod ist eine Grenzsituation. Die Ziele haben also gewissermaßen eine erhebliche ‚Breite' und ‚Tiefe'.[80]

Zum ersten Merkmal, also der Breite der möglichen Leistungen der SAPV: Im Gegensatz zu „neotayloristischen" oder „mcdonaldistischen" Formen der Dienstleistungsarbeit wehrt die SAPV nicht alles ab, was „nicht den vorab definierten Leistungen der Organisation und den erwarteten Kundeninteraktionen entspricht" (Kerst und Holtgrewe 2003, S. 88). Leistungen der Organisation ‚SAPV' sind zumindest nicht besonders eng festgelegt und sie können nicht mittels Standardisierung erwartbar gemacht werden – vor allem nicht in Hinblick auf den Zeitpunkt einer Leistung – und Interaktionen sind äußerst vielfältig. Die SAPV soll und will die „individuellen Bedürfnisse und Wünsche der Patientin oder des Patienten sowie die Belange ihrer oder seiner vertrauten Personen [...] [in den] Mittelpunkt der Versorgung" stellen (Gemeinsamer Bundesausschuss 2010, §1, Abs. 5, S. 1; 2021, §1, Abs. 5, S. 1). Aufgrund dieser Offenheit müssen die jeweils konkreten Ziele der Arbeit in besonders hohem Maße von den Dienstleistungsgeber:innen mit den Dienstleistungsnehmer:innen abgestimmt werden. Dabei ist relevant, dass es sich bei Dienstleistungsnehmenden um Akteur:innen *außerhalb* der Organisation handelt, die Bestimmung der Ziele findet somit an der Grenze der SAPV als Organisation statt, ist also Grenzstellenarbeit[81]. Im Gegensatz zur sonst üblichen Funktion von Grenzstellenarbeit, insbesondere bei stark standardisierten Dienstleistungen, bei denen die Grenzstellenarbeit der Schließung gegen Umwelteinflüsse dient (vgl. Holtgrewe und Kerst 2002; Kerst und Holtgrewe 2003, S. 88–90), können und sollen im Fall der SAPV allerdings Ziele von außerhalb der Organisation im Rahmen von interaktiven Aushandlungsprozessen zu Zielen der Organisation werden. Erst so erscheint ein wesentliches Ziel der Palliative Care möglich, wie es Heimerl und Heller für das interdisziplinäre Fach Palliative Care formulieren: „Menschenwürde, Autonomie, Subjektorientierung zum Qualitätsmerkmal der Organisation werden zu lassen" (2001, S. 10). Das wird z. B. deutlich, wenn die Palliativärztin der Patientin die Entscheidung überlässt, ob diese lieber ins Krankenhaus aufgenommen werden will oder weiterhin zu Hause von der SAPV versorgt werden möchte *und* die Ärztin darüber hinaus der Patientin anbietet, mit dem Krankenhaus über eine

[80] Der systematische Vergleich mit anderen Dienstleistungen kann hier nicht erfolgen. Es wäre also zu prüfen, welche anderen Dienstleistungen möglicherweise eine ähnliche Offenheit gegenüber Zielen aufweisen oder ähnlich eng mit der Person des / der Dienstleistungsnehmer:in verstrickt sind, also potentiell eine ähnlich hohe Bedeutung für die Dienstleistungsnehmenden haben.

[81] Siehe auch Abschn. 2.2.4.2; zum Begriff Grenzstellenarbeit siehe auch Holtgrewe und Kerst (2002) sowie Kerst und Holtgrewe (2003, S. 88–90).

Aufnahme zu sprechen, ihr also anbietet, die Überleitung in eine andere Organisation vorzubereiten (siehe weiter oben unter „Das war so wichtig, diese Frage zu stellen“, FA071–2/40). Dies könnte über eine „Anwalts-, Vermittlungs- und Beratungsfunktion“ (Böhle et al. 2015, S. 176) hinausgehen, denn Patient:innen werden nicht nur in ihrem Sinne beraten und es findet nicht nur eine einfache Vermittlung zwischen SAPV und Krankenhaus statt, sondern eine unter Umständen relativ aufwendige Vorbereitung und Abstimmung zwischen den verschiedenen Akteur:innen innerhalb und außerhalb der SAPV, insbesondere mit dem Krankenhaus. Dennoch wird an den Beispielen dieses Kapitels deutlich, dass die Ziele der Patient:innen oder der ‚unit of care‘ von den professionellen Akteur:innen nicht komplett als Ziele für die eigene Arbeit oder übergeordnet für die Organisation übernommen werden (können). Es gilt daher auch für eine grundsätzlich so offen definierte Dienstleistung wie die SAPV, was Kerst und Holtgrewe generell als Aufgabe für Mitarbeiter:innen an Grenzstellen benennen, nämlich „die Vielfalt der Organisationsumwelt wahrzunehmen“ und „sie der Organisation verfügbar zu machen“, indem sie „nur wohl definierte und anschlussfähige Inputs in die Organisation hineingeben“ (Kerst und Holtgrewe 2003, S. 88). Wie herausgearbeitet wurde, gibt es also einen *Korridor palliativer Versorgung* (siehe auch Abschn. 6.3.2, Abschnitt „Ah, krieg‘ ich jetzt die Todesspritze“), also eine Abwägung zwischen verschiedenen Rahmenbedingungen, Ausgangslagen, Sichtweisen und Interessen. Zunächst *(erstens)* bestehen für die SAPV rechtliche, finanzielle und organisatorische Rahmenbedingungen. Die SAPV rechnet ihre Leistungen üblicherweise über Krankenkassen ab, auch wenn manche SAPV-Dienste durch Spenden über zusätzliche finanzielle Ressourcen verfügen. Die SAPV kann in der Regel also nur abrechnen, was Krankenkassen anerkennen.[82] Daneben können jedoch auf Basis der in diesem Kapitel dargestellten empirischen Daten weitere Gründe und Ursachen dafür benannt werden, dass eine völlige Übernahme von Zielen der Dienstleistungsnehmer:innen nicht gelingt bzw. nicht realistisch ist. Dies ist *(zweitens)* die Erklärungsbedürftigkeit der ‚Dienstleistung‘ SAPV. Um ein Ziel gemeinsam mit den Dienstleistungsnehmenden zu definieren, müssen diese über das für sie relevante (Vor-)Wissen verfügen. Durch die Einmaligkeit oder zumindest Besonderheit der Situation einer sehr schweren Erkrankung und den jeweils sehr unterschiedlichen individuellen Verlauf haben Patient:innen und ihre Angehörigen typischerweise kein ausreichendes Wissen darüber, was

[82] Die Klärung, was genau noch an Leistungen anerkannt wird und wie es von den SAPV-Diensten gegenüber den Krankenkassen formuliert und gerechtfertigt werden muss, wäre eine eigene Fragestellung, ebenso wie die Frage, wie frei Spendengelder verwendet werden können. Hier für diese Arbeit soll nur festgestellt werden, dass die SAPV in einem zwar weiten, aber dennoch vorhandenen organisationalen Handlungsrahmen agieren muss.

getan werden kann, um ihnen zu helfen, und wie die Dienstleistung im Idealfall aussehen könnte. Gerade dadurch, dass die Beteiligung von Patient:innen als innerhalb einer Bandbreite vom ‚informed consent' über ein ‚shared decision making' bis zum ‚informed decision making'[83] liegend beschrieben wird, wird deutlich, dass Dienstleistungsnehmer:innen als *Patient:innen* zunächst die für sie relevanten Informationen benötigen. Dafür müssen *(drittens)* die professionellen Akteur:innen ihre Sichtweise einbringen – auf Basis ihres Fachwissens, der Richtlinien der Organisation oder ihrer persönlichen Vorstellungen[84]. Dies gilt auch für die Optionen, mittels derer typischerweise zugleich die möglichen Ziele der Versorgung und damit der Dienstleistung aufgezeigt werden. Damit wird deutlich, dass *(viertens)* die Mitarbeiter:innen der SAPV, die im Kontakt mit der ‚unit of care' sind, also die Beschäftigten an der Grenzstelle der Organisation, die Ziele der Versorgung und damit die Ziele ihrer Arbeit und der Organisation fast zwangsläufig selbst mitbestimmen (können), dies jedoch ebenfalls innerhalb einer relativ großen Bandbreite. Es hängt damit ganz wesentlich von der Kooperation der SAPV-Mitarbeiter:innen mit den Dienstleistungsnehmer:innen bzw. von ihrer Grenzstellenarbeit ab, inwieweit die Belange der Patient:innen und Angehörigen berücksichtigt werden, also fallspezifisch und in ihrem Interesse und Sinne gearbeitet wird. Das Aufzeigen von Optionen hängt dabei eng mit der *Definition der Situation* als *palliative Situation* zusammen und damit dem zweiten, nun folgenden, besonderen Merkmal der ‚Dienstleistung' SAPV.

Zum zweiten Merkmal, also zur engen Verbundenheit der SAPV-Leistungen mit einer Grenzsituation: Die ‚Dienstleistung' SAPV betrifft den Kern menschlichen Lebens, indem sie zu einem Zeitpunkt relevant wird, in welchem es um die Entscheidung zwischen einer kurativen Weiterbehandlung oder Akzeptanz einer palliativen Situation geht. Ob SAPV in Anspruch genommen wird, betrifft also ganz zentral die Identität einer Person, die von einem / einer Schwerstkranken mit Hoffnung auf dauerhafte Besserung oder Heilung zu einem / einer

---

[83] Unter ‚Informed consent' wird verstanden, dass „der Patient nach sorgfältiger Aufklärung über die infrage kommende Behandlung in diese absichtlich und ohne äußeren Zwang einwilligt" (Becker 2019, S. 1). ‚Shared decision making' bezeichnet eine „gemeinsame Entscheidung beider Akteure", also von Patient:in und Ärzt:in, und beim ‚informed decision making' ist „der Patient […] souverän entscheidender, da bestens informierter Kunde" (Dunkel und Rieder 2004b, S. 225). Vgl. zu ‚informed consent' und ‚shared decision making' auch Stollberg (2008) und Abschn. 6.3.2, insbes. Fußnoten 66 und 67.

[84] Dabei ist davon auszugehen, dass sich die Hintergründe der eingebrachten Sichtweisen überschneiden können, wenn z. B. eine Richtlinie der Organisation mit dem Fachwissen übereinstimmt. Es ist darüber hinaus anzunehmen, dass die Dienstleistungsnehmer:innen nicht erkennen, auf welcher Basis die professionellen Akteur:innen ihre Sichtweise einbringen.

Schwerstkranken ohne Heilungschancen und mit absehbarer Todesnähe wird. Die Problematik dieses Übergangs zeigt sich, wenn unterschiedliche, relevante – auch professionelle – Akteur:innen jeweils abweichende Sichtweisen haben. Weitere Komplexität wird im Fall der „Todesspritze" (siehe oben, PL031/79) deutlich. Die „Todesspritze" steht für das Ziel eines schnellen Endes des Leidens durch den sofortigen Tod. Diese Option kann von der SAPV benannt werden, aber nur, um sie gleichzeitig den Patient:innen zu verwehren, was wiederum der Versicherung dient, dass diese Gefahr von der SAPV nicht droht (was der SAPV als Selbstversicherung und gegenüber der ‚unit of care' als eine potentiell vertrauensbildende Maßnahme wirkt). Der oder die Schwerstkranke soll also die palliative Situation akzeptieren, aber soll nicht den eigenen Tod als Ziel benennen. Die real umsetzbaren Optionen können von Seiten der SAPV gegenüber den Dienstleistungsnehmenden also nur vermittelt werden, wenn diese zumindest ein weitgehend mit der SAPV und gegebenenfalls weiteren Akteur:innen *übereinstimmendes* Verständnis ihrer *Situation* (bzw. der für sie spezifisch und zu einem bestimmten Zeitpunkt als ‚wahr' betrachteten Definition der Situation) haben sowie des *Gegenstandes* der Dienstleistung, der damit verbunden ist. Es sollte dabei nicht vorschnell angenommen werden, dass die *Definition der Situation* in der Praxis in jedem Fall nach und nach im Rahmen des Interaktionsgeschehens kooperativ mit den Dienstleistungsnehmer:innen entwickelt wird und damit eine *gemeinsame* Definition der Situation darstellt. Neben den bereits weiter oben (Abschn. 6.2) ausgeführten Voraussetzungen einer Dienstleistungsbeziehung, insbesondere den Anforderungen an die ‚Kompetenz' der Dienstleistungsnehmer:innen, wird in diesem Kapitel ersichtlich, dass die SAPV und weitere professionelle Akteur:innen eigene, nicht in einer Interaktion mit den Dienstleistungsnehmenden entwickelte, Sichtweisen auf das Geschehen einbringen, auch gerade was die Definition als *palliative Situation* angeht.[85] Die professionellen Akteur:innen balancieren dabei zwischen ihren eigenen Sichtweisen, die sie nicht zuletzt notwendigerweise einbringen müssen, und der Anerkennung der je individuellen, fallspezifischen Bedürfnisse der ‚unit of care'. Bei allen Aspekten spielt Vertrauen eine wichtige Rolle, gerade weil es sich bei der SAPV um eine Leistung handelt, die in elementarer Weise den Leib und das Leben der Patient:innen betrifft. Voraussetzung für die Bestimmung von Zielen und deren Umsetzung ist sowohl ein Vertrauen der Dienstleistungsnehmer:innen in die grundsätzlichen professionellen Fähigkeiten der SAPV als auch in Hinblick darauf, dass die Versorgung durch die SAPV im Interesse der ‚unit of care'

[85] S. o.: „Die Patienten natürlich im palliativen Kontext sind, aber das nicht wahrhaben wollen" (PL031/79, pflegerische Leitung).

erfolgt, die SAPV also in jeglicher Hinsicht (und nicht nur bezogen auf ihren eigenen Leistungsumfang) eine ‚Anwaltsfunktion' übernimmt.

Die SAPV ist für die *Erreichung der Ziele* ganz wesentlich auf die ‚unit of care' angewiesen. Dieser Aspekt wurde in diesem Kapitel unter anderem mit dem Begriff der ‚Compliance' diskutiert. Der Begriff Compliance ist eng mit Strategien der Steuerung der Dienstleistungsnehmer:innen verbunden, also ihrer Überwachung, Kontrolle und Beeinflussung. An diesem Aspekt wird nochmals deutlich, dass bei einer palliativen Versorgung eine komplette und bedingungslose Orientierung der professionellen Akteur:innen an der ‚unit of care' nicht zwangsläufig selbstverständliche Praxis ist bzw. eine solche Praxis kaum in einer vollständigen und radikalen Form realisierbar erscheint.[86] Selbst für professionelle Akteur:innen, die dieses für die Palliative Care wichtige Ideal bewusst verfolgen, handelt es sich um einen schmerzhaften und komplexen Prozess, denn es kann bedeuten, professionelle Gewissheiten, wie das Wissen um die ‚richtige' Behandlung und das Bedürfnis zu Helfen (und damit ‚Gutes' zu tun), beiseiteschieben zu müssen (siehe PC031–1/30, „Manchmal beißen wir uns halt einfach die Zähne aus"). Unter Berücksichtigung, dass die ‚unit of care' Informationen von Seiten der SAPV benötigt, um überhaupt Entscheidungen treffen zu können, ist davon auszugehen, dass für eine Zurückhaltung der professionellen Akteur:innen ein genaues Gespür für die Situation notwendig ist, also insbesondere für den Zeitpunkt, ab welchem Informationen ausreichend deutlich vermittelt wurden und es sich nun ‚wirklich' um den Willen der Dienstleistungsnehmer:innen handelt, wenn ‚nichts' gemacht wird.[87] Bieber und Geiger verweisen daher auf die Notwendigkeit laufender „Rückkopplungen", wenn die „Bearbeitungsbeziehung" bei der Dienstleistung im Vordergrund steht, denn dann sind

> „Dienstleistungserbringer und Dienstleistungsnehmer beim Aushandeln und Konkretisieren von Zielen und Vorgehensweisen sowie bei der Einschätzung von Ergebnissen

---

[86] Eine solche Praxis könnte vermutlich annäherungsweise so aussehen, dass nicht im Rahmen eines „Compliance-Modells", sondern *ausschließlich* im Sinne eines „Empowerment-Modells" gedacht und gehandelt wird. Dies würde bedeuten, „den Patienten immer mehr auch als Experten seiner eigenen Krankheit und als aktiven Gestalter seiner Behandlung" anzuerkennen (Schroeter 2005, S. 393).

[87] Die Frage der ‚Compliance' in der Palliative Care berührt damit neben dem Aspekt der Asymmetrie der Dienstleistungsbeziehung die Grenzen der Umsetzbarkeit einer völlig am Willen der Patient:innen ausgerichteten Versorgung. Unberücksichtigt bleibt in dieser Argumentation die vielschichtige psychosoziale Dynamik zwischen Dienstleistungsgebenden und Dienstleistungsnehmenden, von der z. B. Schmidbauer (1992) eine Ahnung vermittelt; zu psychosozialen Aspekten der SAPV vgl. auch May und Schütte-Bäumner (2019).

> in besonderer Weise auf Rückkopplungen angewiesen“ (Bieber und Geiger 2014b, S. 31).[88]

Eine solche Vorgehensweise widerspricht den tayloristischen Logiken der „wissenschaftlichen Betriebsführung“, bei der „Arbeitsschritte [...] ingenieurartig geplant, zerlegt und in einer von oben vorgegebenen Weise wieder zusammengefügt“ werden (Bieber und Geiger 2014b, S. 31). Böhle, Bolte, Neumer et al. stellen diesem „Verständnis von Arbeit als planmäßig-rationalem Handeln“, bei dem „Ziele und Vorgehensweisen vor dem praktischen Vollzug des Handelns entschieden und festgelegt werden“[89] das Konzept des „subjektivierenden Arbeitshandelns“ gegenüber, das sie als „explorativ und interaktiv-dialogisch“ benennen (2011, S. 19). Dieses Handeln charakterisieren sie wie folgt:

> „Mit der spürend-empfindenden Wahrnehmung und dem explorativ-dialogischen Vorgehen verbinden sich besondere mentale Prozesse, die sich als wahrnehmungs- und verhaltensnahes, assoziativ-bildhaftes Denken beschreiben lassen. Des Weiteren beruht es auf einer Beziehung zur Umwelt, die sich durch Nähe und Verbundenheit auszeichnet“ (Böhle et al. 2011, S. 20).

Daneben gibt es weitere Vorgehensweisen, die sowohl von einem planmäßig-rationalen als auch vom subjektivierenden Arbeitshandeln abgegrenzt werden können: Dies sind insbesondere Verfahren nach dem ‚trial and error‘-Prinzip oder inkrementelles Entscheiden (vgl. Böhle et al. 2011, S. 19–20; siehe insbesondere aber auch Neumer 2012, die verschiedene Formen des Handelns unter dem Blickwinkel des „Entscheidens unter Ungewissheit“ diskutiert). Die Schwierigkeiten in Bezug auf die im Voraus kaum mögliche Planung der Leistungen von Dienstleistungsgebenden und Dienstleistungsnehmenden bei personenbezogenen Dienstleistungen werden als „Problem des unvollständigen Vertrags“ benannt (Weihrich und Dunkel 2003, S. 765; die Autor:innen stellen dabei auch einen Zusammenhang zu ‚Compliance‘ her). Es wird also deutlich, dass die Umsetzung von Zielen in jedem Fall nur in Form einer laufenden Kooperation zwischen der SAPV und der ‚unit of care‘ erfolgen kann und es sich somit um eine *Koproduktion der Leistung* handelt – wie für Dienstleistungs- bzw. Interaktionsarbeit bereits mehrfach in der Literatur beschrieben und hier nun nochmals durch empirisches

[88] Die Notwendigkeit für Rückkopplungen besteht somit auch für die Prüfung der Zielerreichung, was im Rahmen der SAPV insofern regelrecht tragisch ist, weil die zentrale Person, der bzw. die Patient:in, typischerweise diese Rückmeldung nicht mehr selbst geben kann.

[89] Sie führen dazu aus: „Paradigmatisch hierfür ist das Konzept des zweckrationalen Handelns bei Max Weber“ (Böhle et al. 2011, S. 19).

Material gestützt. Dennoch wird die Asymmetrie zwischen professionellen und nicht-professionellen Akteur:innen dadurch nicht aufgehoben. So können Versuche der ‚unit of care', die Kontrolle über die Situation zu behalten, tendenziell zu ihren Ungunsten verlaufen. Dies vor allem im Fall von Non-Compliance, wenn die SAPV damit drohen kann, die Versorgung zu beenden; aber auch im Fall der Patientin (Interview PC081/68), deren ‚übermäßige' Compliance in Form ihres Schönheitshandelns in dem Moment scheitert, in welchem sie bzw. ihr Körper dazu nicht mehr in der Lage ist (siehe insbes. Abschn. 6.3.3).

Bisher wurde kaum zwischen *Patient:innen und ihren Angehörigen* getrennt, sondern sie wurden unter dem Begriff ‚Dienstleistungsnehmer:innen' oder ‚unit of care' zusammengefasst. *Die Angehörigen sind jedoch als eigene Gruppe* von zentraler Bedeutung für die SAPV. Denn einen weiteren sehr wichtigen Aspekt der *Strategien* der SAPV zur Zielerreichung stellt die Mitwirkung der Angehörigen an der Umsetzung von Zielen der palliativen Begleitung dar. Diese Aufgaben können ebenfalls, wie die Kooperation der Patient:innen, unter dem Begriff ‚Compliance' bzw. ‚Non-Compliance' gefasst werden.[90] Selbstverständlich könnte dabei argumentiert werden, dass die Mitwirkung an der Begleitung und Versorgung der Patient:innen auch den Angehörigen selbst dient, wenn diese sich in einer Situation befinden, in der sie helfen möchten, aber nicht wissen, was und wie sie das machen sollen. Die bisher dargestellten Konflikte verdeutlichen jedoch exemplarisch, dass die SAPV nicht grundsätzlich von einem bereitwilligen Tun der Angehörigen ausgehen kann und dass die Beteiligung der Angehörigen durchaus im Interesse der SAPV selbst ist. Damit kommen die Angehörigen *als* ‚Ressource'[91] und *mit* ihren ‚Ressourcen' in den Blick. Denn nicht nur für Patient:innen, sondern auch für die Angehörigen ist davon auszugehen, „dass für das Gelingen der Dienstleistungsinteraktion die *Ressourcen* der Akteure eine wichtige Rolle spielen" (Dunkel und Rieder 2004b, S. 224; Herv. i. Orig.). Da Interaktionen für personenbezogene Dienstleistungen den Kern der Leistung darstellen, hängt wiederum die (Dienst-)Leistung als solche von den Interaktionen ab. Für die Dienstleistung relevante Interaktionen finden damit nicht (nur) zwischen SAPV und Patient:innen, sondern ebenso zwischen SAPV und Angehörigen sowie zwischen Angehörigen und dem / der Patient:in statt. Auch die Beziehung und Interaktion zwischen Angehörigen und Patient:innen unterliegt damit der Einflussnahme der SAPV. Angehörige dienen in zweifacher

---

[90] Für die SAPV siehe May und Schütte Bäumner (2019, S. 310) sowie May (2014, S. 43–44).

[91] Kritik am Begriff der ‚Ressource' in Bezug auf Angehörige bzw. ihrer Instrumentalisierung üben Heller und Schumann (2007, S. 278–280).

Hinsicht als ‚Ressource' für die SAPV. Einerseits übernehmen sie eine Stellvertreterposition für die Patient:innen, wenn diese dazu selbst nicht mehr in der Lage sind. Im Kapitel wurde dargestellt, dass Angehörige z. B. Medikamente in der Apotheke abholen, verwahren und verabreichen (oder dies nicht tun, es aber aus Sicht der SAPV tun sollten). Diese Aufgaben könnten auch von professionellen Akteur:innen, wie z. B. einer 24-Stunden-Pflegekraft, geleistet werden. Andererseits wurde darüber hinaus verdeutlicht (siehe Abschn. 6.3.4), dass es Ziele einer palliativen Versorgung und Begleitung geben kann, die nicht oder kaum von professionellen Akteur:innen erreicht werden können, sondern nur von vertrauten, nahestehenden Personen. Wenn die Angehörigen als ‚Ressource' in den Blick genommen werden, gibt es also eine große Bandbreite, die wiederum von den Möglichkeiten (also ebenfalls ‚Ressourcen') der jeweiligen Angehörigen abhängt. Zentrale Ressourcen der Angehörigen im Dienst der ‚Leistung' SAPV sind Zeit, die physische und psychische Verfassung und die enge Beziehung oder ‚Liebe' zum / zur Patient:in. Die exemplarischen Beispiele der „Lieblingssuppe" oder der nächtlichen Begleitung zur Toilette zeigen, dass die unterschiedlichen Ressourcen der Akteur:innen miteinander kombiniert werden (müssen): Für das Kochen der Lieblingssuppe ist Zeit notwendig, Angehörige müssen ausreichend physisch und psychisch stabil sein und nur durch die ‚Liebe' wird das von der SAPV-Pflegefachkraft vorgeschlagene Kochen und Anbieten der Suppe zu etwas Besonderem. Auch die nächtliche Begleitung zur Toilette erfordert die Bereitschaft, nachts Wache zu halten oder auf Zuruf verfügbar zu sein, und dies vielleicht nicht einmal im *eigenen* Haushalt, es erfordert physische Kraft und vor allem wird es als psychosoziale Leistung geschildert, als reziproke Handlung, bei der (wie zu vermuten ist) der erwachsene Sohn seinem Vater etwas zurückgibt, bei dem die Pflegefachkraft aufgrund der familiären Beziehung davon ausgehen kann, dass es in der Vergangenheit bzw. der Kindheit des Sohnes ebenfalls auf Basis der Liebe der Eltern zu ihrem Kind stattgefunden hat. Diese unterschiedliche und vielseitige Mitwirkung der Angehörigen kann *Flexibilitätspotential* für die SAPV darstellen. Kerst und Holtgrewe (2003) arbeiten den Aspekt der Flexibilität von Organisationen am Beispiel Call Center aus und kommen zum Schluss, dass Flexibilitätsanforderungen in Bezug auf die Kundenorientierung vor allem durch die Organisationsmitglieder selbst geleistet werden, im Fall der Call Center sind es vor allem die unterschiedlich qualifizierten und zeitlich unterschiedlich flexiblen Beschäftigten, mit denen Flexibilität im Umgang mit unvorhersehbaren und damit nicht standardisierbaren Ereignissen erreicht wird. Sie argumentieren, dass „das Management des basalen Dilemmas zwischen Effizienzstreben und Kundenorientierung die Grenzstellenarbeit selbst charakterisiert" (Kerst und Holtgrewe 2003, S. 90). Für die SAPV stellt sich dies etwas anders dar. Die SAPV ist eine sehr komplexe und damit kaum standardisierbare Dienstleistung und als soziale personenbezogene Dienstleistung, die sich auf die Grundsätze der Palliative Care beruft, ist Effizienzstreben – wie im Vergleich zu einem Call Center anzunehmen ist – weit weniger im Fokus als das umfassende Wohl des / der Sterbenden oder schwerstkranken Patient:in. Die ‚Kundenorientierung' ist hier, wie in diesem Kapitel dargestellt, eine unter Umständen komplexe gemeinsame Aushandlung der Ziele, wobei die Ziele der Patient:in zugleich als Organisationsziele dienen können. Dennoch gibt es Grenzen der Zielerfüllung durch die SAPV selbst. Erstens ist eine ambulante Versorgung von Schwerstkranken und Sterbenden mit komplexen Symptomen wie im Fall der SAPV fast immer auf eine dauerhafte oder zumindest regelmäßige Überwachung vor Ort angewiesen. Angehörige können so zu einer „Zeitressource" für die SAPV werden (Krauss 2020, S. 196–198). Zweitens gibt es Ziele, die aus Sicht der Organisation SAPV sinnvoll sind, von den Akteur:innen selbst aber nicht leistbar sind, weil sie zu spezifisch sind, also z. B. ‚Liebe' erfordern. Die Grenzstellenarbeit der SAPV besteht also vor allem darin, die Akteur:innen außerhalb ihrer Organisation (also zunächst vor allem die Patient:innen und ihre Angehörigen) so zu kontrollieren und zu steuern, dass die gemeinsam erarbeiteten Ziele verwirklicht werden können und Flexibilitätspotential für die SAPV erschlossen wird. Für die Akteur:innen bestehen und entstehen dabei vielfältige Rollenambivalenzen, die im folgenden Kapitel untersucht werden.

6.4 Rollenambivalenzen

6.4.1 Einleitung ins Kapitel

Dieses Kapitel beleuchtet die unterschiedlichen Rollen, die in der Dienstleistungsbeziehung der SAPV bestehen. Voneinander abgegrenzt werden zunächst drei Akteursgruppen: Die Patient:innen selbst, ihre Angehörigen und die Mitarbeitenden der SAPV. Im Anschluss daran erfolgt eine Auseinandersetzung mit der Frage nach den Auftraggeber:innen der SAPV und damit einer weiteren, jedoch besonders schwierig zu definierenden, hoch relevanten Gruppe.

Wie bereits oben ausgeführt, wurde bisher im Text kaum zwischen Patient:innen und ihren Angehörigen unterschieden. Diese Trennung wurde weitgehend vermieden, um analytisch fokussiert zu bleiben. Nun werden die jeweils unterschiedlichen Eigenheiten dieser beiden Akteursgruppen herausgearbeitet, die vielfach als ‚unit of care' zusammengefasst werden. Der Fokus richtet sich zuerst auf die Schwerstkranken und Sterbenden, wie sie die Mitarbeiter:innen der SAPV erleben. Die Patientenrolle im Rahmen von Interaktionen der Gesundheitsversorgung gilt klassischerweise als passiv und im Verhältnis zur Arztrolle asymmetrisch, dies kann sich im Fall von chronischen oder auch seltenen Krankheiten ändern, die Beziehung zwischen Ärzt:innen und Patient:innen wird kooperativer, es findet eher eine Zusammenarbeit ‚auf Augenhöhe' statt (Bloom und Wilson 1972, S. 318–323; Bienzeisler et al. 2014, S. 93). Budych und Helms zeigen allerdings die Schwierigkeiten auf, die für eine ebenbürtige Zusammenarbeit oder für die Anerkennung von Patient:innen als Expert:innen bestehen, selbst wenn diese mehr über ihre (seltene) Erkrankung wissen als die Ärzt:innen (2014). In der Palliative Care stehen dagegen von Vornherein die „individuellen Bedürfnisse und Wünsche der Patientin oder des Patienten [...] im Mittelpunkt der Versorgung" (Gemeinsamer Bundesausschuss 2010, §1, Abs. 5, S. 1; 2021, §1, Abs. 5, S. 1). Die aus professioneller Sicht beste Versorgung soll also nicht primär an rein fachlichen Kriterien ausgerichtet sein, wie z. B. an den von medizinisch-pflegerischer Seite erkennbaren Symptomen, sondern vor allem in der Umsetzung der je nach Patient:in unterschiedlichen Vorstellungen bestehen. Dies kann so gedeutet werden, dass sich die klassische Hierarchie umkehrt: Nicht der oder die Ärzt:in ist in einer aktiven, höhergestellten Position, sondern die Patient:innen. Denn eine solche Ausrichtung erfordert es, in den *Patient:innen die Expert:innen für ihr Leben* zu sehen – und wenn das Sterben Teil *ihres Lebens* sein soll, dann sollen sie auch dafür die Expert:innen sein oder werden (siehe Kap. 3). Allerdings spielen die körperlichen Aspekte bei der Dienstleistungsbeziehung zwischen Sterbenden und den professionellen Akteur:innen eine elementare Rolle[92] und die Bandbreite der körperlichen und psychischen Verfassung der Schwerstkranken und Sterbenden reicht von ‚mündigen' Patient:innen bis hin zu ‚passiven' Sterbenden. Diese Bandbreite wird im nächsten Unterkapitel (Abschn. 6.4.2) beleuchtet.

Danach (Abschn. 6.4.3) geht es um die Angehörigen. In den bisherigen Ausführungen wurde bereits deutlich, dass Angehörige eine wichtige Rolle für die SAPV spielen und dass sie nicht einfach als Vertreter:innen der Patient:innen oder unter dem Begriff ‚unit of care' gemeinsam mit den Patient:innen als Einheit betrachtet werden können, auch wenn beide Auffassungen für die SAPV durchaus

[92] Die Bedeutung der physich-körperlichen Ebene für die soziale Interaktion hebt auch Böhle (2006, S. 328) hervor.

berechtigt sein können.[93] Die unterschiedlichen Sichtweisen der SAPV auf Angehörige werden unter dem Blickwinkel der Dienstleistungsarbeit systematischer beleuchtet. Vertreten wird dabei die These, dass Angehörige eine Mehrfachrolle haben, es also keine eindeutige Rolle der Angehörigen gibt. Die Rollen lassen sich wie folgt benennen: Angehörige als Stellvertreter:innen des oder der Patient:in (weil diesem / dieser die relevanten Fähigkeiten fehlen), Angehörige als Dienstleistungsnehmende (also als diejenigen, die selbst Unterstützung und Hilfe durch die SAPV erfahren), Angehörige als Dienstleistungsgebende (die selbst für die SAPV zentrale Leistungen erbringen) und Angehörige als Vermittler:innen (dass Angehörige also zwischen verschiedenen Personen oder Interessen vermitteln bzw. eine vermittelnde Position einnehmen, z. B. kann eine von der SAPV gewünschte Beeinflussung der Gefühle des / der Patient:in über die Angehörigen erfolgen). Darüber hinaus gibt es noch eine Rolle, die äußerst negativ besetzt ist, nämlich die Rolle der Angehörigen als ‚Störenfriede' (wenn diese also Dinge tun, die von der SAPV nicht gewünscht werden und die zudem möglicherweise so für die SAPV nicht vorhersehbar sind). Die ‚Rolle' der Angehörigen als diejenigen die ‚stören', ist also eine, bei der die Angehörigen nicht den Erwartungen entsprechen, welche die SAPV an sie richtet.[94] Wichtig bei der ‚Mehrfachrolle' der Angehörigen ist, dass Angehörige nicht immer alle Rollen gleichzeitig innehaben und jeweilige Rollen nicht notwendig über den gesamten Verlauf der Versorgung durch die SAPV andauern. Außerdem sind Rollen oftmals gar nicht eindeutig zu trennen, d. h. in einer Tätigkeit sind gleichzeitig mehrere Rollen erkennbar. Angehörige sind für die SAPV damit ambivalente Interaktionsparter:innen. Sie sind für die SAPV nicht immer ‚funktional'. Sie können die Arbeit der SAPV stören oder behindern, gleichzeitig ist eine Versorgung im häuslichen Umfeld der Patient:innen ohne Angehörige nur in Ausnahmefällen möglich, wie bereits an verschiedenen Stellen in dieser Arbeit verdeutlicht wurde.

Anschließend (Abschn. 6.4.4) erfolgt die Erforschung der Rolle der Mitarbeitenden. Die Mitarbeiter:innen der SAPV haben nicht nur vielfältige eigene Erwartungen und Deutungen in Bezug auf die Akteur:innen in ihrem Umfeld, insbesondere auf die Patient:innen und ihre Angehörigen, sondern sie sehen sich

[93] Der Blick der SAPV auf Angehörige unterscheidet sich zudem je nach einer im Team vorherrschenden Versorgungskultur (siehe Abschn. 3.4.2).

[94] Dennoch wäre zu überlegen, inwieweit eine solche Rolle nicht bereits schon angelegt ist, denn ‚Rollen' basieren üblicherweise auf Erwartungen. Es könnte also sein, dass es bereits auf Basis des professionellen Wissens oder Erfahrungen in der Vergangenheit solche Erwartungen gibt (vgl. z. B. für die Situation im Krankenhaus Glaser und Strauss 2007, S. 151).

ebenfalls unterschiedlichen Sichtweisen auf ihre Tätigkeit ausgesetzt. Sie schildern eine große Bandbreite selbst erlebter Zuschreibungen: Die Mitarbeitenden erfahren einerseits große Dankbarkeit, müssen andererseits jedoch mit der negativen Konnotation von Sterben und Tod zurechtkommen und sogar damit, dass sie Sterben und Tod gewissermaßen verkörpern. Es gibt also unterschiedliche Erwartungen an die SAPV und unterschiedliche Bewertungen, die zudem in sehr hohem Maße verbunden sind mit Emotionen. Lob, Bewunderung und Dankbarkeit bewirken positive Gefühle bei den Mitarbeiter:innen, die für die weitere Arbeit Kraft geben und motivieren. Diese positiven Reaktionen kommen von unterschiedlichen Seiten aus dem Umfeld der SAPV. Ebenso wird im Unterkapitel auf Beispiele von (aus der Sicht der SAPV) problematischen Reaktionen und Assoziationen eingegangen, mit denen die Mitarbeiter:innen umgehen müssen.

Im letzten Unterkapitel (Abschn. 6.4.5) soll gezeigt werden, dass im Fall der SAPV gar nicht so leicht bestimmbar ist, wer eigentlich Auftraggeber:in für die Leistung ist. Es wurde bereits deutlich, dass Schwerstkranke und Sterbende oftmals nicht mehr in der Lage sind, selbst für sich zu sorgen und für sich einzustehen. Auch wurde gezeigt, dass die Angehörigen typischerweise eine sehr bedeutsame Rolle spielen. Darüber hinaus sind diejenigen involviert, die SAPV verschreiben, wie z. B. Hausärzt:innen und die Krankenhäuser, die ihre Patient:innen in die SAPV entlassen. Zudem sind es letztlich die Krankenkassen, welche die Zahlung genehmigen und tätigen, auch wenn sie die finanziellen Mittel im engeren Sinne nicht selbst aufbringen müssen (weil diese über die Krankenversicherung bereits von potentiellen Patient:innen an die Krankenkasse geflossen sind). Und nicht zuletzt ist es eine gesamtgesellschaftliche Frage, wie mit Schwerstkranken und Sterbenden umgegangen werden soll und damit auch eine – hier in dieser Arbeit selbstverständlich nur anzureißende – Frage, wer eigentlich bestimmt, was für wen geleistet wird und geleistet werden sollte.

6.4.2 Zwischen Aktivität und Passivität: Die Rolle Schwerstkranker und Sterbender

„Weil die Hoffnung stirbt ja zuletzt"

Kriterium für die Aufnahmen in die SAPV ist eine palliative Diagnose. Damit ist gemeint, dass kurative Maßnahmen aus medizinischer Sicht nicht mehr sinnvoll erscheinen (vgl. Gemeinsamer Bundesausschuss 2010, §1, Abs. 1, S. 2; 2021, §1, Abs. 1, S. 2). Patient:innen können sich dennoch auch nach Aufnahme in die SAPV wieder für kurative Behandlungen entscheiden:

> „Also, natürlich kann man immer wieder, solange man ja sprechen kann, kann man ja immer wieder seine Meinungen ändern. Wir haben natürlich auch schon manchmal welche, die wo dann sagen ‚Mhm, jetzt geht's mir wieder besser, jetzt bin ich mit den Schmerzen gut eingestellt, jetzt versuche ich doch nochmal irgendeine Behandlung, eine Chemo', oder ‚Ich fange jetzt nochmal eine an'. Also, weil die Hoffnung stirbt ja zuletzt" (PC031–2/105, Pflegefachkraft).

Die Pflegefachkraft spricht davon, dass „man immer wieder" und zwar „natürlich" die „Meinungen ändern" könne. Patient:innen der SAPV können also aus Sicht der SAPV-Pflegefachkraft selbstverständlich jederzeit und auch mehrmals zwischen kurativen Maßnahmen und einer palliativen Versorgung wechseln. Allerdings besteht dabei eine zentrale Einschränkung, wie sie deutlich macht: Solche Änderungen sind nur möglich, wenn Patient:innen in der Lage sind, ihre eigene Sicht zu vermitteln. Mangelnde Sprachfähigkeit kann die eigene freie Wahl für die Patient:innen unmöglich machen und die Verbindung mit „solange" kündigt bereits an, dass sich im zeitlichen Verlauf, also im ‚dying trajectory' (vgl. Glaser und Strauss 2007, S. 5–7), Änderungen ergeben, d. h. üblicherweise geht mit der fortschreitenden Erkrankung auch eine Einschränkung der Fähigkeit einher, sich zu äußern. Bei den Äußerungen handelt es sich um „Meinungen", die auf „Hoffnung" basieren, die in diesem Rahmen geäußerten Wünsche zu einer weiteren Behandlung zielen ab auf „Versuche" (weiterer Behandlung der Erkrankung). Dies verdeutlicht, dass aus Sicht der Pflegefachkraft bereits alle Beteiligten – also auch die Patient:innen – bereits das ‚Wissen' haben, dass das Ansinnen mit hoher Wahrscheinlichkeit aussichtslos ist. Die Pflegefachkraft hat dagegen *Gewissheit*, dass ein solcher Versuch *vergebens* ist, denn alles ist bereits entschieden und nur „die Hoffnung stirbt zuletzt". Sie reklamiert also Deutungshoheit für sich. An diese Passage schließen keine Überlegungen zum weiteren Verlauf an.[95] Eine kurative Behandlung bedeutet jedoch für die SAPV, dass Patient:innen nicht mehr von der SAPV versorgt werden, da dann die Kriterien dafür nicht mehr erfüllt sind (Gemeinsamer Bundesausschuss 2010 §3; 2021, §3). Dies führt auch die pflegerische Leitung desselben Teams aus[96]:

> „I: Und wenn Sie jetzt, sagen wir mal, im Laufe der Erkrankung oder im Laufe der Zeit feststellen ‚Ah, das ist jetzt eigentlich aus unserer Sicht kein SAPV-Fall mehr'?
>
> B: Dann unterbrechen wir.
>
> I: Wie würden Sie das erkennen?

[95] Ebenfalls außen vor bleiben (von Seiten der Pflegefachkraft PC031–2/105) Überlegungen dazu, wie wahrscheinlich in solchen Fällen eine kurative Behandlung ist – Patient:innen müssten in diesem Fall Ärzt:innen finden, die eine kurative Behandlung durchführen.

[96] Mit „I" ist die Interviewerin, mit „B" die Pflegeleiterin bezeichnet.

B: Ja, es gibt ja Patienten, die sich stabilisieren. Wir haben Begleitungen bis zu eineinhalb Jahren schon gehabt. Das heißt, es ist eine Notsituation, es ist ein Patient, der sehr wohl eine palliative Diagnose hat, die haben sie alle, sonst dürfen wir ja nicht einschreiten. [...] Dann werden die eingestellt mit Medikamenten, also ihr Bedarf wird befriedigt sozusagen (lacht). Und dann geht's ihnen oft auch wieder gut" (PL031/72–75, pflegerische Leitung).

Eine Besserung der Symptome oder eine Entscheidung für eine kurative Behandlung haben also Konsequenzen für die Patient:innen. Die palliative Diagnose und die darüber hinaus gültigen Kriterien müssen von der SAPV zudem laufend überprüft und Patient:innen somit kontrolliert werden, denn sonst ist keine Abrechnung möglich. Die Rolle als Schwerstkranke:r oder Sterbende:r in der SAPV ist also weniger endgültig als vermutetet werden könnte. Die Rolle ist damit nicht ‚sicher', sowohl von Seiten der Patient:innen nicht als auch für die SAPV nicht – weil es immer wieder im Verlauf Situationen geben kann, in der sich Patient:innen gegen die SAPV entscheiden oder die SAPV sich gegen die weitere Versorgung der Patient:innen entscheidet bzw. entscheiden muss.

„Ich habe mich entschieden"

Das folgende Beispiel einer ‚mündigen' Patientin wurde mit einem etwas anders gewählten Interviewausschnitt bereits dargestellt (siehe Abschn. 6.3.2, Abschnitt „Das war so wichtig, diese Frage zu stellen"). Der Schwerpunkt liegt hier auf der Darstellung der Patientin durch eine SAPV-Ärztin:

„Und dann habe ich gesagt ‚Sie müssen halt überlegen, ob Sie Zeit gewinnen wollen, oder ob das so ok ist?'. Und dann hat sie gesagt ‚Ok, ich muss da drüber nachdenken'. [...] Dann rief sie mich so zwei, drei Stunden später hat, hat gesagt ‚Nee, ich habe mich entschieden. Ich habe auch meinen Mann nochmal gefragt, ob er Zeit braucht. Und wir haben gesagt, nee, wir lassen das jetzt so, wie es ist, ich bleibe zu Hause'. [...] für mich war es ein ganz normaler Hausbesuch, ein ganz normales Gespräch, eine sehr aufgeräumte Frau – vom Hausbesuch her völlig unkompliziert. Also, ich fand, das war so, wo ich gesagt hätte ‚Ja, das war einfach', ja? Die selbstbestimmte junge Frau, klares Konzept und so – [...] und die Mutter hat dann gesagt ‚Das war so wichtig, diese Frage zu stellen', [...] Und der Ehemann der Patientin hat mich dann auch nochmal im Nachhinein kontaktiert und hat auch nochmal, wollte nochmal mit mir sprechen, ne, und alle haben halt gesagt ‚Ja, es war so wichtig, dieser Kontakt und' – ja. Also, ja, also der ist mir auf jeden Fall im Kopf geblieben, die Situation, ja, dass dann im Nachhin-, also, war auch schön, da so ein Feedback zu kriegen so, ne, weil es mir nicht klar war, was ich da vielleicht auch mit so einem kurzen Gespräch geschafft habe, ne? Ja" (FA071–2/40, Ärztin).

Die Patientin wird als „sehr aufgeräumte", „selbstbestimmte" Frau beschrieben, die ein „klares Konzept" habe. Den Hausbesuch bei der Patientin bewertet die Ärztin als „völlig unkompliziert" und „einfach". Es handelt sich damit um eine Patientin, die als ebenbürtig wahrgenommen wird und die aus Sicht der Ärztin ‚autonom' und ‚rational' Entscheidungen trifft. Es wurde jedoch bereits verdeutlicht (siehe Abschn. 6.3.2, Abschnitt „Das war so wichtig, diese Frage zu stellen"), dass die SAPV-Ärztin einen wesentlichen Anteil an der Entscheidungsfindung hat und die Machtasymmetrie zugunsten der SAPV trotz der sehr guten Kommunikations- und Entscheidungsfähigkeit der Patientin nicht aufgehoben wird. Der Ärztin wird erst im Nachhinein, im Kontakt mit den Angehörigen, klar, dass sie mit ihrem Gespräch viel bewirkt hat und daher viel Einfluss auf die Situation genommen hat. Sie erlangt dadurch ein Bewusstsein für ihre Macht. Zudem nimmt sie durch die positive Bewertung von Seiten der Angehörigen diese Einflussnahme erst dann als eigene *Leistung* wahr.

Mit dem Blick auf Rollenambivalenzen in Bezug auf die Patientenrolle wird dabei folgendes erkennbar: Die Erwartung der Ärztin an ‚ideale' Patientient:innen besteht darin, dass diese im Gespräch eine ihr ebenbürtige Position einnehmen, also sowohl Informationen verstehen als auch ihre Sichtweise einbringen und dass sie eindeutige, für alle Beteiligten klare Entscheidungen treffen. Die von der Ärztin beschriebene Patientin entspricht dieser Rolle in perfekter Weise. Erst in der Schilderung der Reaktion der Angehörigen offenbart sich, dass die Situation für die Patientin und ihre Angehörigen vermutlich schwieriger war, als zunächst für die Ärztin ersichtlich. Es deutet sich also zumindest an, dass es hier eine Ambivalenz gibt zwischen der ‚perfekten' Einnahme der Patientenrolle, so wie sie von der Ärztin dargestellt wird, und der Vulnerabilität von Patient:innen in einer palliativen Situation, die von Unsicherheiten und Ungewissheiten geprägt sein kann. Es ist also denkbar, dass die Patientin nicht ‚einfach' so war, sondern die Erwartungen an ihre Patientenrolle erkannt hat, die Rolle entsprechend eingenommen hat und dass sie damit insbesondere auch Emotions- und Gefühlsarbeit geleistet hat, also ihre eigenen Emotionen eher verborgen hat, und die Gefühle der anderen so beeinflusst hat, dass diese sich ‚sicher' fühlen.[97] Die Ausübung der Rolle in dieser Form könnte damit durchaus zu einer Stärkung der Patientin geführt haben. In

[97] Damit gibt es Parallelen zur Situation der Patientin weiter oben, siehe Abschn. 6.2.4, Abschnitt „Da hat man sich so wohlgefühlt" und Abschn. 6.3.3, Abschnitt „Wir kamen da rein, um diese Schmerzpumpe zu versorgen". Dies weist außerdem darauf hin, dass es nicht nur für professionelle Akteur:innen, sondern auch für Patient:innen eine Vorder- und Hinterbühne gibt (vgl. zum Begriff der Vorderbühne und Hinterbühne Abschn. 2.2.4.2).

jedem Fall wird deutlich, dass die Erfüllung einer in dieser Form konturierten Patientenrolle erhebliche Kompetenzen erfordert, manche SAPV-Patient:innen solche Erwartungen jedoch trotz Todesnähe erfüllen können.

„Wir wissen es ja nicht, aber die Leute signalisieren es uns"

Ein Zwischenstadium zwischen Patient:innen, die (noch) klar ihre Wünsche äußern können und Patient:innen, die nicht mehr kommunikationsfähig sind, nehmen Patient:innen ein, die verwirrt sind oder zwar nicht mehr für alle verständlich sprechen können, aber ihren Willen trotzdem noch vermitteln können. Um den Willen dieser Patient:innen zu verstehen, ist ein hohes Maß an Einfühlungsvermögen notwendig:

> „Ich frage jede Frau ‚Ist es Ihnen recht, wenn wir jetzt einen Blasenkatheter legen, weil da müssten wir ein bisschen die Beine aufstellen und so'. Und wenn ich irgendjemand, der nicht mehr ganz bei Verstand, antreffe, der so im Bett liegt, dann sage ich ‚Wenn das für Sie nicht geht, dann verzichten wir da drauf, und dann ziehen wir halt lieber Windeln an. Aber Sie können mir es jederzeit sagen, und dann komme ich, und dann lege ich diesen Blasenkatheter'. Manchmal bin ich dann mit meinem Zeug schon an der Tür, und auf einmal werde ich zurückgerufen, sie wäre jetzt bereit. Aber ich werde niemals, so wie ich das erlebt habe mit sechzehn Jahren im Krankenhaus ‚So, einmal Beine auseinander – zack rein', gibt's bei mir nicht. Und auch bei der Mundpflege, wenn jemand so zumacht, und wenn ich sage ‚Mögen Sie es mal probieren? Ich befeuchte Ihnen die Lippen', und wenn sie es dann nicht das weglecken und praktisch drauf reagieren, sondern so zumachen, dann sage ich ‚Dann lassen wir es jetzt bleiben. Ich lasse Ihnen die Sachen da, und wenn Sie dann sagen, sie mögen jetzt ein bisschen, dann kann die Tochter das auch machen'. Das sind so Sachen, die, finde ich, das ist die oberste Priorität, dass diese Schamhaftigkeitssachen[98] und diese persönlichen – wir wissen es ja nicht, aber die Leute signalisieren es uns. Und wenn ich jetzt kein Klotz bin, dann erspüre ich das, dass da irgendetwas ist, das diesen Menschen belastet, warum auch immer" (PC031–1/54, Pflegefachkraft).

Zwei unterschiedliche Situationen der pflegerischen Versorgung werden geschildert: Das Legen eines Blasenkatheters und die Lippenpflege. Beide von der SAPV-Pflegefachkraft geschilderten Maßnahmen sind als solche (Blasenkatheter, Lippenpflege) aus ihrer fachlichen Sicht richtig, entsprechen also ihrem Fachwissen. Daher würde die Umsetzung dieser Maßnahmen durchaus den Belangen der Patient:innen dienlich sein. Für die Pflegefachkraft ist jedoch die Frage wesentlich, ob diese Maßnahmen den Wünschen der Patient:innen entsprechen. Ihre Wünsche können diese nicht (mehr) sprachlich eindeutig äußern und sie sind körperlich stark geschwächt. Die Option, den Willen der Patient:innen zu erkunden, indem diese

[98] Im Original wird der Begriff „Gschamigkeitssachen" verwendet.

‚einfach' gefragt werden und ‚klar' darauf antworten, besteht also nicht.[99] Die Pflegefachkraft könnte diese Situation nun einfach hinnehmen und rein fachlich in Bezug auf körperlich-pflegerische Aspekte ‚richtig' handeln, indem sie die pflegerischen Maßnahmen durchführt. Sie würde damit allein über den ‚Gegenstand' der Dienstleistungsbeziehung und die Umsetzung der Dienstleistung bestimmen. Man könnte ein solches Vorgehen – das von ihr offensichtlich abgelehnt wird – als „planmäßig-rationale, objektivierende" Handlung (Böhle und Weihrich 2020, S. 18) bezeichnen. Die Pflegefachkraft nimmt die Patient:innen jedoch als vulnerabel wahr und sie ist sich ihres eigenen Machtpotentials bewusst, also dass sie auch gegen den Willen der Patient:innen agieren könnte. Es handelt sich um eine in mehrfacher Hinsicht asymmetrische Pflegesituation: Die Pflegefachkraft hat das entsprechende Wissen einer Expertin für eine fachlich adäquate Versorgung, nur sie hat das entsprechende Können (im Fall der Lippenpflege wird deutlich, dass diese Arbeit auch Laien durchführen können, der / die Patient:in dazu aber nicht mehr in der Lage ist; im Fall des Blasenkatheters kommt zweifellos ein fachlich-körperliches Wissen durch entsprechende Übung hinzu) und sie hätte die Macht (psychisch und physisch), die Versorgung ohne das Einverständnis der Patient:innen durchzuführen. Die Pflegefachkraft erkennt und erkennt an, dass die Situation der Patient:innen gekennzeichnet ist durch äußerst wenig Handlungsmacht und diese in einer höchst verletzlichen Situation sind, was sich daran zeigt, dass wichtige Bestandteile des Selbst, insbesondere die Selbstbestimmung der Patient:innen über ihre leiblich-körperliche Grenze[100], gefährdet sind: Die Pflegefachkraft benennt die Schamhaftigkeit bzw. Schamgefühle, die verletzt werden könnten und die Ausdruck einer Überschreitung der *Schamgrenze* sind. Um in dieser Situation den Wünschen der Patient:innen oberste Priorität einzuräumen, bringt die Pflegefachkraft ihr Erfahrungswissen in Form eines besonderen Gespürs für die Lage der Patient:innen ein. Erst die „*empfindende und sinnlich-spürende Wahrnehmung*" (Böhle und Weihrich 2020, S. 19, Herv. i. Orig.) ermöglicht es, dem Willen der Patient:innen gerecht zu werden und sie zu ihrem Recht kommen zu lassen, nämlich ihren Wünschen oberste Priorität einzuräumen. Insbesondere bei der Schilderung der Lippenpflege wird zudem ersichtlich, dass das Vorgehen inkrementell erfolgt bzw. es sich sogar

[99] Die Begriffe sind in einfache Anführungsstriche gesetzt, um sie zu problematisieren. Denn es ist auch im Fall von kognitiv und körperlich kaum beeinträchtigten Personen nicht davon auszugehen, dass eigene Wünsche und Vorstellungen ohne Berücksichtigung vielfältiger anderer Aspekte, insbesondere unter Berücksichtigung der Erwartungen des Gegenübers, benannt werden.

[100] Zum Verhältnis von Leib und Körper vgl. u. a. Gugutzer (2022), zum Körper und den ihn umgebenden Raum als Territorium mit Grenzen zu anderen vgl. auch Stadelbacher (2021, S. 76–77).

um ein *„exploratives, dialogisch-interaktives Vorgehen“* (Böhle und Weihrich 2020, S. 19, Herv. i. Orig.) handelt. Zudem bringt die Pflegefachkraft ihre persönlichen Erfahrungen als junge Frau im Krankenhaus ein, und zwar *„assoziativ und bildhaft“* (Böhle und Weihrich 2020, S. 19, Herv. i. Orig.). Es handelt sich also um subjektivierendes Arbeitshandeln, das somit nicht nur den „Umgang mit Unwägbarkeiten und Grenzen der Planung“ (Böhle und Weihrich 2020, S. 16, Abb. 1; siehe auch Abschn. 2.2.3) möglich macht, sondern ebenso ermöglicht, die Bedürfnisse von Dienstleistungsnehmer:innen in einer in hohem Maße asymmetrischen Situation wahrzunehmen und diese zur Handlungsmaxime werden zu lassen.

Unter einem kritischen Blickwinkel sind jedoch zwei Aspekte anzumerken: Erstens kann die Nutzung der konkreten eigenen Erfahrungen der Pflegefachkraft als Subjektivierung von Arbeit interpretiert werden, denn durch die Nutzung der persönlichen Erfahrungen im Rahmen bezahlter Arbeit werden diese instrumentalisiert und von der SAPV als Organisation (und – weiter gedacht – auch gesellschaftlich) genutzt, ebenso wie man in diesem Fall davon sprechen könnte, dass ein ganz spezifisches weibliches Arbeitsvermögen eingebracht und verwertet wird (zum weiblichen Arbeitsvermögen siehe Ostner 1991; 1992; Voswinkel 2005, S. 317). Zweitens würde die Pflegefachkraft ohne ihre eigene Erfahrung als Patientin im Krankenhaus, die sie als belastend empfunden hat, vermutlich nicht so vorsichtig handeln. Die Kehrseite eines solchen, in hohem Maße mit der Intention der größtmöglichen Rücksichtnahme vollzogenen, Handelns ist die Erwartung, dass alle Patient:innen ähnlich empfinden, dass also aus der eigenen Erfahrung heraus Rückschlüsse auf andere Personen gezogen werden können. Ein Bewusstsein für die Gefahr einer Fehlinterpretation deutet sich an, indem die Pflegefachkraft ihr Handeln als außerhalb des „wissen“ Könnens verortet. Tätigkeiten wie „signalisieren“ und „erspüre[n]“ gelten somit nicht als Methoden, um Wissen und Deutungsgewissheit zu erlangen, Handlungsunsicherheit bleibt damit erhalten. Diese beiden Aspekte sind wiederum geeignet, die zunächst so machtvoll erscheinende Position der Pflegefachkraft im Verhältnis zu den Patient:innen zu relativieren: Auch sie ist in Macht- und Herrschaftsverhältnisse eingebunden, die von der Gesellschaft und der Organisation ausgehen, aber vor allem verspürt sie Ohnmacht angesichts der Grenzsituation, in der sich die Patientin befindet.

„Also Augen aufgemacht, selber hat er nicht mehr“

Körper bringen eine Eigenlogik in die Interaktionssituationen und damit in die Dienstleistungsbeziehung ein. Der sterbende Körper verhindert in zunehmendem Maße eine Interaktion über das Sprechen und schließlich sind auch andere Formen der Kommunikation, z. B. über Gesten und Mimik, kaum mehr möglich. Dennoch kann auch den sterbenden Patient:innen ein Wille und ein Handeln zugeschrieben werden:

> „Und dann auch in der Früh wieder Anruf von der Ehefrau, ich soll unbedingt in der Früh auch noch kommen, weil sie das Gefühl hat, es geht jetzt bald dem Ende zu. Und ich komme quasi auch zur Tür rein, begrüße ihn, also Augen aufgemacht, selber hat er nicht mehr, aber so die Hand auf die Schulter gelegt, und dann, also einmal Atemzug gemacht und dann war es der letzte Atemzug. Und die Frau dann selber so gesagt hat ‚Der hat gewartet, bis Sie kommen, damit ich nicht allein bin in dieser Phase'. Und das war natürlich sehr berührend. Also, weil durch dieses tägliche auch In-Kontakt-Sein, Hausbesuche machen, schon fast ein persönliches Verhältnis entstanden ist" (ÄL031/ 55, leitender Arzt).

Die Ehefrau des Patienten ruft den Arzt, weil sie ihn in der Sterbesituation ihres Mannes dabeihaben möchte oder möglicherweise, weil sie meint, dass Patient und Arzt eine gemeinsame Beziehung aufgebaut haben und somit beide sich gerne nochmal sehen möchten (darauf deutet die Erläuterung am Ende des Ausschnitts hin: „fast ein persönliches Verhältnis", womit sicher nicht nur die Person der Ehefrau gemeint ist). Jedenfalls wird deutlich, dass es sich nicht im engeren Sinne um eine Notsituation handelt, bei der der Arzt dringliche ärztliche Aufgaben zu erfüllen hat oder die Ehefrau auch nur denken würde, dass hier eine im engeren Sinne ärztliche Handlung nötig wäre. Als der Arzt kommt, ist der Sterbeprozess des Patienten bereits weit fortgeschritten, er öffnet nicht einmal mehr die Augen. Es ist also keine Begrüßung über Sichtkontakt möglich. Der Arzt nimmt daher körperlichen Kontakt auf, indem er „die Hand auf die Schulter" legt. Daraufhin stirbt der Patient, nach einem letzten Atemzug. Es folgt eine gemeinsame Interpretation des Geschehens durch Ehefrau und Arzt, die die Situation mit Bedeutung auflädt: Der Patient habe „gewartet", bis der Arzt komme. Dass es sich um eine gemeinsam geteilte Definition der Situation handelt, wird dadurch erkennbar, dass der Arzt die ihm erinnerliche (und damit bereits subjektiv gefilterte) wörtliche Rede der Ehefrau einleitet mit „die Frau dann selber so gesagt hat". Insbesondere das „selber" deutet dabei darauf hin, dass der Arzt ebenfalls diesen Eindruck hatte. Dieses Warten des Patienten auf den Arzt wird von der Ehefrau als Fürsorge gedeutet: „damit ich nicht allein bin in dieser Phase". Dem Patienten wird also selbst in seiner in höchstem Maße asymmetrischen Situation, in der er körperlich ganz offensichtlich praktisch keine Handlungsmacht mehr hat, Handlungsmacht und Eigenwille zugetraut. Damit wird der Sterbende trotz seiner relativ großen Passivität nicht als passiv gedeutet, er ist handelndes Subjekt. Dies zeigt, im Sinne Goffmans gesprochen, dass die „Eigenschaften" des Sterbenden als „Objekt" der Dienstleistungsbeziehung auch in dieser Situation *nicht* notwendigerweise von seinen Eigenschaften „als Klient […] getrennt werden" (Goffman 1973a,

S. 327), wie es Goffman als durchaus üblich ansieht, wenn Patient:innen nicht mehr selbst agieren können. Der Patient ist also auch kurz vor seinem Tod nicht nur (analytisch gesehen) „schadhaftes Objekt" (Goffman 1973a, S. 313), sondern vor allem ist er *Subjekt*. Seine „Rolle als Klient" wird somit nicht einfach „auf jemand anderen, ihm nahestehenden übertragen" (Goffman 1973a, S. 327), hier die Ehefrau. Stattdessen sieht sich die Ehefrau selbst als diejenige, die nun der Fürsorge bedarf, hier durch den Arzt. Sie hat dadurch eine Mehrfachrolle. Dieser Mehrfachrolle der Angehörigen geht das nun folgende Unterkapitel nach.

6.4.3 Angehörige als zentrale, nicht-professionelle Kooperationspartner

„Was ist der mutmaßliche Wille?"

Das vorige Kapitel endet mit der Darstellung des Umgangs von SAPV-Mitarbeiter:innen mit Patient:innen, die kaum fähig sind, sich zu äußern und damit die für Dienstleistungen notwendige Interaktion und Kooperation zu leisten. Spätestens in solchen Situationen, in denen Patient:innen weitgehend „passiv" sind, werden Angehörige typischerweise besonders relevant. So sind Angehörige Ansprechpartner:innen für die SAPV, um den Willen des oder der Patient:in zu erkunden:

> „‚Was ist der Wille des Patienten?', ‚Was ist der mutmaßliche Wille?'. Also, von daher, auch Angehörigengespräche, um mit denen zu ergründen ‚Was würde wohl Ihr Vater / Ihre Mutter oder Ihr Ehepartner oder Lebenspartner wünschen?'" (DB020/10; Dritte Berufsgruppe).

Ein Seelsorger stellt sich zunächst selbst die Frage, was „der Wille des Patienten" sei und ergänzt, dass zur Beantwortung dieser Frage Angehörigengespräche geführt werden. Der oder die Patient:in selbst ist dazu also nicht mehr in der Lage. Hier wird wiederum deutlich, wie grundsätzlich relevant es für die SAPV ist, gemäß den Wünschen der Patient:innen zu handeln, auch wenn diese sehr geschwächt sind, denn nur dann ist eine solche, an die Angehörigen gerichtete, Frage nachvollziehbar. Für das, was zu tun ist, muss zudem zwingend der Wille des oder der Patient:in ermittelt werden und dieser Wille ist nicht oder zumindest nicht ausreichend gut über andere Informationsquellen, z. B. eine Patientenakte oder über professionelle Standards, interpretierbar, sondern es handelt sich um einen höchst *subjektiven, individuellen* Willen. Die SAPV ist also auf Dritte, hier die Angehörigen, angewiesen, die eine Stellvertreterposition für die Patient:innen einnehmen, indem sie sich in den oder die

Patient:in hineinfühlen bzw. quasi hineinversetzen. Dies zeigt die Bedeutung einer interaktiven Bestimmung der Ziele und der Problemlösung selbst in einer solchen Situation. Der Seelsorger macht dennoch deutlich, dass der originäre Wille des oder der Patient:in damit nicht mehr eruiert werden kann, sondern nur noch der „mutmaßliche Wille". Die Angehörigen nehmen also zwar eine Stellvertreterposition als Dienstleistungsnehmende ein und stimmen sich mit den Dienstleistungsgebenden über zentrale Fragen der Versorgung ab. Sie können die Funktion jedoch nur eingeschränkt übernehmen, denn ihre Vermutungen zu dem, was die Patient:innen wünschen, sind nicht mit den tatsächlichen Wünschen exakt kongruent. Zudem kann es sich bei den Angehörigen um einen regelrecht vielstimmigen Personenkreis handeln, weswegen SAPV-Teams mit einer vorwiegend prozeduralistischen Organisationskultur typischerweise auf einen eindeutigen bzw. eine eindeutige Vertreter:in bestehen (vgl. Krauss et al. 2022, S. 128). Damit werden bereits zwei Ambivalenzen für die Angehörigen deutlich: Sie sollen Patient:innen vertreten, können dies zwangsläufig aber nur ungenügend gut bewerkstelligen und der Angehörigenkreis eines bzw. einer spezifischen Patient:in bildet unter Umständen keine Gruppe mit eindeutiger und einheitlicher Sichtweise auf das Geschehen.

„eine ganze Reihe von ‚Patienten', in Anführungszeichen"

Angehörige können auch in Hinblick auf ihre eigenen Belange aus Sicht der SAPV eine Rolle als Dienstleistungsnehmer:innen einnehmen, also ohne dass sie eine Vertretungsfunktion für Patient:innen innehaben. Sie können dabei von der SAPV als Quasi-Patient:innen gedeutet werden und somit als Empfänger:innen von Unterstützung und Hilfeleistungen. Ein solcher Status steht allerdings typischerweise in enger Verbindung mit der Bedeutung der Angehörigen für die Patient:innen und deren Versorgung in ihren eigenen vier Wänden:

> „Wenn ich in eine Familie komme, habe ich es eigentlich nicht mit einem Patienten zu tun, sondern aus meiner Perspektive haben wir da eine ganze Reihe von ‚Patienten', in Anführungszeichen, weil die Angehörigen ja für den Patienten, damit eine Versorgung zu Hause funktionieren kann, tragend sind" (DB031/10, Dritte Berufsgruppe).

Im Interviewausschnitt wird eine typisch holistische Sicht auf die Angehörigen erkennbar, die diese selbstverständlich als *Adressat:innen* von Fürsorge von Seiten der SAPV in die Versorgung miteinbezieht. Dies umso mehr, da es sich hier um einen Mitarbeiter einer sogenannten ‚dritten' Berufsgruppe handelt, also um jemanden, der Patient:innen eher nicht aufgrund ihrer schweren körperlichen Symptome behandelt, sondern die psychosozialen Problematiken im Blick hat, die auch bei Angehörigen aufgrund der hohen Belastung sehr ausgeprägt sein können (vgl. dazu

u. a. Pleschberger 2007; Krauss 2020, S. 196–198). Angehörige haben sozialrechtlich keine direkte Verbindung zur SAPV bzw. der Krankenkasse als Kostenträgerin. Unter diesem Blickwinkel können sie also keine Patient:innen sein, die SAPV erhält für sie keine finanziellen Mittel. Die Berücksichtigung der Angehörigen durch die SAPV ist dennoch nicht ‚selbstlos', was der Interviewausschnitt exemplarisch verdeutlicht: Die Angehörigen werden als „tragend" für das Gelingen einer häuslichen Versorgung bezeichnet, d. h. nur wenn die Angehörigen die ihnen von der SAPV zugedachte Rolle übernehmen können, kann die SAPV die Patient:innen versorgen. Die Berücksichtigung der Angehörigen als zusätzlichen Inhalt der ‚Leistung SAPV' und wichtiges Ziel neben der Versorgung der eigentlichen Patient:innen hat also einen spezifischen Zweck. Der Begriff „tragend" macht deutlich, dass die Angehörigen eine Rolle innehaben, auf der die gesamte Versorgung basiert, die Angehörigen somit die *Basis* der häuslichen Versorgung bilden. Die Versorgung zu Hause durch die SAPV funktioniert daher nicht, wenn die Angehörigen die ihnen zugedachte Rolle nicht übernehmen. Die Bandbreite dessen, was von Angehörigen erwartet wird, variiert dabei erheblich. So kann auf der einen Seite ihre Rolle darin bestehen, eine patientenähnliche Behandlung von Seiten der SAPV zu erfahren, z. B. in Form fast therapeutisch intendierter Gespräche mit den Mitarbeiter:innen der SAPV, um die psychosoziale Situation im häuslichen Umfeld zu verbessern und die Beziehung der Angehörigen zum / zur Patient:in zu stärken. Die SAPV ist dabei diejenige, die über das notwendige Wissen und die Fähigkeiten zur Hilfe verfügt. Damit einher geht eine asymmetrische Beziehung, die durch die Verwendung des Begriffs „Patienten" durch den Psychotherapeuten und die von Seiten der SAPV angebotene Hilfe im Interview sichtbar wird. Auf der anderen Seite des Kontinuums an Rollen für die Angehörigen steht die weitreichende Übernahme von Versorgungsaufgaben. Das folgende Beispiel verdeutlicht die Doppelrolle von Angehörigen als Adressat:innen der SAPV und als Versorger:innen nochmals mit einem etwas anderen Fokus, der eher dualistisch geprägt ist, die Angehörigen kommen also eher in ihrer Rolle als Versorger:innen in den Blick.

„…dass die das dann zu Hause so wuppen können"

Im folgenden Interviewausschnitt stehen die Angehörigen in ihrer Funktion als Versorger:innen im Zentrum. Sie sind jedoch zugleich Adressat:innen von Leistungen der SAPV:

> „Ja, ja, das ist, wo wir auch die Angehörigen ähm so gut eingewiesen haben und angeleitet haben und Sicherheit vermittelt haben. Das ist ja das Tolle dann, übrigens was ganz Positives, dass die das dann zu Hause so wuppen können auch. Also da habe ich auch, also dass wir das einfach dann so geschafft haben alle miteinander, dass er

zu Hause sterben kann. Und das ist dann auch ein ganz tolles Gefühl, weil wir kriegen dann ganz viel positiven Zuspruch und das macht ja dann auch die Arbeit aus, dass die wahnsinnig dankbar sind, dass wir dann auf Beerdigungen eingeladen sind und einfach auch mit ähm in der ähm, wie heißt es, in der Todesanzeige mit vermerkt werden und so weiter, dass wir einfach da gute Arbeit gemacht haben, ja" (PC081/74, Pflegefachkraft).

Die Angehörigen werden „eingewiesen" und „angeleitet", es wird ihnen zudem „Sicherheit vermittelt". All dies hat den Zweck, „dass die das dann zu Hause so wuppen können", also dass die Angehörigen Betreuungs- und Versorgungsfunktionen übernehmen können. Es findet eine Edukation statt, die wiederum innerhalb der Pflege als Profession eine immer größere Rolle spielt (vgl. u. a. Krauss et al. 2022, S. 122–123). Die von den Angehörigen zu übernehmenden Aufgaben sind somit einerseits von diesen nicht mit ihrem bisherigen Alltagswissen zu bewältigen, andererseits sind die Aufgaben und die gesamte Situation mit einem großen Gefühl der Unsicherheit behaftet, so dass den Angehörigen Zutrauen und damit Deutungsgewissheit und Handlungssicherheit vermittelt werden muss. Sie werden von der Pflegefachkraft in einer Doppelrolle gesehen: als Empfänger:innen von Leistungen der SAPV und als zentrale Versorger:innen. Dies wird im weiteren Verlauf der Interviewpassage verstärkt. Angehörige sind diejenigen, die die Versorgung und Begleitung zusammen mit der SAPV „geschafft haben" („alle miteinander"), die Angehörigen haben also ‚Hand in Hand' mit der SAPV viel gearbeitet und für die Versorgung wesentliche Leistungen erbracht. Andererseits sind die Familienmitglieder „dankbar" gegenüber der SAPV, aus Sicht der SAPV erkennen sie also die SAPV als diejenige an, die eine solche Versorgung erst ermöglicht hat. Möglicherweise verkennen sie dabei ihren eigenen Beitrag. Dies wäre plausibel, denn wie in der Literatur zu Angehörigen schwerstkranker Menschen beschrieben wird, stellen Angehörige ihre Bedürfnisse meist zurück und erwarten kaum etwas, weil aus ihrer Sicht das Leid der erkrankten Person viel größer ist (Jähnke und Stäudle 2017, S. 23). Die große Anerkennung der Leistungen der SAPV ist für die Pflegefachkraft wiederum wesentlich für ihre Arbeit, sie gibt ihr ein „ganz tolles Gefühl". Eine gute Einbindung der Angehörigen in das Versorgungsgeschehen ermöglicht und erleichtert also die Arbeit der SAPV und gibt den Mitarbeiter:innen ein Gefühl der Selbstwirksamkeit und des Erfolgs, auch wenn letztlich am Ende der Versorgung der Tod und keine Heilung steht[101]. Durch die Anleitung und Einweisung der Angehörigen und die Anerkennung dieser Tätigkeiten als wichtige Leistungen kann

[101] Eine besondere Problematik palliativer Versorgung besteht für die professionellen Akteur:innen darin, nicht mehr im herkömmlichen Sinne helfen zu können (vgl. dazu u. a. Glaser und Strauss 1974b, S. 163–165; Saunders 2009b). Es ist anzunehmen, dass sich diese Problematik nicht nur auf die professionellen Akteur:innen beschränkt, sondern auch auf die

die SAPV zudem die Mitwirkung der Angehörigen am Versorgungsgeschehen als ihren Verdienst werten. Diese Mitwirkung ist auf den oder die Patient:in gerichtet und die SAPV arbeitet daher nicht nur *mit*, sondern *durch* die Angehörigen, also sie erreicht über die gute Einweisung der Angehörigen auch den bzw. die Patient:in (siehe Abschn. 6.3.4). Die Angehörigen erbringen dabei auf Hinweise der SAPV *Leistungen* für den oder die Patient:in und stehen daher zwischen der SAPV und den Patient:innen. Sie haben in diesem Fall eine vermittelnde Rolle, sind Vermittler:innen dessen, was die SAPV als gut und wichtig für die Patient:innen erachtet. Die große Anerkennung der SAPV-Leistungen in Form von Dankbarkeit und Lob von Seiten der Familien stellt außerdem eine Gegenleistung dar, eine Reziprozität in der Art eines Gabentauschs. Die Angehörigen werden damit zu Stellvertreter:innen der Patient:innen, was die Bewertung der Leistungen angeht, denn der oder die Verstorbene als eigentliche:r Dienstleistungsnehmer:in kann dies naturgemäß nicht mehr.

Vier unterschiedliche Rollen der Angehörigen wurden in diesem Interviewbeispiel identifiziert: Die Angehörigen als Vertreter:innen der Patient:innen, hier vor allem in Form einer abschließenden Leistungsbewertung; Angehörige als Leistungsempfänger:innen der SAPV, hier insbesondere als Empfänger:innen von Edukation; die Angehörigen als Erbringer:innen von Leistungen und somit als Versorger:innen; und die Angehörigen in einer Mittlerfunktion zwischen der SAPV und Patient:in, indem die SAPV durch oder vermittelt über Angehörige Wirkungen bei Patient:innen erzielen möchte. Es wird einerseits deutlich, was auch Jähnke und Stäudle schreiben: „In einzelnen Phasen eines Krankheitsverlaufs und je nach Verbundenheit mit der erkrankten Person – ob Partnerin, Partner, Kind, Elternteil oder Freundeskreis – unterscheiden sich die Rollen und Aufgaben der Angehörigen" (2017, S. 23; zu unterschiedlichen Rollen von Angehörigen siehe auch Schneider und Hayek 2005, S. 129). Andererseits bestehen verschiedene Rollen gleichzeitig. Rollen stehen in enger Verbindung mit Beziehungen zwischen Individuen. Ist jemand mit einer anderen Person in verschiedenen Typen von Situationen in Kontakt, dann hat er oder sie „mehrere Rollenbeziehungen" zu dieser Person (Goffman 1974, S. 255). Angehörige stehen damit in unterschiedlichen Formen der Beziehung mit der SAPV, wie sie bei personenbezogenen Dienstleistungen vorkommen können: Bearbeitungs-, Dispositions- und Tauschbeziehungen (vgl. Böhle 2006, S. 340; Bieber und Geiger 2014b, S. 16; siehe insbes. Abschn. 2.2.3). In der Bearbeitungsbeziehung wären sie

übrigen Personen im Umfeld Schwerstkranker und Sterbender zutrifft, die somit in Gefahr geraten, sich angesichts der ‚aussichtslosen' Situation hilflos zu fühlen. Die gegenseitige Bestätigung einer gelungenen Versorgung könnte so zu einem Gefühl der Selbstwirksamkeit auf beiden Seiten beitragen.

Ziel von Maßnahmen der SAPV, z. B. von Edukation oder Gesprächen mit therapeutischem Charakter. Im Rahmen der Dispositionsbeziehung würde die SAPV ihnen Anweisungen erteilen oder sie der SAPV (dies wäre z. B. denkbar, wenn die SAPV-Mitarbeiter:innen sich aus ihrer Sicht unangemessen im häuslichen Umfeld bewegen würden) und in der Tauschbeziehung – in Abwandlung des Tauschs von Leistung gegen Geld – findet ein Quasi-Tausch von Leistung gegen Lob und Anerkennung statt.[102] Angehörige geraten so in der Tat in die Rolle von Dienstleistungsnehmer:innen. Dennoch kann in Bezug auf den Begriff der ‚unit of care' folgendes angemerkt werden: Die vielfältige Verflechtung der Angehörigen mit der Person des bzw. der Patient:in rechtfertigt es zwar einerseits, von einer ‚unit of care' zu sprechen. Der Begriff kann zudem darauf hinweisen, dass Angehörige selbst Zuwendung und Hilfe benötigen. Andererseits kann der Ausdruck allerdings geeignet sein, wesentliche Unterschiede zu verschleiern, insbesondere wenn es um die konkrete Aufgabenübernahme und damit um die (Mit-)Arbeit der Angehörigen und um ihre vielfältigen Rollen geht. Darüber hinaus ist zu bedenken, dass auch die Angehörigen keine einheitliche Gruppe bilden. Dies wird im Folgenden veranschaulicht.

„Einer allein wird es nicht schaffen"

Familie ist „ein – häufig – haushaltsübergreifendes Netzwerk besonderer Art, das zentriert ist um verlässliche persönliche Fürsorgebeziehungen zwischen unterschiedlichen Generationen und Geschlechtern", das „weder auf verheiratete Eltern und ihre Kinder noch auf das Zusammenleben in einem Haushalt" beschränkt ist (Jurczyk et al. 2009, S. 65). Mit diesem weiten Familienbegriff wird besonders deutlich, dass es sich einerseits um verbindliche Beziehungen handelt, andererseits jedoch sehr unterschiedliche Personen involviert sind, mit jeweils spezifischen Ressourcen und emotionalen Verbindungen untereinander. Im vorliegenden Interviewmaterial finden sich nur wenige Stellen, in denen von Angehörigen als Individuen mit verschiedenen innerfamiliären Rollen gesprochen wird. Am ehesten finden sich solche Überlegungen wenig überraschend bei SAPV-Teams mit einer holistischen Versorgungskultur. Der folgende kurze Interviewausschnitt, der

[102] Auch wenn argumentiert werden kann, dass „Vertrauen, Loyalität, Anerkennung, Wertschätzung oder Fairness […] überhaupt nicht Tauschobjekte sein" können (Ortmann 2015, S. 100). Sie wären dann nach Ortmann als Reziprozität in Form einer Gabe zu sehen. Es würde sich im Fall einer Übermittlung von Lob und Anerkennung im Anschluss an eine (gute) Leistungserbringung somit nicht um eine Tauschbeziehung handeln. Aus einem Rational Choice- bzw. markttheoretischen Blickwinkel (vgl. z. B. Huinink und Schröder 2008, S. 165–168; Treibel 2004, S. 129–152) wäre dies jedoch sicher anders zu bewerten. Ausgehend von diesen Überlegungen kann Lob als Versuch gewertet werden, einen Ausgleich zu schaffen und damit möglicherweise eine Quasi-Tauschbeziehung, in der eine Beziehung gleichrangiger Partner:innen mit impliziert ist.

in einem anderen Zusammenhang (siehe Abschn. 6.3.4) bereits in einer längeren Version bearbeitet wurde, zeigt auf, dass die innerfamiliären Beziehungsstrukturen eine zentrale Bedeutung für die Versorgung vor Ort haben können:

> „Und was ich halt auch mache, dass ich die Familien frage ‚Wer wird denn pflegen, wenn's jetzt ans Eingemachte geht?'. Dann, wenn eine Frau da ist, dann schauen alle die Frau an. Und da sage ich ‚Nein, einer allein wird es nicht schaffen. Sie müssen einen Plan machen'" (PC031–1/50; Pflegefachkraft).

Im Interviewausschnitt kommt zunächst die Koordinationsarbeit der Pflegefachkraft zum Ausdruck. Mit einem auf die Zukunft gerichteten Blick klärt sie im Austausch mit den Angehörigen, wer Pflegetätigkeiten übernehmen wird. Als beiläufige, aber notwendige, Leistung der Pflegefachkraft wird anwesenden Familienmitgliedern dabei Wissen vermittelt: Es wird von Seiten der Angehörigen Pflege notwendig sein und es wird nicht ausreichend sein, wenn nur eine Person die Pflege übernimmt. Diese eine Person ist typischerweise weiblich, wie die Pflegefachkraft verdeutlicht und was in der Literatur vielfach beschrieben ist: Insbesondere weibliche Angehörige übernehmen Unterstützungs- und Versorgungsleistungen und damit Care(-Arbeit) innerhalb von Familien. Es gibt also vergeschlechtlichte Erwartungen und die Pflegefachkraft erkennt und adressiert diese. In der Moderne wird die auf ‚Liebe' basierende Paarbeziehung als Dyade und die ebenfalls auf Liebe basierende Kernfamilie aus Elternpaar und Kindern besonders relevant (vgl. u. a. Beck und Beck-Gernsheim 1990; kritisch in Bezug auf ‚Liebe' und Modernisierungstheorien siehe Bethmann 2013). Dennoch bzw. gerade deshalb sind diese Beziehungen (weiterhin) stark verbunden mit „vergeschlechtlichter, heterosexueller Arbeitsteilung" und damit „heteronormativer Geschlechterordnung" (Bethmann 2013, S. 11).[103] Diese bisher scheinbar so unhinterfragt ‚natürlich' vorhandenen Ressourcen weiblicher Familienmitglieder werden jedoch zunehmend brüchig. Und auch die ‚Familie' hat sich „von einer selbstverständlichen, scheinbar naturgegebenen Ressource zu einer zunehmend anspruchsvollen Herstellungsleistung ihrer Mitglieder verändert" (Jurczyk et al. 2009, S. 65), und zwar zu einem „Doing Familiy', das unter anderem durch Tätigkeiten im Haushalt hergestellt werden kann (Jurczyk et al. 2009, S. 284). Was kann das für die SAPV und die dafür meist notwendige Mitwirkung der Familienmitglieder bedeuten? Erstens kann die SAPV nicht davon ausgehen, dass den Angehörigen Zeit und andere Ressourcen zur Verfügung stehen bzw. diese sich selbst für Unterstützungsleistungen und Versorgung der schwerstkranken Person einbringen können oder wollen. Zweitens können weder SAPV-Mitarbeiter:innen

[103] Ambivalenzen zeigt auch der Beitrag von Schneider, Hirseland und Ruiner (2016) zum Thema „Geld im Alltag von Doppelverdienerpaaren" auf.

noch Angehörige davon ausgehen, dass *eine Person allein*, insbesondere spezifische weibliche Angehörige wie (Ehe-)Frauen und (Schwieger-)Töchter, diese Aufgaben übernehmen kann. Es wird also ein unter Umständen komplexer Abstimmungs- und Aushandlungsprozess notwendig, bei dem unterschiedliche Aspekte eine Rolle spielen können: Zunächst die Wissensvermittlung in Form von Hinweisen, dass Pflegetätigkeiten notwendig werden und diese nicht von einer Person allein erbracht werden können, dann die Klärung, wer im Bedarfsfall zur Verfügung stehen wird, sowie schließlich die Motivierung der Angehörigen, die ihnen angetragenen Aufgaben systematisch anzugehen und sie umzusetzen. Die Pflegefachkraft leistet hier also Arbeit, bei der einerseits die Herstellung einer Kooperationsbeziehung, also „Kooperationsarbeit" (Böhle und Weihrich 2020, S. 16–17) zentral ist, und andererseits sich Interaktion und Koordination wechselseitig ergänzen und überschneiden. Diese Tätigkeit kann als „Interaktionsarbeit bei relationaler Handlungskoordinierung", verstanden werden, einer Sonderform der „Interaktion in der Koordination", bei der insbesondere die triadische Beziehungsgestaltung innerhalb eines Beziehungsdreiecks bedeutsam ist (Becke et al. 2015, S. 71; siehe auch Abschn. 6.2.5). Diese Form der Interaktionsarbeit findet nach Becke, Wehl und Wetjen (gemäß von Daten einer explorativen Studie in der ambulanten Altenhilfe) vorwiegend in Bezug auf andere Beschäftigte oder mit Ehrenamtlichen und nur „partiell" im Zusammenhang mit Klient:innen und Angehörigen statt (2015, S. 71). Im Fall der Pflegefachkraft des hier vorliegenden Interviewbeispiels (PC031–1/50) handelt es sich um eine Koordinierung von Seiten der professionellen Akteur:innen gegenüber den Angehörigen der Palliativpatient:innen.[104] Dies zeigt daher einmal mehr auf, dass Angehörige in eine Situation der ‚Quasi-Mitarbeitenden' kommen, indem sie für den oder die Patient:in Leistungen erbringen, die *von den professionellen Akteur:innen koordiniert werden.* Für die SAPV gilt damit ebenfalls, was Becke und Bleses konstatieren, nämlich eine deutliche „Tendenz zur Grenzverwischung" (Becke und Bleses 2015a, S. 28) zwischen Interaktion und Koordination. Relevant dabei ist, dass Koordination gefasst werden kann als „Infrastruktur- und Gewährleistungstätigkeit" (Becke et al. 2015, S. 72) und im Sinne tayloristischer Arbeitsgestaltung typischerweise als Aufgabe für Führungskräfte gilt, während die Interaktion Aufgabe von Mitarbeiter:innen ist (Becke und Bleses 2015a). Damit kommen die professionellen Akteur:innen gegenüber Familienmitgliedern in eine Quasi-Führungsrolle, denn sie leiten die Angehörigen an und koordinieren die Aufgabenverteilung.

---

[104] Es wäre ggf. an anderer Stelle zu untersuchen, welche Unterschiede zwischen verschiedenen Dienstleistungen bestehen und ob in der SAPV – wie anzunehmen ist – diese Form der Arbeit, die Interaktionsarbeit bei relationaler Handlungskoordinierung (vgl. Becke et al. 2015, S. 71), einen besonders hohen Stellenwert hat.

Mit den Anforderungen der SAPV an die Angehörigen werden institutionelle und organisatorische Erfordernisse und Logiken in die Familien hineingetragen, hier im Interview könnte dies die bewusste Vorausplanung sein. Zu dieser gehört es, sich die in der Zukunft möglicherweise eintretende Situation vor Augen zu führen und konkrete Personen vorab zu bestimmen, die in diesem Fall mitwirken. Die Bestimmung dieser Personen soll dabei nicht (nur) auf Basis gewohnheitsmäßiger, innerhalb der einzelnen Familie üblichen oder gesamtgesellschaftlich institutionalisierten Rollenzuweisungen (also z. B. gemäß den Erwartungen an Ehefrauen, Töchter, Mütter) erfolgen, sondern je nach verfügbaren Ressourcen. Von der Pflegefachkraft wird außerdem die Erstellung eines Plans („Sie müssen einen Plan machen") erwähnt, der gemäß ihrer Darstellung außerdem zwingend („müssen") dazugehört, um die sich bereits aus Sicht der SAPV in nicht weiter Zukunft ankündigende Situation zu meistern. Eine solche Koordination durch professionelle Akteur:innen könnte sowohl zu einer fortschreitenden Entgrenzung von ‚Familie' (hier in dem Sinne, dass Belange der ökonomisierten Arbeitswelt in die Familie hineingetragen werden) und damit einer zunehmenden Kontingenz der Ausdifferenzierung von Erwerbs- und Privatsphäre beitragen, als auch Chance für ein ‚Doing Family' sein, wenn nämlich die Mitwirkung der Familienmitglieder an der Versorgung des bzw. der Patient:in nicht als Arbeit *für* die SAPV gerahmt wird, sondern als Möglichkeit, Beziehungen innerhalb der Familie zu stärken und im konkreten Tun Familie zu leben.[105] Die von der Pflegefachkraft dargestellte Interaktion mit einem Angehörigen, vermutlich der Sohn des Patienten, deutet darauf hin, dass an *familiäre* Pflichten und *familiären* Zusammenhalt appelliert wird: „‚Ja, da leckt's mich am Arsch, gell, da hinten vielleicht noch saubermachen', habe ich gesagt ‚Hat er bei Ihnen auch gemacht, also'" (PC031–1/50; Pflegefachkraft) und daher ein ‚Doing Family' als Argument für eine Mitwirkung ins Feld geführt wird.[106] Die Aufforderung zum ‚Doing Family' kann dabei, unter Berücksichtigung der Versorgungskulturen, für eine holistische SAPV mehr als nur Nebeneffekt oder Argument für die Mitwirkung und somit ‚Mittel zum Zweck' sein, sondern kann durchaus als ein eigenes wichtiges Ziel und ein Inhalt einer ‚Dienstleistung SAPV' gesehen werden.

---

[105] Diese Überlegungen sind angeregt durch die von Jurcyk, Schier, Szymenderski et al. (2009, S. 58–65) dargestellten Befunde.

[106] An dieser Stelle könnte eine Interpretation anschließen, ob die Pflegefachkraft in Hinblick auf die Angehörigen eher von einem „traditionalen", „familistischen" oder „individualisierten Milieu" ausgeht und damit, welche Vorstellung der Logiken in Bezug auf eine vergeschlechtlichte Arbeitsteilung sie hat (vgl. dazu Bethmann 2013, S. 30–31, die sich u. a. auf Koppetsch und Burkart 1999 bezieht). Dies soll hier jedoch nicht diskutiert werden.

Das folgende Interviewbeispiel zeigt allerdings nochmals deutlich, dass die SAPV typischerweise zwingend auf eine gute Mitwirkung der Angehörigen angewiesen ist.

„Mit den Angehörigen steht und fällt das"

Eine professionelle 24-Stunden-Versorgung in den eigenen vier Wänden der Patient:innen durch eine *ständig anwesende*, bezahlte Pflegekraft ist nur in den allerwenigsten Fällen für die Patient:innen und ihre Angehörigen finanzierbar. Auch wenn neben der SAPV ein ambulanter Pflegedienst eingebunden ist, bedeutet die ambulante Versorgung daher üblicherweise, dass es erhebliche zeitliche ‚Lücken' gibt, die im Fall fortgeschrittener Erkrankungen typischerweise von Angehörigen überbrückt werden (müssen), die dann mindestens eine Überwachungsfunktion haben und die SAPV informieren (sollen), wenn sich die Situation deutlich verschlechtert. Die SAPV ist in solchen Fällen also darauf angewiesen, dass andere Personen vor Ort sind, und zwar regelmäßiger, als es für sie selbst möglich ist:

> „Also, ohne Angehörige – also, mit den Angehörigen steht und fällt das, ne? Also, wenn die Angehörigen das zu Hause nicht tragen können, die Situation, dann funktioniert es zu Hause einfach nicht, ne? Also, oder sehr schlecht. Und dann muss halt geschaut werden, ob der Patient nicht doch eher ins Heim sollte, Hospiz, ne, vielleicht auch zur kurzzeitigen Überbrückung auf die Palliativstation. Also, die Angehörigen müssen sehr viel leisten – ja" (PC101–2/100, Pflegefachkraft).

Für die Pflegefachkraft wird eine stationäre Versorgung, sei es „Heim", „Hospiz" oder „Palliativstation", als Alternative zur ambulanten Versorgung notwendig, wenn Angehörige die Situation nicht so bewältigen, wie es aus Sicht der SAPV notwendig ist. Die SAPV kontrolliert die häusliche Situation also und leitet Maßnahmen in Form einer Suche nach stationären Angeboten ein, falls eine Betreuung im häuslichen Umfeld nicht mehr in angemessener Weise möglich erscheint, also Angehörige das nicht mehr „tragen können". Mit diesem „tragen können" kann einerseits gemeint sein, dass sie die psychische Belastung tragen können müssen: Sie müssen möglicherweise im eigenen Haushalt, also in nächster Nähe, eine schwerstkranke Person, zu der sie eine enge Bindung haben, leiden und sterben sehen. Es kann andererseits bedeuten, dass sie viel – auch körperlich – mitarbeiten müssen, denn die Versorgung von Schwerstkranken kann eine physisch anspruchsvolle Tätigkeit sein. In beiden Fällen könnte man das „tragen können" passend mit ‚Last' ergänzen: Es muss also eine Last getragen werden, die *belastend* sein kann. Die Pflegefachkraft erläutert und verstärkt diese Sicht auf die Angehörigen als diejenigen, deren Beitrag sowohl wichtig als auch für diese schwierig sein kann, indem sie betont, dass Angehörige „sehr viel leisten" müssen. Auch hier bleibt offen, welcher Art diese Leistung ist. In jedem Fall wird aber der hohe Stellenwert verdeutlicht, den die Pflegefachkraft den Angehörigen dafür einräumt, dass die SAPV überhaupt im häuslichen Umfeld funktionieren kann.

Die SAPV ist somit auf die Angehörigen als Kooperationspartner:innen angewiesen, diese Kooperationspartner:innen sind jedoch besonders: Es sind zunächst Kooperationspartner:innen, die keine vertragliche Verbindung zur SAPV aufweisen und die somit weder zur Mitwirkung verpflichtet werden können noch von der SAPV spezifische Leistungen fordern können. Es sind Kooperationspartner:innen, die – falls sie nicht entsprechende Berufe haben – als Laien agieren, also ohne professionelles Wissen, und die darüber hinaus selbst direkt emotional betroffen und damit involviert sind. Angehörige sollen und – wie zu vermuten ist – wollen in vielen Fällen praktische Tätigkeiten ausführen, weisen jedoch deutliche und zudem individuell höchst unterschiedliche Grenzen des Wissens und der Belastbarkeit auf. Sie benötigen daher Anleitung und Informationen von den professionellen Fachkräften. Die professionellen Kräfte wiederum sind ebenso auf die Mitwirkung der Angehörigen angewiesen, also auf die unter Umständen wenig zuverlässige Akteur:innen.

Wie wirkt sich diese gegenseitige Abhängigkeit auf die Beziehung zwischen den professionellen Akteur:innen und den Angehörigen aus? Wie kann diese Beziehung gefasst werden? Die Pflegefachkraft führt auf Nachfrage der Interviewerin, wie sie die Beziehung zwischen ihr und den Patient:innen bzw. ihr und den Angehörigen beschreiben würde, folgendes aus:

> „Es ist unterschiedlich. Aber oftmals, oder ich sage mal, über fünfzig Prozent innig, das klingt, also, ähm, also man hat manchmal das Gefühl, schon zur Familie dazu zu gehören, ne, also – ja. Manchmal auch nicht. Also, manchmal ist das auch recht reserviert, aber häufig ist es so, dass man wirklich auch ein Stück weit integriert ist und sehr, ich sage jetzt einfach mal liebevoll, also liebevoll in dem Sinne, dass man sich irgendwie mag, gerne hat – ja, mhm" (PC101–2/102, Pflegefachkraft).

Die Pflegefachkraft beschreibt die Beziehungen zur ‚unit of care' quasi als zwei unterschiedliche Typen: Entweder „recht reserviert" oder im – Gegenteil – „innig", „zur Familie" zugehörig, „ein Stück weit integriert", „liebevoll" bzw. „dass man sich irgendwie gerne mag". Wenn die Beziehung „reserviert", also distanziert, wahrgenommen wird, ist sie offenbar nur schwer näher beschreibbar bzw. muss sie nicht näher beschrieben werden. Man könnte sagen, sie ist ‚nicht der Rede wert'. Dagegen ist die engere, auf ein Gefühl gegenseitiger Zuneigung basierende, Beziehung relativ ausführlich beschrieben. Der Unterschied kann gedeutet werden als Vergesellschaftung versus Vergemeinschaftung (Weber 1980, S. 21–23). Im Fall einer als distanziert wahrgenommenen Beziehung könnte sich die ‚unit of care' (vermutlich unbewusst) auf das sachliche, vertragliche Verhältnis berufen, das formal sowieso nur zwischen der SAPV und dem oder der Patient:in besteht. Die SAPV ist dann ‚reserviert' für einen kleinen, spezifischen Ausschnitt des Lebens der ‚unit of care'. Im Gegensatz dazu basiert die Vergemeinschaftung auf „subjektiv gefühlter (affektueller oder traditionaler) Zusammengehörigkeit der Beteiligten" (Weber 1980, S. 21), wie sie typischerweise Familien zugesprochen wird. Der Familienbegriff, den die Pflegefachkraft in Verbindung mit anderen beschreibenden Worten („innig", „liebevoll") verwendet, trifft eine solche Vergemeinschaftung also sehr gut.

Unter Berücksichtigung beider Ausschnitte aus dem Interview mit der Pflegefachkraft (PC101–2) kann daher folgendes gesagt werden: Die beiden sich gegenüberstehenden Typisierungen, sowohl die nicht näher beschriebene *distanzierte* Beziehung als auch die *affektive, familienähnliche*, stehen für ein Verhältnis, das von einem *gegenseitigen Angewiesensein* geprägt ist. Diese durch ein aufeinander Angewiesensein geprägte Beziehung ist offenbar nur schwer in Worte zu fassen und zu kategorisieren. Denn während für das distanzierte Verhältnis erst gar keine Analogie aus der Alltagswelt gesucht wird, bekommt das liebevoll-innige Verhältnis mit der Einordnung „Familie" zwar eine entsprechende sprachliche Rahmung, gleichzeitig findet damit eine Verschiebung statt, die der Pflegefachkraft bewusst ist: Die nur behelfsweise Verwendung der Familienanalogie wird deutlich an kleinen Präzisierungen, die sie an ihrer Beschreibung vornimmt, denn die Pflegefachkraft bzw. „man" ist nur „ein Stück weit integriert" und man mag sich nur „irgendwie". Trotzdem haben die Gefühle der Innigkeit und Nähe, ausgedrückt als ‚sich mögen' und ‚gemocht werden', eine besondere Bedeutung, denn sie dienen der Rahmung der Beziehung als eine intime, persönliche und affektive Beziehung. Der Familienbegriff zeigt dabei ein Potential, widersprüchliche Bedingungen der Arbeit zu vereinen, indem er das (gegenseitige) Angewiesensein erfassen kann, aber gleichzeitig Asymmetrien kaschiert, denn die Situation der professionellen SAPV-Akteur:innen mit ihrem Wissensvorsprung und ihrer bezahlten Arbeit innerhalb eines organisationalen Zusammenhangs hat eine grundsätzlich andere Verfasstheit als die Situation der ‚unit of care' bzw. der Angehörigen.[107]

[107] Schneider und Hayek beschreiben für die Arbeit des ambulanten Hospizdienstes, dass Hospizhelfer:innen die Verbindung zwischen ihnen und Angehörigen unter anderem als Beziehung zwischen „guten Freunden" bezeichnen (2005, S. 129). Es wird auch dort also ein Begriff verwendet, der für eine Vergemeinschaftung typisch ist, wobei die Unterschiede im Setting (SAPV versus ambulanter Hospizdienst) und den Begrifflichkeiten (Familie versus Freunde) an anderer Stelle herauszuarbeiten wären.

Im folgenden Interviewbeispiel werden negative Gefühle bedeutsam: Ein Angehöriger gerät durch eine äußerst emotional geäußerte Beschwerde in die Rolle des Störenfrieds.

„*Man reicht den kleinen Finger und plötzlich reißen sie einem den ganzen Arm aus*"

Wie bereits ausgeführt, ist die SAPV darauf angewiesen, dass sich Angehörige oder Patient:innen bei ihr melden, wenn Probleme auftauchen, die von der ‚unit of care' selbst nicht gelöst werden können. Nur so kann eine ausreichende oder sogar gute Versorgung erbracht werden. Angehörige können sich aus Sicht der SAPV jedoch zu häufig melden, aus falschen Gründen melden oder ‚unangemessene' Erwartungen haben (siehe dazu auch Abschn. 6.2.2). Von Seiten der SAPV-Mitarbeiter:innen gibt es also (insbesondere für den Fall eines nächtlichen, ungeplanten Anrufs) spezifische Erwartungen in Hinblick auf das Verhalten und die Einstellung der Angehörigen gegenüber der SAPV und Angehörige werden zu ‚Störenfrieden', wenn sie sich nicht entsprechend verhalten:

> „Weil im Vorfeld haben wir ein Team zusammengesetzt, die sind super gut zusammenpassend. Und dann, in der Versorgung hakt es mal da oder da und da, und das ist normal, ja? Aber die Angehörigen meinen oftmals, äh, dass das niemals schiefgehen darf. Man reicht den kleinen Finger und plötzlich reißen sie einem den ganzen Arm aus und meinen, neben ihnen darf nichts anderes mehr sein. Ich hatte es am Freitag – ein Angehöriger, der Ehemann rief mich ganz erbost an und sagt ‚In der Nacht war ein Notfall. Die Schwester habe ich angerufen. Und dann kommt die erst eine Stunde später. Ich bin so wütend, weil ich eine Stunde lang hier gewartet habe. Das kann nicht sein! Sie hat gesagt, sie fährt gleich los'. Und war aufgebraust und wütend und – so. Und darum muss man sich natürlich kümmern" (CM011/60, Pflegefachkraft).

Die Pflegefachkraft in der Funktion einer Case Managerin bzw. Koordinatorin arbeitet in einer SAPV als ‚Plattform' (siehe Abschn. 3.4.2): Sowohl die palliativärztlichen als auch die palliativpflegerischen Aufgaben sind an Dritte ausgelagert. Das „Team", das „zusammengesetzt" wurde, besteht in diesem Fall also aus professionellen Akteur:innen außerhalb des Kernteams der SAPV (und somit aus dem erweiterten Team). In der vorausschauenden Zusammensetzung dieses Teams („die sind super gut zusammenpassend") zeigt sich zudem eine prozeduralistische Versorgungskultur (siehe ebenfalls Abschn. 3.4.2): Es werden spezifische Pflegefachkräfte für die Versorgung der Patient:innen ausgewählt, die am besten zur persönlichen Situation der Patient:innen bzw. der ‚unit of care' passen. Durch die Vorausplanung und die entsprechenden organisatorischen Vorkehrungen soll gewährleistet werden, dass die Versorgung reibungslos verläuft. Diese vom Kernteam der SAPV wohldurchdachte und daher aus Sicht der Koordinatorin bestmöglich gestaltete Versorgungssituation wird durch einen Konflikt krisenhaft, die Versorgung verläuft wider Erwarten nicht problemlos. Sie erfährt erst im Nachhinein telefonisch von einem Angehörigen, dass dieser mit einer Leistung (des erweiterten Teams) nicht zufrieden war. Die Koordinatorin gibt in ihrer Ausführung sowohl das vom Angehörigen Gesagte wieder als auch die Art und Weise, wie dies geschieht: Der Angehörige äußert „erbost“, „aufgebraust“ bzw. „wütend“, dass eine Pflegefachkraft, die er nachts angerufen habe, nicht schnell genug gekommen sei, obwohl diese zu ihm gesagt habe, dass sie „gleich“ losfahren wolle. Die Koordinatorin sieht sich zwar in der Verantwortung, diesen Konflikt zu lösen, gleichzeitig macht sie deutlich, dass sie kein Verständnis für das Verhalten des Angehörigen hat, denn die ihr berichtete Situation schildert sie als exemplarisches Beispiel für ein Fehlverhalten von Angehörigen: „Man reicht den kleinen Finger und plötzlich reißen sie einem den ganzen Arm aus und meinen, neben ihnen darf nichts anderes mehr sein“. Die Koordinatorin sieht in dem Vorfall offensichtlich eine mangelnde Anerkennung ihrer vorausgegangenen Leistung. Diese besteht in diesem Fall vor allem darin, Zeit und Mühe zu verwenden, um ein passendes „Team“ zusammenzusetzen. Diese ihrem Verständnis nach optimal organisierte Ordnung wird nun aus ihrer Sicht ungerechtfertigt in Frage stellt. Dabei sollte die Passgenauigkeit zwischen dem ‚Team‘ und der ‚unit of care‘ Konflikte von vornherein vermeiden.

Bei der Tätigkeit der Koordinatorin handelt sich um Koordinationsarbeit in der Form der Handlungskoordinierung, die als „Infrastruktur- und Gewährleistungsarbeit für die Kernaufgabe der direkten klientenbezogenen Interaktionsarbeit“ (Becke und Bleses 2015a, S. 27) fungiert und grundsätzlich folgende Aufgaben umfassen kann: Die „Gestaltung von Schnittstellenkooperationen zu unterschiedlichen Akteuren im Kontext sozialer Dienstleistungen“, die Klärung von Erwartungen (je nach Erfordernis auch mit Angehörigen, insbesondere wenn diese über den Vertragsabschluss mitbestimmen), das Herstellen einer größtmöglichen Passgenauigkeit zwischen den (zukünftigen) Interaktionspartner:innen und die Konfliktlösung (Becke und Bleses 2015a, S. 27). Koordinationsarbeit hat damit nicht nur eine sachliche und zeitliche Dimension, sondern eine soziale Dimension, zudem hängt die Art und Weise der Ausübung der Koordinationsfunktion von der Organisationskultur ab (Becke et al. 2015, S. 71–72).[108] Die Bedeutung der Organisationskultur zeigt sich hier darin, dass in einer SAPV mit einer vorwiegend prozeduralistischen Versorgungskultur die Vorausplanung, die Einhaltung von Regeln und die bewusste Bestimmung einzelner verantwortlicher Personen (sowohl der für die

[108] Becke, Wehl und Wetjen (2015) führen den Aspekt der Organisationskultur jedoch nicht näher aus.

Versorgung zuständigen Ärzt:innen und Pflegefachkräfte, als auch des bzw. der möglichst nur einzigen Angehörigen, mit dem oder der Maßnahmen abgestimmt werden müssen) eine wesentliche Rolle spielt (Krauss et al. 2022, S. 128–129; vgl. auch Abschn. 3.4.2) und davon ausgegangen wird, dass eine so in ‚weiser Voraussicht' abgestimmte und wohlüberlegte Planung dazu führt, dass es während der Versorgung selbst keine unerwarteten Ereignisse mehr gibt, die wiederum zu Reibungen und Konflikten führen und als Störungen der Versorgung interpretiert werden können. Ein solches Vorgehen ähnelt insofern tayloristischen Organisationslogiken, als dass „planmäßig-rationale" Verfahrensweisen (Böhle und Weihrich 2020, S. 18)[109] zu gewünschten Ergebnissen führen sollen. Außerdem gibt es hier in diesem Beispiel eine zentrale Koordination und übergeordnete Verantwortung für die Planung[110], es findet also eine Trennung von „Hand- und Kopfarbeit" (Moldaschl 2018, S. 365) statt, wie sie für tayloristische Organisationen typisch ist. Dennoch gibt es wesentliche Unterschiede zu tayloristischen Organisationslogiken, denn die Planung erfolgt nicht völlig ohne die Akteur:innen, die koordiniert werden, also nicht ohne Abstimmung mit denjenigen, die letztlich die konkrete Versorgungssituation bewältigen müssen und damit nicht ohne die Mitglieder des erweiterten Teams und die Angehörigen. Außerdem ist zu bedenken, dass eine tayloristisch geprägte Arbeitsorganisation auf formaler Hierarchie aufbaut, die hier nicht gegeben ist: Insbesondere die ‚unit of care' ist kein formaler Teil der Organisation, sie steht außerhalb der Organisationsgrenze (vgl. Holtgrewe 2005, S. 42; siehe insbes. auch Abschn. 2.2.4.2 und Abschn. 6.3.5). Dies wird im Umgang mit dem Angehörigen deutlich: Zwar hat die Koordinatorin kein Verständnis für den Angehörigen, der sich über die mangelhafte Leistung der Pflegefachkraft aus dem erweiterten Team beschwert, die Koordinatorin ist möglicherweise sogar selbst verärgert und gekränkt, denn in der Kritik des Angehörigen sieht sie eine Kritik ihrer Vorarbeit, nämlich der passgenauen Zusammenstellung des ‚Teams', aber sie weist den Angehörigen nicht ab, sie sieht es als ihre Aufgabe, sich ihm zu widmen und den Konflikt zu klären: „Und darum muss man sich natürlich kümmern". Sie kann also die Kritik des Angehörigen nicht ignorieren und es ist davon auszugehen, dass sie ihre Sichtweise und ihre Emotionen nicht direkt an den Angehörigen weitergibt, sondern ihn beruhigen und wieder positiv stimmen möchte, was in dem „kümmern" angedeutet ist. Sie muss in diesem Zusammenhang also sowohl Emotionsarbeit als auch

[109] Die Autor:innen stellen dieses Handeln dem subjektivierenden Arbeitshandeln gegenüber.

[110] Da es sich in diesem Fall um eine SAPV als ‚Plattform' handelt, ist dieser Aspekt besonders ausgeprägt, denn das Kernteam bzw. die Koordinator:innen des Kernteams übernehmen diese Aufgabe, vgl. auch Abschn. 3.4.2.

Gefühlsarbeit leisten. Der Konflikt mit dem Angehörigen kann somit nicht im Rahmen einer formal hierarchischen Beziehung gelöst werden, weil diese nicht existiert. Das „planmäßig-rationale, objektivierende Handeln" (Böhle und Weihrich 2020, S. 18) gerät so mit diesem Konflikt zwischen den professionellen Akteur:innen und dem Angehörigen an seine Grenzen, stattdessen ist nun subjektivierendes Arbeitshandeln gefragt, insbesondere als *„exploratives, dialogisch-interaktives Vorgehen"* (Böhle und Weihrich 2020, 19, Herv. i. Orig.). Die hier gemachten Überlegungen zum Aspekt tayloristischer Organisation von Arbeit zeigen damit die Diskrepanz einer Organisationskultur, die stark auf ein vorausschauendes Vorausplanen aufbaut: Wenn Interaktionsarbeit und damit unter anderem subjektivierendes Arbeitshandeln für die Versorgung von Schwerstkranken und Sterbenden wesentlich ist und zudem Personen beteiligt sind, die formal nicht Teil der Organisation sind, dann kann diese Arbeit nicht (ausschließlich) mittels eines tayloristisch geprägten Verständnisses organisiert werden. Noch bedeutsamer ist jedoch, dass der Sterbeprozess zwar für die professionellen Akteur:innen gewisse erwartbare Typiken aufweist, aber nicht völlig vorhersehbar ist (vgl. u. a. Glaser und Strauss 2007, S. 5–8). Insbesondere die Angehörigen, die typischerweise die Aufgabe übernehmen, ‚außergewöhnliche' Ereignisse zu melden, sind Laien, die sowohl Informations- als auch Wissensdefizite haben können. Die Sichtweise der Koordinatorin belegt mangelhaftes Verständnis dafür, indem die Beschwerde des Angehörigen als Anmaßung interpretiert wird („plötzlich reißen sie einem den ganzen Arm aus und meinen, neben ihnen darf nichts anderes mehr sein"). Auch hier zeigt sich, dass Angehörige von den professionellen Akteur:innen schnell als ‚problematisch' oder ‚störend' wahrgenommen werden, wenn sie Erwartungen an ihre kognitiven Fähigkeiten und ihren Umgang mit Krisen nicht erfüllen oder sie wiederum andere Erwartungen an die Leistungen der SAPV haben (siehe dazu auch Abschn. 6.2 und Abschn. 6.3). Andererseits wird aus dieser so bildlichen Beschreibung des Verhaltens von Angehörigen gleichzeitig die Angst der Koordinatorin vor einer Übergriffigkeit in Form einer völligen Vereinnahmung und regelrechten Gefahr für ihr eigenes Leib und Leben deutlich. Die *Abwehr* solcher als Gefahr erlebter Verhaltensweisen kann der Koordinatorin daher als Sicherung ihrer eigenen Grenzen dienen, die ‚zeit-raum-körperliche' Dimensionen annimmt: Zeitlich, indem sie als Koordinatorin die nächtliche Rufbereitschaft an das erweiterte Team abgibt und eine ständige zeitliche Verfügbarkeit auch stellvertretend für die von ihr koordinierten Pflegefachkräfte an der ‚front-line' abwehrt, räumlich und körperlich, indem sie mit dem Angehörigen nur telefonisch verbunden ist und als Koordinatorin nur noch wenig direkt vor Ort anwesend ist. Daneben macht sie sprachlich in ihrer Schilderung die Grenzziehung zwischen ihr und dem Angehörigen deutlich, indem sie sein Verhalten abwertet. Alle Strategien zielen darauf, dass sie auch körperlich ‚unbeschädigt' bleibt, indem der Kontakt nur indirekt erfolgt und sie die Probleme des Angehörigen als unbegründet interpretiert und sich somit davon nicht ‚berühren' lässt.

An die Literatur zu personenbezogenen Dienstleistungen lassen sich diese Überlegungen wie folgt ankoppeln: Kooperationsarbeit kann bedeuten, „Ansprüche von PatientInnen an eine ständige Verfügbarkeit der Pflegekraft ab[zu]wehren" (Böhle et al. 2015, S. 169). Dies ist hier der Fall, denn es ist davon auszugehen, dass die Koordinatorin auf Basis der von ihr im Interviewausschnitt gemachten Überlegungen gegenüber dem Angehörigen erläutern wird, dass eine sofortige persönliche Anwesenheit der SAPV nicht möglich ist. Becke und Bleses stellen zudem eine „Tendenz zur Grenzverwischung zwischen Koordinations- und Interaktionsarbeit" fest (Becke und Bleses 2015a, S. 28), wie bereits weiter oben erwähnt. Auch dies trifft für das Interviewbeispiel zu und steht hier in Zusammenhang mit der Abwehr der Ansprüche des Angehörigen: In der Interaktion mit dem Angehörigen wehrt die Koordinatorin die Erwartung des Angehörigen an die ständige Verfügbarkeit der SAPV ab, und zwar nicht für ihre eigene Verfügbarkeit, sondern für die Verfügbarkeit des externen bzw. erweiterten Teams. Sie ist in der Interaktion daher in einer ausgeprägt koordinierenden Funktion tätig. Im Interviewausschnitt wird darüber hinaus das Vertrauen deutlich, das die Koordinatorin gegenüber dem erweiterten Team hat: Der Angehörige ist im Unrecht, nicht das erweiterte Team, dessen Pflegefachkraft in der nächtlichen Krisensituation nicht sofort kommen konnte. Für die von der Koordinatorin skizzierte Vorgehensweise ist davon auszugehen, dass dies dem Erhalt einer funktionierenden Zusammenarbeit zwischen dem Kernteam und dem erweiterten Team dienlich ist. Becke und Bleses gehen sowohl auf die Bedeutung von Vertrauen bei der Zusammenarbeit von professionellen Akteur:innen aus unterschiedlichen Organisationen ein, als auch auf die Einflussnahme von Koordinator:innen auf die Beziehung zwischen Dienstleistungsgeber:innen und Dienstleistungsnehmer:innen, die eine Grenzverwischung zwischen Management und ‚front-line' darstellt:

> „Der Aufbau und Erhalt von Vertrauen in sozialen Dienstleistungsnetzwerken sowie die Intervention koordinierender Personen in soziale Dienstleistungsbeziehungen zwischen Beschäftigten und Klientenseite verdeutlichen, dass eine klassische Aufgabenteilung zwischen Koordinationsarbeit als Managementaufgabe und (klientenbezogener) Interaktionsarbeit als Aufgabe von Beschäftigten sich nicht mehr ohne weiteres aufrecht erhalten lässt" (Becke und Bleses 2015b, S. 13).

Bei der SAPV in Form einer ‚Plattform', wie in diesem Fall, ist die Koordinatorin aus dem Kernteam zudem nicht weisungsbefugt gegenüber den professionellen Akteur:innen des erweiterten Teams, was ein vorsichtiges Agieren auch gegenüber den längerfristig zentralen Pflegefachkräften des erweiterten Team plausibel macht, während die Zusammenarbeit mit dem Angehörigen eher einmalig sein dürfte. Dies macht nochmals die asymmetrische Machtbeziehung deutlich: Becke und Bleses schreiben dazu:[111]

> „Bei Interaktionsarbeit mit und an hilfebedürftigen Menschen handelt es sich stets um potenziell asymmetrische Machtbeziehungen zwischen denjenigen Personen, die soziale Dienstleistungen erbringen, und den hilfebedürftigen Klientinnen und Klienten. Diese Angewiesenheit hilfebedürftiger Menschen gilt es daher in Konzepten zur Produktivitätsgestaltung sozialer Dienste zu beachten" (Becke und Bleses 2015b, S. 8).

Auch in diesem Sinne ist die Rolle der Angehörigen unklar: Die Schilderung der Koordinatorin deutet eher an, dass der Angehörige nicht als hilfsbedürftig angesehen wird, er wird daher nur als ‚Störenfried' bzw. fordernd gesehen. Hier werden daher insgesamt folgende Aspekte in Hinblick auf Angehörige nochmals deutlich:

Das Dienstleistungsdreieck, bestehend aus Dienstleistungsgebenden, Dienstleistungsnehmenden und dem ‚Gegenstand' wird zu einem Dienstleistungsviereck, denn die Angehörigen sind Akteur:innen, die mit den anderen Bestandteilen (den ‚Ecken' des Dienstleistungsdreiecks) nicht kongruent sind (siehe auch Abschn. 7. 4). Die Angehörigen befinden sich in einer Position mit sehr vielfältigen Rollen, sind also mit vielfältigen Erwartungen von Seiten der professionellen Akteur:innen konfrontiert: Sie sollen und müssen Bescheid geben, falls es zu von ihnen nicht zu bewältigenden Krisensituationen bei dem oder der Patient:in kommt, aber sie sollen dabei möglichst ruhig, gelassen und vor allem nicht ungeduldig sein; ihre Arbeit aus ‚Liebe' und / oder familiärem Pflichtgefühl für den oder die Patient:in wird vorausgesetzt, aber sie sollen dennoch akzeptieren, dass es für die SAPV viele Patient:innen gibt – die Angehörigen sollen sich daher nicht ‚zu viel' für die Belange ihrer schwerstkranken Vertrauten einsetzen (also nur so einsetzen, dass die Belange der professionellen Akteur:innen respektiert werden). Der Vorwurf der Pflegefachkraft in Hinblick auf die Angehörigen, die nicht akzeptieren wollen, dass „neben ihnen [...] nichts anderes mehr sein" darf, beleuchtet diesen Aspekt: Im Fall familiärer Beziehungen und einer darauf basierenden Begleitung und Versorgung ist es erwünscht und durchaus produktiv, dass der / die Schwerstkranke für die Angehörigen einmalig ist, Angehörige die Versorgung neben zumeist vielfältigen anderen

---

[111] Becke und Bleses gebrauchen den Begriff der ‚Hilfebedürftigkeit' statt der ‚Hilfsbedürftigkeit'. Aus dem Zusammenhang wird deutlich, dass damit nicht der sozialrechtliche Begriff gemeint ist, sondern der Begriff in Verbindung mit der Interaktionsarbeit von Pflegekräften verwendet wird (vgl. Becke und Bleses 2015b, S. 9–11).

Aufgaben priorisieren und damit einen wesentlichen Beitrag leisten. Die Angehörigen dürfen und sollen somit zum / zur Schwerstkranken eine Beziehung in Form von ‚Liebe' bzw. im Rahmen von ‚Familie' haben. Sie sollen eine solche Beziehung und damit einen solch hohen Einsatz (mit der ‚ganzen Person') jedoch nicht von den professionellen Akteur:innen erwarten. Der Laienstatus der Angehörigen und ihre enge Beziehung zu den Patient:innen macht ihren Beitrag in Form unbezahlter Arbeit und damit die bezahlbare Umsetzung einer Versorgung und Begleitung von Schwerstkranken und Sterbenden in den eigenen vier Wänden somit zwar zumeist erst möglich, aber sie sollen dennoch quasi-professionell, nämlich wohlüberlegt, informiert und ‚rational' handeln. Während es jedoch für formale Mitwirkende in Dienstleistungsorganisationen und sogar für ehrenamtliche Akteur:innen üblich ist, nicht nur Personen passgenau zur Situation des / der Patient:in auszuwählen, sondern vor allem ihre gesundheitliche und fachliche Eignung zu prüfen bzw. Schulungen durchzuführen, um unter anderem einer Überforderung vorzubeugen (Becke et al. 2015, S. 79), sind solche Prüfungen und Auswahlkriterien für die Angehörigen nicht vorgesehen. Angehörige sind also weder Dienstleistungsnehmer:innen noch Dienstleistungsgeber:innen (und schon gleich gar nicht ‚Gegenstand', auch wenn ihre Belange zum Gegenstand werden können), sie bilden eine vierte ‚Ecke' in einem ‚Dienstleistungsviereck' (siehe Abschn. 7.4).

Im Folgenden werden nun die vielfältigen Sichtweisen auf die SAPV und ihre Mitarbeitenden dargestellt.

6.4.4 Zuschreibungen und Positionierungen der SAPV

„Ihr seid die Besten!"

Die SAPV ist typischerweise Teil eines regionalen Netzwerks rund um die Begleitung und Versorgung schwerstkranker und sterbender Menschen. Hinter dem Aufbau solcher Netzwerke steht manchmal ein großer politisch-gesellschaftlicher Gestaltungswille, wofür die Hospizbewegung als exemplarisch gelten kann (siehe insbes. Abschn. 3.3.1). Die Arbeit der SAPV kann daher als wichtiger Beitrag für eine ganze Region gelobt werden:

> „Also, die Frau von dem Bürgermeister, und wir hatten hier einen großen, wir hatten hier 600 Leute auf der Beerdigung, und hier nochmal so Prominente und so, und so ganz laut vor allen Leuten hat sie gesagt ‚Ihr seid die Besten! Wie wichtig Ihr für unseren Landkreis seid', ne, das ging natürlich runter wie Öl. […] alle kamen in schwarz, wir kamen in unserer [Farbe] Uniform. Das hat sie auch sehr gefreut. Sie sagte ‚Toll!', ne?" (PC051–2/153, Pflegefachkraft).

Die Pflegefachkraft schildert hier ein Ereignis, das im Zusammenhang mit einer Beerdigung steht, auf der sie selbst anwesend war. Sie wurde als Vertreterin der Organisation der regionalen SAPV besonders sichtbar, weil sie bei diesem Anlass dieselbe Kleidung trug wie bei ihrer Arbeit, eine Art Uniform. Eine regional relevante und bekannte Person, die Frau des Bürgermeisters, lobte die SAPV vor einer großen Menschenmenge, darunter auch „Prominente". Sie hob die Wichtigkeit der SAPV für den „Landkreis" hervor und dass die Mitarbeiter:innen „die Besten" seien. Die Arbeit der SAPV wird hier also in ihre gesamtgesellschaftlichen Bedeutung eingebettet, die Mitarbeiter:innen erleben außerhalb ihres direkten Arbeitszusammenhangs, dass ihre Arbeit Wirkung entfaltet. Pflegeleistungen werden sichtbar gewürdigt und die Pflegefachkraft erlebt durch die große öffentlichkeitswirksame Anerkennung ihrer Leistungen eine Erhöhung ihrer Arbeit und ihrer Person. Man merkt der Passage den Stolz an, den dieses Ereignis bei der Pflegefachkraft bewirkt. Es kann daher vermutet werden, dass das Lob in dem praktisch öffentlichen Rahmen und die Hervorhebung der großen Bedeutung der Arbeit positive Gefühle hervorruft, die sie für die weitere Arbeit motivieren. Üblicher und näher am Arbeitsalltag ist jedoch Lob für eine konkrete Versorgung, wie im nächsten Interviewausschnitt.

„Ihr seid so ein tolles Team"

Typischerweise erhalten SAPV-Mitarbeiter:innen positive Rückmeldungen von Seiten der Angehörigen nach dem Versterben des bzw. der Patient:in:

> „Das ist natürlich auch bei diesen Abschlussgesprächen oder sonst was, das hören wir oft, dass die Menschen sagen ‚Ihr seid so ein tolles Team', oder jeder der kommt irgendwo, also da hat man dann schon auch nochmal so dieses Teamgefühl" (DB07/46, Dritte Berufsgruppe).

Die Angehörige einer dritten Berufsgruppe bringt das Lob für die Arbeit der SAPV in Zusammenhang mit dem „Team". Explizit loben insbesondere Angehörige das SAPV-Team als Gesamtheit mit seinen unterschiedlichen Akteur:innen. Sie hebt diesen Aspekt nochmals hervor, indem sie von ihrem eigenen „Teamgefühl" spricht. Ihr „Teamgefühl" wird durch die Ansprache der SAPV-Mitarbeitenden als „tolles Team" aufgerufen, (wieder-)hergestellt und verstärkt. Das Teamgefühl, und man könnte sogar sagen das Team selbst, wird hier also über die Sicht von ‚außen' hergestellt, indem es von den Angehörigen als solches (an-)erkannt und damit sichtbar und fühlbar gemacht sowie bestärkt wird. Ein Team besteht aus einzelnen Mitgliedern, die ein Gebilde formen, das über die Summe der einzelnen Mitglieder hinausgeht, insbesondere ist eine besondere Koordinations- und Kooperationsleistung erforderlich.[112] Mit dem Lob eines Teams wird daher sowohl der Beitrag jedes / jeder Einzelnen im Team hervorgehoben, als auch die Teamleistung als Ganzes, die über die einzelnen Bestandteile hinausgeht. Auch hier kann interpretiert werden, dass dieses Lob und die positiven Gefühle, die daraus folgen, für die Tätigkeit motivieren.

„Sie sind ein Engel"

Der folgende Interviewausschnitt verdeutlicht in besonders schöner Weise, wie eine große Anerkennung der Leistungen zu einem Gefühl der Selbstwirksamkeit und des Stolzes auf eigene Leistungen beiträgt, deutet aber auch eine ambivalente Einstellung zu einer Überhöhung der eigenen Person an:

> „Mein Leben ist so reich geworden durch diese Arbeit. Und so, ich fühle mich so, wie soll ich sagen, dem Lebensende, also nicht im Sinne von Sterben oder was, aber man sollte doch ein besserer Mensch werden, so. Und in gewissen Dingen habe ich das. Also nicht, ich möchte jetzt, wenn die Leute sagen ‚Sie sind ein Engel', sage ich ‚Nein, bestimmt nicht!'. Also, das möchte ich auch gar nicht, ich möchte gar nicht so sein, abgehoben. Ich möchte mitten drin sitzen und ich möchte auch mal blöd daherreden dürfen und so. Aber dieses Wissen um das eigene Können, das ist schon super! Und das spüre ich jetzt vielleicht seit fünfzehn Jahren, dass ich mir denke – oder auch wenn was schlimm ist, dann denke ich mir immer ‚Bin ich froh, dass ich da bin! Weil: Wer soll's denn sonst machen?'. Und das ist so eine, das ist so, also das erfüllt mich mit großer Zufriedenheit und Dankbarkeit, dass ich mir denke, ich kann die meisten Sachen gut, was meine Arbeit angeht jetzt" (PC031–1/43, Pflegefachkraft).

Die Pflegefachkraft betont den großen Gewinn, den sie für sich persönlich in ihrer Arbeit sieht. Dies betrifft einerseits Aspekte des beruflichen Könnens, andererseits (und damit verwoben) ihre Einstellung zu sich selbst. Das Leben ist durch ihre Arbeit „reich geworden", sie fühlt „Zufriedenheit und Dankbarkeit". Sie wirkt äußerst selbstbewusst in der Einschätzung ihres Könnens und stellt ihre Person in Zusammenhang mit der Äußerung, dass „man [...] doch ein besserer Mensch werden" sollte und sie das „in gewissen Dingen" erreicht habe. Es werden jedoch Grenzen dieser Verbesserung der eigenen Person sichtbar: Sie will kein „Engel" sein, sie will nicht „abgehoben" sein. Die Assoziation ihrer Person mit einem Engel kommt

[112] Goffmans Begriff des Teams (deutsch: Ensemble) trifft die Teamidee der SAPV in diesem Fall vermutlich am ehesten, im Sinne einer Gruppe von Personen, die gemeinsame Ziele anstreben, voneinander abhängig sind, eine gewisse Vertrautheit im Umgang miteinander aufweisen und die für Außenstehende erkennbar zusammengehören (1959, S. 77–105; 1976, S. 73–97). Organisationssoziologische Analysen sehen den Teambegriff dagegen deutlich kritischer (vgl. u. a. Luhmann 2019, S. 32; Kieserling 2005, S. 76).

gemäß ihrer Schilderung nicht von ihr selbst, sondern dies sagen ihr „die Leute". Es ist somit davon auszugehen, dass sie bereits öfter eine solche Situation erlebt hat, in der sie nicht mehr als ‚normaler' Mensch gesehen wurde, sondern als ein besonderes, ‚überirdisches', Wesen. Eine große Bewunderung für ihre Tätigkeit kann also in übermäßige Überhöhung umschlagen, die nicht mehr dem entspricht, wie sie sich selbst sieht. Ein Status als „Engel" würde für sie bedeuten, nicht mehr „mitten drin" zu sitzen und nicht mehr „blöd daherreden dürfen". Es würde also bedeuten, die Sphäre der Menschen, des Alltäglichen, des Irdischen und auch dessen, was Freude und Spaß macht, zu verlassen. Die Überhöhung könnte damit eine Gefahr bedeuten, eine Gefahr, dass die Pflegefachkraft sich ‚unmenschlichen' Erwartungen ausgesetzt sieht, also Erwartungen, die sie nicht erfüllen kann. Wie bereits weiter oben (Abschn. 6.1.2, Abschnitt „Ich bin irgendwie so eine Art letzte Instanz") für den Palliativmediziner, kann die Adressierung der Palliative-Care-Mitarbeiter:innen als übermächtige, überirdische Wesen („letzte Instanz" im Fall des Palliativmediziners oder „Engel" im Interviewausschnitt hier) für die Mitarbeiter:innen somit sehr problematisch sein. Konkreter dargestellt wird die Gefahr, dass ‚zu viel' erwartet wird, im nächsten Beispiel.

„Das wird uns manchmal auch zum Verhängnis"

Wie bereits an verschiedenen Stellen deutlich wurde, befürchten Mitarbeiter:innen der SAPV, dass von ihnen mehr erwartet wird als sie leisten können und wollen. Im folgenden Interviewausschnitt wird deutlich, dass solche Erwartungen in Zusammenhang mit sehr positiven Zuschreibungen stehen können:

> „Das wird uns manchmal auch zum Verhängnis, dass wir einfach auch den Ruf haben, ein sehr gutes Team zu sein, das sehr schnell versorgt und auch sehr schnell einspringt und Dinge bewegen kann. Das macht uns auch manchmal Probleme, weil uns sind einfach strukturell die Hände dann gebunden, eben wie ich vorhin sagte, durch Krankenkassen oder – das, ja (lacht)" (PC071–1/168, Pflegefachkraft).

Die Pflegefachkraft verdeutlicht, dass ihr SAPV-Team einen Ruf als „sehr gutes Team" habe. Sie erläutert, dass mit diesem Ruf verbunden sei, dass das Team „sehr schnell versorgt" sowie „sehr schnell einspringt und Dinge bewegen kann". Der Ruf basiert also auf konkreten Leistungen, die diese SAPV erreicht hat und weckt die Erwartung, dass diese Leistungen immer in dieser Form erbracht werden. Dieser Ruf wird „zum Verhängnis", wird also problematisch, wenn die Umsetzung nicht gemäß den durch diesen Ruf gesetzten Erwartungen gelingt. Als Ursache benennt die Pflegefachkraft strukturelle Gründe („strukturell die Hände dann gebunden"), unter anderem von Seiten der Krankenkassen. Ein guter Ruf hat also nicht nur

Vorteile, sondern kann durch die so gesetzten Erwartungen Druck erzeugen und für die Beteiligten schwierig sein, wobei davon auszugehen ist, dass es nicht nur für die SAPV, sondern auch für diejenigen, die ihre Erwartungen nicht erfüllt sehen, in diesem Fall „Probleme“ gibt.

Die SAPV kann aber nicht nur für Positives, Wünschenswertes, stehen, sondern sie kann für das Sterben und den Tod als solches stehen, die wiederum negativ konnotiert sind, wie im Folgenden gezeigt wird.

„Wir waren eher so der Feind im Nest“

Die eigene Situation zwischen positiven und negativen Zuschreibungen verdeutlicht eine pflegerische Leitung der SAPV. Sie erläutert zudem, dass sich ein Wandel hin zu positiven Konnotationen vollzogen hat:

> „Ich finde, die Gesellschaft, unsere Gesellschaft ändert sich. Am Anfang, ganz am Anfang immer ‚Palliativ! Um Gottes Willen! Bin ich jetzt schon tot?‘ oder ‚Was wollt Ihr hier?‘. Also, wir waren eher so der Feind im Nest. Das hat sich schon verändert. Und es ist ganz viel Mundpropaganda. Die Menschen erleben halt, dass es schön ist, dass ich immer anrufen kann, dass ich jemanden da habe, dass wir anders umgehen, weil wir mehr Zeit haben. Dieser Zeitfaktor spielt eine große Rolle“ (PL031/222, pflegerische Leitung).

Die pflegerische Leiterin verwendet explizit das „Wir“ und spricht damit stellvertretend für ihr SAPV-Team, wenn nicht sogar als Stellvertreterin für die Palliativversorgung und -begleitung als Ganzes. Sie spricht davon, dass sie in der Vergangenheit „eher so der Feind im Nest“ gewesen seien. Sie standen gewissermaßen für den Tod selbst, der in die eigenen vier Wände eindringt. Die Gleichsetzung von Palliativversorgung und Tod wird darüber hinaus verstärkt, indem sie eine / einen fiktive:n Patient:in zitiert: „Palliativ! […] Bin ich jetzt schon tot?“. Bereits die Aussage „Feind im Nest“ deutet eine Distanzierung der Pflegeleiterin von einer Verbindung zwischen der SAPV und dem Tod an. Noch deutlicher wird dies an anderer Stelle, ebenfalls im selben Interview mit der Leiterin:[113]

> „Also, die denken ‚Ah, die kommen jetzt dann, und dann kriege ich die Spritze, und dann bin ich tot‘. Manche Patienten wünschen sich das. Aber da distanzieren wir uns natürlich immer davon. Wir machen keine Sterbebegleitung, sondern wir unterstützen“ (PL031/79, pflegerische Leitung).

[113] Siehe zum folgenden Interviewausschnitt auch Abschn. 6.3.2, Abschnitt: „Ah, krieg‘ ich jetzt die Todesspritze“.

Die pflegerische Leitung führt hier aus, dass „manche“ Patient:innen sich durchaus den Tod wünschen. Dennoch grenzt sie sich davon ab, als jemand zu gelten, der den Tod bringt. Auch an dieser Stelle spricht sie nicht nur von sich selbst, sondern verwendet ein „Wir“. Die Abgrenzung wird ganz explizit gemacht: „Aber da distanzieren wir uns natürlich immer davon“, mit einer Betonung auf dem „immer“. Sie verdeutlicht damit eine Grenze in der Versorgung durch die SAPV: Auch wenn die Wünsche und Belange der Patient:innen im Zentrum stehen sollen, ist dies ein Wunsch, der nicht erfüllt wird.[114] Darüber hinaus ist das Thema offenbar emotionsgeladen, denn mit dem Begriff der „Sterbebegleitung“, den sie verwendet und von dem sie sich ebenfalls distanziert („Wir machen keine Sterbebegleitung“), wird ein Begriff für die Beschreibung der eigenen Arbeit abgelehnt, der im palliativhospizlichen Kontext eben gerade nicht dafür steht, den Tod herbeizuführen, also Sterbehilfe in Sinne einer aktiven Herbeiführung des Todes zu leisten. Stattdessen sprechen die Akteur:innen im Feld ausdrücklich und positiv konnotiert von *Sterbebegleitung*, die sie leisten, wobei die verschiedenen Facetten der Sterbebegleitung verdeutlichen, dass die Situation von Sterbenden verbessert werden soll, so z. B. mittels „ganzheitlicher Sterbebegleitung“ (Bausewein 2012), „Spiritualität in der Sterbebegleitung“ (Roser und Gratz 2018) oder „Aromatherapie in der Sterbebegleitung“ (Gündling 2017).[115] Die Verwendung der „Sterbebegleitung“ muss hier also als Versprecher der Pflegeleiterin gelten, der aber nicht zufällig ist. Sie bevorzugt dagegen den Begriff „unterstützen“: „Wir machen keine Sterbebegleitung, sondern wir unterstützen“. In dieser ‚Unterstützung‘ ist nicht nur der Tod, sondern das Sterben, auch das Sterben im Sinne einer letzten *Lebens*phase nun vollends ausgeblendet. Damit wird deutlich, dass vor allem der Begriff des ‚Sterbens‘ in der ‚Sterbebegleitung‘ abgelehnt wird und dass die Unterschiede zwischen einer Begleitung beim Sterben und einer aktiven Beschleunigung des Sterbeprozesses sprachlich auch für eine professionelle Akteurin gar nicht so leicht benannt und erläutert werden können.[116] In der Absicht, sich von negativen Konnotationen und

[114] Dies stellt in Ergänzung zu den „besonderen Grenzen der SAPV“ (Abschn. 6.3.4) eine weitere Grenze dar, die allerdings für die SAPV konstitutiv ist (siehe dazu Abschn. 6.3.2, Abschnitt „Ah, krieg‘ ich jetzt die Todesspritze“).

[115] Jox spricht von der Sterbebegleitung als einem „Oxymoron“, „da wir mit dem Sterbenden ja nie mitgehen oder ihn gar geleiten können, sondern allenfalls bei seinem Sterben da sein und ihm den Abschied erleichtern können“ (2012, S. 212).

[116] Die Pflegeleiterin argumentiert nicht damit, dass eine aktive Verkürzung des Lebens bzw. des Sterbeprozesses nicht möglich wäre – was nur verdeutlicht, dass durchaus entsprechende Medikamente zur Verfügung stehen würden, um tatsächlich den Tod herbeiführen zu können. Die SAPV-Mitarbeiter:innen haben also potentiell große Macht, die möglicherweise für die professionellen Akteur:innen nicht nur aufgrund eventueller Strafbarkeit angstbesetzt sein

möglichen Vorwürfen zu distanzieren, selbst für das Sterben und den Tod gewissermaßen verantwortlich zu sein, wird somit vielleicht gerade das, was die Besonderheit der SAPV als Dienstleistung ausmacht, ausgeblendet. Allerdings (und wieder auf den Interviewausschnitt PL031/222 zurückkommend), führt die pflegerische Leitung aus, bestehen die von ihr benannten negativen Zuschreibungen von Seiten der Gesellschaft und von Seiten der ‚unit of care' kaum mehr. Eine Veränderung dieser negativen Konnotationen wurde durch die eigene gute Arbeit bewirkt, die zu positiver „Mundpropaganda" (PL031/222) führte. Kernbestandteile dieser somit von der pflegerischen Leitung als besonders wirksam hervorgehobenen guten Arbeit sind die ständige Erreichbarkeit und zeitliche Verfügbarkeit[117], also Elemente der Arbeit, die auch durch gesetzliche Rahmenbedingungen der SAPV und die Organisation selbst (u. a. im Fall dieser SAPV eine nicht gewinnorientierte Unternehmensform und die Generierung von Spendenmitteln) wesentlich beeinflusst sind. Dennoch bleiben gedankliche Verknüpfungen und Gleichsetzungen von Sterben und Tod mit der Palliativen Versorgung und Begleitung bestehen und werden durchaus nicht von allen so explizit abgelehnt wie von der Pflegeleiterin. Dies wird im nächsten Abschnitt deutlich.

„Weil der SAPV dann doch eher für die Seite steht, wo es ums Sterben geht"

Wenn die SAPV mit dem Sterben selbst gleichgesetzt wird, kann es sein, dass eine Versorgung gar nicht stattfinden kann:[118]

> „Also, von Seiten der Familie wurde die Begleitung abgebrochen. Weil der SAPV dann doch eher für die Seite steht, wo es ums Sterben geht, während andere dann, andere Kräfte manchmal noch so tun, als gäbe es noch eine andere (lacht) Richtung" (DB031/107, Dritte Berufsgruppe).

Zunächst zeigt sich an dieser Stelle wiederum die Bedeutung der Angehörigen als wesentliche Akteur:innen im Geschehen: Die „Familie" lehnt die „Begleitung" durch die professionellen Akteur:innen der Palliativversorgung ab, weil sie noch eine kurative Behandlung möchte. Ohne das Einverständnis der Angehörigen kann die SAPV hier nicht arbeiten. Verschiedene weitere Aspekte werden am Interviewbeispiel sichtbar: Der Mitarbeiter der dritten Berufsgruppe akzeptiert im Gegensatz

---

kann und die sie allein deshalb schon abwehren (vgl. dazu ebenfalls Abschn. 6.3.2, Abschnitt „Ah, krieg' ich jetzt die Todesspritze").

[117] Vgl. zum Thema Zeit bzw. zur zeitlichen Verfügbarkeit und dem Wirkfaktor Zeit auch Schneider, Eichner, Thoms et al. (2015a) sowie Krauss (2020).

[118] Vgl. zu diesem Interviewausschnitt ebenfalls Abschn. 6.3.2, Abschnitt „…dass da Unterschiedliche in ganz unterschiedliche Richtungen gezerrt haben".

zur pflegerischen Leitung im Beispiel oben (PL031) die Zuschreibung, dass die „SAPV dann doch eher für die Seite steht, wo es ums Sterben geht“. Dies ist möglicherweise für ihn leichter, da er als Angehöriger einer psychosozialen Berufsgruppe nicht die formalen Voraussetzungen erfüllt, potentiell tödliche Medikamente zu verabreichen. Seine Macht über die Patient:innen ist in dieser Hinsicht also zumindest formal eingeschränkt und er muss daher auch keinen Umgang mit diesem Wissen und Können finden. Dennoch macht er deutlich, dass er einschätzen kann bzw. den anderen Kolleg:innen eine Einschätzung zutraut, ob kurative Maßnahmen für ein:e Patient:in noch zielführend sind oder nicht. Er spricht vage davon, dass „andere Kräfte manchmal noch so tun, als gäbe es noch eine andere Richtung“. Dadurch wird deutlich, dass es gewissermaßen einen Gegenpart zur SAPV gibt: Die SAPV steht „eher“ für das Sterben, andere professionelle Akteur:innen bzw. Versorger:innen stehen dafür, ein Weiterleben und ein Hinauszögern des Todes zu versprechen. Es wird somit eine Grenze zwischen der SAPV und den anderen Akteur:innen hergestellt: Die SAPV steht für das Realistische, Tatsächliche, Ehrliche und die anderen ‚tun als ob‘, stehen also für das Verleugnen der Realität.[119] Damit wird das Sterben umgedeutet. Das Sterben zu akzeptieren wird zu etwas, das man mit ‚der Wahrheit ins Auge blicken‘ umschreiben könnte und es wird somit zu etwas normativ Richtigem. Daraus ergeben sich zwei Folgerungen: Erstens ist das Sterben zwar nicht positiv konnotiert (und die SAPV steht auch nur „eher“ für „die Seite, wo es ums Sterben geht“), aber die SAPV steht in jedem Fall für die ‚richtige‘ Seite, nämlich die Seite der Wahrheit. Die eigene Position wird normativ aufgeladen. Zweitens wird durch eine solche Sicht deutlich, wieso es von Seiten der SAPV Vorbehalte geben kann, sich als ‚Dienstleister:in‘ zu sehen. Denn damit verbunden könnte einerseits fälschlicherweise die Assoziation entstehen, dass hier eine Dienstleistung ‚Sterben‘ angeboten würde, also als wäre der Inhalt der Leistung der SAPV das Sterben selbst[120], andererseits muss unter diesem Blickwinkel die

[119] Dabei wird ebenfalls erkennbar, dass es in der Vorstellung des Mitarbeiters keinen fließenden Übergang zwischen anderen Versorgungsformen, die eher kurativ ausgerichtet sind, und der SAPV gibt. Er verdeutlicht damit indirekt den Einschnitt, den es für Patient:innen und ihre Angehörigen bedeutet, statt (noch) auf kurative Maßnahmen zu hoffen, schließlich eine palliative Situation akzeptieren zu müssen. Andererseits wird im Interviewmaterial anderer Akteur:innen an vielen Stellen sichtbar, dass die palliative Situation und damit die Rolle als Sterbende:r gar nicht so eindeutig ist, z. B. im Interview mit einer SAPV-Ärztin (FA071–2/40), die mit der Patientin bespricht, ob diese noch ins Krankenhaus möchte und dadurch möglicherweise etwas länger leben kann, oder ob sie zu Hause versterben möchte.

[120] Dagegen kann die SAPV realistischerweise nicht einmal ein *‚gutes Sterben‘* anbieten oder versprechen, sondern höchstens die bestmögliche Versorgung in der gegebenen Situation.

Konnotation von Dienstleistung und marktlichen Angeboten bzw. Geld als besonders problematisch gelten.[121] Aber auch die Konnotation von Dienstleistungen mit untergeordneten und einfachen Tätigkeiten wird abgelehnt, denn die SAPV steht hier für das Erkennen der Wahrheit und damit für etwas ‚Höheres'.

Die Mitarbeitenden der SAPV erleben also ganz verschiedene Erwartungen an sich selbst und damit unterschiedliche ‚Rollenangebote', die aus ihrer Umgebung kommen. Sie nutzen diese für eine Auseinandersetzung mit ihrer Rolle und gewinnen daraus Motivation für ihre Tätigkeit. Zudem finden dabei Positionierungen statt, im Wechsel zwischen Fremd- und Selbstpositionierungen: Im regionalen Raum, im Feld der Akteur:innen im Gesundheitsbereich und im Verhältnis zur ‚unit of care'.

Auf einer ganz anderen Ebene liegt dagegen die Frage, wer die Auftraggeber:innen der SAPV sind. Im nächsten Abschnitt wird dieser Herausforderung nachgegangen und die Bandbreite der Auftraggeber:innen der SAPV beleuchtet.

6.4.5 Auftraggeber:innen der SAPV

„Bitte Kontakt mit dem Hausarzt"

Die folgenden Erläuterungen eines ärztlichen Leiters eines SAPV-Dienstes verdeutlichen, dass der Auftrag für eine Versorgung durch die SAPV prinzipiell vom Hausarzt kommen muss:

> „das erste ist der Anruf hier in unserem Zentraltelefon. Die Nummer steht auch auf unserem Flyer, auf unserer Homepage. Und dann sind es manchmal Angehörige oder Patienten selber, oder Pflegedienste, die sich melden und sagen ‚Ja, da sehen wir Not'. Und dann sagen wir ‚Bitte Kontakt mit dem Hausarzt'. Und wenn es ganz pressiert, dann nehmen wir erstmal Kontakt auf und sagen ‚Sie, da war ein Anruf, wir können das jetzt aber nicht einschätzen, bitte sagen Sie, ob Sie das auch für notwendig erachten oder nicht'. Oder dass die Ärzte selber uns kontaktieren oder die Kliniken. Und dann wird das erstmal aufgenommen in so einem standardisierten Aufnahmebogen, dem koordinierenden Arzt vorgelegt, der telefoniert dann wieder mit

[121] Zum Zeitpunkt der Interviews der Primärstudie, die für diese Arbeit sekundäranalytisch ausgewertet werden, war die geschäftsmäßige „Förderung der Selbsttötung" verboten und damit das geschäftsmäßige Angebot von Hilfe zum Suizid (Deutsche Gesellschaft für Palliativmedizin e. V. 2021, S. 6). Allerdings, wie die Deutsche Gesellschaft für Palliativmedizin (DGP) verdeutlicht, werden „Mitarbeitende und die Institutionen der Hospizarbeit und Palliativversorgung […] häufig als kompetent und sogar zuständig wahrgenommen", was die Suizidhilfe angeht, wobei die DGP schreibt, dass diese „zugeschriebene generelle Zuständigkeit […] in Frage gestellt werden" müsse (2021, S. 8).

dem Arztkollegen, spricht das ab, was die Diagnosen, die Symptomlast, die Dringlichkeit betrifft. Und dann wird ein Termin ausgemacht mit dem Patienten“ (ÄL031/97, leitender Arzt).

Der Arzt berichtet von unterschiedlichen Wegen, wie eine Versorgung durch die SAPV initiiert wird. Er erzählt, dass die erste Kontaktaufnahme mit der SAPV von den Patient:innen selbst, ihren Angehörigen oder auch Pflegediensten kommen kann, die jedoch an den bzw. die Hausärzt:in verwiesen werden. Eine Ausnahme davon ist der Fall, bei dem die SAPV große Dringlichkeit erkennt, wobei offen bleibt, an welchen Kriterien dies festgemacht wird. Falls dies so ist, nimmt ein:e SAPV-Ärzt:in direkt Kontakt zum / zur Hausärzt:in auf und bittet um Einschätzung der Notwendigkeit einer Versorgung durch die SAPV. Ein weiterer typischer Weg von Patient:innen in die SAPV ist es, wenn Ärzt:innen und Kliniken bei Patient:innen einen Bedarf sehen und die SAPV kontaktieren. Damit ist offensichtlich, dass weder Patient:innen noch ihre Angehörigen darüber bestimmen können, ob eine Versorgung durch die SAPV erfolgen kann. Die SAPV kann somit nicht von ihnen ‚beauftragt‘ werden. Dies verdeutlicht den grundlegenden Unterschied zwischen SAPV und frei am Markt verfügbaren Dienstleistungsangeboten – der Charakter der SAPV als *soziale* Dienstleistung (vgl. Abschn. 2.1.2.3) wird sichtbar. Letztlich werden damit auch die Wünsche und die Willensbildung der Patient:innen eingeschränkt, deren Belange gemäß des palliativen Verständnisses im Zentrum stehen (sollen). Ebenso werden klassische Hierarchien zwischen Laien und Professionellen sowie zwischen den Berufsgruppen sichtbar: Weder Patient:innen selbst noch ihre Angehörigen und ebenso wenig die Pflegedienste können die SAPV beauftragen, sondern nur Ärzt:innen, die wiederum im Austausch mit den Ärzt:innen der SAPV bestimmen, ob eine spezialisierte ambulante Palliativversorgung angezeigt ist. Vor allem den Patient:innen wird damit eine besondere Form einer passiven Rolle zugewiesen, zusätzlich dazu, dass sie aufgrund ihrer Erkrankung in Gefahr geraten, nicht mehr selbst entscheiden zu können (vgl. Abschn. 6.4.2). Dennoch gibt es hier verschiedene Auswege. Dies ist insbesondere der Wechsel des bzw. der Hausärzt:in – also Patient:innen bzw. ihre Angehörigen suchen sich eine:n Hausärzt:in, der oder die SAPV für diese:n Patient:in befürwortet:

> „Aber manche Ärzte, Hausärzte, wollten das halt nicht. Und dann muss der Patient, wenn er uns unbedingt in der Begleitung haben möchte, sich einen Hausarzt suchen, der das macht“ (PL031/71, pflegerische Leitung).

Hier wird deutlich, dass die SAPV den Patient:innen einen Hinweis geben kann, sich eine:n andere:n Hausärzt:in suchen. Ebenso kann die SAPV Einfluss auf Hausärzt:innen ausüben und Hausärzt:innen dazu bringen, SAPV zu verordnen, unter anderem indem Unterstützung beim Ausfüllen der Verordnung gegeben wird:

> „Na, die tun sich natürlich schwer, das [...] auszufüllen, weil sie nicht wissen, wie es geht. Und ganz zu Anfang haben wir das selber ausgefüllt, ne, weil wir wissen, worauf es ankommt und was für Punkte da sind (LE051/87, leitende Ärztin)

Eine Inanspruchnahme von Leistungen der SAPV kann also nur vermittelt über andere erfolgen, aber sowohl der bzw. die Patient:in als auch die SAPV haben Einflussmöglichkeiten, die im Fall der Patient:innen jedoch von ihrer körperlich-geistigen Verfasstheit abhängen bzw. davon, inwieweit Angehörige als Stellvertreter:innen auftreten können. Angehörige, aber insbesondere auch die SAPV selbst, können somit eine Anwaltsfunktion für Patient:innen haben.

Wie bereits ausgeführt (siehe Abschn. 3.2), gibt es im Gesundheitssystem grundsätzlich keine unabhängigen Beratungen oder Koordinationsleistungen, bei der SAPV werden solche Funktionen jedoch erkennbar, die sich nicht nur auf eine Anwalts-, sondern auch auf Vermittlungs- und Beratungsfunktonen beziehen.[122] Böhle, Stöger und Merl definieren die unterschiedlichen Funktionen (als Anwält:in, Vermittler:in und Berater:in) von „GesundheitskoordinatorInnen" für an ALS erkrankte Patient:innen wie folgt:

> „In der ‚Anwaltsfunktion' vertreten die GesundheitskoordinatorInnen die Interessen der PatientInnen gegenüber Kostenträgern und Leistungserbringern. Diese Aufgabe übernehmen sie, indem sie beispielsweise Hilfestellung bei der Formulierung von Widersprüchen bei abgelehnten Leistungen anbieten und hierfür ggf. in Kontakt mit den Kostenträgern treten. In der ‚Vermittlungsfunktion' stellen sie für die PatientInnen den Kontakt zu Institutionen der Gesundheitsversorgung her, so etwa zu Rehabilitationseinrichtungen oder TherapeutInnen, die Erfahrungen mit der Behandlung von ALS-Kranken haben, oder auch zu anderen Beratungsstellen. Sie helfen damit beim Aufbau von Netzwerken, welche bei der Bewältigung der Krankheitsfolgen für ALS-PatientInnen unerlässlich sind. Die ‚Beratungsfunktion' nehmen die GesundheitskoordinatorInnen wahr, wenn sie bei der Lösung von Alltagsproblemen helfen, etwa der Organisation von Pflegearbeiten, oder wenn sie bei Problemen innerhalb der Familie Rat geben, z. B. wenn es um die Frage geht, wer die Pflege zukünftig übernehmen soll. Weiterhin geben sie wichtige Informationen und Tipps, beispielsweise wie eine Pflegestufe oder ein Schwerbehindertenausweis zu beantragen ist" (Böhle et al. 2015, S. 176).

[122] Zur Rolle von Angehörigen in einer Anwalts- und Vermittlungsfunktion (am Beispiel von Pflegeheimbewohner:innen) siehe auch Kramer (2019, S. 56).

Die von Böhle, Stöger und Merl beschriebenen Koordinator:innen der ALS-Patient:innen arbeiten im Rahmen einer Selbsthilfeorganisation und daher „außerhalb des institutionalisierten Gesundheitssystems", sie verfolgen somit „keine eigenen, aus dem System ableitbaren, ökonomischen Interessen", sie können umgekehrt daher jedoch keine „Leistungen [...] erzwingen" (2015, S. 177). Die SAPV ist im Vergleich dazu formaler Bestandteil des Gesundheitssystems, hat jedoch relativ konkrete Möglichkeiten der Einflussnahme, wenn sie auch nicht allein die Patienteninteressen durchsetzen kann.[123] Cassier-Woidasky verdeutlicht dagegen, dass professionelles Handeln damit einhergehen müsse, dass „der Besitz von legitimer und formaler Macht" für das konkrete Ziel eingesetzt werde, „professionell begründete Patienteninteressen durchzusetzen" (2007, S. 80) und damit „im Sinne eines Anwalts des Patienten" etwas für diejenigen zu tun, die „nicht in der Lage sind, ihre eigenen Interessen zu vertreten" (2007, S. 81). Anwaltliche Funktionen sind also zumindest als normativer Anspruch Bestandteil der Professionen im Gesundheitsbereich. Dies kommt in folgendem Interviewausschnitt mit einer leitenden Ärztin besonders gut zum Ausdruck:

> „Was mich im Pflegeheim manchmal auch ein bisschen stört, [...] die Übergabe funktioniert manchmal nicht. Also, wenn sie Schichtwechsel haben, dass einige Sachen einfach vergessen werden [...] Und das haben wir aber auch schon ganz gut im Griff. Und dass die Palliativschwestern im Pflegeheim sich auch mal gegenüber der Pflegedienstleitung durchsetzen. Weil, es geht ja um den Patienten und nicht um das Pflegeheim. Und eigentlich klappt das ganz gut. Man muss zwar kontrollieren mehr, weil ja durch den Schichtwechsel immer eine andere Schwester ist [...] Und dann machen sie es eben gemeinsam nochmal, fangen an beim Betten (lacht), helfen denen dabei, ne? Wäre ja blöd, wenn man daneben steht, die Schwester bettet den, und wir fassen nicht mit an, ne, das macht man nicht. Und dadurch ist dann schon mal ein Kontakt, weil sie dann, oder als Team sind, und dann kann man denen das nochmal genau zeigen, und klappt eigentlich ganz gut, ja" (LE051/10, leitende Ärztin).

Die Ärztin verdeutlicht das Engagement der SAPV-Pflegefachkräfte, die für das Patientenwohl auch Tätigkeiten mit übernehmen, für die sie formal nicht zuständig sind, hier das „Betten". Die SAPV agiert hier zwischen Kontrolle („man muss zwar kontrollieren") und einem nicht-hierarchischen Teamgedanken („Team"), um Patienteninteressen im Pflegeheim ganz konkret umzusetzen. Die anwaltliche Funktion beschränkt sich somit nicht nur auf verbale Tätigkeiten, sondern sie erfordert körperlichen Einsatz und eine Mitwirkung auf ‚Augenhöhe' mit den anderen Akteur:innen

[123] Wobei offen bleibt und somit im Rahmen anderer Forschungsarbeiten zu klären wäre, welche Interessen die SAPV selbst verfolgt und inwiefern sie Patienteninteressen durchsetzen will und kann.

im Feld. Es ist davon auszugehen, dass diese dann eher bereit sind, mit der SAPV und im Sinne der Patient:innen gut zusammenzuarbeiten und damit die Versorgung durch die SAPV aufrechtzuerhalten.

Obwohl also eine Verordnung grundsätzlich von Hausärzt:innen kommen muss, hat die SAPV verschiedene Wege, dies zu beeinflussen und sie übernimmt auch im Verlauf der Versorgung unterschiedliche anwaltliche Funktionen für die Betroffenen. Sie kann damit gewissermaßen ebenfalls als ihre eigene Auftraggeberin fungieren.

„So eine letzte Entscheidung muss schon dann am Ende doch ich treffen"

Die anwaltliche Funktion kann durch professionelle Grundsätze sowohl unterstützt werden als auch beschränkt sein. Zwar stehen im Selbstverständnis der Palliative Care die Belange der Patient:innen an erster Stelle, dennoch haben professionelle und persönliche Einschätzungen der SAPV-Mitarbeitenden bei der konkreten Umsetzung der Versorgung eine große Bedeutung. Hiermit wird ein ‚Auftrag' sichtbar, der auf Basis der professionellen Sozialisation und den Erfahrungen für die professionellen Akteur:innen zur Geltung kommt. So führt eine SAPV-Ärztin ihr Handeln zwischen Patientenorientierung und professionellem Handel wie folgt aus:[124]

> „Also es ist auf jeden Fall eine flache Hierarchie, ja? Es ist nicht so, dass ich sagen würde ‚Das wird jetzt gemacht', sondern der Patient gibt die Richtung vor. Aber ob etwas sinnvoll ist oder nicht sinnvoll ist, so eine letzte Entscheidung muss schon dann am Ende doch ich treffen, ja?" (FA011/44, Ärztin).

Die Ärztin spricht explizit von einer Hierarchie zwischen ihr und den Patient:innen, auch wenn sie diese als „flache Hierarchie" bezeichnet. Sie verdeutlicht zudem, dass sie selbst in der Hierarchie etwas höher stehe, da sie die „letzte Entscheidung" treffen müsse. Sie ist sich also sowohl ihrer Expertise als auch ihrer Macht bewusst. Sie verdeutlicht zudem die faktische Asymmetrie zwischen Patient:in und Ärzt:in, die an anderer Stelle im Interview nochmals verdeutlicht wird:

> „aber in Summe, ich mache die Tür hinter mir zu und ich gehe wieder raus aus dem Leben des Patienten. Also, ich kann natürlich nicht mitleiden, das geht nicht, dann könnte ich diese Art Arbeit nicht machen" (FA011/43–44, Ärztin).

[124] Siehe zum Interview mit dieser Ärztin auch Abschn. 6.3.2, Abschnitt „Der Patient muss für sich entscheiden".

Der grundsätzliche Unterschied zwischen Ärzt:in und Patient:in ist also nicht nur das unterschiedliche Wissen und die Handlungsmacht, im Sinne der Patient:in zu handeln oder nicht, sondern ebenso die grundlegend unterschiedliche Situation, in der sich beide befinden: Die Ärzt:in geht „wieder raus aus dem Leben des Patienten" und kann bzw. muss „nicht mitleiden", während der bzw. die Patient:in aus ihrem Leben nicht hinausgehen kann, außer in den Tod.[125]

Noch wichtiger wird das professionelle Wissen und das über die Erfahrung gewonnene Wissen in Situationen, in denen sich Patient:innen nicht mehr selbst äußern können, Angehörige mit der Situation überfordert sind und zudem erhebliche Dringlichkeit besteht. Dies verdeutlich folgende von einer SAPV-Pflegefachkraft geschilderte Situation:

> „Ich habe mir gedacht, wenn wir den noch ins Krankenhaus tun, jetzt nur um diese Familie da nicht dabei sein zu lassen, wie der so gräuslich stirbt. Dann müssten wir ihn mit einem Rettungstuch über die vereiste Treppen runter auf den Boden legen in dem Krankenwagen, weil so eine breite Liege gibt's gar nicht. [...] und dann stirbt er uns auf dem Transport. [...] ich habe der Frau gesagt ‚Wissen Sie, wir können ihn jetzt ins Krankenhaus tun, und dann wird er aber in den nächsten acht Tagen an allen Strippen, die es gibt, sterben. Oder er bleibt hier, und wir schauen, dass wir die Schmerzen in den Griff kriegen. Und ich bleibe hier bis zum bitteren Ende', und ich habe halt [...] mit der Ärztin telefoniert alle zwanzig Minuten [...]. Und da habe ich halt immer nachgespritzt. Sie hat mich immer gecoacht praktisch, wie viel ich geben darf. Und dann ist der Mann gestorben" (PC031–1/43, Pflegefachkraft).

Die SAPV-Pflegefachkraft übernimmt in dieser Notsituation die Verantwortung und lenkt das Geschehen. Es ist offensichtlich unklar einzuschätzen, welche Lebenszeit dem Patienten bleiben würde, wenn er ins Krankenhaus gebracht werden könnte: Einerseits könnte er bereits beim Transport versterben, andererseits, falls der Transport ins Krankenhaus gelingen würde, spätestens „in den nächsten acht Tagen" dort. Mit relevant für die Entscheidung der Pflegefachkraft, den Patienten zu Hause bis zum Versterben zu begleiten und mit schmerzlindernden Medikamenten zu versorgen, ist das übermäßige Gewicht und die Größe des Patienten sowie eine vereiste Treppe. Es handelt sich um eine hochdramatische, akute Situation, in der die Pflegefachkraft mit großer Ungewissheit umgehen muss. Sie kann dabei nicht nur auf ihr eigenes Wissen und ihre Erfahrung zurückgreifen, sondern telefoniert für die Medikamentengabe laufend mit einer SAPV-Ärztin. Die SAPV vermeidet dadurch einen

[125] Diese Möglichkeit, also die theoretische Option der Sterbehilfe als Suizidassistenz wird hier nicht explizit angesprochen, könnte jedoch implizit enthalten sein mit der Betonung der Ärztin darauf, dass sie letztlich die Entscheidung selbst treffen müsse (und den Hinweisen auf das Leiden der Patient:innen).

Notarzteinsatz und einen Krankenhausaufenthalt, die beide aus Sicht der SAPV-Pflegefachkraft für den Patienten keinen Vorteil bringen würden, sondern ihn in eine würdelose Situation bringen würden: Mit großen Schmerzen über vereiste Treppen auf den Boden eines Krankenwagens gelegt zu werden, nur mit der Gefahr, bereits dort oder spätestens wenige Tage später im Krankenhaus zu versterben. Die Mitarbeiter:innen der SAPV können also aus einem professionellen Verständnis heraus einen gar nicht so klar benannten Auftrag erfüllen, den sie selbst gegebenenfalls erst vor Ort selbst in ihrem Handeln definieren.

Auch für die Notärzt:innen und das Krankenhaus, also zwei für die SAPV zentrale regionale Akteur:innen, dürfte die Tätigkeit der SAPV vorteilhaft sein. Dies verdeutlicht der nächste Abschnitt.

„So einen Anker, das sind wir“

Nicht nur Patient:innen und Angehörige, sondern auch die professionellen Akteur:innen im Feld können selbst großes Interesse an einer Mitwirkung der SAPV haben. So führt eine leitende SAPV-Ärztin aus:

> „die Patienten und auch die Angehörigen, und der Arzt hat so einen Anker, das sind wir“ (LE051/30, leitende Ärztin)

Und eine Pflegefachkraft aus demselben Team verdeutlicht die eigene Wichtigkeit für die gesundheitliche Versorgung der Region, die über die Wertschätzung der regionalen Akteur:innen sichtbar wird:

> „Wir haben sehr dankbare Hausärzte, die sich immer wieder freuen, die immer wieder sagen ‚Danke, dass es Euch gibt, dass es Euch so gut – sind wir echt froh drüber‘, ne? Weil, eigentlich wollte ich auch mal eine Zahl aufstellen praktisch, wie oft wir ein Krankenhaus vermeiden mit unseren Kriseneinsätzen. Ne, das ist ja auch eine wirtschaftliche Geschichte, da kommt ja bestimmt eine Zahl raus. […] Und wir werden auch von den Notärzten gerufen nachts, die sich auch nicht unbedingt auskennen mit den Palliativpatienten“ (PC051–2/32, Pflegefachkraft).

Hier werden drei professionelle Akteur:innen benannt: Hausärzt:innen, Krankenhäuser und Notärzt:innen. Indirekt wird über den Aspekt der Kosteneinsparung durch das Vermeiden von Krankenhausaufenthalten der Bogen hin zur gesamten Gesellschaft gespannt.

Zusammenfassend für dieses Unterkapitel lässt sich also sagen, dass die SAPV Strategien einsetzt, um im Zusammenwirken mit den anderen professionellen Akteur:innen des Feldes die Interessen der Patient:innen durchsetzen zu können. Insbesondere dürfte ein guter Kontakt zu den regionalen Akteur:innen und der

Nutzen für diese wiederum die Zusammenarbeit erleichtern. Sie agiert dabei allerdings nicht nur als Anwältin der Interessen von Patient:innen und Angehörigen, sondern die SAPV-Mitarbeitenden vertreten ebenso eigene professionelle und persönliche Standards und sind an Rahmenbedingungen gebunden. Die SAPV hat somit unterschiedliche direkte und indirekte Auftraggeber:innen: Die Patient:innen, ihre Angehörigen, die Hausärzt:innen, die weiteren professionellen Akteur:innen im Feld sowie die Krankenkassen und letztlich die Gesellschaft als Ganzes, indem sie nicht zuletzt auch Kosteneinsparungen ermöglicht, neben ihrer zentralen Funktion als ‚gute' Versorgerin Schwerstkranker und Sterbender.

6.4.6 Zwischenfazit

In diesem Kapitel wurde gezeigt, welche erheblichen Unschärfen, Ambivalenzen und Widersprüche, also welche Vielfalt die Rollen aufweisen, die Akteur:innen im Rahmen der ‚Dienstleistung' SAPV einnehmen und mit denen sie umgehen (müssen). Insgesamt kann aus den hier dargestellten Befunden geschlossen werden, dass sowohl von den professionellen Akteur:innen als auch von den Patient:innen und ihren Angehörigen erhebliche Flexibilität im Umgang mit Veränderungen, Uneindeutigkeit und Ungewissheit gefordert ist.

Sowohl aus Sicht der Dienstleistungs- bzw. Interaktionsarbeit als auch im Sinne einer guten palliativen Versorgung und Begleitung würde es idealtypisch der *Rolle als Klient:innen bzw. Patient:innen* entsprechen, sich aktiv an der Festlegung der zu erbringenden Leistungen und der Art und Weise ihrer Umsetzung zu beteiligen. Dies gelingt jedoch nur, wenn diese dazu (noch) körperlich und geistig in der Lage sind. Es gibt also in der Palliative Care keine eindeutige, aktive Rolle des bzw. der Patient:in als Dienstleistungsnehmer:in. Zudem besteht die Dienstleistung selbst nicht, wie vielfach sonst im Gesundheitsbereich, darin, die Rolle als aktiv Handelnde möglichst dauerhaft wiederherzustellen. Eine körperlich-geistige Verfassung, die zu Entscheidungen und zu Mitwirkung an den Leistungen befähigt, ist – falls überhaupt – typischerweise nur vorübergehend gegeben und erlischt spätestens mit dem Tod. Sie kann mit den der SAPV zur Verfügung stehenden Mitteln nur eingeschränkt herbeigeführt werden (z. B. durch schmerzstillende Medikamente oder Linderung der Atemnot). Die Patient:innen der SAPV haben darüber hinaus ebenso keine eindeutige *Rolle als Sterbende*, denn sie sind zumindest nicht immer aktuell sterbend: Die SAPV versorgt auch Schwerstkranke, und manchmal verlassen Patient:innen die SAPV sogar, um doch noch kurative und lebensverlängernde Maßnahmen zu erhalten (auch wenn der Nutzen solcher Maßnahmen aus Sicht der SAPV zweifelhaft sein kann, wie gezeigt wurde). Die Rolle von Patient:innen der SAPV als Schwerstkranke:r oder Sterbende:r ist daher sowohl im zeitlichen Laufe der Versorgung als auch über die unterschiedlichen Patientengruppen hinweg weder eindeutig noch endgültig. Mit Blick auf das Dienstleistungsdreieck ergeben sich hiermit große Unsicherheiten und Uneindeutigkeiten, was die Dienstleistungsbeziehung und die Kooperation zwischen SAPV und Patient:in angeht. Trotzdem kann den Patient:innen, auch wenn sie sich nicht mehr verbal äußern können, und sogar wenn sie keinerlei Reaktionen mehr zeigen, eine aktive Rolle zugesprochen werden. Der oder die Patient:in soll also Subjekt sein und bleiben und die Patient:innen bleiben bis zu ihrem Versterben Teil der Dienstleistungsbeziehung. Sie können sogar über den Tod hinaus eine dann nur noch imaginierte Rolle als aktiv Handelnde einnehmen.

Besonders komplex sind die *Rollen der Angehörigen*: Sie sind insofern formal zunächst nicht Teil der Dienstleistung, als dass nur der bzw. die Patient:in Mitglied der Krankenkasse ist, die für die Versorgung Zahlungen an die SAPV tätigt. Angehörige nehmen dennoch abwechselnd oder gleichzeitig Rollen als Vertreter:in, Dienstleistungsnehmer:in, Leistungsbringer:in und Vermittler:in zwischen Patient:in und den professionellen Akteur:innen ein. Die Rollen sind dabei in sich bereits vielfältig: Als Dienstleistungsnehmer:in können sie auftreten, indem sie Edukation durch die SAPV erfahren und damit letztlich befähigt werden, Leistungen gemäß den Vorstellungen der professionellen Akteur:innen zu erbringen. Sie können jedoch ebenfalls Dienstleistungen erhalten, von denen nur sie selbst profitieren, z. B. wenn sie nach dem Versterben des bzw. der Patient:in von der SAPV noch begleitet werden (z. B. indem ihnen Trost vermittelt wird). Als Vermittler:in können sie entweder bei Konflikten als eine Art Puffer zwischen Patient:in und SAPV dienen, wenn es z. B. darum geht, in Konflikten ausgleichend zu wirken, oder sie können gegenüber den Patient:innen Leistungen erbringen und Gefühle übermitteln, die die SAPV gerne übermitteln würde, selbst dazu aber nicht in der Lage ist, weil die SAPV-Akteur:innen letztlich für die Patient:innen Fremde sind. Die Rollen sind insgesamt nicht trennscharf: So kann Edukation einerseits dazu dienen, dass Patient:innen im Sinne der SAPV gut versorgt werden, sie kann jedoch auch dazu dienen, den Angehörigen ein Sicherheitsgefühl zu vermitteln. Eine weitere Rolle, mit denen aus Sicht der SAPV Angehörige aus dem ihnen zugedachten Rahmen fallen (und die gewissermaßen eine Gegenrolle darstellt zu den an die Angehörigen gerichteten Erwartungen – wenn Angehörige also ein aus Sicht der SAPV nicht rollenkonformes Verhalten zeigen), sind Angehörige, die die SAPV überfordern, indem sie zu viel erwarten, oder nicht kooperative Angehörige. Da über solche Angehörigen immer wieder berichtet wird, dürfte es eine Rolle sein, die durchaus eine ‚Erwartung' im Sinne einer Befürchtung der SAPV trifft. Denn in der Tat kann es nicht überraschen, dass Angehörige nicht so kooperieren, wie es sich die SAPV vorstellt. Dies hängt nicht nur am Wissen über die SAPV (vgl. dazu Abschn. 6.2.2), sondern kann ebenfalls an einem für Dienstleistung typischen Problem liegen: Wenn es sich bereits bei regulären Dienstleistungen um einen unvollständigen Vertrag handelt und damit das „*Problem des unvollständigen Vertrags*" relevant wird, dass nämlich „die Beiträge von Dienstleistungsgeber und Dienstleistungsnehmer nicht ex ante genau zu bestimmen sind" (Weihrich und Dunkel 2003, 765, Herv. i. Orig.), dann dürfte dieses Problem im Fall der Angehörigen umso größer sein, je weniger diese sich für das Wohl des bzw. der Patient:in zuständig fühlen und vor allem, je weniger sie sich in der Lage sehen, eigene Leistungen zu erbringen, aus welchen Gründen auch immer (vgl. u. a. Krauss et al. 2022).

Mit den Befunden zur Rolle der Angehörigen einher geht die Frage, wer eigentlich *Auftraggeber:in einer ‚Dienstleistung' SAPV* ist. Einerseits sind es primär die Patient:innen, andererseits in ihrer Vertretung die Angehörigen. Die Krankenkasse leistet jedoch die Zahlungen und bestimmt letztlich, ob eine solche Versorgung angebracht ist, wobei Krankenhäuser und Hausärzt:innen die konkrete Überweisung tätigen und von der SAPV direkt profitieren, indem ihnen eine schwierige Aufgabe abgenommen wird, nämlich die Versorgung eines bzw. einer schwerkranken Patient:in mit besonders komplexen Symptomen. Nicht zuletzt ist es zudem eine gesamtgesellschaftliche Aufgabe und damit auch gesetzlich geregelt, wie mit Mitgliedern der Gesellschaft umgegangen wird, die solch erhebliches Leid spüren. Die Vorstellung, dass die Unterstützung von Hilfsbedürftigen, und damit auch Schwerstkranken und Sterbenden, eine gesamtgesellschaftliche Aufgabe sein kann sowie die Frage, wer soziale Dienstleistungen erhalten soll, wird vielfach in der Literatur diskutiert (vgl. u. a. Hasenfeld 1992a; Ewers 2005; Birken et al. 2012; Engelke 2019).

Auch die professionellen Akteur:innen erleben unterschiedliche Erwartungshaltungen. Besonders motivierend sind positive Zuschreibungen, die jedoch problematisch werden können, wenn sie dazu führen, dass zu viel von der SAPV erwartet wird. Ebenfalls schwierig können negative Konnotationen sein, wenn sie damit einhergehen, dass die SAPV deswegen abgelehnt wird. Eine Gleichsetzung der SAPV mit Sterben und dem Tod muss jedoch nicht belastend sein, wenn sie so gedeutet wird, dass die SAPV für die ‚Wahrheit' steht. Dann kann sich die SAPV als diejenige positionieren, die im Gegensatz zu anderen Akteur:innen das ‚Richtige' für die Patient:innen will und damit im normativem Sinne ‚besser' als die anderen ist.

Der Aspekt der Rollenambivalenzen zeigt einmal mehr, dass es sich bei der SAPV um eine besondere Form der Dienstleistung handelt. Dieses Kapitel schließt damit auch an den Beginn des Ergebnisteils an, bei dem der Dienstleistungsbegriff der professionellen Akteur:innen im Zentrum steht (Abschn. 6.1). Die Heuristiken aus dem Bereich der Dienstleistungsforschung wiederum sind wertvoll, um die SAPV unter einem neuen Blickwinkel zu analysieren, woraus sich Erweiterungen für die Dienstleistungsforschung ergeben, die im Folgenden dargestellt werden.

Einordnung und Diskussion der Ergebnisse: SAPV als Care-Dienstleistung

7

7.1 Vorab

Das folgende Kapitel dient neben der Diskussion und Einordnung der Ergebnisse der konzeptionellen Erweiterung der Forschung zu Dienstleistungen. Die Befunde werden mit der arbeitssoziologischen Dienstleistungsforschung in Bezug gebracht und der wissenschaftliche Gewinn herausgearbeitet.

Das Kapitel beginnt mit einer Zusammenfassung der Ergebnisse. Danach erfolgt eine Darstellung der konzeptionellen Weiterentwicklung, die mit dem Begriff der Care-Dienstleistung gefasst wird. Anschließend wird resümierend auf die Erträge für die Dienstleistungsforschung und für die Thanato- und Gesundheitsforschung eingegangen. Zum Schluss des Kapitels wird die Limitierung dieser Arbeit aufgezeigt sowie ein Ausblick auf Anschlüsse für die weitere Forschung gegeben.

7.2 Zusammenfassung der Ergebnisse

Im ersten Teil dieser Arbeit wurde eine umfassende und in dieser Art *neue Zusammenstellung des wissenschaftlichen Stands der vorwiegend deutschsprachigen arbeitssoziologischen Forschung zu Dienstleistungsarbeit* erstellt. Diese beinhaltet einige in neueren Darstellungen eher wenig berücksichtigte Aspekte wie eine umfassende Auseinandersetzung mit dem Dienstleistungsbegriff und Verbindungen zur Makrosoziologie, insbesondere in Bezug auf die Tertiarisierung bzw. ‚Dienstleistungsgesellschaft'. Ebenfalls erfolgte eine Darstellung der für diese Arbeit zentralen Linien und Befunde aus der Palliative Care und SAPV, die in Zusammenhang mit Arbeit und Organisation stehen.

S. H. Krauss, *Dienstleistungsarbeit in der Palliative Care*,
https://doi.org/10.1007/978-3-658-49653-1_7

Im Methodenteil erfolgte eine *eigenständige Auseinandersetzung und Darstellung einer methodischen Vorgehensweise* auf der Grundlage qualitativer Ansätze, insbesondere der Grounded Theory, in Kombination mit einer qualitativen Sekundäranalyse. Vor allem für Promotionsvorhaben, die mit Datenmaterial aus drittmittelfinanzierter Forschung durchgeführt werden und bei denen Promovierende bereits eng im Primärforschungsprojekt eingebunden waren, kann dieser Teil der Arbeit Ansätze und Impulse auch für andere Forschende liefern.

Ein erster Einblick ins Feld ‚SAPV' auf Basis des für diese Arbeit verwendeten Datenmaterials wurde mit der *Analyse des Blicks der professionellen Akteur:innen auf den Dienstleistungsbegriff* gegeben und dabei der Zusammenhang zwischen SAPV und ‚Dienstleistung' aus Sicht der professionellen Akteur:innen eruiert sowie ein Beitrag für die Forschung zum Selbstverständnis der Akteur:innen geleistet. Dabei zeigt sich, dass der Dienstleistungsbegriff in hohem Maße geeignet ist, als Mittel für Grenzziehungen zu fungieren, also für ein ‚boundary making' im Sinne eines „Doing Difference" (West und Fenstermaker 1995; Hirschauer 2014). Der Begriff dient der Schärfung der eigenen Position im Feld und beinhaltet die Abgrenzung von anderen Positionen.[1] Er wirkt damit produktiv, ohne dass in den Interviews aktiv danach gefragt wurde. Ebenfalls zeigt sich seine hohe Anschlussfähigkeit im Feld Palliative Care bei gleichzeitiger Unbestimmtheit des Begriffs. Die widersprüchliche Bandbreite einer ‚Dienstleistung' wird an den unterschiedlichen Selbstbezeichnungen und Grenzziehungen der SAPV-Akteur:innen deutlich. Immer ist jedoch ein hierarchisches Verhältnis ausgedrückt, wobei die Dienstleistungstätigkeit etwas einem nicht genau präzisiertem Eigentlichem oder Zentralem untergeordnet ist. So können die Akteur:innen ihre Arbeit *einerseits als Gegenteil von ‚Dienstleistung'* verstehen, wenn die Erbringung einer Dienstleistung als etwas gesehen wird, bei dem jemand nur als Befehlsempfänger:in fungiert oder es um reine Zuarbeit geht – wobei eine solche Zuarbeit für mit der SAPV kooperierende Akteur:innen durchaus akzeptabel sein kann, wie z. B. für die Apotheken.[2] Die SAPV steht demnach im Zentrum des Geschehens, die SAPV-Mitarbeitenden sind diejenigen, die den Kern der Tätigkeit bewerkstelligen. Der Dienstleistungsbegriff markiert

---

[1] Dies könnte daher ein Ausgangspunkt für die Erforschung zur (Selbst-)Positionierung und Subjektivierungsweisen der professionellen Akteur:innen sein, vgl. dazu u. a. Bührmann und Schneider (2012) und Bosančić (2014).

[2] Im Fall der Hospizdienste werden diese mit dem Begriff Dienstleister in Zusammenhang gebracht, aber dann als „Partner" bezeichnet (LE101/129, organisatorischer Leiter). Hospizdienste arbeiten der SAPV also nicht zu, ihnen wird eine gewisse Eigenständigkeit und Gleichwertigkeit (oder möglicherweise auch Andersartigkeit – sie also gar nicht in direktem Zusammenhang mit der Arbeit der SAPV stehen) zugestanden.

hier auch eine Grenze zwischen dem ‚Innen' der SAPV und dem ‚Außen' der sie (aus Sicht der SAPV) unterstützenden Akteur:innen. *Andererseits* kann SAPV jedoch von den Akteur:innen *als Dienstleistung* aufgefasst werden, wenn es darum geht, die Patient:innen als diejenigen zu begreifen, deren Wünsche und Belange im Vordergrund stehen und es somit darum geht, auch eigene professionelle Vorstellungen diesen unterzuordnen. Dies entspricht somit einem moralisch aufgeladenem Dienst an Personen (vgl. dazu Voswinkel 2005, S. 27).[3]

Ein zentrales Ergebnis dieser Arbeit und ein wichtiger Teil der Antwort auf die Forschungsfragen, die unter dem ‚Wie' der Dienstleistungsarbeit der SAPV versammelt sind, mit einem Blickwinkel, der Konflikte und Krisen der palliativen Versorgung miteinbezieht, stellen die Befunde zu den *Voraussetzungen der Dienstleistung SAPV* dar. Voraussetzungen, die für die Entstehung einer Dienstleistungsbeziehung bestehen und ohne die wiederum keine Dienstleistung erbracht werden kann, sind bisher kaum in der Forschung zu Dienstleistungsarbeit beleuchtet.[4] Aus dem Interviewmaterial wurden im Rahmen dieser Arbeit solche Voraussetzungen herausgearbeitet und als Erwartungen der SAPV-Mitarbeitenden an die Dienstleistungsnehmer:innen erkennbar. Diese beziehen sich auf drei Arten von Vorbedingungen, die miteinander in Verbindung stehen und zu ähnlichen Auswirkungen führen: *Erstens* Kenntnisse der Dienstleistungsnehmer:innen über die SAPV: Wie auch in der Literatur für die ambulanten Hospizdienste beschrieben (vgl. Hayek et al. o. J., S. 3)[5], ist potentiellen Leistungsnehmer:innen der

[3] Es ist in diesem Zusammenhang nicht überraschend, dass die Identifikation als Dienstleisterin von Seiten einer SAPV-Mitarbeiterin kommt, die selbst Altenpflegerin ist (PC031–2): Voswinkel benennt explizit den Pflegedienst als Beispiel eines Dienstes an Personen, der moralisch gewürdigt wird, allerdings dennoch wenig Sozialprestige hat (2005, S. 27), was ebenfalls das geringe Identifikationspotential der anderen Akteur:innen mit einem so verstandenen Dienstleistungsbegriff erklären kann.

[4] Vermutlich liegt dies daran, dass es sich bei einer Vielzahl an Dienstleistungen zumindest um weitestgehend bekannte Dienstleistungen handelt, darunter viele, die von Marktsubjekten und in Bezug auf die Dienstleistungsbeziehung voll ‚funktionsfähigen' Kund:innen wahrgenommen werden. Voraussetzungen für die Dienstleistung erscheinen dann möglicherweise weniger komplex und damit erscheint die Frage, ob die Dienstleistung in Anspruch genommen wird oder werden kann, weniger voraussetzungsvoll. Im Fall von Dienstleistungen, die der SAPV ähnlicher sind, wie z. B. Pflegedienste, übernehmen oftmals Angehörige die volle Funktion als für die Dienste ansprechbare Auftraggeber:innen und die Leistung findet typischerweise in einem längeren Zeitraum statt, so dass gewissermaßen ein Austesten im Sinne eines ‚Testkaufs' möglich ist. In jedem Fall wäre jedoch empirisch zu prüfen, wie die Voraussetzungen bei anderen Dienstleistungen aussehen.

[5] Es ist sogar anzunehmen, dass dies für die SAPV in deutlich höherem Maße als aktuell für hospizliche Dienste gilt, da davon auszugehen ist, dass die Bekanntheit hospizlicher Arbeit inzwischen gestiegen sein dürfte.

SAPV typischerweise nicht bekannt, was SAPV ist und welche Leistungen sie erbringt. Wenn es der SAPV nicht gelingt, dem Unwissen und den Missverständnissen adäquat zu begegnen, kann dies erhebliche Konsequenzen haben, insbesondere kann die Versorgung scheitern. Eine besondere Gefahr ist hierbei, wenn Nichtwissen zu ‚falschen' Erwartungen der ‚unit of care' an die SAPV führt, die von den Mitarbeitenden wiederum als Anmaßung interpretiert werden und Gefühle der Verärgerung erzeugen können – wenn z. B. eine tägliche 24-Stunden-Anwesenheit von der SAPV erwartet wird. *Zweitens*, wenn Verhaltensweisen der ‚unit of care' nicht als Überforderungen oder psychische Belastung gedeutet werden, sondern als ‚rational' – und sie somit ebenfalls als ‚falsche' Erwartung oder Anmaßungen gedeutet werden und daher genauso Ärger bei den professionellen Akteur:innen auslösen können. Dies kann typischerweise der Wunsch von Angehörigen nach einem sofortigen nächtlichen Besuch sein.[6] Dahinter stehen implizite Erwartungshaltungen der SAPV-Mitarbeitenden gegenüber der ‚unit of care': Patient:innen, vor allem aber ihre Angehörigen, sollen im Sinne der SAPV verständlich handeln bzw. wird von den Mitarbeitenden angenommen, dass diese so handeln, ihr Verhalten also lesbar bzw. intelligibel oder ‚accountable' ist. Dabei ist davon auszugehen, dass im Sinne der Versorgungskulturen insbesondere SAPV-Dienste mit dualistischer Versorgungskultur und ohne Mitarbeitende im psychosozialen Bereich Schwierigkeiten haben, für die SAPV ‚unpassende' Verhaltensweisen als psychosozial bedingt zu deuten. Für die Intelligibilität bzw. Accountability ist daher nicht notwendigerweise ‚rationales' Handeln die Voraussetzung. *Drittens* ist die spezifische Grundhaltung, die von Seiten der SAPV-Mitarbeitenden von der ‚unit of care' erwartet wird, eine weitere Vorbedingung. Die Haltung bezieht sich einerseits auf das Verhältnis der ‚unit of care' zur Erkrankung bzw. infausten Prognose und andererseits auf ihre Einstellung gegenüber der SAPV, wobei beide Aspekte in engem Zusammenhang stehen. Eine Versorgung kann demnach scheitern, wenn die SAPV für Patient:innen und Angehörige für das Sterben und den Tod steht und diese die infauste Prognose (noch) nicht akzeptieren. Eine Versorgung durch die SAPV wird in diesem Fall abgelehnt, da eine Beauftragung der SAPV von Seiten der ‚unit of care' gewissermaßen als Einverstandensein mit einem vorzeitigen Sterben und damit einer Beschleunigung des Todes empfunden wird (im Fall der bzw. des Patient:in der eigenen Person, im Fall der Angehörigen als Aufgeben

[6] Es ist möglich, dass die benannten Voraussetzungen sich gegenseitig verstärken bzw. zusammenhängen können. So kann der Wunsch von Angehörigen, dass professionelle Akteur:innen rund um die Uhr vor Ort anwesend sind, nicht nur durch fehlendes Wissen über die Leistungen der SAPV verursacht sein, sondern auch durch Angst um den oder die Patient:in und einem Wunsch nach guter, professioneller Fürsorge.

der ihnen nahestehenden kranken Person).[7] Bei einer bereits bestehenden Versorgung wird von den SAPV-Mitarbeitenden ein höflicher Umgang erwartet, der auf einer respektvollen Haltung gegenüber der SAPV basiert. Bei Verletzung der Umgangsformen kann die Versorgung daher ebenfalls gefährdet sein. Hier spielen normative Erwartungen an bürgerliche Verhaltensweisen eine Rolle, unter Ausblendung psychosozialer Problemlagen (vgl. auch Krauss 2023, S. 5–6). Auch die Haltung gegenüber der Erkrankung sowie gegenüber der SAPV steht daher mit den von Seiten der SAPV implizit vorhandenen und damit nicht hinterfragten Erwartungen an die Intelligibilität der ‚unit of care' in Zusammenhang und hier ist ebenso davon auszugehen, dass sich die Lesbarkeit bestimmter Verhaltensweise gemäß der Versorgungskulturen unterscheidet, also insbesondere SAPV-Teams mit holistischer Versorgungskultur sowie angestellten Mitarbeiter:innen aus psychosozialen Berufsgruppen eher in der Lage sind, Verhaltensweisen breiter und in ihrer Vielschichtigkeit zu deuten. Es wurden sechs Umgangsweisen der Mitarbeitenden identifiziert, die vom Abbruch bzw. Nichtaufnahme der Versorgung bis hin zu einer äußert reflexiven Deutung von Verhaltensweisen der ‚unit of care' reichen. Die Erwartungen an die ‚unit of care' und die Umgangsweise mit enttäuschten Erwartungen sind somit relevant für das Zustandekommen, die Aufrechterhaltung der Dienstleistungsbeziehung und die Qualität der Beziehung. *Darüber hinaus und quer zu den geschilderten drei Voraussetzungen liegend sind viertens* Machtasymmetrien, psychosoziale Bedingungen und die unterschiedliche Lage von Patient:in und Angehörigen wichtig für das Verhältnis der Akteur:innen zueinander und zur Erkrankung. Diese Aspekte müssen somit bei der Edukation der ‚unit of care' und dem Umgang mit ihr mit berücksichtigt werden. Dies erfordert triadische Kompetenz, den Umgang mit Unwägbarkeiten und Emotionen (vgl. auch Becke et al. 2015) sowie Achtsamkeit (vgl. Tronto 1993, S. 105–131). Die Komplexität der ‚Dienstleistung' SAPV zeigt sich somit bereits bei den Voraussetzungen für ihr Zustandekommen und für die Aufrechterhaltung des Kontakts zwischen den Akteur:innen der Dienstleistungsbeziehung.

Weitere zentrale Befunde betreffen die *Ziele und Zielerreichung*. Wie bei Dienstleistungen typisch, werden Ziele der SAPV im Rahmen der Dienstleistungsbeziehung kooperativ zwischen Dienstleistungsgebenden und Dienstleistungsnehmenden abgestimmt. Zudem werden, ebenfalls typisch für Dienstleistungen, die Ziele nur über Koproduktion erreicht, wobei subjektivierendes

---

[7] Dies zeigt, wie wichtig für die SAPV ein „Bewußtheits-Kontext" („awareness context") der „offenen Bewußtheit" („open awareness") ist (Glaser und Strauss 1974b, S. 16–18; Glaser und Strauss 1974a, S. 9–11).

Arbeitshandeln eine zentrale Rolle spielt, denn dieses ermöglicht den „Umgang mit Unwägbarkeiten und Grenzen der Planung" (Böhle und Weihrich 2020, S. 16). Für die Bestimmung und Erreichung der Ziele sind Rahmenbedingungen und Zielkonflikte bedeutsam sowie die Art und Weise der Abstimmung, z. B. über Macht oder Aushandlung, ähnlich wie bei anderen personenbezogenen Dienstleistungen im Gesundheitsbereich (vgl. Dunkel und Rieder 2003a, S. 171; Böhle et al. 2015, S. 169). Ebenso sind SAPV-Mitarbeitende mit Kontakt zur ‚unit of care' an der Grenze der Organisation tätig, leisten also Grenzstellenarbeit: Sie müssen die Interessen der Patient:innen und der SAPV als Organisation austarieren und in Einklang bringen. Es gibt jedoch einige Spezifika der SAPV. In Hinblick auf die Ziele selbst gibt es eine große Vielfalt an Zielen, die Dienstleistung ist also relativ unbestimmt. Die SAPV steht zudem für eine sehr weitgehende Zuständigkeit und übernimmt neben den engeren versorgungsrelevanten Aspekten auch Aufgaben, die über eine anwaltliche Funktion sowie über vermittelnde und beratende Tätigkeiten hinausgehen können. Dies hängt mit dem palliativ-hospizlichen Grundsatz zusammen, die Bedürfnisse und Wünsche der ‚unit of care' zum Ausgangspunkt für das eigene Handeln zu machen. Trotz dieses Grundsatzes und der großen Offenheit können jedoch die rechtlichen, finanziellen und organisatorischen Rahmenbedingungen nicht außer Acht gelassen werden. Für die Bestimmung der Ziele sind daher nicht nur die Belange der Patient:innen (und ihrer Angehörigen) relevant, sondern die SAPV muss ebenfalls in wesentlicher Weise einbringen, was sie überhaupt leisten kann und sie beeinflusst damit, was von ihr gewünscht werden kann. Ziele der ‚unit of care' werden somit niemals (komplett) Ziele der Organisation ‚SAPV'. Wie auch bei anderen Organisationen müssen die Anforderungen, die über die Organisationsgrenzen kommen, also anschlussfähig sein und von den Mitarbeitenden bearbeitet werden können. Der Anspruch der SAPV bzw. der Mitarbeitenden an sich selbst und auch von Seiten der Gesellschaft, die Interessen der ‚unit of care' ins Zentrum des professionellen Handelns zu stellen, kommt also in besonderer Weise in Konflikt mit rechtlichen und organisationalen Rahmenbedingungen. Für die SAPV bedeutet dies unter anderem, dass die Dienstleistungsnehmer:innen, insbesondere die Schwerstkranken selbst, die palliative Situation akzeptieren sollen, aber sie dürfen nicht den Tod – weder den eigenen noch aus Sicht der Angehörigen den Tod des oder der Patient:in – von der SAPV fordern, also keine Hilfe *zum* Sterben einfordern.[8] Damit wird ein *Korridor palliativer Versorgung* erkennbar, der als Abwägung zwischen verschiedenen Rahmenbedingungen, Ausgangslagen, Sichtweisen und Interessen dargestellt wurde

[8] Zu den Begrifflichkeiten und Abgrenzungen zwischen u. a. der Tötung auf Verlangen und dem assistierten Suizid vgl. Nauck und Simon (2021).

(siehe insbes. Abschn. 6.3.5). Solche Zielkonflikte für das eigene Handeln können eine Ursache für negative Emotionen bei den SAPV-Mitarbeitenden sein. Für die SAPV zeigt sich daher in besondere Weise, dass das, was an Anforderungen an sie gestellt werden kann, in besonders hohem Maße bereits einem Aushandlungsprozess unterliegt bzw. unterliegen muss, um anschlussfähig zu werden und von der SAPV aufgegriffen werden zu können.[9] Die Beteiligung der Patient:innen wurde dabei als innerhalb der gesamten Breite zwischen ‚informed consent', über ein ‚shared decision making' bis hin zu ‚informed decision making' beschrieben. Benannt wurde ebenfalls das Problem des unvollständigen Vertrags und Fragen der Compliance und Non-Compliance. In solch komplexen Situationen, mit sehr umfassenden und vielfältigen Anforderungen an die Mitarbeitenden, können Angehörige der Patient:innen das notwendige Flexibilitätspotential darstellen, das die SAPV entlastet. So stellen Angehörige vor allem in Hinblick auf Zeit, die sie vor Ort bei Patient:innen verbringen, potentiell eine erhebliche Ressource dar und sie erhalten typischerweise von der SAPV die Aufgabe und damit die Funktion, die Situation zu überwachen. Ihre Mitwirkung kann jedoch erheblich umfassender sein, bis hin zu pflegerisch-medizinischen Tätigkeiten, wie Entscheidungen über Medikamentengaben, z. B. mittels der Bedienung einer Schmerzpumpe. Sie bilden jedoch ebenfalls ein Flexibilitätspotential für die Aspekte, die professionelle Akteur:innen nicht leisten können: Nur nahe Angehörige können den Patient:innen ihre gewohnte Umgebung einschließlich ihres gewohnten Umfeldes geben, was Liebe und Nähe miteinbezieht, vielleicht vermittelt über das gewohnte Essen (die „Lieblingssuppe"[10]). Für die Erreichung von relevanten Zielen, die von der SAPV selbst nicht erbracht werden, können Angehörige daher äußerst wichtig werden, nicht nur als Zeitressource, sondern auch mit dem, was nur Nahestehende an Wissen über die Patient:innen einbringen und was nur sie vermitteln können, nämlich Vertrautheit und Liebe. Dies bedeutet für die SAPV-Mitarbeiter:innen, dass nicht nur Patient:innen, sondern auch Angehörige kontrolliert und gesteuert werden müssen, damit gemeinsam erarbeitete Ziele umgesetzt werden können, ohne dass die Mitarbeitenden überlastet werden.[11] Außerdem zeigt sich einmal mehr, dass die Dienstleistung ‚SAPV' in ganz wesentlicher Art und Weise die

[9] Die große Heterogenität dessen, was SAPV ist und was sie leisten kann und möchte, dürfte es potentiellen Dienstleistungsnehmer:innen zusätzlich erschweren, sich ggf. vorab Informationen einzuholen – wenn es z. B. in einer Region SAPV-Dienste mit unterschiedlichen Versorgungsstrukturen und -kulturen gibt.

[10] Zu den darin enthaltenen geschlechtsrelevanten Aspekten vgl. auch Krauss (2023).

[11] Wie bereits erläutert (vgl. Abschn. 6.3.5) entsteht Flexibilitätspotential normalerweise durch Zusatzleistungen der Organisationsmitglieder selbst. Auch dies ist für die SAPV nicht ausgeschlossen, es finden sich im Material durchaus Hinweise darauf. Spannender erscheint

gesamte Person, insbesondere den bzw. die Patient:in, aber auch die Angehörigen betrifft. Die Abhängigkeit von der Kooperation der Patient:innen und der Angehörigen kann demnach wiederum eine Beschränkung für die Zielerreichung darstellen, wenn z. B. das von allen gewünschte Sterben in den eigenen vier Wänden nicht gelingt, weil Angehörige von der Situation im Verlauf der Versorgung überfordert sind. Die Ressourcen der Akteur:innen spielen dann nicht nur eine Rolle für „das Gelingen der Dienstleistungsinteraktion" (Dunkel und Rieder 2003a, S. 175), sondern in erheblichem Ausmaß für die Chancen einer Erfüllung der Dienstleistung als solche. Allerdings können auch Versuche der ‚unit of care', Kontrolle über die Situation zu behalten oder zu erlangen, sei es durch Non-Compliance oder übermäßige Compliance, das Gelingen der Dienstleistung gefährden (siehe insbes. Abschn. 6.3.3, z. B. die Patientin mit besonders ausgeprägtem Schönheitshandeln).[12] Für die Mitarbeiter:innen an der Grenze der Organisation stellt sich daher sowohl die Aufgabe, Ziele und darauf abgestimmte Entscheidungen laufend neu zu entwickeln, als auch eine Balance zwischen dem eigenen Anteil an der Mitbestimmung der Ziele und der Unterstützung der Ziele der ‚unit of care' zu finden.

Als letzter zentraler Ergebnisstrang des ‚Wie' der Dienstleistung SAPV wurde herausgearbeitet, dass die Akteur:innen der SAPV und die ‚unit of care' mit vielfältigen Erwartungen an sie umgehen müssen, die zu *Rollenambivalenzen* führen. Die Rollen im Dienstleistungsdreieck sind daher nicht eindeutig in Bezug auf Erwartungshaltungen festzulegen. Zunächst ist im Fall der SAPV gar nicht so eindeutig definierbar, wer Auftraggeber:in der Leistung ist und damit Dienstleistungsnehmer:in: Die Verordnung kommt von Seiten der Arztpraxen und Krankenhäuser, die Zahlungen werden von der (gesetzlichen) Krankenkasse direkt an die SAPV geleistet, diese Zahlungen sind wiederum solidarisch über Krankenkassenbeiträge finanziert und die Patient:innen als die Versicherten sind die Adressat:innen der Leistung, aber auch ihre jeweiligen Angehörigen werden typischerweise miteinbezogen. Und schließlich kann die Versorgung Schwerstkranker und Sterbender als gesamtgesellschaftliche Aufgabe gesehen werden. Aber auch wenn nur die Patient:innen selbst als die Dienstleistungsnehmer:innen betrachtet werden, ist die Situation nicht eindeutig. Die mögliche Mitwirkung der Patient:innen kann sich insbesondere je nach ihrem (wechselnden) krankheitsbedingten Zustand deutlich unterscheiden: Sie können aktiv am Geschehen

jedoch der Befund, dass Angehörige eine Rolle einnehmen, die Flexibilitätspotential darstellt.

[12] Auch wenn nicht davon ausgegangen werden darf, dass damit grundsätzlich eine ‚gute' Versorgung völlig ausgeschlossen ist (wenn z. B. eine Rücküberweisung an Hausärzt:innen erfolgt oder eine Weiterversorgung im stationären Hospiz stattfindet).

teilnehmen und eigene Entscheidungen treffen oder sie sind dazu nicht (mehr) in der Lage, mit vielfältigen Abstufungen dazwischen. Sie sind daher je nach individueller Situation handelnde Akteur:innen oder nicht. Trotzdem werden sie in der letzten Sterbephase nicht zum ‚Objekt'. Subjektiviert-subjektivierende Interaktionsarbeit (Stadelbacher 2021, S. 445–451) ist also besonders relevant. Dies kann selbst über den Tod hinaus gelten. Sie können somit als quasi handelnde Subjekte von der SAPV adressiert werden, auch wenn sie nicht mehr aktiv reagieren können. Bei Patient:innen, die sich kaum noch selbst äußern und bewegen können, haben typischerweise allerdings die Angehörigen eine besonders große Bedeutung. Auch ihre Rolle ist keinesfalls eindeutig, sondern im Gegenteil besonders komplex: Sie übernehmen Anwaltsfunktionen und vertreten Patient:innen, sie vermitteln zwischen verschiedenen Akteur:innen, erbringen eine Vielfalt unterschiedlicher (weiterer) Leistungen für die Patient:innen und nehmen Leistungen der SAPV in Anspruch. Eine zusätzliche und für die SAPV unerwünschte Rolle ist die der nicht kooperativen Angehörigen. Diese Rolle verweist auf Konflikte und Grenzen der palliativen Versorgung im häuslichen Umfeld und steht gewissermaßen außerhalb einer funktionierenden Dienstleistungsbeziehung zwischen SAPV und Angehörigen. Den professionellen Akteur:innen wiederum begegnen ebenfalls sehr unterschiedliche Erwartungshaltungen und Sichtweisen auf ihre Arbeit, die in ihrer Wirkung unterschiedlich ausfallen können. So motivieren positive Zuschreibungen zwar, sie können jedoch auch dazu führen, dass von den professionellen Akteur:innen ‚zu viel' erwartet wird. Emotionen spielen für die Übernahme oder Abwehr der Erwartungen und den Prozess der Aushandlung eine wichtige Rolle. Sie stehen daher nicht außerhalb der Dienstleistungsbeziehung, sondern, wie Burkitt hervorhebt: „Emotions do not come from outside the relationship and impact upon it, but are constituted by those relations that make up social life" (1997, S. 41) oder wie Bethmann in Bezug auf Burkitt schreibt: „Emotionen sind Ausdruck von Beziehungen" (2013, S. 97). Emotionen sind also nicht nur bedeutsam für die Hervorbringung, Strukturierung und Gestaltung der Dienstleistungsbeziehung und für die Rollenfindung der Akteur:innen, sondern sie zeigen ebenfalls an, in welchem Verhältnis die Akteur:innen zueinander stehen.[13]

Eine erhebliche und irritierende *Leerstelle* im Material, den Interviews mit den professionellen Akteur:innen der SAPV, stellt die Situation der Patient:innen *vor* ihrer Aufnahme in die SAPV dar. Also: Es fehlen Schilderungen und daher Sichtweisen darauf, wie Patient:innen und Angehörige die schwere Erkrankung in der

[13] Hierbei ergeben sich Verbindungen zur Sichtweise der Akteur:innen auf den Dienstleistungsbegriff: Diese Sichtweisen sind typischerweise ebenfalls mit Emotionen verbunden und sie sagen (unter anderem) etwas über die Haltung der professionellen Akteur:innen gegenüber den Dienstleistungsnehmenden aus (vgl. Abschn. 6.1).

Zeit davor erlebt haben und wie sie damit umgegangen sind.[14] Daraus folgend fehlt ebenso, wie es der ‚unit of care' damit geht, (nun) eine infauste Prognose akzeptieren zu sollen bzw. zu müssen und damit Hinweise zum Übergang von einem Patientenstatus, der noch berechtigterweise von Hoffnung auf Heilung oder zumindest auf ein Weiterleben getragen ist – und vor allem davon getragen sein *soll* –,[15] hin zu einer palliativen Situation.[16] Denn mit der Aufnahme in die SAPV gilt unter Umständen, dass eine womöglich lange Phase der Hoffnung auf Heilung oder zumindest des relativ ‚sicheren' Weiterlebens im Zug des Übergangs zum / zur SAPV-Patientin abgelöst werden soll durch die Akzeptanz des baldigen Todes. Aus dem vorhandenen Material lässt sich durchaus ableiten, dass dieser Übergang mit erheblichen Unsicherheiten und Konflikten verbunden ist, denn wie dargestellt, kann es Widerstände gegen eine Aufnahme in die SAPV geben, weil damit typischerweise die Beendigung aller auf Heilung gerichteter Maßnahmen verbunden ist. Es erscheint also, als werde der Übergang von einer an die Patient:innen (und Angehörigen) gerichteten Forderung, die *vor* Aufnahme in die SAPV besteht, nämlich *Hoffnung* haben zu sollen, hin zur *Akzeptanz des eigenen (nahen) Todes* nicht aktiv von der SAPV bearbeitet. Dieser Punkt wäre in weiteren Forschungsarbeiten weitergehend zu untersuchen. Es wäre dabei unter anderem die Frage zu klären, ob und wie die spezielle Situation der ‚unit of care' in Bezug auf den – wie hier eher vermuteten – Übergang von *Hoffnung auf Heilung* auf *Hoffnung auf ein ‚gutes Sterben'* von den professionellen Akteur:innen reflektiert wird. Wenn nämlich davon ausgegangen wird, dass die SAPV die Akzeptanz der Rolle als Sterbende:r fordert und dabei ausblendet – auch sprachlich –, dass

---

[14] Gemäß Moos, der sich auf Sighard Neckel bezieht, „korrespondieren die drei Personmomente Neckels mit drei Ebenen der Desintegrationserfahrung von Krankheit: die leibkörperliche Desintegration affiziert die Integrität als Person, die soziale Desintegration die Akzeptanz als Mitmensch und die praktische (auf Handlungsfähigkeit bezogene) Desintegration die Kohärenz als Akteur" (2018, S. 294). Es ist daher davon auszugehen, dass bei einem erheblichen Teil der Patient:innen und Angehörigen bereits eine längere Erfahrung des Leidens an der durch die Krankheit verursachten veränderten Lebenssituation vorhanden ist.

[15] Vgl. Hitzer (2020), die sich mit der Emotionsgeschichte von Krebserkrankungen auseinandersetzt. Gerade im Zusammenhang mit Krebs wird typischerweise sogar von einem „Kampf" gesprochen (vgl. Holtkamp 2020).

[16] Allerdings ist davon auszugehen, dass es Patient:innen gibt, die gleich mit einer infausten Prognose zu Patient:innen werden, also gar keine Phase einer möglichen Heilung – oder der Remission als „Lebenszustand zwischen Gesundheit und Krankheit" (Hitzer 2020, S. 389) – haben. Davon wäre zu unterscheiden, dass in dieser Situation und unabhängig von der Prognose dennoch Hoffnung auf Heilung bestehen kann, genauso wie umgekehrt, dass es bei berechtigtem Anlass, auf Heilung zu hoffen, kein Gefühl der Hoffnung bei den Betroffenen gibt (zu Gefühlen wie Hoffnung und Angst im Zusammenhang von Krebserkrankungen vgl. Hitzer 2020, S. 391–424).

dafür ein unter Umständen jahrelanger ‚Kampf' gegen die Erkrankung und für das Leben aufgegeben werden muss, findet möglicherweise doch eine deutliche Einengung und Fixierung des Blicks auf die Patient:innen statt und damit gegebenenfalls eine gewisse Objektivierung der Patient:innen (qua Aufnahmekriterien und Zielrichtung der Versorgung). Eine solche Untersuchung würde die dargestellten Konflikte in der Dienstleistungsbeziehung möglicherweise noch weiter beleuchten und erklären.

Damit sind die zentralen Ergebnisse zusammengefasst und sollen nun konzeptionell weitergeführt werden.

7.3 Konturen einer Care-Dienstleistung

7.3.1 Grundlegung

In diesem Kapitel wird argumentiert, dass die SAPV als Care-Dienstleistung (oder auch als Sorgedienstleistung) bezeichnet werden kann, um die *besonderen Aspekte zu betonen, die sie von regulären, typischerweise marktförmigen und nicht alle Lebensbereiche betreffenden, Dienstleistungen unterscheiden.* Auch wenn der Begriff der Care-Dienstleistung bisher nur vereinzelt in der Literatur verwendet wird und unscharf in der Definition bleibt, bzw. die Autor:innen den Begriff nur indirekt definieren, wird deutlich, dass der Begriff der Care-Dienstleistung weder mit sozialen noch mit personenbezogenen Dienstleistungen deckungsgleich ist.[17] Bei Gubitzer erfolgt ein Großteil der Care-Dienstleistungen „unbezahlt im Haushaltssektor und als ehrenamtliche Arbeit im Dritten Sektor" (2011, S. 102), Care-Dienstleistungen umfassen somit auch die Tätigkeiten im eigenen Haushalt oder in Haushalten von Familienangehörigen. Ziemlich unklar bleibt der Begriff dagegen bei Roller (2019) ebenso wie bei Glaeser (2018), bei denen der Begriff zwar eher, aber nicht ausschließlich, für erwerbsförmige Care-Leistungen verwendet wird. Dagegen bezeichnet bei anderen Autor:innen die Care-Dienstleistung explizit erwerbsförmige Care-Arbeit (Vogel 2019, S. 106–107). Possinger hebt

[17] Dasselbe gilt für den Begriff der Sorgedienstleistung. Dieser Begriff wird zwar in letzter Zeit etwas häufiger verwendet, aber weiterhin nur sehr vereinzelt und unsystematisch. Er bleibt ebenfalls unscharf und seine Bedeutung wird nur aus dem Zusammenhang im jeweiligen Text ansatzweise erschließbar (vgl. insbesondere Haubner 2019; vgl. auch Conradi 2020, S. 122; Beier et al. 2023, S. 24, Anmerkung 1; Riegraf und Weber 2023, S. 90).

sogar – bezugnehmend auf Nancy Folbre[18] – bei der Care-Dienstleistungen ihre Marktförmigkeit, Unpersönlichkeit und dadurch geringere Qualität hervor (2013, S. 34). Hier für diese Arbeit wird der Begriff jedoch gewählt, um die Besonderheit der ‚Dienstleistung' SAPV hervorzuheben, die damit nicht nur als Dienstleistung und Arbeit wahrnehmbar wird, sondern in ihrer Verflechtung mit vielfältigen gesellschaftlichen Rahmenbedingungen, die wiederum auf die SAPV wirken und auf die sie selbst wirkt. Die SAPV wird in der Kombination ihrer Merkmale zu einer besonderen Dienstleistung, deren Eigenschaften im Folgenden dargestellt werden. Dabei ist zunächst in aller Kürze der Care-Begriff zu skizzieren, wie er hier für diese Arbeit verwendet werden soll.[19]

Care kann verstanden werden als „Kombination von Wissen, Handeln und Gefühlen", die

> „den gesamten Bereich der Fürsorge und Pflege, d. h. familialer und institutionalisierter Aufgaben der Gesundheitsversorgung, der Erziehung und der Betreuung in unterschiedlichen Phasen des Lebenszyklus [...] sowie der personenbezogenen Hilfe in besonderen Lebenssituationen" umfasst (Brückner 2009, S. 10; vgl. auch Lutz 2010, S. 28).

Für andere Autor:innen ist darüber hinaus die Selbstsorge Teil von ‚Care' (vgl. Ehrwein Nihan 2013, S. 94–95). Mit dem Care-Begriff kommen weiblich konnotierte Tätigkeiten in Familien in den Blick, gleichzeitig werden die Dichotomien von Liebe und Arbeit, privat und öffentlich, sowie bezahlter und unbezahlter Arbeit überwunden (vgl. Krauss 2020, S. 181; Brückner 2009, S. 10; Sipilä und Kröger 2004, S. 2–3). Der Begriff ist zudem eng verbunden mit wohlfahrtsstaatlichen Modellen und ihren Krisen (z. B. die Forschung zu „Live-in-Care", vgl. u. a. Aulenbacher et al. 2021), die aktuellere Forschung zu Care ist daher in hohem Maße makrosoziologisch und sozialpolitisch ausgerichtet (vgl. dazu die Kritik von Ostner 2011, S. 470). Dennoch gibt es zentrale Konzepte und Ansätze

---

[18] Folbre (2004) verwendet den in englischen Texten zu Care viel häufiger verwendeten Begriff ‚care service', vgl. z. B. auch Beresford, Adshead und Croft (2007), die vielfach von ‚palliative care service' und ‚social care service' sprechen. Dies hängt vermutlich damit zusammen, dass der Begriff ‚service' im Englischen weniger negativ konnotiert sein dürfte und zudem eine breitere Bedeutung hat als der deutsche Begriff der ‚Dienstleistung' (z. B. hat er auch die Bedeutung ‚Dienst' oder wird im Sinne des auch im deutschen gebräuchlichen Begriffs ‚Service' verwendet – mit jeweils ganz anderen Konnotationen als ‚Dienstleistung').

[19] Die Verbindungen zwischen ‚Dienstleistung' und ‚Care' sollten in weiteren Forschungsarbeiten systematischer ausgearbeitet werden, unter Berücksichtigung der Pluralität der Forschung zu ‚Care' und, in Hinblick auf den erheblichen Umfang der Forschung zu ‚Care', einer notwendigerweise zielgerichteten Eingrenzung.

für mikrosoziologische Aspekte. So ist mit Care eine andere, besondere Rationalität verbunden, die Fürsorgerationalität (vgl. Waerness 1984; Waerness 2000; Senghaas-Knobloch 2008). Bei DeVault wird das praktische Tun konkret: Für sie beinhaltet Care, eine angenehme (häusliche) Atmosphäre zu schaffen, dafür zu sorgen, dass sich Menschen wohl fühlen und die Kommunikation so zu beeinflussen, dass sie harmonisch verläuft (1991, S. 6–9).[20] Dafür ist eine konstante Aufmerksamkeit und ein ‚Monitoring' der Situation notwendig, es muss laufend auf das reagiert werden, was passiert und was in der aktuellen Situation als adäquat erscheint (und es werden gegebenenfalls passende Dienste angeboten).[21] Es wird dabei – wie prototypisch bei der Versorgung kleiner Kinder – Verantwortung für die Befindlichkeit der anderen übernommen, es muss mit Unsicherheit umgegangen werden und es können kaum Routinen entstehen (DeVault 1991, S. 106–134). In eine ähnliche Richtung weist das prominente Konzept von Trontos „Ethic of Care" (1993). Tronto definiert vier Elemente einer Care-Ethik und einen Prozess mit vier Phasen. Das erste Element ist die Achtsamkeit („attentiveness"): Care setzt Achtsamkeit voraus, damit im Care-Prozess ein Bedürfnis erkannt und eingeschätzt werden kann („caring about"). Das zweite Element ist Verantwortlichkeit („responsibility"): Im Prozess geht es darum, Verantwortung zu übernehmen („agency" / „taking care of"), wobei die Verantwortung verbunden ist mit der Festlegung, wie gehandelt werden kann. Das dritte Element ist die Kompetenz („competence"), Tronto schreibt dazu: „Intending to provide care [...] but then failing to provide good care, means that in the end the need for care is not met" (1993, S. 133). Kompetenz bedeutet also, dass diejenigen, die Care-Leistungen erbringen, die entsprechenden Kenntnisse und Voraussetzungen dafür mitbringen sollten. Es ist also nicht jeder und jede in der Lage, Care zu erbringen. Die Kompetenz spielt neben der körperlichen Aktivität in der Phase des konkreten In-Kontakt-Tretens eine Rolle, denn Care soll in guter Qualität und passend zu den Bedürfnissen erfolgen. Das vierte Element ist die Resonanz („responsiveness"), die vor allem bedeutet, die Position der anderen zu berücksichtigen. Die Resonanz ist zentraler Bestandteil der vierten Phase, in der eine

[20] DeVault verwendet Anfang der 1990er Jahre den Begriff ‚Care' noch eher probeweise, auf der Suche nach einem passenden Begriff: „I have used the terms ‚care' and ‚caring work' without explicit definition. In fact, I use these terms with some dissatisfaction, as best available, but aware that they do not signal my intentions as accurately as I would like. My topic is activity without a name, activity traditionally assigned to women, often carried out in family groups: activity that I know from experience but cannot easily label" (DeVault 1991, S. 4).

[21] Offensichtlich verbinden sich in diesen Erwartungen geschlechts- und klassenspezifische Aspekte – diese Erwartungen dürften vor allem an Frauen des Bürgertums bzw. der (oberen) Mittelschicht gerichtet werden.

Rückmeldung zur Wirksamkeit eingeholt wird, also geprüft wird, ob Bedürfnisse erfüllt wurden („care receiving“). Trontos „Ethic of Care“ kann somit als idealtypischer Ablauf gelten, wie Handeln aussehen könnte. Innerhalb der Care-Forschung gibt es also unterschiedliche Parallelen und Anknüpfungspunkte zur arbeitssoziologischen Forschung zu Interaktionsarbeit, die zu einem Verständnis einer „Care-Dienstleistung“ beitragen können.

Herausgearbeitet wurden fünf zentrale Kriterien, die eine Care-Dienstleistung ausmachen und die im Folgenden dargestellt werden: Die Care-Dienstleistung als Dichotomien verbindende Praxis, als private und gesellschaftliche Aufgabe, als Umgang mit Vulnerabilität, als subjektzentriertes Tun und als Prozess.

7.3.2 Care-Dienstleistung als Dichotomien verbindende Praxis

Die SAPV bewegt sich mit ihren Leistungen an den Schnittstellen von Bereichen, die als gegensätzlich angesehen werden. Erstens wird SAPV zwar von professionellen Akteur:innen erbracht, die für ihre Leistungen bezahlt werden, sie ist typischerweise jedoch auf unbezahlte Arbeit der Angehörigen (und auf die Mitarbeit der Patient:innen in Form von Kooperation und Koproduktion) angewiesen und auch ambulante Hospizdienste mit ihren ehrenamtlichen Mitarbeiter:innen können eine Rolle dabei spielen, dass die häusliche Versorgung gelingt. *Bezahlte und unbezahlte* Arbeit ist also notwendig. Zweitens bildet die SAPV eine Brücke zwischen einem *institutionellen Setting und einem intimen, familiären Setting* in den eigenen vier Wänden: Es werden zwei ‚Welten‘ zusammengebracht bzw. findet eine hoch spezialisierte und professionalisierte Versorgungsform in einem ursprünglich nicht dafür geschaffenen Umfeld, insbesondere in privaten Haushalten, statt. Hayek benennt eine solche Kombinationen am Beispiel der ambulanten Hospizdienste als „hybride Sterberäume“ (2006).[22] Allgemeiner formuliert könnte man sie daher als ‚hybride Versorgungsräume‘ bezeichnen.[23] Drittens überwindet die SAPV Grenzen zwischen *Privatheit und Öffentlichkeit*:

[22] Sie bezieht dies darauf, dass Sterbende in ihrer „vertrauten Wirklichkeit“ bleiben können, sich diese jedoch „nach einer hospizlichen Vorgabe“ verändert: „Was sich konstituiert, ist somit ein *hybrider Sterberaum*, in dem sich die professionelle Unterstützungsleistung mit dem institutionellen Bereich der ‚modernen Familie‘ verbindet, und auf diese Weise einen Raum nach einer ihm eigenen Logik gestaltet“ (Hayek 2006, S. 246).

[23] Die Überlegung, die SAPV als ‚hybride Dienstleistung‘ zu bezeichnen, muss dagegen verworfen werden. Einerseits ist der Begriff bereits für die Kombination digitaler und analoger Dienstleistungen eingeführt (vgl. Pott et al. 2020). Zweitens suggeriert der Begriff

Sie findet sowohl in privaten als auch öffentlichen Räumen statt, denn einerseits kann die Versorgung durch die SAPV sowohl im familiären Umfeld als auch (fast öffentlich) in Pflegeeinrichtungen stattfinden; zudem bewegt sich die SAPV als Organisation in einem öffentlichen Umfeld: Sie ist als soziale Dienstleistung in die regionalen Versorgungsstrukturen und – nicht zuletzt finanziell – in die Strukturen des Gesundheitssystems eingebunden und unterscheidet sich damit von privaten Unternehmen. Viertens werden die Dichotomien von *Arbeit und Liebe* gekreuzt: SAPV ist Arbeit, aber sie ist mehr als Arbeit. Sie kann auf die Liebe der Angehörigen angewiesen sein oder kann in der Nächstenliebe begründet sein. Auch die Fürsorgerationalität verweist darauf, dass hier nicht die für andere Bereiche typische ‚Rationalität' im Umgang miteinander ausreicht.[24] Im Rahmen der SAPV-Leistungen werden also unterschiedliche Dichotomien gekreuzt und überwunden. Bei einer Care-Dienstleistung handelt es sich somit um eine Praxis, die als dichotom verstandene Kategorien verbindet.

7.3.3 Care-Dienstleistung als private und gesamtgesellschaftliche Aufgabe

In Bezug auf die Frage, wer relevante Akteur:innen der SAPV sind, kommen die Angehörigen als zusätzliche zentrale Mitwirkende in den Blick. Mit dem arbeitssoziologischen Dienstleistungsblickwinkel kann analysiert werden, dass Angehörige zu Dienstleistungsnehmer:innen werden, sogar ohne dass sie dies formal sind, denn sie sind sozialrechtlich nicht der oder die Versicherte. Sie werden von der SAPV insbesondere im Wunsch unterstützt, den bzw. die Patient:in zu Hause zu versorgen. Sie erbringen damit einen sehr wichtigen Beitrag, bei dem es sich um ein hohes Maß an Koproduktion handelt. Der Begriff der ‚Koproduktion' steht jedoch nicht nur für das Zusammenwirken in der Beziehung zwischen SAPV (als Dienstleistungsgeberin) und Angehörigen (in einer Rolle

der Hybridität ein zu enges Ineinandergreifen, ja sogar eine Auflösung der Grenzen zwischen der Organisation und dem familiären Bereich: Bei Hayek „löst sich in dieser Form der institutionellen Architektur [des hybriden Sterberaums, S.K.] die bisher in modernen Institutionen gekannte Distanz zwischen Institution und Subjekt auf" (2006, S. 247). Hybridität bezeichnet also eine Form, die, übertragen auf die gesamte Dienstleistung, als Bezeichnung zu weitgehend wäre und sich mit den empirischen Befunden nicht belegen lässt.

[24] Waerness schreibt dazu: „Fürsorgerationalität bedarf der Arbeit bewußter und mitfühlender Akteure, sie kann nicht davon ausgehen, daß die Klienten ‚rational Handelnde' sind, sondern muß damit rechnen, daß Unsicherheit, Angst und Ambivalenz wesentliche Bestandteile der Klientenrolle sind" (2000, S. 61).

als Dienstleistungsnehmende), sondern vor allem als Mitwirkung der Angehörigen bei der Begleitung und Versorgung der Patient:innen, denn die Leistung der SAPV kann typischerweise nur mit Angehörigen zusammen erbracht werden. Im Idealfall ist dies eine so genannte ‚Win-Win-Situation' für alle. Die Care-Forschung sowie die makrosoziologische, ökonomische und politikwissenschaftliche Dienstleistungsforschung erweitern darüber hinaus den Blick. Damit kann die Frage gestellt werden, wer welche gesellschaftlich relevanten Aufgaben übernimmt. Die SAPV, die Patient:innen und ihre Angehörigen, aber auch die Gesellschaft als Ganzes werden damit sozialpolitisch relevante Akteur:innen im Feld der Gesundheit. Hier wird eine Gefahr der Instrumentalisierung von Angehörigen sichtbar, wenn diese nur unterstützt werden, um zum Beispiel die für das Gesundheitssystem allgemein gültige Vorgabe, ‚ambulant vor stationär', zu erfüllen. Außerdem kommt in den Blick, dass möglicherweise Geschlechterrollen verfestigt werden und unbezahlte Arbeit aus Liebe vorausgesetzt wird (vgl. auch Krauss 2023). Care-Dienstleistungen sind also nicht rein private Dienstleistungen, sondern sie sind gesamtgesellschaftlich relevant und als solche auch gesamtgesellschaftliche Aufgabe. Es ist daher – sowohl aus einer Care- als auch aus einer Dienstleistungsperspektive heraus – zu Bedenken, wer Care-Dienstleistungen in welcher Qualität erbringen kann und in welcher Form sie organisiert und gestaltet werden können und werden sollten, unter Berücksichtigung der Selbstsorge aller Akteur:innen, also sowohl der Selbstsorge der SAPV-Mitarbeiter:innen als auch der Angehörigen.[25]

7.3.4 Care-Dienstleistung als Umgang mit Vulnerabilität

Schwerstkranke und Sterbende können nicht grundsätzlich als ‚autonome Subjekte' adressiert werden. Das Konzept der Interaktionsarbeit verdeutlicht, welche Formen von Arbeit den Umgang mit vulnerablen Personen ermöglichen: Kooperationsarbeit zur Herstellung einer Kooperationsbeziehung; Emotions- und Gefühlsarbeit, um mit eigenen Gefühlen umzugehen und die Gefühle anderer zu beeinflussen; und subjektivierendes Arbeitshandeln, um mit Unwägbarkeiten und Grenzen der Planung umzugehen (vgl. u. a. Böhle und Weihrich 2020, S. 16; siehe auch Abschn. 2.2.3). Der Dienstleistungsblickwinkel macht jedoch ebenfalls darauf aufmerksam, dass für die Dienstleistungsinteraktion jemand benötigt wird, der für die Interaktion geeignet ist. Je nach Grad der Erkrankung ist eine

[25] Hierbei ist zudem zu berücksichtigen, dass es sich bei ‚Angehörigen' um sehr unterschiedliche Personen handelt (vgl. dazu auch Stadelbacher 2021, S. 435–442).

aktive Rolle in der Dienstleistungsinteraktion allerdings kaum oder nicht mehr möglich. Schwerstkranke und Sterbende müssen dann in anderer Form begleitet und versorgt werden. Dies kann entweder auf Basis von Annahmen oder professionellen Kenntnissen der SAPV-Mitarbeitenden geschehen oder Angehörige übernehmen eine Rolle als Stellvertreter:innen der Patient:innen: Sie definieren dann das zu lösende ‚Problem' mit den professionellen Akteur:innen und wirken an der Planung der Problemlösung mit. Die Dienstleistungsarbeit wird damit zu *mehr* als Interaktionsarbeit *zwischen Dienstleistungsnehmer:in und Dienstleistungsgeber:in.* Sie überschreitet die engere Form der Interaktionsarbeit, indem sie einerseits Handlungen enthalten kann, die nicht mehr mit dem bzw. der Patient:in als Dienstleistungsnehmer:in abgestimmt werden können, obwohl sie an ihr oder ihm vorgenommen werden, und andererseits, weil es durchaus als typisch gelten kann, dass Dritte, also die Angehörigen, die notwendige Interaktionsarbeit quasi als Stellvertreter:innen übernehmen. Die Care-Perspektive stellt diese besondere Vulnerabilität und die Bedürfnisse von Personen in den Mittelpunkt. Ein Bedürfnis muss zunächst von jemandem erkannt werden, sei es von Professionellen oder von Angehörigen. Es stellt sich dann die Frage, wer überhaupt Verantwortung übernehmen will und kann. Mit diesem Blick wird deutlich, dass Handlungsmacht ungleich verteilt ist und eine besondere Haltung und Praxis, die als Fürsorge(-rationalität) bezeichnet werden kann, für das Handeln erforderlich ist. Diese Fürsorge von Seiten der professionellen Akteur:innen muss zudem auch für die Angehörigen gelten, die ebenfalls erheblich belastet sein können (zur Belastung der Angehörigen vgl. Krauss et al. 2022; Krauss 2020). Bei einer Care-Dienstleistung geht es somit um den Umgang mit vulnerablen Personen und es kann darum gehen, dass sich der Zustand krankheitsbedingt verschlechtert oder von Beginn an bereits keine oder kaum Interaktion möglich ist. Typisch für eine Care-Dienstleistung ist dann, dass nur noch über Annahmen, professionelle Kenntnisse oder das stellvertretende Interagieren der Angehörigen Entscheidungen getroffen und gehandelt werden kann. Die Begleitung und Versorgung solcher Adressat:innen erfordert also *mehr* als einen ‚sachlich-rationalen' Umgang mit ‚autonom' antizipierten ‚Klient:innen'. Für Mitarbeitende bedeutet dies eine besondere Form des Nähe – Distanz-Problems (vgl. auch Geiger 2004, S. 87). Care-Dienstleistungen sind also Dienstleistungen, in denen die Akteur:innen unterschiedliche Potentiale für Handlungsmacht aufweisen und es zu Situationen kommen kann, in der die Leistung nicht mehr oder von vornherein nicht in der im Dienstleistungsdreieck dargestellten idealtypischen Form zwischen den Dienstleistungsgebenden und den Adressat:innen erbracht werden kann, also insbesondere die Möglichkeit zur Interaktion stark eingeschränkt sein kann. Daraus folgt, dass bei Care-Dienstleistungen die Frage der Eignung und

Kompetenzen derjenigen, die Leistungen erbringen – ob bezahlt oder unbezahlt, ob institutionell angebunden oder als Angehörige, ob professionell oder nicht –, besonders relevant wird. Denn sowohl körperliche als auch aus der Asymmetrie entstehende psychosoziale Ursachen können dazu führen, dass die Personen, die Ziel der Dienstleistung sind, ihre Bedürfnisse und Wünsche nicht (mehr) äußern.

7.3.5 Care-Dienstleistung als subjektzentriertes Tun

Eine weitere Umformung und Überschreitung der bisherigen Konzepte besteht in der Frage der Dienstleistungsnehmer:innen, von denen einzelne ‚Teile' oder Befindlichkeiten im Dienstleistungsdreieck zum „Gegenstand" bzw. „Objekt" werden (vgl. Goffman 1973a, S. 309; Weihrich und Dunkel 2003, S. 764; Dunkel et al. 2004b, S. 17; vgl. auch Abschn. 2.2.2). In der Dienstleistungsbeziehung muss dieser Gegenstand gemeinsam definiert und quasi von der Person der Dienstleistungsnehmer:in getrennt werden, damit ein Austausch darüber und eine Bearbeitung möglich wird und letztlich die Dienstleistung überhaupt erstellt werden kann. Dienstleistungsnehmer:innen bzw. Teilbereiche ihrer Person sind damit sowohl ‚Subjekte' als auch ‚Objekte' innerhalb der Dienstleistungsbeziehung. Bei einem Dienst wie der SAPV erscheint die Schwierigkeit, einen „Gegenstand" quasi *aus* den Adressat:innen der Leistung herauszulösen, jedoch besonders groß. Typischerweise dürfte es sowohl Patient:innen als auch ihren Angehörigen nur schwer möglich sein, ihre Situation von außen zu betrachten, also unabhängig von ihrer ganzen Person. Ebenso geht es für die professionellen Akteur:innen der Palliative Care typischerweise darum, den ganzen Menschen zu berücksichtigen, insbesondere bei einer holistischen Versorgungskultur.[26] Es kann somit davon gesprochen werden, dass der *‚Gegenstand'* der Dienstleistungsbeziehung für die SAPV das *Subjekt* selbst ist.[27] Eine solche Analyse bleibt allerdings notwendigerweise unbefriedigend: Aus einer Perspektive der Dienstleistungsforschung erzeugt diese Vorstellung Irritationen, denn es entstehen daraus Fragen: Wie könnten Dienstleistungsgeber:innen zwischen einer Interaktion mit dem / der Dienstleistungsnehmer:in *als Subjekt* und der Bearbeitung *des ‚Subjekts als Gegenstand'* der Leistung unterscheiden, insbesondere, wenn die Bearbeitung in

---

[26] Die Versorgungskulturen der SAPV unterscheiden sich darin, was bearbeitet werden soll (vgl. Abschn. 3.4.2).

[27] Dieser Umstand ist in den Wirkfaktoren bereits verdeutlicht, denn wesentlich sind hierbei die „umfassende Zuständigkeit" und „unspezifische Kommunikation" (Schneider et al. 2012, S. 91–97; siehe auch Abschn. 3.4.3).

hohem Maße durch Kommunikation (mit dem ‚Subjekt‘) geschieht, bzw. müssen sie diese Unterscheidung überhaupt treffen? Können Patient:innen und ihre Angehörigen dazu gebracht werden, sich selbst oder die ihnen nahestehende Person zwar als ‚Subjekt‘ zu sehen, aber sich gleichzeitig so zu distanzieren, dass dieses ‚Subjekt‘ zum ‚Gegenstand‘ werden kann? Auch Nerdingers (2011, S. 28) etwas umformuliertes Dienstleistungsdreieck, in welchem er nicht vom ‚Gegenstand‘ bzw. ‚Objekt‘ sondern vom ‚Problem‘ spricht, das durch die Dienstleistung gelöst werden soll, vereinfacht diese Überlegungen nur geringfügig. Denn das ‚Problem‘, das von der SAPV gelöst werden soll, ist ein jeweils sehr individuell und je nach Versorgungskultur auch unterschiedlich gedeutetes, das zugleich jedoch immer sehr zentral die ganze Person betrifft: Es geht beim Sterben ‚um alles‘. Genau dieses Oszillieren, das eine analytische Unschärfe hervorbringt, dürfte allerdings eine zentrale Antwort darauf sein, wieso SAPV-Mitarbeitende ihre Tätigkeit als etwas so Besonderes sehen, unter anderem *nicht* ‚nur‘ als Dienstleistung, oder gerade eben *doch* als Dienstleistung (siehe Abschn. 6.1). Es dürfte auch einen erheblichen Teil der Konflikte zwischen Mitarbeiter:innen und der ‚unit of care‘ erklären: Es geht nicht um ein Abtrennen eines mehr oder weniger großen Teils der Person, der dann ‚Gegenstand‘ wird, sondern es geht immer um alles, und sei es deswegen, weil es beim Tod um alles geht. Diese Überlegungen weisen somit eine enge Verbindung zu den aus dem Datenmaterial herausgearbeiteten Voraussetzungen auf (siehe Abschn. 6.2).

Care-Dienstleistungen können so konturiert werden als Dienstleistungen, in denen von der Bearbeitung des ‚Gegenstands‘ das Subjekt typischerweise als Ganzes betroffen ist und eine Unterscheidung zwischen ‚Subjekt‘ und ‚Objekt‘ der Dienstleistung für die beteiligten Akteur:innen, einschließlich der Mitarbeitenden, kaum möglich ist. Es handelt sich dagegen um Dienstleistungen, in denen gerade die (Wieder-)Herstellung des ‚Subjekts‘ zentral werden kann.[28]

7.3.6 Care-Dienstleistung als Prozess

Idealtypisch ist der Ablauf einer Dienstleistung, z. B. bei einem Friseurbesuch, wie folgt: Erstens wird der Kontakt zwischen Dienstleistungsgeber:in und Dienstleistungsnehmer:in hergestellt. Zweitens wird das Problem gemeinsam definiert und auf dieser Basis drittens die Lösung geplant und abgestimmt. Viertens erfolgt die Umsetzung, bis schließlich fünftens das Ergebnis vorliegt. Dieser Prozess

[28] Dies verweist wiederum auf die Asymmetrie der beteiligten Akteur:innen und die Frage, wer für solche Herstellungsprozesse des ‚Subjekts‘ die nötigen Kompetenzen hat.

ist nicht notwendigerweise linear, die Schritte können gleichzeitig oder in anderer Reihenfolge stattfinden bzw. kann es zu wiederholten Problemdefinitionen kommen (Dunkel und Rieder 2004c, S. 157–158; vgl. auch Abschn. 2.2.4.3 und Abschn. 4.1).

Für die SAPV gibt es im Verlauf der ‚dying trajectories' (Glaser und Strauss 2007, S. 5–7) immer wieder Zeitpunkte und damit Situationen, in denen eine neue Definition des Problems und neue Abstimmungen über Problemlösungen stattfinden (müssen). Der Beginn der Versorgung, also die Aufnahme in die SAPV, ist somit zwar ein ganz zentraler Startpunkt, aber die unsicheren Verläufe, das komplexe Geschehen und damit die geringe Vorhersehbarkeit machen immer wieder Anpassungen und neue Entscheidungen notwendig. Die Aufnahme ist also nur ein Ausgangspunkt für Problemdefinitionen, bei dem jedoch bereits versucht wird, vor allem von SAPV-Diensten mit einer prozeduralistischen Versorgungskultur (siehe Abschn. 3.4.2), eine möglichst gute Abschätzung potentieller Verläufe vorauszuplanen. Für die SAPV kann zudem ein Mitdenken für alle Belange der Dienstleistungsnehmenden hoch relevant sein, also ein ganzheitlicher Ansatz und damit eine große Offenheit des Herangehens im Sinne eines ‚Schauen, was zu tun ist'.[29] Es geht also in besonders hohem Maße darum, einen Hilfsbedarf zu erkennen, und nicht wie bei klassisch marktförmigen Dienstleistungen vor allem darum, die jeweils unterschiedlichen Ziele zwischen den ‚autonomen' Akteur:innen auszutarieren. Mit dem Dienstleistungsblickwinkel wird deutlich, dass vor allem die sinnliche Wahrnehmung, unter Umständen sogar unter Bezug auf eigene Erfahrungen, die Klärung der Bedürfnisse ermöglicht, die außerdem inkrementell, also Schritt für Schritt erfolgt. Dieses subjektivierende Arbeitshandeln versetzt die Dienstleistungsgebenden in die Lage, mit Unwägbarkeiten und Grenzen, vor allem Grenzen der Planung, umzugehen.

Unter Berücksichtigung der Care-Perspektive, insbesondere des von Tronto definierten Care-Prozesses (1993; vgl. Abschn. 7.3.1), kann der Prozess einer Care-Dienstleistung wie folgt aussehen: Zunächst ist ein sensibles Bewusstsein für die institutionellen Voraussetzungen relevant, auf deren Basis und in dessen Rahmen das Handeln erfolgt, hierzu gehören der Wohlfahrtsstaat, die Familie, Asymmetrien und Geschlechterrollen. Bei den folgenden Schritten, also der Herstellung des Kontakts, der Problemdefinition und Planung der Lösungen, sind die Bedürfnisse und Grenzen der Patient:innen und Angehörigen zu berücksichtigen. Verantwortung für das Handeln ist dabei von denen zu übernehmen, die dazu in der Lage sind – die Verantwortung kann also nicht nur an die Patient:innen und

[29] Dies hat Parallelen zu DeVaults Beschreibung von ‚Care' (1991; vgl. auch Abschn. 7.3.1) und es wäre genauer zu prüfen, ob das für Care-Dienstleistungen insgesamt gelten muss.

ihre Angehörigen delegiert werden, sondern professionelle, gesamtgesellschaftliche und staatliche Verantwortlichkeiten sind ebenfalls relevant. Die Umsetzung wiederum sollte machtsensibel erfolgten und das subjektivierende Arbeitshandeln auch Selbstsorge umfassen. Schließlich ist die Wirksamkeit des eigenen Handelns zu prüfen. Wie auch beim idealtypischen Ablauf von Dienstleistungen ist dies kein linearer Prozess.

Bei diesem soeben skizzierten Konzept des Prozesses ist offensichtlich, dass es normative Anteile hat. Falls es in diesem Sinne genutzt werden soll, muss zwingend überlegt werden, wie dies möglichst ohne neue Anforderungen und Belastungen für Mitarbeitende geschehen kann. Unter einem Care-Blickwinkel kann insbesondere die Gefahr bestehen, persönliche Erfahrungen der Mitarbeitenden zu instrumentalisieren und gegebenenfalls typisch „weibliches Arbeitsvermögen" (vgl. Ostner 1991; 1992) auszunutzen.[30] Es stellen sich also Fragen nach den Potentialen für Selbstsorge und den organisationalen Rahmenbedingungen. Das Konzept soll jedoch vor allem im Sinne einer Heuristik der Forschung und somit einer Weiterentwicklung der Dienstleistungs- und Care-Forschung dienen, z. B. auch, um unsichtbare Anteile von Tätigkeiten sichtbar machen zu können.

Damit wurde die ‚Care-Dienstleistung' konturiert und in fünf Unterkapiteln die zentralen Kriterien dargestellt, die sie ausmachen. Im folgenden Unterkapitel geht es nun darum, den Beitrag der vorliegenden Arbeit für die Dienstleistungsforschung zusammenfassend hervorzuheben.

7.4 Erträge für die Arbeitssoziologie und Dienstleistungsforschung

Diese Arbeit ist ein Beitrag für die Arbeitssoziologie in mehrfacher Hinsicht. Erstens in Bezug darauf, dass die Arbeitssoziologie traditionell auf Industrieunternehmen fokussiert ist. Die vorliegende Untersuchung trägt somit dazu bei, den immer noch relativ engen Blick der Arbeitssoziologie auszudehnen und *Arbeitsbereiche* außerhalb der Industrie zu erforschen (vgl. Dunkel und Weihrich 2018; ähnlich Haubner und Pongratz 2021). Zweitens werden Arbeitsformen erforscht,

[30] Hier sind die Angehörigen nicht benannt, es bleibt jedoch die Frage, inwiefern diese ähnlich wie institutionelle oder professionelle Akteur:innen in einem solchen Prozess äquivalent zu diesen *auch* als Mitarbeitende und damit als Dienstleistungsgebende gesehen werden sollen und ob sie dann eine ähnliche Verantwortung für den Prozess haben müssten wie die institutionell-professionellen Akteur:innen. Tendenziell wäre dies jedoch insofern zu verneinen, als dass Angehörige in Grenzsituationen typischerweise ähnlich hoch belastet sind wie Patient:innen (vgl. z. B. Wasner 2012, S. 84).

die das bereits deutlich erweiterte *Verständnis von ‚Arbeit' vertiefen* (vgl. Böhle 2018). Drittens wird mit der *Interaktionsarbeit* eine Form von Arbeit weiter erforscht, bei der es weiterhin deutliche Forschungslücken gibt (vgl. Böhle und Weihrich 2020; Tisch et al. 2020). Viertens wird ein Beitrag zur Erforschung von *unbezahlter Arbeit* geleistet. Dieses Anliegen stellt ebenfalls einen wichtigen Punkt auf der „Agenda der Arbeits- und Industriesoziologie" dar (Dunkel und Weihrich 2018, S. 222; vgl. auch Haubner und Pongratz 2021).

Über den arbeitssoziologischen Kontext und die Dienstleistungs*arbeit* hinaus wird mit der hier vorliegenden Untersuchung die Dienstleistungsforschung ergänzt und vertieft. Es erfolgte eine ausführliche theoretische Auseinandersetzung mit dem Dienstleistungsbegriff und eine begriffliche Weiterentwicklung, ausgehend von Reflexionen zu den empirischen Analysen. Mit beleuchtet wurde zudem die subjektive Einordnung des Dienstleistungsbegriffs in Hinblick auf die jeweils eigene Tätigkeit aus Sicht von professionellen Akteur:innen. Dies ergänzt die Arbeiten, die sich – meist aus eher theoretischer Perspektive – mit dem Begriff der ‚Dienstleistung' auseinandersetzen. Die vorliegende Arbeit trägt somit zur Begriffsklärung und -entwicklung bei. Höchst relevant und spannend ist außerdem, dass am Beispiel der SAPV Prozesse der ‚Verdienstlichung' einer Dienstleistungsgesellschaft sichtbar werden, die sich nicht mehr in eine Dichotomie von privat versus öffentlich, unbezahlt versus bezahlt, (Nächsten-)Liebe versus Tauschhandel usw. einordnen lassen. Der Prozess hin zu einer Dienstleistungsgesellschaft erfolgt somit erstens nicht eindeutig und linear, zudem können zweitens neue Formen an Dienstleistungen entstehen, die scheinbar gegensätzliche Merkmale vereinigen.

Um der besonderen Art des Arbeitens und der Dienstleistung gerecht zu werden, die hier beispielhaft für die SAPV herausgearbeitet wird, wird in dieser Untersuchung der Begriff der ‚Care-Dienstleistung' vorgeschlagen und konturiert (siehe Abschn. 7.3).[31] Bei der Care-Dienstleistung werden die „natürlichen Sicherungsformen", also die Hilfe und Unterstützung von Seiten der Familie oder Nachbarschaft (Badura und Gross 1976, S. 90) nicht übergangen oder

[31] Die besondere Art der Tätigkeit wird ebenfalls von den SAPV-Akteur:innen gespiegelt, unter anderem in ihrer Sicht auf den Dienstleistungsbegriff (siehe Abschn. 6.1). Deren Sicht auf ‚Dienstleistungen' hängt damit zusammen, dass es sich bei den Patient:innen der SAPV um Schwerstkranke mit nur noch (relativ eng) begrenzter Lebenszeit und um Sterbende handelt. Daraus folgt, dass es bei der ‚Dienstleistung' SAPV nicht darum geht, die Patient:innen wieder in einen ursprünglichen Zustand zu versetzen. Es wird also, mit Goffman gesprochen, kein „schadhaftes Objekt" quasi ‚repariert' (1973a, S. 313). Goffman arbeitete bereits aus, welche Schwierigkeiten es macht, sein Dienstleistungsmodell auf die Medizin, einschließlich die Psychiatrie, zu übertragen (1973a, S. 323–348); zudem deutet er an, dass es für den palliativen Bereich weitere Fragen ergeben, ohne diese jedoch auszuführen (1973a, S. 325).

geschwächt, sondern die Versorgung ist typischerweise auf diese Formen angewiesen. Im Fall der SAPV bedeutet dies, dass im Normalfall nur so der Verbleib in den eigenen vier Wänden ermöglicht werden kann. Zugleich wird am Beispiel der SAPV deutlich, dass gerade für Schwerstkranke eine *professionelle* Versorgung zentral ist und eine angemessene Versorgung und Pflege nicht durch Laien erfolgen kann. Nicht nur für das Sterben gibt es daher kein Zurück in die „illusionäre Welt" (Schneider und Hayek 2005, S. 135) einer selbstverständlichen und ausschließlichen Versorgung in und durch die Familie und Gemeinschaft, also ohne dass organisierte, professionelle und institutionelle Versorgungsformen eine Rolle spielen. Eine solche gewissermaßen *hybride Versorgungsform*, wie sie hier unter dem Begriff der Care-Dienstleistung entwickelt und beschrieben wird, sollte dennoch nicht vorschnell als zukunftsweisend für eine fortgeschrittene und fortschreitende Moderne angesehen werden. In dieser Arbeit werden verschiedene Konfliktlinien aufgezeigt und damit an die älteren Arbeiten zu Dienstleistungs- bzw. Interaktionsarbeit angeknüpft, die Kooperation und Konflikte thematisieren (vgl. insbesondere Dunkel und Rieder 2003a). So gibt es Erwartungen von Seiten der professionellen Akteur:innen gegenüber der ‚unit of care', deren Erfüllung als Voraussetzungen für eine gelingende Dienstleistungsbeziehung gelten müssen. Ansonsten entstehen Konflikte, die wiederum dazu führen, dass die Dienstleistungsbeziehung nicht entstehen kann oder ein Abbruch der Versorgung droht. Auch bei der Bestimmung und Umsetzung der Ziele der Dienstleistung kann es zu Konflikten kommen, insbesondere bei der sogenannten ‚Non-Compliance', also wenn Patient:innen oder ihre Angehörigen nicht einhalten, was aus pflegerisch-medizinischer Sicht geboten ist. Aus den in dieser Forschungsarbeit verwendeten empirischen Daten wird deutlich, dass Mitarbeitende auch auf Appelle und Drohungen zurückgreifen, um die Versorgungssituation aufrechtzuerhalten, für sich selbst erträglich zu machen und um sicherzustellen, dass der von Seiten der Dienstleistungsnehmer:innen zu erbringende Anteil geleistet wird. Es findet also eine Kontrolle und Einflussnahme statt, unter anderem mittels Emotions- und Gefühlsarbeit (vgl. auch Krauss 2023). Von Seiten der Dienstleistungsnehmenden wird dabei eine aktive, ‚rationale' und gegenüber den Mitarbeiter:innen respektvolle Mitwirkung erwartet, damit die Dienstleistung von den professionellen Akteur:innen als gelungen empfunden wird (siehe Abschn. 6.2 und Abschn. 6. 3).[32] Eine Leistung kann jedoch auch durch ‚übermäßige Compliance' scheitern (siehe insbes. Abschn. 6.3.3).

[32] Wenn Bienzeisler, Klemisch und Gahle die These formulieren, dass der „Einsatz von Geld die Wahrscheinlichkeit einer gelungenen Dienstleistung erhöht" (2014, S. 91), kann dies für soziale und über Krankenkassen finanzierte Dienstleistungen nur eingeschränkt gelten, zumindest nicht als Art von „Tausch" zwischen den Akteur:innen (Geld gegen Leistung).

Im Rahmen von Care-Dienstleistungen sind Akteur:innen außerdem vielfältigen Rollenambivalenzen ausgesetzt. Dies betrifft zunächst die Adressat:innen der Leistung. Während in der Forschung zu Interaktionsarbeit in Hinblick auf Machtverhältnisse eher betont wird, dass auch auf der Seite der Dienstleistungsnehmer:innen – z. B. im Fall einer Altenheimbewohnerin – Ziele verfolgt werden und somit Ressourcen für ein Handeln vorhanden sind (vgl. Dunkel und Weihrich 2014, S. 275–277, die Autor:innen sehen Dienstleistungen daher als „Labore des Sozialen", in denen solche Umgangsformen eingeübt werden), ist im Fall der SAPV davon auszugehen, dass sich insbesondere die Patient:innen in einer Situation befinden können, in denen handeln nicht (mehr) möglich ist. Die gesundheitliche Verfassung kann sich schnell verschlechtern, bis hin zur kompletten ‚Passivität'. Für Care-Dienstleistungen gilt also, dass auf Seiten der Dienstleistungsnehmenden mit einer erheblichen Vulnerabilität im Sinne eines Angewiesenseins auf die Leistung zu rechnen ist, im Gegensatz zu einer Vielzahl an Dienstleistungen, bei denen von (weitgehender) Symmetrie und Reziprozität ausgegangen werden kann. Dabei ist zu berücksichtigen, dass ‚Autonomie' nicht einfach gegeben ist, sondern diese Ergebnis einer „Herstellungsleistung in sozialen Beziehungen" ist (Bethmann 2013, S. 181). Für die Beschäftigten, die Care-Dienstleistungen erbringen, bedeutet dies einen besonderen Umgang mit den Adressat:innen der Leistung. Neben dem Umgang mit Asymmetrie erfordert die Care-Dienstleistung zudem eine ganzheitliche Herangehensweise. Was also gemäß Goffman für eine medizinische Behandlung und Versorgung eher störend ist, nämlich dass Patient:innen ihren Arzt bzw. ihre Ärztin auch „in nicht-medizinischen Angelegenheiten um Rat bitten" (1973a, S. 328), wird bei der SAPV zum Regelfall: Die sehr weitgehende Zuständigkeit für alle Belange. Für eine solche Form einer zuvorkommenden und vorausschauenden Haltung, einer generellen Offenheit, ist der Begriff „Care" besonders geeignet (siehe Abschn. 7.3). Die Arbeit der professionellen Akteur:innen stützt sich dabei unter anderem auch auf eigene Erfahrungen im Sinne eines eigenen leibkörperlichen Wissens. Dieser Punkt weist über die *„empfindende und spürende sinnliche Wahrnehmung"* (Böhle und Weihrich 2020, S. 19, Herv. i. Orig.) hinaus, die zwar die Leiblichkeit umfasst, aber nicht die Erinnerung an *eigene* leibliche Erfahrungen in einer ähnlichen Situation, die eingebracht werden, um einen empathischen Umgang zu erreichen.

Die Angehörigen sind bei Care-Dienstleistungen typischerweise äußerst relevant und ihre Rollen besonders vielfältig. Für einige der aus Sicht von SAPV-Mitarbeitenden relevanten Formen der Mitwirkung sind eine familiäre Bindung und (auch räumliche) Nähe besonders hilfreich. So bei der Überwachung rund um die Uhr, bei intimen pflegerischen Handlungen oder wenn es darum geht, positive Erinnerungen zu wecken. Die Angehörigen können daher als wesentliches und *zusätzliches* Element in der „gegenstandsbezogenen Dienstleistungsbeziehung" (Dunkel et al. 2004b, S. 17; siehe auch Abschn. 2.2.2) gesehen werden und das sogenannte Dienstleistungsdreieck für (Care-)Dienstleistungen um die Angehörigen ergänzt, also zum ‚Dienstleistungsviereck' erweitert werden (siehe Abbildung 7.1).

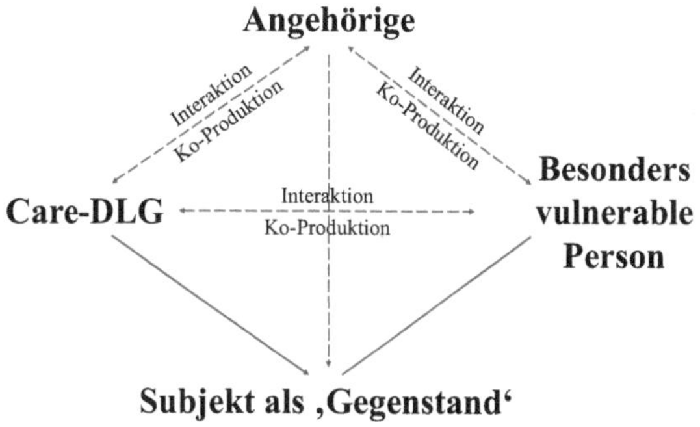

Abbildung 7.1 Angehörige in der Care-Dienstleistung – bzw. ‚Dienstleistungsviereck'. (Eigene Darstellung)

Im dargestellten Dienstleistungsviereck gibt es zunächst – abgesehen von den Angehörigen –Modifikationen im Vergleich zum Dienstleistungsdreieck. Der / die Dienstleistungsnehmende ist ersetzt durch die „besonders vulnerable Person" und die Verbindung zu den Dienstleistungsgebenden („Care-DLG") nur gestrichelt dargestellt. Grund dafür ist die körperlich-psychische Verfasstheit der Person, die Leistungen erhalten soll: Diese Verfasstheit ist typischerweise im Verlauf der Versorgung schwankend oder bereits zu Beginn so, dass eine Interaktion und somit auch Ko-Produktion nur eingeschränkt möglich sind. Diese Einschränkungen können so weit gehen, dass keine Reaktionen mehr auf das Handeln der Dienstleistungsgebenden erfolgen. Eine weitere zentrale Modifikation betrifft den ‚Gegenstand' der Leistung. Dieser ist bei einer Care-Dienstleistung typischerweise das Subjekt selbst. Das Schaubild veranschaulicht daher die erhöhte Komplexität einer Care-Dienstleistung, die sich noch erhöhen würde, wenn weitere Akteur:innen, wie u. a. die Organisation, hinzugenommen würden (vgl. dazu Abschn. 2.2.4.2). Die Angehörigen bilden einen eigenen Bezugspunkt im

Viereck, denn ihre Position ist nicht gleichzusetzen mit einem / einer Dienstleistungsnehmer:in. Die Linien von und zu den Angehörigen sind gestrichelt, da die Interaktion mit ihnen nur möglich ist, wenn es überhaupt Angehörige gibt (sie sind also nicht immer quasi automatisch Bestandteil der Dienstleistungsbeziehung) und das Zusammenwirken ist prekär, denn sie müssen physisch und psychisch dazu in der Lage sein sowie eine Bereitschaft zur Mitwirkung zeigen. Es sollte nicht davon ausgegangen werden, dass die Leistung von den Angehörigen selbst als etwas gesehen wird, das (auch) ihnen selbst dient (sie also aus Eigeninteresse handeln) oder als etwas, das sie aus Liebe, Mitgefühl, Reziprozität oder auch nur Pflichtbewusstsein tun. Die Ko-Produktion ist somit nicht gewährleistet. Zudem ist die Verbindung zum ‚Gegenstand' gestrichelt, denn es muss davon ausgegangen werden, dass es Angehörigen besonders schwer fällt, zwischen ihrem / ihrer kranken oder sterbenden Angehörigen und dem (Ziel-)„Objekt" für die Dienstleistung zu unterscheiden. Darüber hinaus können die Angehörigen auch selbst diejenigen sein, die Hilfe benötigen. Ihre Belange und ihre Unterstützung können also ebenfalls Inhalt und damit Gegenstand der Dienstleistung sein.

Die Mitarbeit der Angehörigen beinhaltet Ambivalenzen. Insbesondere, weil sie ohne Ausbildung und ohne finanzielle Entlohnung mitwirken, während die professionellen Akteur:innen hoch spezialisiert sind und bezahlt werden.[33] In Bezug auf die *Organisation der Dienstleistung* erscheinen in diesem Zusammenhang zwei Befunde erhellend: Erstens können die Angehörigen das notwendige Flexibilitätspotential darstellen, das es der SAPV ermöglicht, gegenüber der Umwelt so offen zu sein. Angehörige verringern also vermutlich zumindest einen Teil des Flexibilitätsdilemmas an der Grenzstelle der Organisation (vgl. Kerst und Holtgrewe 2003, S. 88–107; Kühl 1994, S. 82–89; siehe insbes. auch Abschn. 2. 2.4.2 und Abschn. 6.3.5). Dies bedeutet, dass die Angehörigen zusätzliches Potential darstellen, um Bedarfe und Anforderungen, die an der Schnittstelle zwischen der SAPV und den Dienstleistungsnehmer:innen erkennbar werden, aufzufangen, ohne dass zusätzliche Ressourcen der SAPV, der SAPV-Mitarbeiter:innen oder anderer Versorger:innen erforderlich werden. Zweitens nimmt das Transformationsproblem von Arbeit (vgl. Voswinkel 2021; Minssen 2019; siehe insbes. auch Abschn. 2.2.4.2) neue Formen an: Es kann ein Herrschaftsverhältnis entstehen

[33] Eine fehlende Entlohnung kann zweifellos dazu führen, dass Tätigkeiten nicht als Arbeit (an-)erkannt werden. Die Ausrichtung an ökonomischen Kriterien stellt zwar eine Gefahr für Care-Arbeit dar (vgl. Gubitzer 2011, S. 97), dies sollte jedoch nicht dazu führen, dass nicht bezahlte Leistungen der Familien unsichtbar bleiben oder im Gegenteil idealisiert werden. Waerness warnt zudem vor Hierarchisierungen zwischen Professionellen und Laien (1984, S. 203).

zwischen den professionellen Akteur:innen und den Angehörigen.[34] Die Mitarbeiter:innen der SAPV haben damit eine kontrollierende und steuernde Funktion, sie agieren quasi als Mangager:innen gegenüber der ‚unit of care'.[35] Bei den Angehörigen zeigt sich also die komplexe Funktionsweise der Subjektivierung von Arbeit, die zugleich die ‚Unterwerfung' und Ermächtigung beinhaltet.

Care-Dienstleistungen können somit als ‚Labore des Sozialen' gelten, aber etwas anders, als dies Dunkel und Weihrich sehen (2014, siehe Abschn. 2.2.4.1): Gerade die Anerkennung und Berücksichtigung der unterschiedlichen Handlungsmacht und Vulnerabilität ist Voraussetzung für den Versuch, ‚auf Augenhöhe' zu agieren.

Ausgehend von den in dieser Arbeit dargestellten Ergebnissen ergeben sich vielfältige Anschlüsse für weitere Forschung, die weiter unten aufgeführt werden (Abschn. 7.6). Zunächst werden im folgenden Unterkapitel jedoch die Erträge für die Thanato- und Gesundheitsforschung aufgezeigt.

7.5 Erträge für die Thanato- und Gesundheitsforschung

Diese Arbeit hat einen arbeitssoziologischen Fokus. Es gibt dennoch Erträge für die Thanato- und Gesundheitsforschung, die nun skizziert werden.

Der zentrale Ertrag ist der arbeitssoziologische Blickwinkel selbst. Der Dienstleistungsbegriff ist im Gesundheitsbereich und in der Thanatoforschung vielfach negativ konnotiert (siehe Abschn. 2.1.2.2) und es gibt nur vereinzelte Ansätze, sowohl den Begriff als auch die Forschungstraditionen und -linien, die damit verbunden sind, als Analyseinstrumente zu verwenden. Die hier vorliegende Arbeit zeigt daher Potentiale auf. Die Arbeit der SAPV-Akteur:innen kann demnach als Dienstleistungsarbeit aufgefasst und untersucht werden. Gleichzeitig ist die SAPV eine *besondere* Dienstleistung. Einem Großteil dieser Besonderheit wurde begegnet, indem der Begriff der Care-Dienstleistung entwickelt wurde.

[34] ‚Macht' ist dabei in ihrer Vielfalt zu denken, auch in ihrem positiven Einsatz zum Wohl der Adressat:innen (vgl. Cassier-Woidasky 2007, S. 80–91).

[35] Hier scheinen Parallelen zu neuen Organisationsformen und Entwicklungen in der Pflege und Gesundheitsversorgung auf: Marrs beschreibt eine Aufteilung der Pflegekräfte in „Managerinnen" und „viel kostengünstigere [...] Assistenzkräfte" (2008, S. 146); Krauss, Bauer, Freytag et al. gehen auf Modelle der ‚Edukation' von Angehörigen ein (2022, S. 122–123); Becke und Bleses schildern Koordinations- und Managementfunktionen in Dienstleistungsnetzwerken, bei denen keine formale Weisungsbefugnis gegeben ist (2015b, S. 13).

Die Tätigkeit der SAPV-Mitarbeiter:innen zeichnet sich darüber hinaus durch ihre Nähe zum Sterben und zum Tod aus und damit zu einer besonders elementaren Dimension des Menschseins und des Lebens als solches. Aspekte, die aus der Todesnähe resultieren, sind im Begriff der ‚Care-Dienstleistung' nicht per se beinhaltet. Sie stellen Eigenheiten einer Dienstleistung im Bereich Palliative Care dar. Die Mitarbeiter:innen der SAPV sehen sich mit einer Aufgabe konfrontiert, die sie als speziell empfinden und die Stolz hervorrufen und zu einer Überhöhung von Seiten der anderen Akteur:innen, insbesondere der Dienstleistungsnehmer:innen führen kann – genauso wie zu Abwertungen, weil Sterben und Tod negativ besetzt sind und die SAPV damit gleichgesetzt wird (siehe insbes. Abschn. 6.4.4). Ebenso gibt es widersprüchliche Aspekte in Bezug auf die Tätigkeit selbst. Zwar gelten in der Palliative Care die Bedürfnisse insbesondere der Patient:innen als ganz zentraler Mittelpunkt.[36] Hier in dieser Untersuchung werden jedoch neben den Faktoren für eine *Ermöglichung* die *Voraussetzungen und Grenzen* für eine solche „radikale symbolische wie praktische Ausrichtung" an den Betroffenen (Stadelbacher und Schneider 2017, S. 71) deutlich. Eine arbeitssoziologische Analyse mittels der Konzepte aus der Forschung zu Dienstleistungen und Interaktionsarbeit zeigt dabei sowohl auf, wie der Wille von Patient:innen unter Berücksichtigung von Angehörigen eruiert und umgesetzt werden kann – nämlich über Interaktionsarbeit (vgl. Böhle und Weihrich 2020), als auch, wie es zu Konflikten und Krisen zwischen Dienstleistungsgeber:innen und Dienstleistungsnehmer:innen kommen kann. Während es aus Sicht der Palliative Care keine gegensätzlichen Interessen geben sollte, wird in der vorliegenden Arbeit erkennbar, dass organisatorische, professionelle und persönliche Ziele und Interessen der professionellen Akteur:innen eine wichtige Rolle im Umgang mit der ‚unit of care' spielen. Damit werden Grenzen einer ‚radikalen' Betroffenenorientierung deutlich und damit ein ‚Korridor palliativer Versorgung' (siehe Abschn. 6.3).

Die Besonderheit von Palliative Care als Dienstleistungsarbeit besteht vor allem darin, dass das Subjekt selbst, die ganze Person, adressiert wird und dies ein subjektiviertes Arbeitshandeln erfordert, Stadelbacher bezeichnet es als subjektiviert-subjektivierende Interaktionsarbeit (vgl. 2021, S. 445). Mit Hilfe des Dienstleistungsdreiecks lassen sich die Herausforderungen für die Akteur:innen aufzeigen: Wenn nicht nur die Kooperationsarbeit mit dem bzw. der Dienstleistungsnehmer:in als *Subjekt* stattfindet, sondern *auch* der zu identifizierende

[36] Die SAPV kann damit als Prototyp oder sogar Extrem einer patientenzentrierten Medizin bzw. Versorgung gelten, bei der psychosoziale Bedürfnisse eine wichtige Rolle spielen (vgl. Meyer 2014).

,Gegenstand' der Dienstleistung das Subjekt selbst ist, wird die Dienstleistung deutlich komplexer, als wenn es sich um einen klar definierbaren Teilbereich der Person handelt, der bearbeitet werden soll. Dies kann somit erklären, wieso die palliative Begleitung und Versorgung von den Akteur:innen als eine besondere Tätigkeit und Herausforderung empfunden wird. In der hier vorliegenden Untersuchung wurde zudem herausgearbeitet, dass SAPV-Mitarbeiter:innen auch eigene leibliche Erfahrungen, die für sie mit negativen Emotionen konnotiert sind, einbringen. Es entstehen im Rahmen der Dienstleistungsbeziehung also besonders komplexe Anforderungen in Hinblick auf Nähe und Distanz, denn Helfende können nur helfen, wenn sie weder zu sehr involviert ins Geschehen sind noch selbst erheblich emotional belastet sind (vgl. dazu auch Schneider und Hayek 2005, S. 131; Geiger 2014c, S. 87). Darüber hinaus kann sich die Situation der Patient:innen im Laufe der Versorgung immer wieder ändern und die Dienstleistung ,SAPV' hat darauf nur begrenzt Einfluss. Für die Adressierung des ,Subjekts' ist es somit zwar einerseits erforderlich, Bedingungen der Ermöglichung des Subjekt-Seins zu schaffen und diesem Raum zu geben, andererseits jedoch auch, die Grenzen einer Subjektzentriertheit zu erkennen. Nochmal deutlicher: In Bezug auf die Dienstleistungsbeziehung, deren Prämissen im Dienstleistungsdreieck erkennbar sind, bedeutet dies, dass in der Tat vermutlich eine *Trennung* zwischen dem *,Subjekt' als Dienstleistungsnehmer:in* und dem *,Subjekt' als Gegenstand bzw. Objekt der Leistung* für die Akteur:innen hilfreich sein kann. Dieser Aspekt trägt zur Erzeugung der erheblichen Komplexität bei, mit der die Akteur:innen der Dienstleistung ,SAPV' bzw. allgemeiner der Palliative Care umgehen müssen.

Ein weiteres bedeutsames Ergebnis der Arbeit ist der Blick auf die Angehörigen. Ihre Mitwirkung wird unter einer arbeitssoziologischen Sicht, die unbezahlte Arbeit miteinschließt[37], als *Arbeit* sichtbar. Diese Arbeit wird nicht nur unbezahlt geleistet und ohne dass es vertragliche Verbindungen gibt – während zwischen Patient:in und SAPV unter anderem über die Krankenkasse (indirekte) finanzielle Verbindungen bestehen –, sondern auch ohne jegliche formale Prüfung der Eignung oder eine fachliche Qualifikation. Bei ehrenamtlich Tätigen im Gesundheitsbereich gibt es dagegen solche Prüfungen und Schulungen (vgl. Becke et al. 2015, S. 79). Diese Herangehensweise ist nur dadurch erklärbar, dass im Fall der Angehörigen quasi ungeprüft angenommen wird, dass diese aus Liebe, einem Mitgefühl oder Verantwortungsgefühl heraus handeln und dieses Handeln per se

[37] Unbezahlte Mitwirkung als produktiv für die zu erbringende Leistung und damit als Arbeit anzusehen ist bereits in den Konzepten der Interaktionsarbeit selbst angelegt, denn die Mitwirkung der Dienstleistungsnehmenden im Sinne einer Mitarbeit bzw. Zusammenarbeit zwischen Dienstleistungsnehmer:in und Dienstleistungsgeber:in ist notwendiger Bestandteil (vgl. u. a. Böhle und Weihrich 2020, S. 11).

zunächst nicht ‚falsch' ist. An den hier verwendeten empirischen Daten zeigt sich jedoch ein Austarieren der SAPV-Mitarbeitenden im Umgang mit den Angehörigen, und zwar im Spektrum zwischen einer Bestärkung der Angehörigen, dass sie es schaffen und richtig machen, einem Versuch der Beeinflussung durch Edukation und einem Verhindern ‚falscher' Versorgung durch die Angehörigen. Dies zeigt, dass es sich bei Angehörigen nicht um eine ‚unit of care' im Sinne einer Einheit von Patient:in und Angehörigen geht, die gemeinsam und auf ähnliche Art und Weise als Dienstleistungsnehmer:innen zu adressieren wären, sondern nur in dem Sinne, als dass Patient:innen und Angehörige typischerweise Relevanz für die Palliative Care besitzen und somit ihre – durchaus sehr unterschiedlichen – Belange zu berücksichtigen und sie als Adressat:innen einer Dienstleistung unterschiedlich zu adressieren sind.[38]

Die Frage, worin die Dienstleistung SAPV besteht, wird in dieser Arbeit weitgehend ausgeklammert und damit die Frage nach den Zielen der Dienstleistung. Diese Aspekte sind in den rechtlichen Vorgaben für die SAPV und in der Forschung bereits weitgehend dargestellt (vgl. Abschn. 3.4). Dennoch kann aus der hier vorliegenden Untersuchung folgendes gesagt werden: Die Dienstleistung SAPV besteht unter anderem in der *Transformation der Situation in eine palliative Situation* für alle Akteur:innen. Dies schließt die Transformation der Patient:in in einen bzw. eine palliative:n Patient:in sowie des häuslichen Umfelds in einen palliativen Raum mit ein (zum palliativen Raum vgl. Hayek 2006; May und Schütte-Bäumner 2018). Die SAPV ist damit eine Dienstleistung, bei der gemäß der Typologie von Hasenfeld (1983; siehe auch Abschn. 2.2.4.2) sowohl ein „people sustaining" als auch „people processing" stattfindet. Schwerstkranke sollen also einerseits durch Symptomkontrolle möglichst lange ihr gewohntes Leben weitgehend weiterleben können und andererseits sich dahingehend verändern, ihr (relativ) nahes Sterben zumindest so weit zu akzeptieren, dass sie keine kurativen Maßnahmen mehr wünschen und in die palliative Versorgung einwilligen. Die SAPV ist somit zentrale Akteurin in einem sozialen Prozess, der die Definition der Situation und der Person als palliativ umfasst sowie den Beginn, die Begleitung, Moderation, Koordination, Beeinflussung und das Ende des Sterbeprozesses (zum Sterben als sozialen Prozess vgl. auch Schneider 1999, S. 22).

Darüber hinaus, einhergehend mit dem Fokus auf die ‚gute' Gestaltung des Sterbens als letzten Lebensabschnitt, scheinen Verbindungen der Palliative Care zu einer Norm und Normalität gewordenen Selbstoptimierung auf, wie sie von

[38] Es ist somit ein „doppelter Klientenbezug" (vgl. Schmidt 2008, S. 851); für die ambulante Versorgung Sterbender vgl. auch Schaeffer (2005, S. 87).

Bröckling mit seinem Konzept des „unternehmerischen Selbst" (2019) für die Leistungs- und Wettbewerbsgesellschaft ausgearbeitet wurde. Ein solch optimiertes ‚Selbst' konstituiert sich in einer vielfachen Verschränkung mit Expert:innen (Bröckling 2019; 2017; Straub 2014; 2013; Illouz 2009; Duttweiler 2013) und wird nach Straub zunehmend zum „auteronomen Subjekt" (2013; 2014).[39] In der modernen Sicht auf das Leben – als ein selbst oder zumindest mit Hilfe von Expert:innen fast beliebig gestalt- und planbares sowie infolge der deutlich gestiegenen durchschnittlichen Lebenserwartung scheinbar unendlich lange andauerndes Projekt – muss der Tod (und damit auch das Sterben) zunächst als Begrenzung und in seiner trotz allem grundsätzlich beschränkten Beherrschbarkeit und Planbarkeit[40] eigentlich als Zumutung, Enttäuschung und Kränkung erscheinen[41]. Demgegenüber wird in der Zweiten Moderne das Sterben zu einem wertvollen Teil des Lebens. In dieser Entwicklung zeigt sich die fortschreitende Moderne: Auch Bereiche, denen in der Ersten Moderne noch ein Status des außerhalb liegenden zugewiesen wurde, die somit als nicht bearbeitbar oder veränderbar galten oder die explizit ausgeklammert wurden[42], sollen nun so gestaltet sein, dass möglichst hohe Deutungsgewissheit und Handlungssicherheit erreicht wird, und zwar möglichst gut angepasst an das jeweilige Individuum.

[39] Das auteronome Subjekt bzw. der „homo psychologicus" ist ein Subjekt, das von mobilisierender, aktivierender und anleitender Unterstützung abhängig ist und das Ziel hat, sich selbst laufend zu verbessern. Im Sinne der Humanistischen Psychologie bedeutet dies, sich selbst zu „aktualisieren" und zu verwirklichen. Diese Ziele werden von außen an die Subjekte herangetragen und von diesen übernommen (Straub 2013, S. 18–28). Darüber hinaus verdeutlichen Gahntz und Graefe, dass selbst eine schwere Krise und ein Leiden wie die Diagnose Burnout zum Ausgangspunkt für weitere Selbstoptimierung in Übereinstimmung mit gesellschaftlichen Anforderungen werden kann (2016, S. 379–381).

[40] Vgl. Salis Gross (2005, S. 172), siehe auch Abschn. 3.1. Auch Mitscherlich-Schönherr betont, dass das Sterben sich trotz allem der vollständigen Beeinflussung entziehe und auch Leid und Erleiden beinhalte, sie spricht daher statt vom ‚guten Sterben' vom „gelingenden Sterben", bei dem aus ihrer Sicht diese Aspekte mitschwingen (2019, S. 2).

[41] In der Ersten Moderne ist das Sterben für die Medizin ein „Störfall" (Stadelbacher und Schneider 2017, S. 69).

[42] Dies gilt z. B. für die Mutterschaft (vgl. Beck-Gernsheim 1990).

7.6 Limitationen und Ausblick

Im Folgenden werden Grenzen der vorliegenden Forschungsarbeit und Anknüpfungspunkte für weitere Untersuchungen aufgezeigt.

Zunächst gibt es Limitationen aufgrund der verwendeten Datenbasis. Diese wurden bereits an anderer Stelle dargestellt (siehe Abschn. 5.2.2). Hierbei betrifft die zentralste Lücke für eine umfassende Untersuchung der Dienstleistungsarbeit die Dienstleistungsnehmer:innen, also die Sicht der Patient:innen und Angehörigen. Für die Sicht der ‚unit of care' wurde in dieser Arbeit daher Fachliteratur herangezogen und ihre Situation wurde aus den Interviews mit professionellen Akteur:innen der SAPV rekonstruiert. Für ein noch tieferes Verständnis des Zusammenwirkens der unterschiedlichen Akteur:innen wären jedoch eigene Untersuchungen sicher erhellend. Dies betrifft unter anderem die auffallende Leerstelle in den Interviews zum Übergang der Patient:innen hin zu einem / einer ‚palliativen' Patient:in, also Fragestellungen zum Umgang der professionellen und nicht-professionellen Akteur:innen damit und zur (Nicht-)Bearbeitung des Übergangs, also zur Interaktionsarbeit in diesem Kontext.

Ein wichtiger Punkt ist zudem die Anbindung der hier diskutierten Befunde an internationale Debatten und angrenzende Diskurse (vgl. auch Tisch et al. 2020, S. 49). Die hier vorliegende Arbeit hat eine theoretische Verortung in der Dienstleistungsarbeit, mit einem Fokus auf die deutschsprachige Forschung. In weiteren Arbeiten sollte die englischsprachige Literatur zu Dienstleistungsarbeit stärker und systematisch berücksichtigt werden und damit an internationale Debatten angeschlossen werden. Ebenfalls lohnenswert erscheint eine gezieltere Ausdehnung auf angrenzende Forschungsgebiete wie Care und Care-Arbeit (vgl. auch Abschn. 2.2.1 und Abschn. 7.3) sowie die Einbindung weiterer disziplinärer Felder wie die Soziale Arbeit oder Pflegewissenschaft, in denen einige der hier diskutierten Aspekte ebenfalls wesentlich sein dürften. Hier könnte ein praktisches und für die arbeitssoziologische Forschung zentrales Ziel der Untersuchung darin bestehen, wie ‚gute Arbeit' aussehen könnte, gerade auch in Hinblick auf die Arbeit der Dienstleistungsnehmenden, insbesondere der Angehörigen.

Weitere Anschlüsse ergeben sich für die Organisationssoziologie (z. B. zur Frage des Flexibilitätspotentials, siehe u. a. Abschn. 6.3.5) und für die Frauen- und Geschlechterforschung (erste Anknüpfungspunkte vgl. Krauss 2023). Zudem könnte eine systematischere Ausarbeitung für die Thanatosoziologie erfolgen (vgl. auch Abschn. 7.5). Relevant erscheint außerdem die Erforschung angrenzender Bereiche, so insbesondere der Arbeit ehrenamtlicher Hospizhefer:innen, denn diese sind als Ehrenamtliche direkt an der Grenze zwischen Organisation und Familie tätig und haben daher eine besondere Position (vgl. dazu auch Hayek 2006).

Ein spannender Ansatz könnte zudem die weitere Erforschung des Dienstleistungsbegriffs mittels empirischen Materials zu sein, denn der Begriff erscheint besonders geeignet, Grenzziehungen zwischen den Tätigkeiten der Akteur:innen zu markieren. Hier könnten, ausgehend von den hier gemachten Überlegungen und empirischen Befunden (siehe insbes. Abschn. 6.1), weiterführende Forschungen anschließen. Vielversprechend erscheinen dafür Diskurs- und dispositivanalytische Ansätze mit einem Fokus auf Subjektivierungsweisen und Selbst-Positionierungen (vgl. u. a. Bührmann und Schneider 2012; Schneider 2014; Bosančić 2014).

8 Abschließendes Fazit

Die vorliegende Arbeit ist eine empirisch fundierte konzeptionelle Erweiterung der bestehenden arbeitssoziologischen Forschung zu Dienstleistungsarbeit, insbesondere der Dienstleistungsarbeit in einer Grenzsituation, und trägt zum soziologischen Verständnis von Palliative Care bei. Das gewählte Beispiel der SAPV, also der spezialisierten ambulanten Palliativversorgung, erweist sich als besonders fruchtbar. An diesem Beispiel können spezifische Merkmale einer komplexen sozialen personenbezogenen Dienstleistung exemplarisch herausgearbeitet werden. Sie stellt damit idealtypisch eine Care-Dienstleistung dar, wie sie hier entwickelt wurde. In Bezug auf die Besonderheiten einer solchen Dienstleistung könnte man von einer erheblichen ‚Breite' und ‚Tiefe' der Dienstleistung sprechen, die für die Akteur:innen relevant wird: ‚Breite' im Sinne einer hohen Offenheit gegenüber unterschiedlichen Situationen und möglichen Zielsetzungen, und ‚Tiefe' als Intensität im Sinne einer engen Verbindung der Leistung mit der ganzen Person und dem menschlichen Sein als solches. Die daraus entstehende Komplexität muss in einem besonderen Modus bewältigt und bearbeitet werden. Die Forschung zu Dienstleistungsarbeit öffnet den Blick für solche Formen von Arbeit und macht teilweise noch wenig berücksichtigte und unsichtbare Bestandteile von Arbeit sichtbar und benennbar – auch die der Patient:innen und der Angehörigen. Diese Benennbarkeit ist besonders relevant in Bereichen und Feldern, die unter finanziellem Druck stehen, so wie der Gesundheitsbereich. Die vorliegende Arbeit ist damit selbst ein Beitrag zur Reflexivität in der fortschreitenden Moderne: Quasi unsichtbare und schwierig zu fassende Tätigkeiten werden zunehmend erfassbar. Dies ist notwendig für die Anerkennung, auch finanzieller Art, von Arbeit – aber ebenso für die zunehmende Technisierung, denn nur bekannte, benennbare und beschreibbare Bestandteile können bei einer Umsetzung in technisch unterstützte Lösungen berücksichtigt werden.

S. H. Krauss, *Dienstleistungsarbeit in der Palliative Care*,
https://doi.org/10.1007/978-3-658-49653-1_8

Unter Einbeziehung des ‚Care'-Blickwinkels wird deutlich, dass es Tätigkeiten und Formen von Arbeit sind, die bereits lange vor allem von Frauen in Haushalten geleistet werden. Nur unter der Prämisse, dass von Industriearbeit und ihren (tayloristischen) Logiken ausgegangen wird, kann dieses Arbeiten als ‚anderes' Arbeiten identifiziert werden. Gleichzeitig ist der ‚Umweg' über die klassischerweise von der Arbeitssoziologie erforschten Formen der Industriearbeit hilfreich, um den Blick für diese ‚anderen' Tätigkeiten zu schärfen. Dieses ‚andere' umfasst insbesondere die Wahrnehmung und das Erfassen der Notwendigkeiten und Bedürfnisse der Umgebung (vgl. DeVault 1991, siehe auch Abschn. 7.3.1). Die Umsetzung wiederum kann nur über Interaktionsarbeit, also dem Zusammenspiel von subjektivierendem Arbeitshandeln, Kooperationsarbeit, Emotions- und Gefühlsarbeit geschehen (vgl. Böhle und Weihrich 2020). In dieser Arbeit wurden darüber hinaus weitere Merkmale einer komplexen sozialen personenbezogenen Dienstleistung herausgearbeitet, die als typisch gelten müssen, so die Voraussetzungen für eine Dienstleistungsbeziehung (siehe Abschn. 6. 2), Bestandteile für die Bestimmung von Zielen und für die Umsetzung der Ziele (siehe Abschn. 6.3) sowie die Komplexität der Rollen (siehe Abschn. 6.4).

Zudem gibt es weitere zukunftsweisende Merkmale des hier analysierten Feldes und des Typs der Dienstleistung. Die professionellen Akteur:innen müssen in besonders hohem Maße „reflexiv als Agenten für sich selbst, für andere oder für anderes unter Rekurs auf institutionalisierte Anforderungen […] handeln, die sie in und durch ihr Handeln selbst mit entwickeln" (Windeler 2015, S. 178; siehe auch Abschn. 2.2.4.2). Es handelt sich daher um eine Tätigkeit, deren Ziele und Inhalte wesentlich durch die Akteur:innen selbst definiert und in ihrer Umsetzung gestaltet werden (müssen). Die SAPV entspricht damit jenen für die fortschreitende Moderne typischen „flexiblen Dienstleistungseinrichtungen" mit flexiblen Strukturen, flachen Hierarchien und einem informellen Umgang, bei denen Herrschaft „unmittelbar auf die Ebene der Individuen verlagert" wird (Hirseland und Schneider 2011, S. 164, siehe auch Abschn. 2.2.4.2 und Abschn. 2.2.4.3). Außerdem erweitert die SAPV die Optionen im Feld Palliative Care, man kann daher von einer ‚Optionssteigerung' sprechen (vgl. eher kritisch auch Gross 1993, S. 24), die eine weitere Individualisierung der palliativen Versorgung ermöglicht, wenn auch unter Rückgriff auf die eher vormoderne Sicherung durch die Familien.

Besonders in den Blick kommen in der hier vorliegenden Forschung Probleme, Konflikte, Grenzen und Krisen der palliativen Versorgung und damit die Schnittstelle zwischen ‚Kundenorientierung' und ‚Kundenkontrolle' (vgl. Dunkel et al. 2004a). Die palliative Versorgung und Begleitung stellt dabei exemplarisch einen Bereich dar, in dem von erheblicher Asymmetrie ausgegangen werden muss, bei gleichzeitiger Besonderheit, dass der palliative Gedanke die Bedürfnisse und Wünsche zum Ausgangspunkt des Handelns machen möchte. Diese Untersuchung lotet daher Bedingungen und Grenzen für ein solches Handeln aus. Dabei ist festzustellen, dass SAPV nicht im Sinne von Dunkel und Weihrich als „Labor des Sozialen" gelten kann, nämlich als Orte der „Markttauschbeziehungen", in denen „interaktives Kapital" erlangt werden kann, das in anderen Kontexten ebenfalls eingesetzt werden kann und das darin besteht, Kompetenzen für die gegenseitige Abstimmung zu gewinnen (Dunkel und Weihrich 2014, S. 277, siehe insbes. auch Abschn. 2.2.4.1). Sie ist dagegen vielmehr ein ‚Labor des Sozialen' oder eine soziale Innovation in Hinblick auf die Bewältigung äußerst komplexer und immer wieder neuer Situationen im Zusammenspiel wechselnder und sich wandelnder Akteur:innen.

Glossar

Emotionsarbeit: gemäß Böhle und Weihrich (2020) bezieht sich Emotionsarbeit auf den Umgang mit eigenen Emotionen

Gefühlsarbeit: gemäß Böhle und Weihrich (2020) bezieht sich Gefühlsarbeit auf die Beeinflussung der Gefühle anderer

Koproduktion: Für Dienstleistungen typische gemeinsame ‚Herstellung' des ‚Produkts', also das Zusammenwirken (die Kooperation) von Dienstleistungsgeber:in und Dienstleistungsnehmer:in, über die letztlich die Erstellung der Dienstleistung erfolgt. Auch Ko-Produktion.

Pflegefachkräfte: In dieser Arbeit wird meist der Begriff Pflegefachkräfte verwendet. Mit der Ausbildungsreform 2020 gibt es die Berufsbezeichnung der Pflegefachperson, der als synonym anzusehen ist (vgl. Bundesministerium für Gesundheit 2024).

Spezialisierte ambulante Palliativversorgung (SAPV): Diese Versorgungsform entstand in Deutschland 2007 und ergänzt die bisherigen Versorgungsformen wie z. B. Palliativstationen, ambulante Hospizdienste, stationäre Hospize und die palliative Versorgung bei Hausärzt:innen. Es handelt sich um eine Leistung, die hauptsächlich von Ärzt:innen und Pflegefachkräften bei den Patient:innen zu Hause erbracht wird, also ambulant. Sie richtet sich an Schwerstkranke und Sterbende mit besonders komplexen Symptomen.

‚unit of care': Patient:innen und ihre Angehörigen, die aus Sicht der Versorgenden im Bereich der Palliativversorgung, also der Versorgung von Schwerstkranken und Sterbenden, als ‚Einheit' gesehen werden, da sich auf sie (zusammen) alle Leistungen der Versorgenden richten bzw. richten sollten.

S. H. Krauss, *Dienstleistungsarbeit in der Palliative Care*,
https://doi.org/10.1007/978-3-658-49653-1

Literaturverzeichnis

Abels, Heinz (2020): Soziale Interaktion. Wiesbaden: Springer VS.

Abraham, Anke (2011): Der Körper als heilsam begrenzender Ratgeber? Körperverhältnisse in Zeiten der Entgrenzung. In: Reiner Keller und Michael Meuser (Hg.): Körperwissen. Wiesbaden: VS, S. 31–52.

Adam, Hans; Henke, Klaus-Dirk (2016): Gesundheitsökonomie. In: Klaus Hurrelmann und Oliver Razum (Hg.): Handbuch Gesundheitswissenschaften. 6., durchges. Aufl. Weinheim: Beltz Juventa, S. 1083–1103.

Alheit, Peter; Herzberg, Heidrun (2018): Geteilte Entscheidungsprozesse? Konkurrierende Wissensordnungen in der Arzt-Patienten-Beziehung. In: Peter Hensen und Maren Stamer (Hg.): Professionsbezogene Qualitätsentwicklung im interdisziplinären Gesundheitswesen. Gestaltungsansätze, Handlungsfelder und Querschnittsbereiche. Wiesbaden: Springer VS, S. 253–269.

Alt-Epping, Bernd; Nauck, Friedemann (2015): Spezialisierte Ambulante Palliativversorgung (SAPV). Vernetzung von Sektoren, Disziplinen und Professionen. In: Bundesgesundheitsblatt 58 (4–5), S. 430–435.

Amacker, Michèle (2013): „Man kommt sich sehr sehr wertlos vor". Care-Arbeit in prekären Lebenskonstellationen. In: Widerspruch. Beiträge zu sozialistischer Politik (Care, Krise und Geschlecht) 32 (62), S. 43–50.

Anderson, Philip; Heinlein, Michael (2004a): Ein Blick in die Alltagspraxis im Pflegeheim: Über die Möglichkeiten eine praxisnahen Form von Kundenorientierung. In: Wolfgang Dunkel und G. Günter Voß (Hg.): Dienstleistung als Interaktion. Beiträge aus einem Forschungsprojekt. Altenpflege – Deutsche Bahn – Call Center. München und Mering: Hampp, S. 31–45.

Anderson, Philip; Heinlein, Michael (2004b): „Nun hat er es endlich hinter sich" – über den Umgang mit dem Sterben im Altenheim. In: Wolfgang Dunkel und G. Günter Voß (Hg.): Dienstleistung als Interaktion. Beiträge aus einem Forschungsprojekt. Altenpflege – Deutsche Bahn – Call Center. München und Mering: Hampp, S. 61–69.

Aulenbacher, Brigitte; Dammayr, Maria (Hg.) (2014): Für sich und andere sorgen. Krise und Zukunft von Care in der modernen Gesellschaft. Weinheim und Basel: Beltz Juventa.

Aulenbacher, Brigitte; Funder, Maria; Jacobsen, Heike; Völker, Susanne (2007): Forschung im Dialog – Einleitung. In: Brigitte Aulenbacher, Maria Funder, Heike Jacobsen und

S. H. Krauss, *Dienstleistungsarbeit in der Palliative Care*,
https://doi.org/10.1007/978-3-658-49653-1

Susanne Völker (Hg.): Arbeit und Geschlecht im Umbruch der modernen Gesellschaft. Forschung im Dialog. Wiesbaden: VS, S. 9–23.

Aulenbacher, Brigitte; Lutz, Helma; Schwiter, Karin (Hg.) (2021): Gute Sorge ohne gute Arbeit? Live-in-Care in Deutschland, Österreich und der Schweiz. Weinheim und Basel: Beltz Juventa.

Autor, David H.; Dorn, David (2013): The Growth of Low-Skill Service Jobs and the Polarization of the US Labor Market. In: The American Economic Review 103 (5), S. 1553–1597.

Bade, Brett C.; Dela Cruz, Charles S. (2020): Lung Cancer 2020: Epidemiology, Etiology, and Prevention. In: Clinics in chest medicine 41 (1), S. 1–24.

Badura, Bernhard; Gross, Peter (1976): Sozialpolitische Perspektiven. Eine Einführung in Grundlagen und Probleme sozialer Dienstleistungen. München: Piper.

Baethge, Martin (2001): Abschied vom Industrialismus: Konturen einer neuen gesellschaftlichen Ordnung der Arbeit. In: Martin Baethge und Ingrid Wilkens (Hg.): Die große Hoffnung für das 21. Jahrhundert? Perspektiven und Strategien für die Entwicklung der Dienstleistungsbeschäftigung. Opladen: Leske + Budrich, S. 23–44.

Baethge, Martin (2012): Kompetenzentwicklung und Beruflichkeit – auf dem Weg zur Professionalisierung der Dienstleistungsarbeit. In: Ralf Reichwald, Martin Frenz, Sibylle Hermann und Agnes Schipanski (Hg.): Zukunftsfeld Dienstleistungsarbeit. Professionalisierung – Wertschätzung – Interaktion. Wiesbaden: Springer Gabler, 81–101.

Baethge, Martin (2014): „Labore des Sozialen" – Verheißungen oder Drohung oder…? Anmerkungen zum Beitrag von Dunkel/Weihrich „Interaktive Arbeit: die soziale Dimension von Dienstleistungsarbeit". In: Jörg Sydow, Dieter Sadowski und Peter Conrad (Hg.): Arbeit – eine Neubestimmung. Wiesbaden: Springer Gabler, S. 291–298.

Bairisches Wörterbuch (o. J.). Online verfügbar unter https://www.bayrisches-woerterbuch.de, zuletzt geprüft am 26.04.2024.

Barth, Fredrik (Hg.) (1969): Ethnic Groups and Boundaries. The Social Organization of Culture Difference. Bergen, Oslo: Universitetsforlaget.

Bauer, Anna; Krauss, Sabine H.; Freytag, Antje; Jansky, Maximiliane; Schneider, Werner (2021): Versorgungsqualität in der spezialisierten ambulanten Palliativversorgung aus Sicht der Leistungserbringer: eine qualitative Studie. In: Zeitschrift für Evidenz, Fortbildung und Qualität im Gesundheitswesen (ZEFQ) 162, S. 1–9.

Bauer, Rudolph (2001): Personenbezogene Soziale Dienstleistungen. Begriff, Qualität und Zukunft. Wiesbaden: Westdeutscher Verlag.

Bausewein, Claudia (2012): Symptomkontrolle (unter besonderer Berücksichtigung der Atemnot) als Teil der ganzheitlichen Sterbeberatung. In: Franz-Josef Bormann und Gian Domenico Borasio (Hg.): Sterben. Dimensionen eines anthropologischen Grundphänomens. Berlin: De Gruyter, S. 181–191.

Bausewein, Claudia (2019): Die Begleitung beim Sterben durch die Palliativmedizin. In: Olivia Mitscherlich-Schönherr (Hg.): Gelingendes Sterben. Zeitgenössische Theorien im interdisziplinären Dialog. Boston: De Gruyter, 153–158.

Beck, Ulrich (1986): Risikogesellschaft. Auf dem Weg in eine andere Moderne. Frankfurt am Main: Suhrkamp.

Beck, Ulrich; Beck-Gernsheim, Elisabeth (Hg.) (1990): Das ganz normale Chaos der Liebe. Frankfurt am Main: Suhrkamp.

Beck, Ulrich; Beck-Gernsheim, Elisabeth (1994): Individualisierung in modernen Gesellschaften – Perspektiven und Kontroversen einer subjektorientierten Soziologie. In: Ulrich Beck und Elisabeth Beck-Gernsheim (Hg.): Riskante Freiheiten. Individualisierung in modernen Gesellschaften. Frankfurt am Main: Suhrkamp, S. 10–39.

Beck, Ulrich; Bonß, Wolfgang (Hg.) (2001): Die Modernisierung der Moderne. Frankfurt am Main: Suhrkamp.

Beck, Ulrich; Giddens, Anthony; Lash, Scott (1996): Reflexive Modernisierung. Eine Kontroverse. Frankfurt am Main: Suhrkamp.

Becke, Guido (2023): Interaktionsordnungen der Dienstleistungsarbeit – ein Rahmenkonzept zu ihrer Analyse und gesundheitsförderlichen Gestaltung. In: Guido Becke (Hg.): Flexible Dienstleistungsarbeit gesundheitsförderlich gestalten. Herausforderung für ambulante soziale Dienste und agile IT-Services. Wiesbaden: Springer VS.

Becke, Guido; Bleses, Peter (2015a): Koordination und Interaktion – ein konzeptioneller Rahmen zur Analyse ihres Wechselverhältnisses bei sozialer Dienstleistungsarbeit. In: Guido Becke und Peter Bleses (Hg.): Interaktion und Koordination. Das Feld sozialer Dienstleistungen. Wiesbaden: Springer VS, S. 23–49.

Becke, Guido; Bleses, Peter (2015b): Koordinations- und Interaktionsarbeit als Voraussetzung für die Produktivitätsgestaltung sozialer Dienstleistungen – Zur Einführung. In: Guido Becke und Peter Bleses (Hg.): Interaktion und Koordination. Das Feld sozialer Dienstleistungen. Wiesbaden: Springer VS, S. 7–19.

Becke, Guido; Wehl, Raphaela; Wetjen, Anna (2015): „Die Kollegen sollen wissen, dass sie jederzeit einen Ansprechpartner haben" – Interaktionsarbeit im Rahmen relationaler Handlungskoordinierung. In: Guido Becke und Peter Bleses (Hg.): Interaktion und Koordination. Das Feld sozialer Dienstleistungen. Wiesbaden: Springer VS, S. 71–90.

Becker, Pia (2019): Patientenautonomie und informierte Einwilligung. Schlüssel und Barriere medizinischer Behandlungen. Stuttgart: J. B. Metzler.

Becker-Schmidt, Regina (2001): Feministische Debatten zur Subjektkonstitution. In: Regina Becker-Schmidt und Gudrun-Axeli Knapp (Hg.): Feministische Theorien zur Einführung. 2. Aufl. Hamburg: Junius, S. 124–142.

Becker-Schmidt, Regina; Knapp, Gudrun-Axeli; Schmidt, Beate (1984): Eines ist zuwenig – beides ist zuviel. Erfahrungen von Arbeiterfrauen zwischen Familie und Fabrik. Bonn: Neue Gesellschaft.

Beck-Gernsheim, Elisabeth (1990): Alles aus Liebe zum Kind. In: Ulrich Beck und Elisabeth Beck-Gernsheim (Hg.): Das ganz normale Chaos der Liebe. Frankfurt am Main: Suhrkamp, S. 135–183.

Beier, Friederike; Çağlar, Gülay; Graf, Patricia (2023): Sorge in Zeiten der Pandemie. Feministische und dekoloniale Perspektiven auf Corona und Care – Einleitung. In: FemPol 32 (1), S. 9–24.

Belan, Dina; Schiller, Carina (2016): Helfen ohne zu heilen. Berufsbedingte Belastungen und Bewältigungsstrategien von Palliativpflegekräften. München und Mering: Hampp.

Bell, Daniel (1973): The Coming of Post-Industrial Society. A Venture in Social Forecasting. New York: Basic Books.

Beresford, Peter; Adshead, Lesley; Croft, Suzy (2007): Palliative Care, Social Work and Service Users. Making Life Possible. London und Philadelphia, PA: Jessica Kingsley Publishers.

Berger, Johannes; Offe, Claus (1980): Die Entwicklungsdynamik des Dienstleistungssektors. In: Leviathan 8 (1), S. 41–75.

Berger, Peter L. (1973): Zur Dialektik von Religion und Gesellschaft. Elemente einer soziologischen Theorie. Frankfurt am Main: S. Fischer.

Berger, Peter L.; Luckmann, Thomas (1972): Die gesellschaftliche Konstruktion der Wirklichkeit. Eine Theorie der Wissenssoziologie. 3. Aufl. Frankfurt am Main: S. Fischer.

Bethmann, Stephanie (2013): Liebe – Eine soziologische Kritik der Zweisamkeit. Weinheim und Basel: Beltz Juventa.

Betzelt, Sigrid; Bode, Ingo; Parschick, Sarina; Albert, Andreas (2023): Organisierte Zerrissenheit. Emotionsregimes und Interaktionsarbeit in Pflege und Weiterbildung. Bielefeld: transcript.

Beutel, Helmuth (2011): Familie und sozialer Hintergrund. In: Susanne Kränzle, Ulrike Schmid und Christa Seeger (Hg.): Palliative Care. Handbuch für Pflege und Begleitung. 4., überarb. u. erw. Aufl. Berlin: Springer, S. 33–38.

Bieber, Daniel; Geiger, Manfred (Hg.) (2014a): Personenbezogene Dienstleistungen im Kontext komplexer Wertschöpfung. Anwendungsfeld „Seltene Krankheiten". Wiesbaden: Springer VS.

Bieber, Daniel; Geiger, Manfred (2014b): Personenbezogene Dienstleistungen in komplexen Dienstleistungssystemen – eine erste Annäherung. In: Daniel Bieber und Manfred Geiger (Hg.): Personenbezogene Dienstleistungen im Kontext komplexer Wertschöpfung. Anwendungsfeld „Seltene Krankheiten". Wiesbaden: Springer VS, S. 9–49.

Bienzeisler, Bernd; Klemisch, Michaela; Gahle, Anne-Kathrin (2014): Kooperative Dienstleistungssysteme. In: Daniel Bieber und Manfred Geiger (Hg.): Personenbezogene Dienstleistungen im Kontext komplexer Wertschöpfung. Anwendungsfeld „Seltene Krankheiten". Wiesbaden: Springer VS, S. 90–99.

Birken, Thomas; Dunkel, Wolfgang (2013): Dienstleistungsforschung und Dienstleistungspolitik. Eine Bestandsaufnahme internationaler Literatur zu ‚service science' und ‚service work'. Arbeitspapier, Staat und Zivilgesellschaft, 282, Hans-Böckler-Stiftung. Düsseldorf.

Birken, Thomas; Kratzer, Nick; Menz, Wolfgang (2012): Wem dienen Dienstleistungsunternehmen? Kundenkonstellationen und ihre Konsequenzen für die Praxis interaktiver Arbeit. In: Wolfgang Dunkel und Margit Weihrich (Hg.): Interaktive Arbeit. Theorie, Praxis und Gestaltung von Dienstleistungsbeziehungen. Wiesbaden: Springer VS, S. 139–157.

Bitzan, Maria; Bolay, Eberhard (2013): Konturen eines kritischen Adressatenbegriffs. In: Gunther Graßhoff (Hg.): Adressaten, Nutzer, Agency. Akteursbezogene Forschungsperspektiven in der Sozialen Arbeit. Wiesbaden: Springer VS, S. 35–52.

Bleses, Peter; Jahns, Kristin (2015): Neugestaltung der Koordination und Interaktion der ambulanten Pflege: Chancen und Anforderungen für Führungs- und Pflegekräfte. In: Guido Becke und Peter Bleses (Hg.): Interaktion und Koordination. Das Feld sozialer Dienstleistungen. Wiesbaden: Springer VS, 53–70.

Bloom, Samuel W.; Wilson, Robert N. (1972): Patient-Practitioner Relationships. In: Howard E. Freeman, Sol Levine und Leo G. Reeder (Hg.): Handbook of Medical Sociology. 2. Aufl. Englewood Cliffs, NJ: Prentice-Hall, S. 315–339.

Blumer, Herbert (1954): What is Wrong with Social Theory? In: American Sociological Review 19 (1), S. 3.

Böhle, Fritz (2001): Sinnliche Erfahrung und wissenschaftlich-technische Rationalität – ein neues Konfliktfeld industrieller Arbeit. In: Burkart Lutz (Hg.): Entwicklungsperspektiven von Arbeit. Ergebnisse aus dem Sonderforschungsbereich 333 der Universität München. Deutsche Forschungsgemeinschaft. Berlin: Akademie, S. 113–131.

Böhle, Fritz (2006): Typologie und strukturelle Probleme von Interaktionsarbeit. In: Fritz Böhle und Jürgen Glaser (Hg.): Arbeit in der Interaktion – Interaktion als Arbeit. Arbeitsorganisation und Interaktionsarbeit in der Dienstleistung. Wiesbaden: VS, S. 325–347.

Böhle, Fritz (2009): Weder rationale Reflexion noch präreflexive Praktik – erfahrungsgeleitet-subjektivierendes Handeln. In: Fritz Böhle und Margit Weihrich (Hg.): Handeln unter Unsicherheit. Wiesbaden: VS, 203–228.

Böhle, Fritz (2014): Gestaltung und organisatorische Absicherung von Interaktionsarbeit. In: Daniel Bieber und Manfred Geiger (Hg.): Personenbezogene Dienstleistungen im Kontext komplexer Wertschöpfung. Anwendungsfeld „Seltene Krankheiten". Wiesbaden: Springer VS, S. 212–221.

Böhle, Fritz (2017a): Subjektivierendes Arbeitshandeln. In: Hartmut Hirsch-Kreinsen und Heiner Minssen (Hg.): Lexikon der Arbeits- und Industriesoziologie. 2. Aufl. Baden-Baden: Nomos, S. 278–281.

Böhle, Fritz (2017b): Subjektivierendes Handeln – Anstöße und Grundlagen. In: Fritz Böhle (Hg.): Arbeit als Subjektivierendes Handeln. Handlungsfähigkeit bei Unwägbarkeiten und Ungewissheit. Wiesbaden: Springer VS, 3–34.

Böhle, Fritz (2018): Arbeit als Handeln. In: Fritz Böhle, G. Günter Voß und Günther Wachtler (Hg.): Handbuch Arbeitssoziologie. Band 1: Arbeit, Strukturen und Prozesse. 2. Aufl. Wiesbaden: Springer VS, S. 171–200.

Böhle, Fritz; Bolte, Annegret; Neumer, Judith; Pfeiffer, Sabine; Porschen, Stephanie; Ritter, Tobias et al. (2011): Subjektivierendes Arbeitshandeln – „Nice to have" oder ein gesellschaftskritischer Blick auf „das Andere" der Verwertung? In: Arbeits- und Industriesoziologische Studien (AIS) 4 (2), S. 16–26.

Böhle, Fritz; Bolte, Annegret; Pfeiffer, Sabine; Porschen, Stephanie (2008): Kooperation und Kommunikation in dezentralen Organisationen – Wandel von formalem und informellem Handeln. In: Christiane Funken und Ingo Schulz-Schaeffer (Hg.): Digitalisierung der Arbeitswelt. Zur Neuordnung formaler und informeller Prozesse in Unternehmen. Wiesbaden: VS, S. 93–115.

Böhle, Fritz; Glaser, Jürgen (Hg.) (2006a): Arbeit in der Interaktion – Interaktion als Arbeit. Arbeitsorganisation und Interaktionsarbeit in der Dienstleistung. Wiesbaden: VS.

Böhle, Fritz; Glaser, Jürgen (2006b): Interaktion als Arbeit – Ausgangspunkt. In: Fritz Böhle und Jürgen Glaser (Hg.): Arbeit in der Interaktion – Interaktion als Arbeit. Arbeitsorganisation und Interaktionsarbeit in der Dienstleistung. Wiesbaden: VS, S. 11–15.

Böhle, Fritz; Schneider, Werner; Stadelbacher, Stephanie (2016): Einführung: Zum Wandel des Verhältnisses von Subjekt, Handeln und Institution in der reflexiven Moderne. In: Fritz Böhle und Werner Schneider (Hg.): Subjekt – Handeln – Institution. Vergesellschaftung und Subjekt in der reflexiven Moderne. Weilerswist: Velbrück Wissenschaft, S. 13–37.

Böhle, Fritz; Stöger, Ursula; Merl, Tanja (2015): Interaktionsarbeit zur Koordination in gesundheitsbezogenen Dienstleistungsnetzwerken. In: Guido Becke und Peter Bleses (Hg.): Interaktion und Koordination. Das Feld sozialer Dienstleistungen. Wiesbaden: Springer VS, S. 165–184.

Böhle, Fritz; Weihrich, Margit (Hg.) (2009): Handeln unter Unsicherheit. Wiesbaden: VS.

Böhle, Fritz; Weihrich, Margit (2020): Das Konzept der Interaktionsarbeit. In: Zeitschrift für Arbeitswissenschaft 74 (1), S. 9–22.

Bollig, Georg; Unger, M.; Pani, P. (2010): Gibt es einen Unterschied zwischen Palliative Care und Palliativmedizin? In: Palliativmedizin 11 (06), S. 304–313.

Bommes, Michael; Scherr, Albert (2012): Soziologie der sozialen Arbeit. Eine Einführung in Formen und Funktionen organisierter Hilfe. 2., vollst. überarb. Aufl. Weinheim und Basel: Beltz Juventa.

Bosančić, Saša (2014): Arbeiter ohne Eigenschaften. Über die Subjektivierungsweisen angelernter Arbeiter. Wiesbaden: Springer VS.

Bourdieu, Pierre (1983): Ökonomisches Kapital, kulturelles Kapital, soziales Kapital. In: Reinhard Kreckel (Hg.): Soziale Ungleichheiten. Göttingen: Schwartz, S. 183–198.

Bourdieu, Pierre (1993): Sozialer Sinn. Kritik der theoretischen Vernunft. Frankfurt am Main: Suhrkamp.

Bourdieu, Pierre (1998): Praktische Vernunft. Zur Theorie des Handelns. Frankfurt am Main: Suhrkamp.

Bourdieu, Pierre (2014): Kunst und Kultur. Zur Ökonomie der symbolischen Güter. Frankfurt am Main: Suhrkamp.

Bowen, Glenn A. (2006): Grounded Theory and Sensitizing Concepts. In: International Journal of Qualitative Methods 5 (3), S. 12–23.

Braun, Angelika; Kutzner, Edelgard; Pieck, Nadine; Schröder, Christina (Hg.) (2017): Gender in Arbeit und Gesundheit. Standortbestimmung & Perspektiven. Augsburg und München: Hampp.

Braun, Wolfgang (2005): Arbeitsfeldanalysen als Instrument für eine selbstbewusste Praxis. In: Wolfgang Braun und Matthias Nauerth (Hg.): Lust an der Erkenntnis. Zum Gebrauchswert soziologischen Denkens für die Praxis sozialer Arbeit. Bielefeld: Kleine, S. 231–247.

Breuer, Franz; Muckel, Petra; Dieris, Barbara (2019): Reflexive Grounded Theory. Eine Einführung für die Forschungspraxis. 4. Aufl. 2019. Wiesbaden: Springer VS.

Britt, Kara L.; Cuzick, Jack; Phillips, Kelly-Anne (2020): Key Steps for Effective Breast Cancer Prevention. In: Nature Reviews. Cancer 20 (8), S. 417–436.

Bröckling, Ulrich (2017): Gute Hirten führen sanft. Über Menschenregierungskünste. Berlin: Suhrkamp.

Bröckling, Ulrich (2019): Das unternehmerische Selbst. Soziologie einer Subjektivierungsform. 7. Aufl. Frankfurt am Main: Suhrkamp.

Brückner, Margit (2009): Kulturen des Sorgens über die Grenzen hinweg? In: Mechtild M. Jansen (Hg.): Pflegende und sorgende Frauen und Männer. Aspekte einer künftigen Pflege im Spannungsfeld von Privatheit und Professionalität. Dokumentation der Fachtagung. Wiesbaden: Hessische Landeszentrale für Politische Bildung (Polis, 49), S. 9–28.

Bruhn, Manfred; Hadwich, Karsten (Hg.) (2019): Kooperative Dienstleistungen. Spannungsfelder zwischen Service Cooperation und Service Coopetition. Wiesbaden: Springer Gabler.

Budych, Karolina; Helms, Thomas M. (2014): Interaktionsmuster zwischen Patienten und Ärzten. In: Daniel Bieber und Manfred Geiger (Hg.): Personenbezogene Dienstleistungen im Kontext komplexer Wertschöpfung. Anwendungsfeld „Seltene Krankheiten". Wiesbaden: Springer VS, S. 174–182.

Buerschaper, Cornelius; Harms, Holger; Hofinger, Gesine; Rall, Markus (2003): Problemlösefähigkeiten in der Anästhesie. In: Forum Qualitative Sozialforschung / Forum: Qualitative Social Research 4 (3), Artikel 11, o. S.

Bührmann, Andrea D.; Schneider, Werner (2012): Vom Diskurs zum Dispositiv. Eine Einführung in die Dispositivanalyse. 2. Aufl. Bielefeld: transcript.

Bundesministerium für Gesundheit (Hg.) (2024): Pflegefachperson. Online verfügbar unter https://www.bundesgesundheitsministerium.de/themen/gesundheitswesen/gesundheitsberufe/pflegefachperson.html, zuletzt geprüft am 26.04.2024.

Bundeszentrale für politische Bildung (o.J.): Dienstleistungsgesellschaft. Das Lexikon der Wirtschaft. Lizenzausgabe des Duden Wirtschaft von A bis Z: Grundlagenwissen für Schule und Studium, Beruf und Alltag. 6. Aufl. 2016. Online verfügbar unter https://www.bpb.de/nachschlagen/lexika/lexikon-der-wirtschaft/19051/dienstleistungsgesellschaft, zuletzt geprüft am 26.04.2024.

Burkitt, Ian (1997): Social Relationships and Emotions. In: Sociology 31 (1), S. 37–55.

Burr, Wolfgang; Stephan, Michael (2019): Dienstleistungsmanagement. Innovative Wertschöpfungskonzepte im Dienstleistungssektor. 2., überarb. Aufl. Stuttgart: Kohlhammer.

Büssing, André; Glaser, Jürgen (Hg.) (2003a): Dienstleistungsqualität und Qualität des Arbeitslebens im Krankenhaus. Göttingen: Hogrefe.

Büssing, André; Glaser, Jürgen (2003b): Interaktionsarbeit in der personenbezogenen Dienstleistung. In: André Büssing und Jürgen Glaser (Hg.): Dienstleistungsqualität und Qualität des Arbeitslebens im Krankenhaus. Göttingen: Hogrefe, S. 131–148.

Butler, Judith (2001): Psyche der Macht. Das Subjekt der Unterwerfung. Frankfurt am Main: Suhrkamp.

Butler, Judith (2004): Undoing Gender. New York: Routledge.

Butler, Judith (2010): Raster des Krieges. Warum wir nicht jedes Leid beklagen. Frankfurt am Main: Campus.

Cassier-Woidasky, Anne-Kathrin (2007): Pflegequalität durch Professionsentwicklung. Eine qualitative Studie zum Zusammenhang von professioneller Identität, Pflegequalität und Patientenorientierung. Frankfurt am Main: Mabuse.

Conradi, Elisabeth (2001): Take Care. Grundlagen einer Ethik der Achtsamkeit. Frankfurt am Main: Campus.

Conradi, Elisabeth (2020): Selbstsorge und Fürsorge. In: Susanne Hartwig (Hg.): Behinderung. Kulturwissenschaftliches Handbuch. Berlin: J. B. Metzler, S. 119–124.

Degele, Nina (2004): Sich schön machen. Zur Soziologie von Geschlecht und Schönheitshandeln. Wiesbaden: VS.

Degele, Nina (2020): Political Correctness – Warum nicht alle alles sagen dürfen. Weinheim und Basel: Beltz Juventa.

Deutsche Gesellschaft für Palliativmedizin e. V. (Hg.) (2021): Empfehlungen der Deutschen Gesellschaft für Palliativmedizin. Zum Umgang mit dem Wunsch nach Suizidassistenz in der Hospizarbeit und Palliativversorgung. Berlin.

Deutscher Hospiz- und PalliativVerband e. V. (2022): Nach zähem Ringen: Einigung zu den SAPV-Rahmenverträgen ist erfolgt! Online verfügbar unter https://www.bhpv.de/wp-content/uploads/2022/11/DHPV-Presseinfo-Einigung-zu-den-SAPV-Rahmenvertraegen-ist-erfolg-.pdf, zuletzt geprüft am 26.04.2024.

DeVault, Marjorie L. (1991): Feeding the family. The social organization of caring as gendered work. Chicago, London: University of Chicago Press.

Diewald, Martin; Faist, Thomas (2011): Von Heterogenitäten zu Ungleichheiten: Soziale Mechanismen als Erklärungsansatz der Genese sozialer Ungleichheiten. In: Berlin J Soziol 21 (1), S. 91–114.

Dörner, Klaus (2005): Medizin als Menschendienst statt als Marktdienstleistung. Dortmund: Humanitas.

Dörner, Klaus (2007): Leben und sterben, wo ich hingehöre. Dritter Sozialraum und neues Hilfesystem. Neumünster: Paranus.

Dörner, Klaus (2012): Helfensbedürftig. Heimfrei ins Dienstleistungsjahrhundert. 2. Aufl. Neumünster: Paranus.

Dörr, Gisela (1996): Der technisierte Rückzug ins Private. Zum Wandel der Hausarbeit. Frankfurt am Main, New York: Campus.

Drepper, Thomas (2010): Soziale personenbezogene Dienstleistungsorganisationen aus neoinstitutionalistischer Perspektive. In: Thomas Klatetzki (Hg.): Soziale personenbezogene Dienstleistungsorganisationen. Soziologische Perspektiven. Wiesbaden: VS, S. 129–165.

Dreßke, Stefan (2007): Interaktionen zum Tode. Wie Sterben im Hospiz orchestriert wird. In: Petra Gehring, Marc Rölli und Maxine Saborowski (Hg.): Ambivalenzen des Todes. Wirklichkeit des Sterbens und Todestheorien heute. Darmstadt: WBG, 77–101.

Dreßke, Stefan (2008): Identität und Körper am Lebensende. Die Versorgung Sterbender im Krankenhaus und im Hospiz. In: Psychologie und Gesesellschaftskritik 32 (2/3), S. 109–129.

Dudenredaktion (Hg.) (o.J.): dissen. Online verfügbar unter https://www.duden.de/rechtschreibung/dissen, zuletzt geprüft am 07.05.2024.

Dunkel, Wolfgang (1988): Wenn Gefühle zum Arbeitsgegenstand werden. Gefühlsarbeit im Rahmenpersonenbezogener Dienstleistungstätigkeiten. In: Soziale Welt 39 (1), S. 66–85.

Dunkel, Wolfgang (2002): Interaktive Arbeit und personenbezogene Dienstleistungen. Thesen zu konzeptionellen und empirischen Defiziten der Arbeitsforschung. München: Institut für Sozialwissenschaftliche Forschung e.V. ISF München. Online verfügbar unter https://nbn-resolving.org/urn:nbn:de:0168-ssoar-210980, zuletzt geprüft am 26.04.2024.

Dunkel, Wolfgang (2006): Interaktionsarbeit im Friseurhandwerk – Arbeit am Menschen und Arbeit am Gegenstand. In: Fritz Böhle und Jürgen Glaser (Hg.): Arbeit in der Interaktion – Interaktion als Arbeit. Arbeitsorganisation und Interaktionsarbeit in der Dienstleistung. Wiesbaden: VS, S. 219–234.

Dunkel, Wolfgang; Rieder, Kerstin (2003a): Interaktionsarbeit zwischen Konflikt und Kooperation. In: André Büssing und Jürgen Glaser (Hg.): Dienstleistungsqualität und Qualität des Arbeitslebens im Krankenhaus. Göttingen: Hogrefe, S. 163–180.

Dunkel, Wolfgang; Rieder, Kerstin (2003b): „Working Gender" – Doing Gender als Dimension interaktiver Arbeit. München: Institut für Sozialwissenschaftliche Forschung e.V.

ISF München. Online verfügbar unter https://nbn-resolving.org/urn:nbn:de:0168-ssoar-235507, zuletzt geprüft am 26.04.2024.
Dunkel, Wolfgang; Rieder, Kerstin (Hg.) (2004a): Interaktion im Salon. Analysen interaktiver Arbeit anhand eines Dokumentarfilms zum Friseurhandwerk. Veröffentlichung im Rahmen des Forschungsvorhabens „Kooperationsnetz prospektive Arbeitsforschung" (KoprA). München: ISF.
Dunkel, Wolfgang; Rieder, Kerstin (2004b): Interaktionsarbeit zwischen Konflikt und Kooperation. In: Wolfgang Dunkel und G. Günter Voß (Hg.): Dienstleistung als Interaktion. Beiträge aus einem Forschungsprojekt. Altenpflege – Deutsche Bahn – Call Center. München und Mering: Hampp, S. 211–226.
Dunkel, Wolfgang; Rieder, Kerstin (2004c): Zusammenfassung der Ergebnisse. In: Wolfgang Dunkel und Kerstin Rieder (Hg.): Interaktion im Salon. Analysen interaktiver Arbeit anhand eines Dokumentarfilms zum Friseurhandwerk. Veröffentlichung im Rahmen des Forschungsvorhabens „Kooperationsnetz prospektive Arbeitsforschung" (KoprA). München: ISF, S. 155–169.
Dunkel, Wolfgang; Rieder, Kerstin; Heinlein, Michael; Poppitz, Angela; Brückner, Eva; Szymenderski, Peggy et al. (2004a): Kundenorientierung und Kundenkontrolle. In: Wolfgang Dunkel und G. Günter Voß (Hg.): Dienstleistung als Interaktion. Beiträge aus einem Forschungsprojekt. Altenpflege – Deutsche Bahn – Call Center. München und Mering: Hampp, S. 227–249.
Dunkel, Wolfgang; Szymenderski, Peggy; Voß, Gerd Günter (2004b): Dienstleistung als Interaktion. Ein Forschungsprojekt. In: Wolfgang Dunkel und G. Günter Voß (Hg.): Dienstleistung als Interaktion. Beiträge aus einem Forschungsprojekt. Altenpflege – Deutsche Bahn – Call Center. München und Mering: Hampp, S. 11–27.
Dunkel, Wolfgang; Voß, G. Günter (Hg.) (2004): Dienstleistung als Interaktion. Beiträge aus einem Forschungsprojekt. Altenpflege – Deutsche Bahn – Call Center. München und Mering: Hampp.
Dunkel, Wolfgang; Weihrich, Margit (2007): Doing Gender in der interaktiven Arbeit – ein handlungstheoretischer Vorschlag zur Verbindung der Geschlechter- und Arbeitssoziologie. In: Brigitte Aulenbacher, Maria Funder, Heike Jacobsen und Susanne Völker (Hg.): Arbeit und Geschlecht im Umbruch der modernen Gesellschaft. Forschung im Dialog. Wiesbaden: VS, S. 61–77.
Dunkel, Wolfgang; Weihrich, Margit (Hg.) (2012a): Interaktive Arbeit. Theorie, Praxis und Gestaltung von Dienstleistungsbeziehungen. Wiesbaden: Springer VS.
Dunkel, Wolfgang; Weihrich, Margit (2012b): Interaktive Arbeit – das soziologische Konzept. In: Wolfgang Dunkel und Margit Weihrich (Hg.): Interaktive Arbeit. Theorie, Praxis und Gestaltung von Dienstleistungsbeziehungen. Wiesbaden: Springer VS, S. 29–59.
Dunkel, Wolfgang; Weihrich, Margit (2014): Interaktive Arbeit: Die soziale Dimension von Dienstleistungsarbeit. In: Jörg Sydow, Dieter Sadowski und Peter Conrad (Hg.): Arbeit – eine Neubestimmung. Wiesbaden: Springer Gabler, S. 245–289.
Dunkel, Wolfgang; Weihrich, Margit (2018): Arbeit als Interaktion. In: Fritz Böhle, G. Günter Voß und Günther Wachtler (Hg.): Handbuch Arbeitssoziologie. Band 1: Arbeit, Strukturen und Prozesse. 2. Aufl. Wiesbaden: Springer VS, 201–230.
Durkheim, Émile (1973): Der Selbstmord. Mit einer Einleitung von Klaus Dörner und einem Nachwort von René König. Neuwied, Berlin: Luchterhand.

Duttweiler, Stefanie (2007): Vom Patienten zum Kunden? In: Psychotherapeut 52 (2), S. 121–126.

Duttweiler, Stefanie (2013): Beratung und Therapie in Zeiten des Neoliberalismus – oder: Vom Zwang zur Freiheit, sich selbst zu optimieren. In: Psychotherapie und Sozialwissenschaft 15 (2), S. 93–105.

Ebner, Alexander (2014): Theorie der Vermarktlichung: Ein institutionalistischer Ansatz. In: Dieter Bögenhold (Hg.): Soziologie des Wirtschaftlichen. Alte und neue Fragen. Wiesbaden: Springer VS, S. 99–113.

Ehrwein Nihan, Céline (2013): Care Economy aus sozialethischer Sicht. Zwischen wirtschaftlicher Rationalität und Sorge für die Anderen. In: Widerspruch. Beiträge zu sozialistischer Politik (Care, Krise und Geschlecht) 32 (62), S. 93–104.

Eickelpasch, Rolf (1976): Arbeit – Interaktion – Diskurs. Zur anthropologischen Begründung der Gesellschaftskritik bei Jürgen Habermas. In: Zeitschrift für Soziologie 5 (3), S. 201–214.

Engelke, Ernst (2019): Einführung ins Thema. In: Rainer Schäfer und Günter Schuhmann (Hg.): „Ist das denn zu schaffen?!". Über die Rolle der Angehörigen in der palliativen Begleitung. Würzburg: Königshausen & Neumann, S. 9–16.

Esping-Andersen, Gøsta (1990): The Three Worlds of Welfare Capitalism. Princeton, New Jersey: Princeton University Press.

Evers, Adalbert; Ewert, Benjamin (2010): Hybride Organisationen im Bereich sozialer Dienste. Ein Konzept, sein Hintergrund und seine Implikationen. In: Thomas Klatetzki (Hg.): Soziale personenbezogene Dienstleistungsorganisationen. Soziologische Perspektiven. Wiesbaden: VS, S. 103–128.

Ewers, Michael (2005): End-of-Life Care und Public Health – Konsens und Kontroversen. In: Michael Ewers und Doris Schaeffer (Hg.): Am Ende des Lebens. Versorgung und Pflege von Menschen in der letzten Lebensphase. Bern: Hans Huber, S. 41–67.

Feldmann, Klaus (2010a): Soziologie des Sterbens und des Todes (Thanatosoziologie). In: Georg Kneer und Markus Schroer (Hg.): Handbuch Spezielle Soziologien. Wiesbaden: VS, S. 569–586.

Feldmann, Klaus (2010b): Tod und Gesellschaft. Sozialwissenschaftliche Thanatologie im Überblick. 2., überarb. Aufl. Wiesbaden: VS.

Feldmann, Klaus (2012): Sterben in der modernen Gesellschaft. In: Franz-Josef Bormann und Gian Domenico Borasio (Hg.): Sterben. Dimensionen eines anthropologischen Grundphänomens. Berlin: De Gruyter, S. 23–40.

Feldmann, Klaus; Fuchs-Heinritz, Werner (1995): Der Tod als Gegenstand der Soziologie. Einleitung. In: Klaus Feldmann und Werner Fuchs-Heinritz (Hg.): Der Tod ist ein Problem der Lebenden. Beiträge zur Soziologie des Todes. Frankfurt am Main: Suhrkamp, S. 7–18.

Fink, Michaela (2012): Von der Initiative zur Institution. Die Hospizbewegung zwischen lebendiger Begegnung und standardisierter Dienstleistung. Ludwigsburg: der hospiz verlag.

Flick, Uwe (2012): Qualitative Sozialforschung. Eine Einführung. 5. Auflage. Reinbek bei Hamburg: Rohwolt.

Folbre, Nancy (2004): A Theory of the Misallocation of Time. In: Nancy Folbre und Michael Bittman (Hg.): Family Time. The Social Organization of Care. Hoboken: Routledge, S. 7–24.

Fourastié, Jean (1989): Le Grand Espoir du XXe Siècle. Paris: Gallimard.

Freidson, Eliot (1979): Der Ärztestand. Berufs- und wissenschaftssoziologische Durchleuchtung einer Profession. Stuttgart: Enke.

Frenkel, Stephen J.; Korczynski, Marek; Shire, Karen A.; Tam, May (1999): On the Front Line. Organization of Work in the Information Economy. Ithaca, NY: Cornell University Press.

Fricke, Werner (2019): Aus der Subjektivierungsfalle zum handlungsfähigen Akteur – Das Versprechen der Aktionsforschung. In: Fritz Böhle und Eva Senghaas-Knobloch (Hg.): Andere Sichtweisen auf Subjektivität. Impulse für kritische Arbeitsforschung. Wiesbaden, Heidelberg: Springer VS, S. 73–105.

Friedman, Andrew L. (1977): Industry and Labour. Class Struggle at Work and Monopoly Capitalism. London: Macmillan.

Funcke, Dorett; Hildenbrand, Bruno (2018): Ursprünge und Kontinuität der Kernfamilie. Einführung in die Familiensoziologie. Wiesbaden: Springer VS.

Gahntz, Christian; Graefe, Stefanie (2016): Burnout: Die widersprüchliche Logik der Therapeutisierung von Arbeitsstress. In: Roland Anhorn und Marcus Balzereit (Hg.): Handbuch Therapeutisierung und Soziale Arbeit. Wiesbaden: Springer VS, S. 367–389.

Gartner, Alan; Riessman, Frank (1978): Der aktive Konsument in der Dienstleistungsgesellschaft. Zur politischen Ökonomie des tertiären Sektors. Frankfurt am Main: Suhrkamp.

Gaspar, Manfred (2012): Die Rolle des Psychologen im multiprofessionellen Team. In: Martin Fegg, Jan Gramm und Martina Pestinger (Hg.): Psychologie und Palliative Care. Aufgaben, Konzepte und Interventionen in der Begleitung von Patienten und Angehörigen. Stuttgart: W. Kohlhammer, S. 48–55.

Gassner, Ulrich M.; Hayek, Julia von; Manzei, Alexandra; Steger, Florian (Hg.) (2018): Geschlecht und Gesundheit. Baden-Baden: Nomos.

Geiger, Manfred (2004): Die Verlorenen der Arbeitsgesellschaft und das Projekt der Integration. Beispiel: Wohnungslose im Straßenmilieu. Münster: LIT.

Geiger, Manfred (2014a): Die wachsende Bedeutung von personenbezogenen Dienstleistungen im Kontext komplexer Wertschöpfung. In: Daniel Bieber und Manfred Geiger (Hg.): Personenbezogene Dienstleistungen im Kontext komplexer Wertschöpfung. Anwendungsfeld „Seltene Krankheiten“. Wiesbaden: Springer VS, S. 51–84.

Geiger, Manfred (2014b): Gestaltung von Leistungs- und Arbeitsprozessen. In: Daniel Bieber und Manfred Geiger (Hg.): Personenbezogene Dienstleistungen im Kontext komplexer Wertschöpfung. Anwendungsfeld „Seltene Krankheiten“. Wiesbaden: Springer VS, S. 165–174.

Geiger, Manfred (2014c): Personenbezug als Ressource und als Problem einer systematischen Dienstleistungsentwicklung. In: Daniel Bieber und Manfred Geiger (Hg.): Personenbezogene Dienstleistungen im Kontext komplexer Wertschöpfung. Anwendungsfeld „Seltene Krankheiten“. Wiesbaden: Springer VS, S. 85–90.

Gemeinsamer Bundesausschuss (o. J.): Der Gemeinsame Bundesausschuss. Wer wir sind. Online verfügbar unter https://www.g-ba.de/ueber-den-gba/wer-wir-sind/, zuletzt geprüft am 26.04.2024.

Gemeinsamer Bundesausschuss (2010): Richtlinie des Gemeinsamen Bundesausschusses zur Verordnung von spezialisierter ambulanter Palliativversorgung (Spezialisierte Ambulante Palliativversorgungs-Richtlinie / SAPV-RL). SAPV-RL, vom 20.12.2007, zuletzt geändert am 15.04.2010. Online verfügbar unter https://www.g-ba.de/downloads/62-492-437/SAPV-RL_2010-04-15.pdf, zuletzt geprüft am 26.04.2024.

Gemeinsamer Bundesausschuss (2021): Richtlinie des Gemeinsamen Bundesausschusses zur Verordnung von spezialisierter ambulanter Palliativversorgung (Spezialisierte Ambulante Palliativversorgungs-Richtlinie / SAPV-RL). SAPV-RL, vom 20.12.2007, zuletzt geändert am 18.03.2021. Online verfügbar unter https://www.g-ba.de/downloads/62-492-2468/SAPV-RL_2021-03-18_iK-2021-04-01.pdf, zuletzt geprüft am 26.04.2024.

Gencer, Deniz; Meffert, Cornelia; Herschbach, Peter; Hipp, Matthias; Becker, Gerhild (2019): Belastungen im Berufsalltag von Palliativpflegekräften – eine Befragung in Kooperation mit dem KompetenzZentrum Palliative Care Baden-Württemberg (KOMPACT). In: Gesundheitswesen 81 (2), S. 92–98.

Gerlinger, Thomas (2014): Gesundheitsreform in Deutschland. Hintergrund und jüngere Entwicklungen. In: Alexandra Manzei und Rudi Schmiede (Hg.): 20 Jahre Wettbewerb im Gesundheitswesen. Theoretische und empirische Analysen zur Ökonomisierung von Medizin und Pflege. Wiesbaden: Springer VS, S. 35–69.

Gildemeister, Regine; Hericks, Katja (2012): Geschlechtersoziologie. Theoretische Zugänge zu einer vertrackten Kategorie des Sozialen. München: Oldenbourg.

Glaeser, Janina (2018): Care-Politiken in Deutschland und Frankreich. Migrantinnen in der Kindertagespflege – moderne Reproduktivkräfte erwerbstätiger Mütter. Wiesbaden: Springer VS.

Glasdam, Stinne; Ekstrand, Frida; Rosberg, Maria; Van der Schaaf, Ann-Margrethe (2020): A Gap Between the Philosophy and the Practice of Palliative Healthcare: Sociological Perspectives on the Practice of Nurses in Specialised Palliative Homecare. In: Medicine, Health Care and Philosophy 23 (1), S. 141–152.

Glaser, Barney; Strauss, Anselm L. (2007): Time for Dying. 2. Paperback-Aufl. New Brunswick, London: Aldine Transaction.

Glaser, Barney; Strauss, Anselm L. (2010): Grounded Theory. Strategien qualitativer Forschung. 3. Aufl. Bern: Hans Huber.

Glaser, Barney G.; Strauss, Anselm L. (1974a): Awareness of Dying. 7. Aufl. Chicago: Aldine.

Glaser, Barney G.; Strauss, Anselm L. (1974b): Interaktion mit Sterbenden. Beobachtungen für Ärzte, Schwestern, Seelsorger und Angehörige. Göttingen: Vandenhoeck & Ruprecht.

Goffman, Erving (1959): The Presentation of Self in Everyday Life. New York, NY: Random House.

Goffman, Erving (1973a): Asyle. Über die soziale Situation psychiatrischer Patienten und anderer Insassen. Frankfurt am Main: Suhrkamp.

Goffman, Erving (1973b): Interaktion: Spaß am Spiel. Rollendistanz. München: Piper.

Goffman, Erving (1974): Das Individuum im öffentlichen Austausch. Mikrostudien zur öffentlichen Ordnung. Frankfurt am Main: Suhrkamp.

Goffman, Erving (1976): Wir alle spielen Theater. Die Selbstdarstellung im Alltag. 3. Aufl. München: Piper.

Goffman, Erving (1994): Interaktion und Geschlecht. Frankfurt am Main: Campus.

Gratz, Margit; Schwermann, Meike; Roser, Traugott (2018): Palliative Fallbesprechung etablieren. Ein Leitfaden für die Praxis. Stuttgart: Kohlhammer.

Groenemeyer, Axel; Rosenbauer, Nicole (2010): Soziale personenbezogene Dienstleistungsorganisationen im Dispositiv der Kontrolle und Disziplinierung. In: Thomas Klatetzki

(Hg.): Soziale personenbezogene Dienstleistungsorganisationen. Soziologische Perspektiven. Wiesbaden: VS, S. 61–102.

Groh, Dieter (1986): „Spuren der Vernunft in der Geschichte". Der Weg von Jürgen Habermas zur „Theorie des kommunikativen Handelns" im Schatten Max Webers. In: Geschichte und Gesellschaft 12 (4), S. 443–476.

Grom, Ingrid-Ulrike (2015): Die stumme Mehrheit rückt ins Blickfeld: Angehörigenedukation als wichtige Komponente in der häuslichen Pflege. In: Klinische Sozialarbeit. Zeitschrift für Psychosoziale Praxis und Forschung 11 (1), S. 13–15.

Gross, Peter (1993): Die Dienstleistungsstrategie in der Sozialpolitik. Neue Herausforderungen. In: Hans Braun und Gabriele Johne (Hg.): Die Rolle sozialer Dienste in der Sozialpolitik. Frankfurt am Main, New York: Campus, S. 11–26.

Gross, Peter; Badura, Bernhard (1977): Sozialpolitik und soziale Dienste: Entwurf einer Theorie personenbezogener Dienstleistungen. In: Christian von Ferber und Franz-Xaver Kaufmann (Hg.): Soziologie und Sozialpolitik. Sonderheft 19 der Kölner Zeitschrift für Soziologie und Sozialpsychologie. Opladen: Westdeutscher Verlag, S. 361–385.

Gubitzer, Luise (2011): Was tun wir, wenn wir tätig sind? Dienste leisten. In: Kurswechsel (1), S. 91–105.

Gugutzer, Robert (2022): Soziologie des Körpers. 6. akt. u. erg. Aufl. Bielefeld: transcript.

Gündling, Andrea (2017): Aromatherapie in der Sterbebegleitung. In: Zeitschrift für Komplementärmedizin 09 (02), S. 62–63.

Habermas, Jürgen (1968): Technik und Wissenschaft als „Ideologie". Frankfurt am Main: Suhrkamp.

Hacker, Winfried (2009): Arbeitsgegenstand Mensch: Psychologie dialogisch-interaktiver Erwerbsarbeit. Ein Lehrbuch. Lengerich: Pabst Science Publishers.

Hacker, Winfried (2018): Arbeitsgestaltung bei dialogisch-interaktiver Erwerbsarbeit. In: ver.di-Bereich Innovation und Gute Arbeit (Hg.): Arbeiten mit Menschen – Interaktionsarbeit humanisieren. Band 1: Gestaltungskonzepte und Forschungsbedarf. Frankfurt am Main: Bund, S. 31–35.

Hadwich, Karsten; Keller, Corina (2015): Interne Servicequalität in Unternehmen: Eine empirische Untersuchung der Einflussfaktoren und Auswirkungen. In: Schmalenbachs Zeitschrift für betriebswirtschaftliche Forschung (zfbf) 67 (2), S. 170–205.

Hall, Stuart (2004): Ideologie, Identität, Repräsentation. Ausgewählte Schriften 4. Hamburg: Argument.

Hartmann, Anja (2011): Soziale Dienste: Merkmale, Aufgaben und Entwicklungstrends aus der Perspektive soziologischer Theorien. In: Adalbert Evers (Hg.): Handbuch Soziale Dienste. Wiesbaden: VS, S. 76–93.

Hartmann, Heinz (1972): Arbeit, Beruf, Profession. In: Thomas Luckmann und Walter M. Sprondel (Hg.): Berufssoziologie. Köln: Kiepenheuer & Witsch, S. 36–52.

Hasenfeld, Yeheskel (1974): People Processing Organizations: An Exchange Approach. In: Yeheskel Hasenfeld und Richard A. English (Hg.): Human Service Organizations. A Book of Readings. Ann Arbor: Univ. of Michigan Press, 60–71.

Hasenfeld, Yeheskel (1983): Human Service Organizations. Englewood Cliffs, N.J.: Prentice-Hall.

Hasenfeld, Yeheskel (1987): Power in Social Work Practice. In: Social Service Review 61 (3), S. 469–483.

Hasenfeld, Yeheskel (1992a): The Nature of Human Service Organizations. In: Yeheskel Hasenfeld (Hg.): Human Services as Complex Organizations. Newbury Park, Calif.: Sage, S. 3–23.
Hasenfeld, Yeheskel (1992b): Theoretical Approaches to Human Service Organizations. In: Yeheskel Hasenfeld (Hg.): Human Services as Complex Organizations. Newbury Park, Calif.: Sage, S. 24–44.
Haubner, Tine (2017): Die Ausbeutung der sorgenden Gemeinschaft. Laienpflege in Deutschland. Frankfurt am Main: Campus.
Haubner, Tine (2019): Das soziale Band neu knüpfen? Bürgerschaftliche Sorgedienstleistungen im Schatten von Arbeitsmarkt und Sozialstaat. In: Klaus Dörre, Hartmut Rosa, Karina Becker, Sophie Bose und Benjamin Seyd (Hg.): Große Transformation? Zur Zukunft moderner Gesellschaften. Wiesbaden: Springer VS, 197–209.
Haubner, Tine; Pongratz, Hans J. (2021): Die ganze Arbeit! Für eine transversale Arbeitssoziologie. In: Arbeits- und Industriesoziologische Studien (AIS) 14 (2), S. 8–26.
Hayek, Julia von (2006): Hybride Sterberäume in der reflexiven Moderne. Eine ethnographische Studie im ambulanten Hospizdienst. Hamburg: LIT.
Hayek, Julia von; Pfeffer, Christine; Schneider, Werner (o.J.): „Sterben dort, wo man zuhause ist…" Organisation und Praxis von Sterbebegleitungen in der ambulanten Hospizarbeit. Zentrale Ergebnisse. In Kooperation mit dem Deutschen Hospiz- und Palliativ-Verband e.V. und mit finanzieller Förderung durch die Deutsche Krebshilfe e.V. Universität Augsburg. o.O. Online verfügbar unter https://idw-online.de/de/attachmentdata3955.pdf, zuletzt geprüft am 26.04.2024.
Heaton, Janet (2004): Reworking Qualitative Data. London, Thousand Oaks, Calif.: Sage.
Heaton, Janet (2008): Secondary Analysis of Qualitative Data: An Overview. In: Historical Social Research 33 (3), S. 33–45.
Heimerl, Katharina; Heller, Andreas (2001): Vom Modell zum Regelfall. Aus Modellen der Hospiz- und Palliativarbeit lernen. In: Katharina Heimerl und Andreas Heller (Hg.): Eine große Vision in kleinen Schritten. Aus Modellen der Hospiz- und Palliativbetreuung lernen. Freiburg im Breisgau: Lambertus, S. 9–14.
Heimerl, Katharina; Heller, Andreas; Stelling, Christa (2001): Regeln, Routinen, Rituale: OrganisationsKultur des Sterbens in den ‚Leben im Alter Zentren' von Diakonie in Düsseldorf. In: Katharina Heimerl und Andreas Heller (Hg.): Eine große Vision in kleinen Schritten. Aus Modellen der Hospiz- und Palliativbetreuung lernen. Freiburg im Breisgau: Lambertus, S. 131–139.
Heinke, Wolfgang; Dunkel, P.; Brähler, E.; Nübling, M.; Riedel-Heller, S.; Kaisers, U. X. (2011): Burn-out in der Anästhesie und Intensivmedizin. Gibt es ein Problem in Deutschland? In: Der Anaesthesist 60 (12), S. 1109–1118.
Heinlein, Michael (2004): Pflege und Materialität: Die Geschichte des Herrn Imker. In: Wolfgang Dunkel und G. Günter Voß (Hg.): Dienstleistung als Interaktion. Beiträge aus einem Forschungsprojekt. Altenpflege – Deutsche Bahn – Call Center. München und Mering: Hampp, S. 251–273.
Heller, Andreas (2007): Die Einmaligkeit von Menschen verstehen und bis zuletzt bedienen. Palliative Versorgung und ihre Prinzipien. In: Andreas Heller und Heimerl, Katharina, Husebø, Stein: Wenn nichts mehr zu machen ist, ist noch viel zu tun. Wie alte Menschen würdig sterben können. 3. akt. u. erw. Aufl. Freiburg: Lambertus, S. 191–208.

Heller, Andreas; Pleschberger, Sabine (2015): Geschichte der Hospizbewegung in Deutschland. Hintergrundfolie für Forschung in Hospizarbeit und Palliative Care. In: Martin W. Schnell, Christian Schulz, Andreas Heller und Christine Dunger (Hg.): Palliative Care und Hospiz. Eine Grounded Theory. Wiesbaden: Springer VS, S. 61–74.

Heller, Andreas; Schumann, Felix (2007): Wider die Integration der Angehörigen in die Arbeit von Pflegeheimen. In: Andreas Heller und Heimerl, Katharina, Husebø, Stein: Wenn nichts mehr zu machen ist, ist noch viel zu tun. Wie alte Menschen würdig sterben können. 3. akt. u. erw. Aufl. Freiburg: Lambertus, S. 272–282.

Herrlein, Paul (2009): Handbuch Netzwerk und Vernetzung in der Hospiz- und Palliativversorgung. Theorien, Strategien, Beratungs-Wissen. Wie spezialisierte und nichtspezialisierte Leistungserbringer gemeinsam Schwerkranke und Sterbende versorgen. Wuppertal: der hospiz verlag.

Herschinger, Eva (2014): Zum Verlauf des Forschungsprozesses – linear oder zirkulär? In: Johannes Angermüller, Martin Nonhoff, Eva Herschinger, Felicitas Macgilchrist, Martin Reisigl, Juliette Wedl et al. (Hg.): Diskursforschung. Ein interdisziplinäres Handbuch. Band 1: Theorien, Methodologien und Kontroversen. Bielefeld: transcript, S. 628–633.

Hielscher, Volker (2023): Interaktionsarbeit in asymmetrischen Kommunikationssituationen. In: Arbeit 32 (3–4), S. 329–347.

Hielscher, Volker; Nock, Lukas; Kirchen-Peters, Sabine; Blass, Kerstin (2013): Zwischen Kosten, Zeit und Anspruch. Das alltägliche Dilemma sozialer Dienstleistungsarbeit. Wiesbaden: Springer VS.

Hielscher, Volker; Ochs, Peter (2009): Das prekäre Dienstleistungsversprechen der öffentlichen Arbeitsverwaltung. In: Silke Bothfeld, Claudia Bogedan und Werner Sesselmeier (Hg.): Arbeitsmarktpolitik in der sozialen Marktwirtschaft. Vom Arbeitsförderungsgesetz zum Sozialgesetzbuch II und III. Wiesbaden: VS, S. 178–190.

Hiestand, Stefanie (Hg.) (2023): Beruflichkeit – Interaktionsarbeit – Kompetenz. Impulse für eine kompetenzorientierte Interaktionsarbeit in der Pflege. Bielefeld: wbv.

Hirschauer, Stefan (2014): Un/doing Differences. Die Kontingenz sozialer Zugehörigkeiten. In: Zeitschrift für Soziologie 43 (3), S. 170–191.

Hirsch-Kreinsen, Hartmut; Minssen, Heiner (Hg.) (2017): Lexikon der Arbeits- und Industriesoziologie. 2. Aufl. Baden-Baden: Nomos.

Hirseland, Andreas; Schneider, Werner (2011): Aktivierende Individualisierung. Zum Wandel von Macht und Herrschaft in der Zweiten Moderne. In: Wolfgang Bonß und Christoph Lau (Hg.): Macht und Herrschaft in der reflexiven Moderne. Weilerswist: Velbrück Wissenschaft, S. 148–174.

Hitzer, Bettina (2020): Krebs fühlen. Eine Emotionsgeschichte des 20. Jahrhunderts. Stuttgart: Klett-Cotta.

Hochschild, Arlie Russel (2006): Das gekaufte Herz. Die Kommerzialisierung der Gefühle. Erw. Neuausgabe. Frankfurt am Main: Campus.

Hodiamont, Farina; Jünger, Saskia; Leidl, Reiner; Maier, Bernd Oliver; Schildmann, Eva; Bausewein, Claudia (2019): Understanding Complexity – the Palliative Care Situation as a Complex Adaptive System. In: BMC Health Services Research 19 (1), S. 157.

Hoefert, Hans-Wolfgang; Büssing, André; Fülgraff, Georges Michael; Rosemeier, Hans Peter (2003): Vorwort der Reihenherausgeber. In: André Büssing und Jürgen Glaser (Hg.): Dienstleistungsqualität und Qualität des Arbeitslebens im Krankenhaus. Göttingen: Hogrefe, S. 7–8.

Höhmann, Ulrike (2009): Pflegeberufe als Profession? Entwicklungschancen und Hürden. In: Mechtild M. Jansen (Hg.): Pflegende und sorgende Frauen und Männer. Aspekte einer künftigen Pflege im Spannungsfeld von Privatheit und Professionalität. Dokumentation der Fachtagung. Wiesbaden: Hessische Landeszentrale für Politische Bildung (Polis, 49), S. 89–110.

Holtgrewe, Ursula (2005): Kunden und Dienstleistungsorganisationen – ein Blick in die organisationssoziologische Werkzeugkiste. In: Heike Jacobsen und Stephan Voswinkel (Hg.): Der Kunde in der Dienstleistungsbeziehung. Beiträge zur Soziologie der Dienstleistung. Wiesbaden: VS, S. 37–56.

Holtgrewe, Ursula; Kerst, Christian (2002): Zwischen Kundenorientierung und organisatorischer Effizienz – Callcenter als Grenzstellen. In: Soziale Welt 53 (2), S. 141–159.

Holtkamp, Wilhelm (2020): Krebs. Neue Chancen auf Gesundheit. Berlin, Heidelberg: Springer.

Hopf, Christel (1978): Die Pseudo-Exploration – Überlegungen zur Technik qualitativer Interviews in der Sozialforschung 7 (2), S. 97–115.

Huinink, Johannes; Schröder, Torsten (2008): Sozialstruktur Deutschlands. Konstanz: UVK.

Illouz, Eva (2009): Die Errettung der modernen Seele. Therapien, Gefühle und die Kultur der Selbsthilfe. Frankfurt am Main: Suhrkamp.

Jacobsen, Heike (2005): Produktion und Konsum von Dienstleistungen: Konsumenten zwischen Innovation und Rationalisierung. In: Heike Jacobsen und Stephan Voswinkel (Hg.): Der Kunde in der Dienstleistungsbeziehung. Beiträge zur Soziologie der Dienstleistung. Wiesbaden: VS, S. 15–36.

Jähnke, Anke; Stäudle, Jens (2017): In erheblichem Maße mitbetroffen. Beitrag der Pflege bei der Unterstützung von Angehörigen. In: ProCare 22 (8), S. 22–26.

James, Nicky; Field, David (1992): The Routinization of Hospice: Charisma and Bureaucratization. In: Social Science & Medicine 34 (12), S. 1363–1375.

Jox, Ralf J. (2012): Zum Sterben von Wachkomapatienten. In: Franz-Josef Bormann und Gian Domenico Borasio (Hg.): Sterben. Dimensionen eines anthropologischen Grundphänomens. Berlin: De Gruyter, S. 211–222.

Jurczyk, Karin (2014): Entgrenzte Arbeit und Care in privaten Lebensformen. In: Brigitte Aulenbacher und Maria Dammayr (Hg.): Für sich und andere sorgen. Krise und Zukunft von Care in der modernen Gesellschaft. Weinheim und Basel: Beltz Juventa, 171–182.

Jurczyk, Karin (Hg.) (2020): Doing und Undoing Family. Konzeptionelle und empirische Entwicklungen. Weinheim und Basel: Beltz Juventa.

Jurczyk, Karin; Schier, Michaela; Szymenderski, Peggy; Lange, Andreas; Voß, G. Günter (2009): Entgrenzte Arbeit – entgrenzte Familie. Grenzmanagement im Alltag als neue Herausforderung. Berlin: Ed. Sigma.

Jürgens, Kerstin (2018): Arbeit und Leben. In: Fritz Böhle, G. Günter Voß und Günther Wachtler (Hg.): Handbuch Arbeitssoziologie. Band 2: Akteure und Institutionen. 2. Aufl. Wiesbaden: Springer VS, S. 99–130.

Kaiser, Mara (2020): Palliative Praxis im Spannungsfeld zwischen Interaktion und Reflexion: Erfahrungen von Palliative-Care-Pflegenden im Umgang mit ekelerregenden Situationen. In: Anna Bauer, Greiner, Florian, Lippok, Marlene, Sabine H. Krauss und Sarah Peuten (Hg.): Rationalitäten des Lebensendes. Interdisziplinäre Perspektiven auf Sterben, Tod und Trauer. Baden-Baden: Nomos, S. 149–171.

Kant, Immanuel (1870): Immanuel Kant's Grundlegung zur Metaphysik der Sitten. Herausgegeben und erläutert von J. H. von Kirchmann. Berlin: L. Heimann.

Kanton Schaffhausen (Hg.) (2016): Palliative Care Konzept für den Kanton Schaffhausen. Online verfügbar unter https://www.pallnetz.ch/cm_document/Palliative_Care_Konzept_Kanton_Schaffhausen_2016.pdf, zuletzt geprüft am 26.04.2024.

Karsch, Fabian (2015): Medizin zwischen Markt und Moral. Zur Kommerzialisierung ärztlicher Handlungsfelder. Bielefeld: transcript.

Kerst, Christian; Holtgrewe, Ursula (2003): Interne oder externe Flexibilität? Call Center als kundenorientierte Organisationen. In: Frank Kleemann und Ingo Matuschek (Hg.): Immer Anschluß unter dieser Nummer. Rationalisierte Dienstleistung und subjektivierte Arbeit in Call Centern. Berlin: Ed. Sigma, S. 85–107.

Kieserling, André (2005): Selbstbeschreibung von Organisationen: Zur Transformation ihrer Semantik. In: Wieland Jäger und Uwe Schimank (Hg.): Organisationsgesellschaft. Facetten und Perspektiven. Wiesbaden: VS, S. 51–88.

Kirchner, Stefan (2012): Wer sind wir als Organisation? Organisationsidentität zwischen Neo-Institutionalismus und Pfadabhängigkeit. Frankfurt am Main: Campus.

Klatetzki, Thomas (Hg.) (2010a): Soziale personenbezogene Dienstleistungsorganisationen. Soziologische Perspektiven. Wiesbaden: VS.

Klatetzki, Thomas (2010b): Zur Einführung: Soziale personenbezogene Dienstleistungsorganisation als Typus. In: Thomas Klatetzki (Hg.): Soziale personenbezogene Dienstleistungsorganisationen. Soziologische Perspektiven. Wiesbaden: VS, S. 7–24.

Kleemann, Frank; Matuschek, Ingo (Hg.) (2003): Immer Anschluß unter dieser Nummer. Rationalisierte Dienstleistung und subjektivierte Arbeit in Call Centern. Berlin: Ed. Sigma.

Kleemann, Frank; Matuschek, Ingo; Rieder, Kerstin (2004): Service included – technisch-organisatorische Rahmungen der Dienstleistungsinteraktion in Call Centern. In: Wolfgang Dunkel und G. Günter Voß (Hg.): Dienstleistung als Interaktion. Beiträge aus einem Forschungsprojekt. Altenpflege – Deutsche Bahn – Call Center. München und Mering: Hampp, S. 133–158.

Kleemann, Frank; Matuschek, Ingo; Voß, G. Günter (2003): Subjektivierung von Arbeit. Ein Überblick zum Stand der Diskussion. In: Manfred Moldaschl und G. Günter Voß (Hg.): Subjektivierung von Arbeit. 2., überarb. u. erw. Aufl. München und Mering: Hampp, S. 57–114.

Kleemann, Frank; Voß, G. Günter (2018): Arbeit und Subjekt. In: Fritz Böhle, G. Günter Voß und Günther Wachtler (Hg.): Handbuch Arbeitssoziologie. Band 2: Akteure und Institutionen. 2. Aufl. Wiesbaden: Springer VS, S. 15–57.

Klie, Thomas (2020): Wohlfahrtspluralismus und Subsidiarität – Von der Hospizarbeit lernen? In: Stephanie Stadelbacher und Werner Schneider (Hg.): Lebenswirklichkeiten des Alter(n)s. Vielfalt, Heterogenität, Ungleichheit. Wiesbaden: Springer VS, S. 323–339.

Klie, Thomas; Schneider, Werner; Moeller-Bruker, Christine; Greißl, Kristina (2019): Ehrenamtliche Hospizarbeit in der Mitte der Gesellschaft? Empirische Befunde zum zivilgesellschaftlichen Engagement in der Begleitung Sterbender. Esslingen: der hospiz verlag.

Klingemann, Hans D.; Mochmann, Ekkehard (1975): Sekundäranalyse. In: Jürgen Van Koolwijk und Maria Wieken-Mayser (Hg.): Techniken der empirischen Sozialforschung. 2. Band: Untersuchungsformen. München, Wien: Oldenbourg, S. 178–194.

Klinger, Cornelia (2014): Krise war immer… Lebenssorge und geschlechtliche Arbeitsteilungen in sozialphilosophischer und kapitalismuskritischer Perspektive. In: Erna Appelt, Brigitte Aulenbacher und Angelika Wetterer (Hg.): Gesellschaft. Feministische Krisendiagnosen. 2. Aufl. Münster: Westfälisches Dampfboot, S. 82–104.

Klinke, Sebastian; Kadmon, Martina (Hg.) (2018): Ärztliche Tätigkeit im 21. Jahrhundert – Profession oder Dienstleistung. Berlin: Springer.

Kneer, Georg (1993): Bestandserhaltung und Reflexion. Zur kritischen Reformulierung gesellschaftlicher Rationalität. In: Werner Krawietz und Michael Welker (Hg.): Kritik der Theorie sozialer Systeme. Auseinandersetzungen mit Luhmanns Hauptwerk. 2. Aufl. Frankfurt am Main: Suhrkamp, 86–112.

Knoblauch, Hubert; Zingerle, Arnold (2005): Thanatosoziologie. Tod, Hospiz und die Institutionalisierung des Sterbens. Einleitung. In: Hubert Knoblauch und Arnold Zingerle (Hg.): Thanatosoziologie. Tod, Hospiz und die Institutionalisierung des Sterbens. Berlin: Duncker & Humblot, S. 11–27.

Kohlen, Helen (2018): Geschlechtergerechte Sorgearbeit im Horizont der Care-Ethik. In: Ulrich M. Gassner, Julia von Hayek, Alexandra Manzei und Florian Steger (Hg.): Geschlecht und Gesundheit. Baden-Baden: Nomos, S. 253–284.

Koppetsch, Cornelia; Burkart, Günter (1999): Die Illusion der Emanzipation. Zur Wirksamkeit latenter Geschlechtsnormen im Milieuvergleich. Konstanz: UVK.

Kramer, Matthias (2019): Die Rolle der Angehörigen und deren Potenziale im Pflegeheim. In: Rainer Schäfer und Günter Schuhmann (Hg.): „Ist das denn zu schaffen?!". Über die Rolle der Angehörigen in der palliativen Begleitung. Würzburg: Königshausen & Neumann, S. 43–65.

Kränzle, Susanne (2018a): Geschichte und Selbstverständnis. In: Susanne Kränzle, Ulrike Schmid und Christa Seeger (Hg.): Palliative Care. Praxis, Weiterbildung, Studium. 6., akt. u. erw. Aufl. Berlin und Heidelberg: Springer, S. 4–7.

Kränzle, Susanne (2018b): Qualität in der Palliative Care. In: Susanne Kränzle, Ulrike Schmid und Christa Seeger (Hg.): Palliative Care. Praxis, Weiterbildung, Studium. 6., akt. u. erw. Aufl. Berlin und Heidelberg: Springer, S. 161–164.

Kränzle, Susanne; Schmid, Ulrike; Seeger, Christa (Hg.) (2018): Palliative Care. Praxis, Weiterbildung, Studium. 6., akt. u. erw. Aufl. Berlin und Heidelberg: Springer.

Kratzer, Nick (2006): Vermarktlichung und Individualisierung – Zur Produktion von Ungleichheit in der Zweiten Moderne. In: Karl-Siegbert Rehberg (Hg.): Soziale Ungleichheit, kulturelle Unterschiede. Verhandlungen des 32. Kongresses der Deutschen Gesellschaft für Soziologie in München 2004. Frankfurt am Main und New York: Campus, S. 540–552.

Krauss, Sabine H. (2017): „Managing Gender"? Kleidung als Ausgangspunkt für empirische Forschung zum (Un)Doing Gender und (Un)Doing Difference im Feld des technischen Vertriebs. Goethe-Universität Frankfurt am Main, Fachbereich Gesellschaftswissenschaften, Institut für Soziologie (Working Paper Series „Gender, Diversity and Migration", 14). Online verfügbar unter https://www.fb03.uni-frankfurt.de/69895810/Krauss_WP_Managing-Gender.pdf, zuletzt geprüft am 26.04.2024.

Krauss, Sabine H. (2020): Who cares? Rationalitäten der spezialisierten ambulanten Palliativversorgung am Beispiel Zeit. In: Anna Bauer, Greiner, Florian, Lippok, Marlene, Sabine H. Krauss und Sarah Peuten (Hg.): Rationalitäten des Lebensendes. Interdisziplinäre Perspektiven auf Sterben, Tod und Trauer. Baden-Baden: Nomos, S. 173–206.

Krauss, Sabine H. (2023): „Machen Sie ihm doch seine Lieblingssuppe". Gefühls- und Emotionsarbeit in Dienstleistungsbeziehungen der ambulanten Palliativversorgung. In: Paula-Irene Villa (Hg.): Polarisierte Welten. Verhandlungen des 41. Kongresses der Deutschen Gesellschaft für Soziologie 2022. Deutsche Gesellschaft für Soziologie (DGS) (41), S. 1–9. Online verfügbar unter https://publikationen.soziologie.de/index.php/kongressband_2022/article/view/1640/1824, zuletzt geprüft am 26.04.2024.

Krauss, Sabine H. (2025; im Erscheinen): Zusammenarbeit als Interaktionsarbeit: Die spezialisierte ambulante Palliativversorgung (SAPV) aus einer arbeitssoziologischen Perspektive. In: Sabine H. Krauss und Sarah Peuten (Hg.): Zusammenarbeit im Gesundheitsbereich. Aktuelle qualitative empirische Zugänge und Perspektiven. Baden-Baden: Nomos, S. 187–218.

Krauss, Sabine H.; Bauer, Anna; Freytag, Antje; Gebel, Cordula; Hach, Michaela; Jansky, Maximiliane et al. (2022): Angehörige aus Sicht von Palliative Care Pflegefachkräften. Versorgungskulturen in der spezialisierten ambulanten Palliativversorgung (SAPV). In: Pflege & Gesellschaft 27 (2), S. 119–133.

Krauss, Sabine H.; Peuten, Sarah (Hg.) (2025; im Erscheinen): Zusammenarbeit im Gesundheitsbereich. Aktuelle qualitative empirische Zugänge und Perspektiven. Baden-Baden: Nomos.

Krumer-Nevo, Michal; Sidi, Mirit (2012): Writing Against Othering. In: Qualitative Inquiry 18 (4), S. 299–309.

Kruse, Jan (2015): Qualitative Interviewforschung. Ein integrativer Ansatz. 2., überarb. u. erg. Aufl. Weinheim und Basel: Beltz Juventa.

Kuckartz, Udo; Rädiker, Stefan (2020): Fokussierte Interviewanalyse mit MAXQDA. Schritt für Schritt. Wiesbaden: Springer VS.

Kühl, Stefan (1994): Wenn die Affen den Zoo regieren. Die Tücken der flachen Hierarchien. Frankfurt am Main und New York: Campus.

Kühn, Hagen (2003): Ethische Probleme der Ökonomisierung von Krankenhausarbeit. In: André Büssing und Jürgen Glaser (Hg.): Dienstleistungsqualität und Qualität des Arbeitslebens im Krankenhaus. Göttingen: Hogrefe, S. 77–98.

Kumbruck, Christel; Senghaas-Knobloch, Eva (2015): Handlungskoordination oder Komplizenschaft – Was dokumentiert die Dokumentation, wenn Störungen den Pflegealltag beherrschen? In: Guido Becke und Peter Bleses (Hg.): Interaktion und Koordination. Das Feld sozialer Dienstleistungen. Wiesbaden: Springer VS, S. 113–134.

Kunstreich, Timm (2005): „Dialogische Sozialwissenschaft". Versuch, eine „generative Methodik" in der Sozialen Arbeit handlungstheoretisch zu begründen. In: Wolfgang Braun und Matthias Nauerth (Hg.): Lust an der Erkenntnis. Zum Gebrauchswert soziologischen Denkens für die Praxis sozialer Arbeit. Bielefeld: Kleine, S. 49–66.

Lachmann, Gunnar; Knaak, C.; Gerken, J.; Rupp, L.; Raspe, M.; Koch, P. et al. (2020): Zwischen Leistungserbringung und Burnout: Evaluation der psychosozialen Belastungsfaktoren im Arbeitsleben junger Anästhesisten. In: Anästh Intensivmed (61), S. 556–566.

Lob-Hüdepohl, Andreas (2014): Editorial. In: EthikJournal (Sterben und Tod) 2 (2), S. 1–3.

Lohr, Karin (2017): Subjektivierung von Arbeit. In: Hartmut Hirsch-Kreinsen und Heiner Minssen (Hg.): Lexikon der Arbeits- und Industriesoziologie. 2. Aufl. Baden-Baden: Nomos, S. 281–285.

Lübbe, Andreas S. (2021): Was bedeuten Multiprofessionalität, Multidisziplinarität, Interdisziplinarität und Transdisziplinarität? In: Martin Groß und Thomas Demmer (Hg.): Interdisziplinäre Palliativmedizin. Berlin, Heidelberg: Springer, S. 41–47.

Luhmann, Niklas (1990): Risiko und Gefahr. Aulavorträge 48. Sankt Gallen: Hochsch. für Wirtschafts-, Rechts- und Sozialwissenschaften.

Luhmann, Niklas (2008): Die Moral der Gesellschaft. Frankfurt am Main: Suhrkamp.

Luhmann, Niklas (2009): Soziologische Aufklärung 4. Beiträge zur funktionalen Differenzierung der Gesellschaft. 4. Aufl. Wiesbaden: VS.

Luhmann, Niklas (2019): Schriften zur Organisation 3. Gesellschaftliche Differenzierung. Wiesbaden: Springer VS.

Lutz, Helma (2009): When Home Becomes a Workplace: Domestic Work as an Ordinary Job in Germany? In: Helma Lutz (Hg.): Migration and Domestic Work. A European Perspective on a Global Theme. Aldershot: Ashgate, S. 43–60.

Lutz, Helma (2010): Unsichtbar und unproduktiv? Haushaltsarbeit und Care Work – die Rückseite der Arbeitsgesellschaft. In: Österreichische Zeitschrift für Soziologie (ÖZS) 35 (2), S. 23–37.

Lutz, Helma; Palenga-Möllenbeck, Ewa (2010): Care-Arbeit, Gender und Migration – Überlegungen zu einer Theorie der transnationalen Migration im Haushaltsarbeitssektor in Europa. In: Ursula Apitzsch und Marianne Schmidbaur (Hg.): Care und Migration. Die Ent-Sorgung menschlicher Reproduktionsarbeit entlang von Geschlechter- und Armutsgrenzen. Opladen: Barbara Budrich, S. 143–161.

Mader, Katharina (2013): Staatsfinanzen und Care-Ökonomie. In: Widerspruch: Beiträge zu sozialistischer Politik (Care, Krise und Geschlecht) 32 (62), S. 24–31.

Manzei, Alexandra; Schmiede, Rudi (Hg.) (2014): 20 Jahre Wettbewerb im Gesundheitswesen. Theoretische und empirische Analysen zur Ökonomisierung von Medizin und Pflege. Wiesbaden: Springer VS.

Manzei, Alexandra; Schnabel, Manfred; Schmiede, Rudi (2014): Embedded Competition – Oder wie kann man die Auswirkungen wettbewerblicher Regulierung im Gesundheitswesen messen? In: Alexandra Manzei und Rudi Schmiede (Hg.): 20 Jahre Wettbewerb im Gesundheitswesen. Theoretische und empirische Analysen zur Ökonomisierung von Medizin und Pflege. Wiesbaden: Springer VS, S. 11–31.

Marckmann, Georg; Sanktjohanser, Anna Maria; Schmitten, Jürgen in der (2012): Sterben im Spannungsfeld zwischen Ethik und Ökonomie. In: Franz-Josef Bormann und Gian Domenico Borasio (Hg.): Sterben. Dimensionen eines anthropologischen Grundphänomens. Berlin: De Gruyter, S. 351–367.

Marienfeld, Senta (2020a): Positive Aspekte von familialer Pflege. In: Änne-Dörte Latteck, Norbert Seidl, Christa Büker und Senta Marienfeld (Hg.): Pflegende Angehörige. Genderspezifische Erwartungen an soziale Unterstützungssysteme. Opladen, Berlin und Toronto: Barbara Budrich, S. 166–168.

Marienfeld, Senta (2020b): Problemhintergrund. In: Änne-Dörte Latteck, Norbert Seidl, Christa Büker und Senta Marienfeld (Hg.): Pflegende Angehörige. Genderspezifische Erwartungen an soziale Unterstützungssysteme. Opladen, Berlin und Toronto: Barbara Budrich, S. 33–40.

Marrs, Kira (2008): Arbeit unter Marktdruck. Die Logik der ökonomischen Steuerung in der Dienstleistungsarbeit. Berlin: Ed. Sigma.

Matthiesen, Kai; Muster, Judith; Laudenbach, Peter (2022): Die Humanisierung der Organisation. Wie man dem Menschen gerecht wird, indem man den Großteil seines Wesens ignoriert. München: Franz Vahlen.

Maurer, Andrea (2004): Herrschaftssoziologie. Eine Einführung. Frankfurt und New York: Campus.

May, Michael (2014): Auf dem Weg zu einem dialektisch-materialistischen Care-Begriff. In: Widersprüche. Zeitschrift für sozialistische Politik im Bildungs-, Gesundheits- und Sozialbereich 34 (134), S. 11–51.

May, Michael; Schütte-Bäumner, Christian (2018): Macht- und Wissensverhältnisse in der spezialisierten ambulanten Palliativversorgung. In: Johannes Stehr, Roland Anhorn und Kerstin Rathgeb (Hg.): Konflikt als Verhältnis – Konflikt als Verhalten – Konflikt als Widerstand. Widersprüche der Gestaltung Sozialer Arbeit zwischen Alltag und Institution. Wiesbaden: Springer VS, S. 519–531.

May, Michael; Schütte-Bäumner, Christian (2019): Psychosoziale Organisationsgestaltung in ambulanten Settings des Palliative Care. In: Susanne Kreutzer, Claudia Oetting-Roß und Meike Schwermann (Hg.): Palliative Care aus sozial- und pflegewissenschaftlicher Perspektive, S. 300–318.

Meder, Norbert; Vogel, Peter (2008): Hilfe oder Dienstleistung? Ein allgemeinpädagogischer Blick auf die Sozialpädagogik. In: Bielefelder Arbeitsgruppe 8 (Hg.): Soziale Arbeit in Gesellschaft. Wiesbaden: VS, S. 78–83.

Medizinischer Dienst des Spitzenverbandes Bund der Krankenkassen e.V. (MDS) (Hg.) (2019): Spezialisierte ambulante Palliativversorgung (SAPV) und stationäre Hospizversorgung. Begutachtungsanleitung Richtlinie des GKV-Spitzenverbandes nach § 282 SGB V. Essen. Online verfügbar unter https://www.gkv-spitzenverband.de/media/dokumente/krankenversicherung_1/hospiz_palliativversorgung/20190213_BGA_SAPV_und_stationare_Hospizversorgung_final.pdf, zuletzt geprüft am 26.04.2024.

Medjedović, Irena (2014): Qualitative Sekundäranalyse. Zum Potenzial einer neuen Forschungsstrategie in der empirischen Sozialforschung. Wiesbaden: Springer VS.

Medjedović, Irena (2019): Qualitative Daten für die Sekundäranalyse. In: Nina Baur und Jörg Blasius (Hg.): Handbuch Methoden der empirischen Sozialforschung. 2. Aufl. Wiesbaden: Springer VS, S. 247–258.

Medjedović, Irena; Witzel, Andreas (2010): Wiederverwendung qualitativer Daten. Archivierung und Sekundärnutzung qualitativer Interviewtranskripte. Wiesbaden: VS.

Meffert, Heribert (1998): Marketing. Grundlagen marktorientierter Unternehmensführung. Konzepte – Instrumente – Praxisbeispiele. 8. Aufl. Wiesbaden: Gabler.

Meißner, Winfried; Nauck, Friedemann; Wedding, Ulrich; Schneider, Werner; Freytag, Antje; Gebel, Cordula für die SAVOIR-Forschungsgruppe (2020): Ergebnisbericht. SAVOIR. Evaluierung der SAPV-Richtlinie: Outcomes, Interaktion, Regionale Unterschiede. Förderkennzeichen 01VSF16005. Gemeinsamer Bundesausschuss, Innovationsausschuss. Online verfügbar unter https://innovationsfonds.g-ba.de/downloads/projekt-dokumente/24/2020-11-12_SAVOIR_Ergebnisbericht.pdf, zuletzt geprüft am 26.04.2024.

Menzel-Begemann, Anke; Klünder, Britta; Schaeffer, Doris (2015): Edukative Unterstützung Pflegebedürftiger und ihrer Angehörigen zur Vorbereitung auf die häusliche (Selbst-) Versorgung während der stationären Rehabilitation – Herausforderungen und Erfordernisse. In: Pflege & Gesellschaft 20 (2), S. 101–115.

Merl, Tanja (2021): Ärztliches Handeln zwischen Kunst und Wissenschaft. Wiesbaden: Springer VS.

Meyer, John W.; Rowan, Brian (1977): Institutionalized Organizations. Formal Structure as Myth and Ceremony. In: AJS 83 (2), S. 340–363.

Meyer, Thomas (2014): Dienstleistungsförmig entwickelte Versorgung als Herausforderung für das ärztliche Rollen- und Selbstverständnis. In: Daniel Bieber und Manfred Geiger (Hg.): Personenbezogene Dienstleistungen im Kontext komplexer Wertschöpfung. Anwendungsfeld „Seltene Krankheiten". Wiesbaden: Springer VS, S. 183–192.

Mikl-Horke, Gertraude (2000): Industrie- und Arbeitssoziologie. München und Wien: Oldenbourg.

Minssen, Heiner (2019): Arbeit in der modernen Gesellschaft. Eine Einführung. 2. Aufl. Wiesbaden: Springer VS.

Mitscherlich-Schönherr, Olivia (2019): Editorial: Fragen nach dem Gelingen des Sterbens. In: Olivia Mitscherlich-Schönherr (Hg.): Gelingendes Sterben. Zeitgenössische Theorien im interdisziplinären Dialog. Boston: De Gruyter, S. 1–15.

Moldaschl, Manfred (2001): Herrschaft durch Autonomie – Dezentralisierung und widersprüchliche Arbeitsanforderungen. In: Burkart Lutz (Hg.): Entwicklungsperspektiven von Arbeit. Ergebnisse aus dem Sonderforschungsbereich 333 der Universität München. Deutsche Forschungsgemeinschaft. Berlin: Akademie, S. 132–164.

Moldaschl, Manfred (2003): Subjektivierung. Eine neue Stufe in der Entwicklung der Arbeitswissenschaften? In: Manfred Moldaschl und G. Günter Voß (Hg.): Subjektivierung von Arbeit. 2., überarb. u. erw. Aufl. München und Mering: Hampp, S. 25–56.

Moldaschl, Manfred (2018): Organisierung und Organisation von Arbeit. In: Fritz Böhle, G. Günter Voß und Günther Wachtler (Hg.): Handbuch Arbeitssoziologie. Band 1: Arbeit, Strukturen und Prozesse. 2. Aufl. Wiesbaden: Springer VS, S. 359–400.

Moos, Thorsten (2018): Krankheitserfahrung und Religion. Tübingen: Mohr Siebeck.

Mühlensiepen, Felix; Thoma, Samuel; Marschke, Judith; Heinze, Martin; Harms, Dirk; Neugebauer, Edmund A. M.; Peter, Sebastian von (2019): „Wenn die mal nicht mehr kommen würden, dann kriege ich eine Krise". Netzwerke der ambulanten Palliativversorgung aus Sicht von Patienten und Angehörigen. In: Der Schmerz 33 (4), S. 320–328.

Müller-Busch, Hans Christoph (2019): Kurze Geschichte der Palliativmedizin. In: Martin W. Schnell und Christian Schulz-Quach (Hg.): Basiswissen Palliativmedizin. 3., völlig überarb. Aufl. Berlin und Heidelberg: Springer, S. 3–8.

Nadai, Eva; Maeder, Christoph (2008): Negotiations at all Points? Interaction and Organization. In: Forum Qualitative Sozialforschung/Forum: Qualitative Social Research 9 (1), Artikel 32, o.S.

Nagel, Eckhard; Neukirch, Benno; Schmid, Andreas; Schulte, Gerhard (2017): Wege zu einer effektiven und effizienten Zusammenarbeit in der ambulanten und stationären Versorgung in Deutschland. Gutachten im Auftrag des Zi, Zentralinstitut für die kassenärztliche Versorgung in der Bundesrepublik Deutschland. Hg. v. Zentralinstitut für die kassenärztliche Versorgung in der Bundesrepublik Deutschland (Zi). Berlin. Online verfügbar unter https://www.zi.de/fileadmin/Migration/Gutachten_ambulant_vor_station%C3%A4r_final.pdf, zuletzt geprüft am 26.04.2024.

Nassehi, Armin (1992): Sterben und Tod in der Moderne zwischen gesellschaftlicher Verdrängung und professioneller Bewältigung. In: Armin Nassehi und Reinhard Pohlmann

(Hg.): Sterben und Tod. Probleme und Perspektiven der Organisation von Sterbebegleitung. Münster und Hamburg: LIT, S. 11–26.

Nauck, Friedemann; Jansky, Maximiliane (2018): Spezialisierte Ambulante Palliativ-Versorgung. In: Deutsche medizinische Wochenschrift 143 (8), S. 558–565.

Nauck, Friedemann; Simon, Alfred (2021): Der assistierte Suizid – Reflexionen nach dem Bundesverfassungsgerichtsurteil. In: Forum 36 (2), S. 150–154.

Nerdinger, Friedemann W. (2011): Psychologie der Dienstleistung. Göttingen: Hogrefe.

Neumer, Judith (2012): Entscheiden unter Ungewissheit. Von der bounded rationality zum situativen Handeln. In: Fritz Böhle und Sigrid Busch (Hg.): Management von Ungewissheit. Neue Ansätze jenseits von Kontrolle und Ohnmacht. Bielefeld: transcript, S. 38–67.

Nickel, Hildegard Maria (2007): Tertiarisierung, (Markt-)Individualisierung, soziale Polarisierung – neue Konfliktlagen im Geschlechterverhältnis? In: Brigitte Aulenbacher, Maria Funder, Heike Jacobsen und Susanne Völker (Hg.): Arbeit und Geschlecht im Umbruch der modernen Gesellschaft. Forschung im Dialog. Wiesbaden: VS, S. 27–44.

Nielbock, Sonja (2017): Die Arbeitssituation in der Altenpflege – stark durch Genderaspekte geprägt. In: Angelika Braun, Edelgard Kutzner, Nadine Pieck und Christina Schröder (Hg.): Gender in Arbeit und Gesundheit. Standortbestimmung & Perspektiven. Augsburg und München: Hampp, S. 86–105.

Nolting, Hans-Dieter; Schmuker, Caroline; Zich, Karsten (2014): Entwicklungstrends in der Gesundheitswirtschaft und die Zukunft personenbezogener Dienstleistungen im Gesundheitswesen. In: Daniel Bieber und Manfred Geiger (Hg.): Personenbezogene Dienstleistungen im Kontext komplexer Wertschöpfung. Anwendungsfeld „Seltene Krankheiten". Wiesbaden: Springer VS, S. 233–257.

Notz, Gisela (2013): Gesellschaftliches Potential der Haus- und Betreuungsarbeit. In: Widerspruch: Beiträge zu sozialistischer Politik (Care, Krise und Geschlecht) 32 (62), S. 105–119.

Nullmeier, Frank (2007): Vermarktlichung des Sozialstaates? In: Detlef Aufderheide und Martin Dabrowski (Hg.): Markt und Wettbewerb in der Sozialwirtschaft. Wirtschaftsethische und moralökonomische Perspektiven für den Pflegesektor. Berlin: Duncker & Humblot, S. 97–108.

Oevermann, Ulrich (2002): Professionalisierungsbedürftigkeit und Professionalisiertheit pädagogischen Handelns. In: Margret Kraul, Winfried Marotzki und Cornelia Schweppe (Hg.): Biographie und Profession. Bad Heilbrunn: Julius Klinkhardt, S. 19–63.

Offe, Claus (1984): Das Wachstum der Dienstleistungsarbeit: Vier soziologische Erklärungsansätze. Forschungsbericht / Research Memorandum No. 207. Institut für Höhere Studien. Wien: Fachverlag für Wirtschaft und Technik.

Offe, Claus (2018): Macht und Effizienz. Studien zur kapitalistischen Rationalisierung der Arbeit. Wiesbaden: Springer VS.

Opitz, Claudia (1994): Neue Wege der Sozialgeschichte? Ein kritischer Blick auf Otto Brunners Konzept des ‚ganzen Hauses'. In: Geschichte und Gesellschaft 20 (1), S. 88–89.

Ortmann, Günther (2015): Organisation, Wirtschaft und Gesellschaft. Über einige epistemische Dinge der Organisationssoziologie. In: Maja Apelt und Uwe Wilkesmann (Hg.): Zur Zukunft der Organisationssoziologie. Wiesbaden: Springer VS, S. 95–108.

Ostner, Ilona (1991): „Weibliches Arbeitsvermögen" und soziale Differenzierung. In: Leviathan 19 (2), S. 192–207.

Ostner, Ilona (1992): Zum letzten Male: Anmerkungen zum „weiblichen Arbeitsvermögen". In: Gertraude Krell und Margit Osterloh (Hg.): Personalpolitik aus Sicht der Frauen – Frauen aus Sicht der Personalpolitik. Was kann die Personalforschung von der Frauenforschung lernen? Sonderband 1992 der Zeitschrift für Personalforschung. München und Mering: Hampp, S. 107–121.

Ostner, Ilona (2011): Care – eine Schlüsselkategorie sozialwissenschaftlicher Forschung? In: Adalbert Evers (Hg.): Handbuch Soziale Dienste. Wiesbaden: VS, S. 461–481.

Ostner, Ilona; Beck-Gernsheim, Elisabeth (1979): Mitmenschlichkeit als Beruf. Eine Analyse des Alltags in der Krankenpflege. Frankfurt am Main: Campus.

Parsons, Talcott (1939): The Professions and Social Structure. In: Social Forces 17 (4), S. 457–467.

Parsons, Talcott (1964): Social Structure and Personality. London: Free Press.

Pauly, Jürgen (2009): Zur Strafbarkeit eines Narkosearztes nach § 227 StGB. In: MedR 27 (1), S. 47.

Peuten, Sarah (2018): Die Patientenverfügung – über den Selbstbestimmungsdiskurs am Lebensende. Münster und New York: Waxmann.

Pfeffer, Christine (1998): Brücken zwischen Leben und Tod. Eine empirische Untersuchung in einem Hospiz. Köln: Rüdiger Köppe.

Pleschberger, Sabine (2007): Die Perspektive der Angehörigen in der Betreuung zu Hause. In: Andreas Heller und Heimerl, Katharina, Husebø, Stein: Wenn nichts mehr zu machen ist, ist noch viel zu tun. Wie alte Menschen würdig sterben können. 3. akt. u. erw. Aufl. Freiburg: Lambertus, S. 492–506.

Pongratz, Hans J. (2003): Die Interaktionsordnung von Personalführung. Inszenierungsformen bürokratischer Herrschaft im Führungsalltag. Wiesbaden: Westdeutscher Verlag.

Pongratz, Hans J. (2005): Interaktionsstrukturen von Dienstleistungsbeziehungen. Machtanalytische Differenzierungen zum Thema ‚Kundenorientierung'. In: Heike Jacobsen und Stephan Voswinkel (Hg.): Der Kunde in der Dienstleistungsbeziehung. Beiträge zur Soziologie der Dienstleistung. Wiesbaden: VS, S. 57–80.

Possinger, Johanna (2013): Vaterschaft im Spannungsfeld von Erwerbs- und Familienleben. „Neuen Vätern" auf der Spur. Wiesbaden: Springer VS.

Pott, Christoph; Reder, Laura; Mättig, Benedikt (2020): Gestaltung von Geschäftsmodellen für hybride Dienstleistungen in der Logistik. Future Challenges in Logistics and Supply Chain Management. Whitepaper. Fraunhofer-Institut für Materialfluss und Logistik IML. Dortmund. Online verfügbar unter https://www.iml.fraunhofer.de/content/dam/iml/presse/whitepaper/14_Whitepaper_Geschaeftsmodelle.pdf, zuletzt geprüft am 26.04.2024.

Radbruch, Lukas; Maier, Bernd Oliver; Bausewein, Claudia (2019): Ambulante Palliativversorgung. Was für wen und wann? In: Der Schmerz 33 (4), S. 285–286.

Rädiker, Stefan; Kuckartz, Udo (2019): Analyse qualitativer Daten mit MAXQDA. Text, Audio und Video. Wiesbaden: Springer VS.

Rastetter, Daniela (2008): Zum Lächeln verpflichtet. Emotionsarbeit im Dienstleistungsbereich. Frankfurt am Main: Campus.

Reckwitz, Andreas (2020): Das Ende der Illusionen. Politik, Ökonomie und Kultur in der Spätmoderne. Sonderausgabe für die Bundeszentrale für politische Bildung. Berlin: Suhrkamp.

Reindl, Josef (2012): Paradoxe Freiheit, gestörter Sinn. Verstehende Prävention in der modernen Arbeitswelt. Berlin: Ed. Sigma.

Richter, Caroline; Mojescik, Katharina (Hg.) (2021): Qualitative Sekundäranalysen. Daten der Sozialforschung aufbereiten und nachnutzen. Wiesbaden: Springer VS.
Rieder, Kerstin (2003): Seiner eigenen Identität verhaftet sein. Zum Machttypus der Subjektivierung in der Krankenpflege. In: Manfred Moldaschl und G. Günter Voß (Hg.): Subjektivierung von Arbeit. 2., überarb. u. erw. Aufl. München und Mering: Hampp, S. 193–210.
Rieder, Kerstin; Matuschek, Ingo (2003): Kritische Situationen in Dienstleistungsinteraktionen. In: Frank Kleemann und Ingo Matuschek (Hg.): Immer Anschluß unter dieser Nummer. Rationalisierte Dienstleistung und subjektivierte Arbeit in Call Centern. Berlin: Ed. Sigma, S. 205–222.
Rieder, Kerstin; Poppitz, Angela; Dunkel, Wolfgang (2004): Kundenorientierung und Kundenkontrolle im Zugbegleitdienst. In: Wolfgang Dunkel und G. Günter Voß (Hg.): Dienstleistung als Interaktion. Beiträge aus einem Forschungsprojekt. Altenpflege – Deutsche Bahn – Call Center. München und Mering: Hampp, S. 77–89.
Riegraf, Birgit (2014): Care, Geschlecht, Gerechtigkeit. Von der Chancengleichheit und Verteilungsgerechtigkeit zur Entdeckung der Leistungsgerechtigkeit. In: Brigitte Aulenbacher und Maria Dammayr (Hg.): Für sich und andere sorgen. Krise und Zukunft von Care in der modernen Gesellschaft. Weinheim und Basel: Beltz Juventa, 160–170.
Riegraf, Birgit; Weber, Lena (2023): Geschlechterkonstruktionen und Care-Arbeit. In: Maria A. Marchwacka (Hg.): Handbuch Pflegebildung. Theorie – Empirie – Praxis. Bern: Hogrefe, 87–97.
Ritzer, George (2015): The McDonaldization of Society. 8. Aufl. Los Angeles: Sage.
Roller, Karin (2019): Interessenpolitische (Neu-)Orientierung an Care-Arbeit. In: Industrielle Beziehungen 26 (4), 407–424.
Rosenthal, Gabriele (2008): Interpretative Sozialforschung. Eine Einführung. 2. korr. Aufl. Weinheim und München: Juventa.
Roser, Traugott; Gratz, Margit (2018): Spiritualität in der Sterbebegleitung. In: Susanne Kränzle, Ulrike Schmid und Christa Seeger (Hg.): Palliative Care. Praxis, Weiterbildung, Studium. 6., akt. u. erw. Aufl. Berlin und Heidelberg: Springer.
Salis Gross, Corina (2005): Der ansteckende Tod: Sterbeverläufe im Alters- und Pflegeheim. In: Michael Ewers und Doris Schaeffer (Hg.): Am Ende des Lebens. Versorgung und Pflege von Menschen in der letzten Lebensphase. Bern: Hans Huber, S. 155–174.
Saunders, Cicely (2000): The Evolution of Palliative Care. In: Patient Education and Counseling 41 (1), S. 7–13.
Saunders, Cicely (2009a): Dem Tod in die Augen sehen (1984). In: Cicely Saunders (Hg.): Sterben und Leben. Spiritualität in der Palliative Care. Zürich: TVZ, S. 38–55.
Saunders, Cicely (Hg.) (2009b): Sterben und Leben. Spiritualität in der Palliative Care. Zürich: TVZ.
Saunders, Cicely (2009c): „Watch with Me" – Wachet mit mir! (1965). In: Cicely Saunders (Hg.): Sterben und Leben. Spiritualität in der Palliative Care. Zürich: TVZ, S. 12–22.
Schaarschuch, Andreas (1996): Dienst-Leistung und Soziale Arbeit. Theoretische Überlegungen zur Rekonstruktion Sozialer Arbeit als Dienstleistung. In: Widersprüche: Zeitschrift für sozialistische Politik im Bildungs-, Gesundheits- und Sozialbereich (Klienten, Kunden, Könige oder: Wem dient die Dienstleistung?) 16 (59), 87–97.
Schaeffer, Doris (2005): Versorgungswirklichkeit in der letzten Lebensphase: Ergebnisse einer Analyse der Nutzerperspektive. In: Michael Ewers und Doris Schaeffer (Hg.): Am

Ende des Lebens. Versorgung und Pflege von Menschen in der letzten Lebensphase. Bern: Hans Huber, S. 69–91.

Schmid, Ulrike (2018): Ambulante Pflege und Versorgung. In: Susanne Kränzle, Ulrike Schmid und Christa Seeger (Hg.): Palliative Care. Praxis, Weiterbildung, Studium. 6., akt. u. erw. Aufl. Berlin und Heidelberg: Springer, S. 139–142.

Schmidbauer, Wolfgang (1992): Hilflose Helfer. Über die seelische Problematik der helfenden Berufe. Vollst. überarb. u. erw. Neuausgabe. Reinbek bei Hamburg: Rowohlt.

Schmidt, Axel (2008): Profession, Professionalität, Professionalisierung. In: Herbert Willems (Hg.): Lehr(er)buch Soziologie. Für die pädagogischen und soziologischen Studiengänge. Band 2. Wiesbaden: VS, S. 835–864.

Schmidt, Diana (2017): Vergeschlechtlichung sozialer Dienstleistungen – Kindertagesstätten im Wandel. In: Angelika Braun, Edelgard Kutzner, Nadine Pieck und Christina Schröder (Hg.): Gender in Arbeit und Gesundheit. Standortbestimmung & Perspektiven. Augsburg und München: Hampp, S. 55–74.

Schmidt, Gert (1990): Zur Organisation sozialwissenschaftlicher Reflexionen – und andere Reflexe. In: Institut für Sozialwissenschaftliche Forschung e.V. (ISF München) (Hg.): Vorträge zum 25jährigen Bestehen des ISF und zum 65. Geburtstag von Burkart Lutz. 1965–1990. München: ISF München, S. 41–55.

Schneider, Werner (1999): „So tot wie nötig – so lebendig wie möglich!“ Sterben und Tod in der fortgeschrittenen Moderne. Eine Diskursanalyse der öffentlichen Diskussion um den Hirntod in Deutschland. Münster: LIT.

Schneider, Werner (2009): Subjektivität und Individualisierung – Reflexiv-moderne Subjektformierung zwischen Handlungsoptionen, -zwängen und institutionellen Zurechnungen. In: Fritz Böhle und Margit Weihrich (Hg.): Handeln unter Unsicherheit. Wiesbaden: VS, S. 265–289.

Schneider, Werner (2014): Sterbewelten: Ethnographische (und dispositivanalytische) Forschung zum Lebensende. In: Martin W. Schnell, Werner Schneider und Harald Kolbe (Hg.): Sterbewelten. Eine Ethnographie. Wiesbaden: Springer VS, S. 51–138.

Schneider, Werner (2020): Sterben und Tod. In: Martina Heßler und Kevin Liggieri (Hg.): Technikanthropologie. Handbuch für Wissenschaft und Studium. Baden-Baden: Nomos, S. 421–429.

Schneider, Werner; Eichner, Eckhard; Thoms, U.; Stadelbacher, Stephanie; Kopitzsch, Franziska (2015a): Zur Praxis von SAPV in Bayern: Wirksamkeit, Struktur-/prozesseffekte und ländliche Versorgung. In: Gesundheitswesen 77 (3), S. 219–224.

Schneider, Werner; Eichner, Eckhard; Thoms, Ursula; Kopitzsch, Franziska; Stadelbacher, Stephanie (2015b): Struktur- und Prozesseffekte der SAPV in Bayern – Evaluation / Qualitätssicherung und (Aus-)Wirkungen der SAPV auf die AAPV (unter besonderer Berücksichtigung des ländlichen Raums). Ergebnisbericht. Universität Augsburg, Philosophisch-sozialwissenschaftliche Fakultät. Augsburg. Online verfügbar unter https://assets.uni-augsburg.de/media/filer_public/d1/af/d1af616d-4cb3-4d4b-a46c-df624c193752/sapv-ii_endbericht.pdf, zuletzt geprüft am 26.04.2024.

Schneider, Werner; Eschenbruch, Nicholas; Thoms, Ursula; Eichner, Eckhard; Stadelbacher, Stephanie (2012): Wirksamkeit und Qualitätssicherung in der SAPV-Praxis – eine explorative Begleitstudie. Ergebnisbericht 2012 – geringfügig geänderte Version. Universität Augsburg, Philosophisch-sozialwissenschaftliche Fakultät. Online verfügbar unter https://assets.uni-augsburg.de/media/filer_public/3f/70/3f707276-c283-4a21-a63b-2f8fdbf6fae1/sapv-i_endbericht-_mit-jahreszahl_.pdf, zuletzt geprüft am 26.04.2024.

Schneider, Werner; Hayek, Julia von (2005): „Sterben dort, wo man zu Hause ist…". Zur institutionellen Ordnung des Lebensendes in der ambulanten Hospizarbeit. In: Michael Ewers und Doris Schaeffer (Hg.): Am Ende des Lebens. Versorgung und Pflege von Menschen in der letzten Lebensphase. Bern: Hans Huber, S. 117–137.

Schneider, Werner; Hirseland, Andreas; Ruiner, Caroline (2016): Geld im Alltag von Doppelverdienerpaaren – Zur institutionellen Formierung von Paarbeziehungen in der reflexiven Moderne. In: Fritz Böhle und Werner Schneider (Hg.): Subjekt – Handeln – Institution. Vergesellschaftung und Subjekt in der reflexiven Moderne. Weilerswist: Velbrück Wissenschaft, S. 66–89.

Schneider, Werner; Stadelbacher, Stephanie (2020): Palliative Care und Hospiz. Versorgung und Begleitung am Lebensende. In: Peter Kriwy und Monika Jungbauer-Gans (Hg.): Handbuch Gesundheitssoziologie. Wiesbaden: VS, 481–509.

Schössler, Dietmar (2013): Betriebswirtschaftslehre und Militärwissenschaft – Widerspruch oder Kooperation? Eine analytische Skizze aus „dogmengeschichtlichem" Interesse. In: Wolfgang Kersten und Jochen Wittmann (Hg.): Kompetenz, Interdisziplinarität und Komplexität in der Betriebswirtschaftslehre. Festgabe für Klaus Bellmann zum 70. Geburtstag. Wiesbaden: Springer Gabler, S. 289–296.

Schramm, Michael (2007): Der Sozialmarkt im normativen Konflikt: Sozialethische Erörterung des Marktwettbewerbs in der Sozialwirtschaft. In: Detlef Aufderheide und Martin Dabrowski (Hg.): Markt und Wettbewerb in der Sozialwirtschaft. Wirtschaftsethische und moralökonomische Perspektiven für den Pflegesektor. Berlin: Duncker & Humblot, 11–31.

Schroeter, Klaus R. (2005): Pflege als Dispositiv: Zur Ambivalenz von Macht, Hilfe und Kontrolle im Pflegediskurs. In: Klaus R. Schroeter und Thomas Rosenthal (Hg.): Soziologie der Pflege. Grundlagen, Wissensbestände und Perspektiven. Weinheim und München: Juventa, S. 385–404.

Schütte-Bäumner, Christian; Müller, Falko (2015): Psychosoziales Können in der ambulanten Sterbebegleitung. Professionelle und lebensweltliche Orientierungen in der aufsuchenden Palliativversorgung. In: Klinische Sozialarbeit 11 (1), S. 6–7.

Schutzbach, Franziska (2021): Die Erschöpfung der Frauen. Wider die weibliche Verfügbarkeit. München: Droemer.

Schwabe, Sven; Ates, Gülay; Hasselaar, Jeroen; Jaspers, Birgit; Linge-Dahl, Lisa; Radbruch, Lukas (2017): „Etwas mehr Vertrauen, dass ich es schaffe…". Pflegende Angehörige in der spezialisierten ambulanten Palliativversorgung. In: Zeitschrift für Palliativmedizin 18 (2), S. 90–96.

Schwarz, Reinhold (2004): Die „Krebspersönlichkeit" – Mythen und Forschungsresultate. In: Psychoneuro 30 (4), S. 201–209.

Seeger, Christa (2018): Grundsätze von Palliative Care. In: Susanne Kränzle, Ulrike Schmid und Christa Seeger (Hg.): Palliative Care. Praxis, Weiterbildung, Studium. 6., akt. u. erw. Aufl. Berlin und Heidelberg: Springer, S. 17–21.

Senghaas-Knobloch, Eva (2008): Care-Arbeit und das Ethos fürsorglicher Praxis unter neuen Marktbedingungen am Beispiel der Pflegepraxis. In: Berliner Journal für Soziologie 18 (2), S. 221–243. https://doi.org/10.1007/s11609-008-0016-5.

Senghaas-Knobloch, Eva (2013): Fürsorgliche Praxis als weltweite politische Herausforderung – Perspektiven für eine nachhaltige Organisation gesellschaftlicher Arbeit. In: Feministische Studien 31 (2), S. 208–224.

Seyfert, Robert (2019): Beziehungsweisen. Elemente einer relationalen Soziologie. Weilerswist: Velbrück Wissenschaft.

SGB V (2023): Sozialgesetzbuch, Fünftes Buch – Gesetzliche Krankenversicherung. (Artikel 1 des Gesetzes vom 20. Dezember 1988, BGBl. I S. 2477). Online verfügbar unter https://www.gesetze-im-internet.de/, zuletzt geprüft am 02.01.2024.

SGB XII (2023): Sozialgesetzbuch, Zwölftes Buch – Sozialhilfe. (Artikel 1 des Gesetzes vom 27. Dezember 2003, BGBl. I S. 3022). Online verfügbar unter https://www.gesetze-im-internet.de/, zuletzt geprüft am 02.01.2024.

Sieben, Barbara (2004): Der Kunde ist König, da muss man seins zurückstecken? Eine ethnomethodologische Konversationsanalyse. In: Wolfgang Dunkel und Kerstin Rieder (Hg.): Interaktion im Salon. Analysen interaktiver Arbeit anhand eines Dokumentarfilms zum Friseurhandwerk. Veröffentlichung im Rahmen des Forschungsvorhabens „Kooperationsnetz prospektive Arbeitsforschung" (KoprA). München: ISF, S. 35–53.

Sipilä, Jorma; Kröger, Teppo (2004): Editorial Introduction. European Families Stretched between the Demands of Work and Care. In: Social Policy & Administration 38 (6), S. 557–564.

Sitte, Thomas (2018): Ratgeber Lebensende und Sterben. Informationen für unheilbar Kranke und deren Begleiter – von der Diagnose bis zum Tod : mit 40 Abbildungen. Berlin, Heidelberg: Springer.

Small, Neil (2005): Nutzerbeteiligung und Versorgung am Lebensende: Erfahrungen aus Großbritannien. In: Michael Ewers und Doris Schaeffer (Hg.): Am Ende des Lebens. Versorgung und Pflege von Menschen in der letzten Lebensphase. Bern: Hans Huber, S. 197–214.

Smith, Adam (1759): The Theory of Moral Sentiments. London: A. Millar.

Smith, Adam (1976): An Inquiry into the Nature and Causes of the Wealth of Nations. Two Volumes in One. Chicago: The University of Chicago Press.

Smith, Adam (1977): Theorie der ethischen Gefühle. 2. Aufl; Unveränd. Nachdr. d. Aufl. 1926. Hamburg: Meiner.

Smith, Adam (1988): Der Wohlstand der Nationen. Eine Untersuchung seiner Natur und seiner Ursachen. 4. Aufl. München: Dt. Taschenbuch-Verl.

Smith, Dorothy E. (1974): Front-line Organization oft the State Mental Hospital. In: Yeheskel Hasenfeld und Richard A. English (Hg.): Human Service Organizations. A Book of Readings. Ann Arbor: Univ. of Michigan Press, S. 347–362.

Spörl, Uwe (2007): Alliteration. Online verfügbar unter https://www.li-go.de/_pages/wissensbereiche/rhetorik/alliteration.html, zuletzt geprüft am 26.04.2024.

Stadelbacher, Stephanie (2017): Das Lebensende als Randgebiet des Sozialen? Zur Praxis des ‚guten' Sterbens zu Hause am Beispiel der ambulanten Hospiz- und Palliativarbeit. In: Nina Jakoby und Michaela Thönnes (Hg.): Zur Soziologie des Sterbens. Aktuelle theoretische und empirische Beiträge. Wiesbaden: Springer VS, S. 49–70.

Stadelbacher, Stephanie (2021): Soziologie des Privaten in Zeiten fortgeschrittener Modernisierung. Eine Analyse am Beispiel des Sterbens zuhause. Wiesbaden: Springer VS.

Stadelbacher, Stephanie; Eichner, Eckhard; Schneider, Werner (2015): Praxis der spezialisierten ambulanten Palliativversorgung. In: Klinische Sozialarbeit. Zeitschrift für Psychosoziale Praxis und Forschung 11 (1), S. 8–10.

Stadelbacher, Stephanie; Schneider, Werner (2017): Selbstbestimmung am Lebensende – empirische Befunde aus der ambulanten Sterbendenversorgung. In: Josef Franz Lindner (Hg.): Selbst – oder bestimmt? Illusionen und Realitäten des Medizinrechts. Baden-Baden: Nomos, S. 63–82.

Stein, Albrecht; Schirrmacher, Bianca (2020): Vom Gott in Weiß zum Partner des Patienten. Prinzipien ärztlichen Handelns. In: Geriatrie-Report 15 (1), S. 7–11.

Stollberg, Gunnar (2008): Informed Consent und Shared Decision Making. Ein Überblick über medizinische und sozialwissenschaftliche Literatur. In: Soziale Welt 59 (4), S. 397–411.

Straub, Jürgen (2013): Selbstoptimierung im Zeichen der „Auteronomie". Paradoxe Strukturen der normierten Selbststeigerung: von der „therapeutischen Kultur" zur „Optimierungskultur". In: Psychotherapie und Sozialwissenschaft 15 (2), S. 5–38.

Straub, Jürgen (Hg.) (2014): Der sich selbst verwirklichende Mensch. Über den Humanismus der Humanistischen Psychologie. Bielefeld: transcript.

Strauss, Anselm L. (1994): Grundlagen qualitativer Sozialforschung. Datenanalyse und Theoriebildung in der empirischen soziologischen Forschung. München: Fink.

Strauss, Anselm L.; Corbin, Juliet M. (1996): Grounded Theory: Grundlagen qualitativer Sozialforschung. Weinheim: Beltz.

Strauss, Anselm L.; Fagerhaugh, Shizuko; Suczek, Barbara; Wiener, Carolyn (1997): Social Organization of Medical Work. With a New Introduction by Anselm L. Strauss. New Brunswick und London: Transaction.

Streeck, Nina (2016): „Leben machen, sterben lassen": Palliative Care und Biomacht. In: Ethik in der Medizin 28 (2), S. 135–148.

Streeck, Nina (2017): Sterben, wie man gelebt hat. Die Optimierung des Lebensendes. In: Nina Jakoby und Michaela Thönnes (Hg.): Zur Soziologie des Sterbens. Aktuelle theoretische und empirische Beiträge. Wiesbaden: Springer VS, S. 29–48.

Streeck, Nina (2019): Der eigene Tod: Anfragen an ein populäres Sterbeideal. In: Olivia Mitscherlich-Schönherr (Hg.): Gelingendes Sterben. Zeitgenössische Theorien im interdisziplinären Dialog. Boston: De Gruyter, 235–254.

Strübing, Jörg (2021): Grounded Theory. Zur sozialtheoretischen und epistemologischen Fundierung eines pragmatistischen Forschungsstils. 4., vollst. überarb. u. erw. Aufl. Wiesbaden: Springer VS.

Strübing, Jörg; Hirschauer, Stefan; Ayaß, Ruth; Krähnke, Uwe; Scheffer, Thomas (2018): Gütekriterien qualitativer Sozialforschung. Ein Diskussionsanstoß. In: Zeitschrift für Soziologie 47 (2), S. 83–100. https://doi.org/10.1515/zfsoz-2018-1006.

Sudnow, David (1973): Organisiertes Sterben. Eine soziologische Untersuchung. Frankfurt am Main: S. Fischer.

Sydow, Jörg; Sadowski, Dieter; Conrad, Peter (Hg.) (2014): Arbeit – eine Neubestimmung. Wiesbaden: Springer Gabler.

Tham, Joseph (2022): Introduction. In: Joseph Tham, Alberto García Gómez und Mirko Daniel Garasic (Hg.): Cross-Cultural and Religious Critiques of Informed Consent. Milton Park und New York, NY: Routledge, S. 1–8.

Tham, Joseph; García Gómez, Alberto; Garasic, Mirko Daniel (Hg.) (2022): Cross-Cultural and Religious Critiques of Informed Consent. Milton Park und New York, NY: Routledge.

Tham, Joseph; Letendre, Marie Catherine (2022): Healthcare decision-making. Cross-cultural analysis of the shift from the autonomous to the relational self. In: Joseph Tham, Alberto García Gómez und Mirko Daniel Garasic (Hg.): Cross-Cultural and Religious Critiques of Informed Consent. Milton Park und New York, NY: Routledge, 44–56.

Tisch, Anita; Beermann, Beate; Wünnemann, Louisa; Windel, Armin (2020): Interaktionsarbeit: Herausforderung für die arbeitswissenschaftliche Forschung. In: Z. Arb. Wiss. 74 (1), S. 44–51.

Treibel, Annette (2004): Einführung in soziologische Theorien der Gegenwart. 6., überarb. u. akt. Aufl. Wiesbaden: VS.

Tronto, Joan C. (1993): Moral Boundaries. A Political Argument for an Ethic of Care. New York, NY und London: Routledge.

Universität Duisburg Essen (o.J.): Alliteration. Erstveröffentlichung 2015. Online verfügbar unter https://www.kinderundjugendmedien.de/index.php/begriffe-und-termini/rhetorik/135-rhetorische-figur/1323-alliteration, zuletzt geprüft am 26.04.2024.

Vargo, Stephen L.; Lusch, Robert F. (2004a): Evolving to a New Dominant Logic for Marketing. In: Journal of Marketing 68 (1), S. 1–17.

Vargo, Stephen L.; Lusch, Robert F. (2004b): The Four Service Marketing Myths. Remnants of a Goods-Based, Manufacturing Model. In: Journal of Service Research 6 (4), S. 324–335.

Vogd, Werner (2018): Unsicherheit als das zentrale Bezugsproblem der ärztlichen Professionalität. In: Sebastian Klinke und Martina Kadmon (Hg.): Ärztliche Tätigkeit im 21. Jahrhundert – Profession oder Dienstleistung. Berlin: Springer, S. 55–68.

Vogel, Raphael (2019): Survey-Welten. Eine empirische Perspektive auf Qualitätskonventionen und Praxisformen der Umfrageforschung: Springer VS.

Voß, G. Günter (2018): Was ist Arbeit? Zum Problem eines allgemeinen Arbeitsbegriffs. In: Fritz Böhle, G. Günter Voß und Günther Wachtler (Hg.): Handbuch Arbeitssoziologie. Band 1: Arbeit, Strukturen und Prozesse. 2. Aufl. Wiesbaden: Springer VS, S. 15–84.

Voß, G. Günter; Rieder, Kerstin (2005): Der arbeitende Kunde. Wenn Konsumenten zu unbezahlten Mitarbeitern werden. Frankfurt am Main: Campus.

Voswinkel, Stephan (2005): Welche Kundenorientierung? Anerkennung in der Dienstleistungsarbeit. Berlin: Ed. Sigma.

Voswinkel, Stephan (2021): Arbeitssoziologie und Gesellschaftstheorie. Perspektiven der Arbeitssoziologie 2. Hg. v. Institut für Sozialforschung. Frankfurt am Main (IFS Working Paper, 14). Online verfügbar unter https://d-nb.info/1250876494/34, zuletzt geprüft am 26.04.2024.

Waerness, Kari (1984): The Rationality of Caring. In: Economic and Industrial Democracy 5 (2), S. 185–211.

Waerness, Kari (2000): Fürsorgerationalität. In: Feministische Studien 18 (s1), S. 54–66.

Wagner, Gerhard; Krech, Volkhard (1995): „Keine Zeit mehr haben“. Einige Überlegungen im Anschluß an Max Schelers Theorie des Todes. In: Klaus Feldmann und Werner Fuchs-Heinritz (Hg.): Der Tod ist ein Problem der Lebenden. Beiträge zur Soziologie des Todes. Frankfurt am Main: Suhrkamp, S. 120–139.

Wasner, Maria (2012): Keiner stirbt für sich allein: Bedeutung und Bedürfnisse des sozialen Umfelds bei Sterbenden. In: Franz-Josef Bormann und Gian Domenico Borasio (Hg.): Sterben. Dimensionen eines anthropologischen Grundphänomens. Berlin: De Gruyter, S. 82–91.

Weber, Max (1904): Die „Objektivität" sozialwissenschaftlicher und sozialpolitischer Erkenntnis. In: Archiv für Sozialwissenschaft und Sozialpolitik 19 (1), S. 22–87.

Weber, Max (1980): Wirtschaft und Gesellschaft. Grundriß der verstehenden Soziologie. 5. rev. Aufl. Tübingen: Mohr.

Wehrmann, Jonas (2023): Interaktionsbezogene Stressoren und Ressourcen – Entwicklung einer Taxonomie zur menschengerechten Gestaltung von Interaktionsarbeit. In: Zeitschrift für Arbeitswissenschaft, S. 188–217.

Weihrich, Margit; Dunkel, Wolfgang (2003): Abstimmungsprobleme in Dienstleistungsbeziehungen. Ein handlungstheoretischer Zugang. In: Kölner Zeitschrift für Soziologie und Sozialpsychologie 55 (4), S. 758–781.

Weishaupt, Sabine (2006): Subjektivierendes Arbeitshandeln in der Altenpflege – die Interaktion mit dem Körper. In: Fritz Böhle und Jürgen Glaser (Hg.): Arbeit in der Interaktion – Interaktion als Arbeit. Arbeitsorganisation und Interaktionsarbeit in der Dienstleistung. Wiesbaden: VS, S. 85–106.

Wendt, Claus (2009): Krankenversicherung oder Gesundheitsversorgung? Gesundheitssysteme im Vergleich. 2., überarb. Aufl. Wiesbaden: VS.

West, Candace; Fenstermaker, Sarah (1995): Doing Difference. In: Gender and Society 9 (1), S. 8–37.

WHO World Health Organization (2002): National Cancer Control Programmes. Policies and Managerial Guidelines. 2. Aufl. Genf. Online verfügbar unter https://apps.who.int/iris/bitstream/handle/10665/42494/9241545577.pdf?sequence=1&isAllowed=y, zuletzt geprüft am 26.04.2024.

Wiesenthal, Helmut (2005): Markt, Organisation und Gemeinschaft als „zweitbeste" Verfahren sozialer Koordination. In: Wieland Jäger und Uwe Schimank (Hg.): Organisationsgesellschaft. Facetten und Perspektiven. Wiesbaden: VS, S. 223–264.

Wimmer, Andreas (2013): Ethnic Boundary Making. Institutions, Power, Networks. Oxford: Oxford Univ. Press.

Windeler, Arnold (2015): Organisationen in der radikalisierten Moderne. Herausforderungen. In: Maja Apelt und Uwe Wilkesmann (Hg.): Zur Zukunft der Organisationssoziologie. Wiesbaden: Springer VS, S. 173–188.

Winker, Gabriele (2015): Care Revolution. Schritte in eine solidarische Gesellschaft. Bielefeld: transcript.

Witzel, Andreas; Reiter, Herwig (2012): The Problem-Centred Interview. Principles and Practice. Los Angeles, London, New Delhi, Singapore, Washington DC: Sage.

Zimmermann-Acklin, Markus (2012): Öffentliche Sterbehilfediskurse in Deutschland und in der Schweiz. Beobachtungen aus ethischer Sicht. In: Michael Anderheiden und Wolfgang U. Eckart (Hg.): Handbuch Sterben und Menschenwürde. Berlin, Boston: De Gruyter, S. 1531–1546.

Kolibri 360 GmbH
Ferdinand-Jühlke-Straße 7
99095 Erfurt, Deutschland
produktsicherheit@kolibri360.de